临床研究设计

Designing Clinical Research

（第 5 版）

注　意

　　本书提供了药物的准确的适应证、副作用和疗程剂量，但有可能发生改变。读者须阅读药商提供的外包装上的用药信息。原著者、译者、编辑、出版者或发行者对因使用本书信息所造成的错误、疏忽或任何后果不承担责任，对出版物的内容不做明示的或隐含的保证。原著者、译者、编辑、出版者或发行者对由本书引起的任何人身损伤或财产损害不承担任何责任。

临床研究设计

Designing Clinical Research

（第 5 版）

原　著　Warren S. Browner
　　　　Thomas B. Newman
　　　　Steven R. Cummings
　　　　Deborah G. Grady
　　　　Alison J. Huang
　　　　Alka M. Kanaya
　　　　Mark J. Pletcher

主　译　彭晓霞　国家儿童医学中心，首都医科大学附属北京儿童医院
　　　　唐　迅　北京大学公共卫生学院
主　审　姚　晨　北京大学第一医院
　　　　倪　鑫　国家儿童医学中心，首都医科大学附属北京儿童医院
译　者　（按姓名汉语拼音排序）
　　　　蔡思雨　国家儿童医学中心，首都医科大学附属北京儿童医院
　　　　刘雅莉　国家儿童医学中心，首都医科大学附属北京儿童医院
　　　　吕亚奇　国家儿童医学中心，首都医科大学附属北京儿童医院
　　　　聂晓璐　国家儿童医学中心，首都医科大学附属北京儿童医院
　　　　彭晓霞　国家儿童医学中心，首都医科大学附属北京儿童医院
　　　　彭亚光　国家儿童医学中心，首都医科大学附属北京儿童医院
　　　　唐　迅　北京大学公共卫生学院
　　　　严若华　国家儿童医学中心，首都医科大学附属北京儿童医院

北京大学医学出版社

LINCHUANG YANJIU SHEJI（DI 5 BAN）

图书在版编目（CIP）数据

临床研究设计：第 5 版/（美）瓦伦 S. 布朗（Warren S. Browner）等原著；彭晓霞，唐迅主译. —北京：北京大学医学出版社，2024.1
书名原文：Designing Clinical Research（Fifth Edition）
ISBN 978-7-5659-3017-1

Ⅰ . ①临… Ⅱ . ①瓦… ②彭… ③唐… Ⅲ . ①临床医学—研究 Ⅳ . ①R4

中国国家版本馆 CIP 数据核字（2023）第 204978 号

北京市版权局著作权合同登记号：图字：01-2022-6096

Designing Clinical Research，5th edition
Warren S. Browner，Thomas B. Newman，Steven R. Cummings，Deborah G. Grady，Alison J. Huang，Alka M. Kanaya，Mark J. Pletcher.
ISBN：978-1-9751-7440-8

临床研究设计（第 5 版）

主　　译：彭晓霞　唐 迅
出版发行：北京大学医学出版社
地　　址：（100191）北京市海淀区学院路 38 号　北京大学医学部院内
电　　话：发行部 010-82802230；图书邮购 010-82802495
网　　址：http://www.pumpress.com.cn
E - mail：booksale@bjmu.edu.cn
印　　刷：中煤（北京）印务有限公司
经　　销：新华书店
策划编辑：董采萱
责任编辑：刘 燕 靳 奕　责任校对：靳新强　责任印制：李 啸
开　　本：787 mm×1092 mm　1/16　印张：29.5　字数：773 千字
版　　次：2024 年 1 月第 1 版　2024 年 1 月第 1 次印刷
书　　号：ISBN 978-7-5659-3017-1
定　　价：150.00 元
版权所有，违者必究
（凡属质量问题请与本社发行部联系退换）

原著者名单

Warren S. Browner，MD，MPH

Chief Executive Officer，Sutter Health California Pacific Medical Center
Clinical Professor of Epidemiology & Biostatistics
University of California，San Francisco

Thomas B. Newman，MD，MPH

Professor Emeritus of Epidemiology & Biostatistics，and Pediatrics
University of California，San Francisco

Steven R. Cummings，MD

Executive Director，San Francisco Coordinating Center
California Pacific Medical Center Research Institute
Professor Emeritus of Medicine，and Epidemiology & Biostatistics
University of California，San Francisco

Deborah G. Grady，MD，MPH

Deputy Editor，JAMA Internal Medicine
Professor Emeritus of Medicine，and Epidemiology & Biostatistics
University of California，San Francisco

Alison J. Huang，MD，MAS

Professor of Medicine，Urology，and Epidemiology & Biostatistics
University of California，San Francisco

Alka M. Kanaya，MD

Professor of Medicine，and Epidemiology & Biostatistics
University of California，San Francisco

Mark J. Pletcher，MD，MPH

Professor of Epidemiology & Biostatistics，and Medicine
University of California，San Francisco

原著特邀作者

Daniel Dohan，PhD

Professor，Philip R. Lee Institute for Health Policy Studies
University of California，San Francisco

Michael A. Kohn，MD，MPP

Professor Emeritus of Epidemiology & Biostatistics
University of California，San Francisco

Bernard Lo，MD

Professor Emeritus of Medicine
Director Emeritus，Program in Medical Ethics
University of California，San Francisco

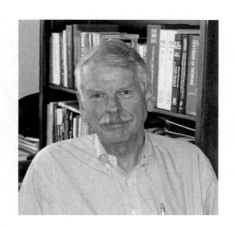

献给 Stephen B. Hulley，医学博士，公共卫生硕士。他作为该书的酝酿者，构思并编写了前四个版本，创作了一部至今仍在流传的著作。

献给我们的家人，感谢他们容忍我们在面对晦涩难懂的概念以及交稿期限时表现出的焦躁。

献给我们的老师、同事和学生，感谢他们激励我们深入钻研，并更好地阐述一些内容。

序言一

  Designing Clinical Research 第 1 版于 1988 年出版，距今已经有 35 年了。该书已被翻译成汉语、日语、韩语、阿拉伯语、西班牙语和葡萄牙语，在全球健康科学领域有很高的知名度，成为众多临床研究从业者的指导用书。

  一本专业书能如此流行，我想主要要有以下 3 个原因。一是实用性强。我们完全可以将此书作为一本实用临床研究设计手册使用，从研究的起点、研究设计切入，逐步过渡到相关理论准备、方法学准备，再转入到相关实务性知识介绍。内容涵盖了观察性研究、临床试验、转化科学研究、以病人为导向的研究、行为科学，以及卫生服务研究等诸多临床研究领域，各领域的读者都能在书中找到自己感兴趣的内容。二是易于理解和把握。全书运用流行病学和卫生统计学的术语和原则，将相关概念、理论和方法学知识等以易于理解的方式一一提出，语言平实、通俗易懂、娓娓道来。对于一些比较复杂的内容，还辅以案例来帮助读者深入理解、把握，使读者通读全书后没有晦涩难懂的感觉。此外，本书在每一章节最后都列出小结，将章节中的精华部分高度概括展示，极大提高了读者的阅读效率。三是兼顾了理论前沿和务实操作。针对临床研究实施所需新技术进行介绍的同时，为临床研究质量控制与数据管理等关键环节提供了详细策略与措施。

  此次引进出版的《临床研究设计》已经更新至临床研究因果推断的最新进展，包括对反事实模型和有向无环图的介绍，使用简单的案例和图表来帮助读者深入理解流行病学家如何估计因果效应。同时，随着以临床问题为导向，充分考虑患者价值观的临床研究范式的提出，本书还增加了关于社区参与研究和定性研究的两个章节，这些是在临床研究中日益受到重视的方法。另外，将临床研究实施过程中的"处理伦理问题"特意调整到了第一部分"基本要素"中，更加突显了在临床研究设计阶段充分考虑伦理学要求的重要性。

  本书覆盖的读者人群广泛，不仅适合各医疗机构开展临床研究的医生和护士作为临床研究规范化培训教材，还可用作临床医学研究生和公共卫生专业研究生的教学参考书。对于对临床研究感兴趣的医学本科生，相信本书也能为他们打开一片新天地，指引他们步入临床研究科学的殿堂。同时，参与新药/医疗器械研发的人员可以将本书作为撰写临床试验方案的实用参考资料之一。此外，临床科研管理人员也可参考此书，规范临床科研，提高临床研究管理质量。

姚晨

北京大学第一医院医学统计室主任

北京大学临床研究所副所长

海南省真实世界数据研究院副院长

中国医师协会循证医学专业委员会名誉主任委员

序言二

　　人民预期寿命的延长、生活水平的提高推动了我国对生物医药技术发展的需求。近年来，我国政府投入大量资金和人力来支持生物医药技术研发，并采取了一系列政策措施来鼓励创新。众所周知，生物医药产业链的上游为基础研究，中游为生物医药制造，下游为医疗机构。事实上，医疗机构是生物医药产业链的终点，也是起点，因为很多重要的基础研究问题都来源于临床，而基础研究发现的新的诊断测试、新的治疗方法与技术是否能真正转化到临床实践中，也必须通过充分的临床研究加以验证。但是，能否提出重要的创新性问题，并高效率开展高质量临床试验，都取决于是否具备相当水平的临床研究能力。针对临床研究相关从业人员（包括医生、护士、医药研发人员等）进行临床研究能力培养，是应对我国生物医药技术研发创新挑战的一个亟须解决的瓶颈问题。

　　如何将医院建设成生物医药技术研发的动力引擎，是我近年来一直思考并付诸实践的一个方向。于是，在 2013 年筹备国家儿童医学中心时，临床流行病与循证医学中心（以下简称为临流中心）首先成立。我们希望将其建设成一个专业化、支持临床研究与转化的专职方法学平台，以提高临床研究申报能力、设计水平、实施标准化程度，以及临床研究产出效率与成果水平。同时，着手培养熟悉临床研究方法的临床科学家，以推动临床和基础研究的整合，鼓励开展交叉学科研究。

　　"工欲善其事，必先利其器"。在支持临流中心开展工作的同时，我建议他们将加利福尼亚大学旧金山分校主编的第 4 版 *Designing Clinical Research* 翻译出版，作为开展临床研究方法学培训的参考书。《临床研究设计（第 4 版）》出版后，受到临床研究相关从事人员的好评，被很多学会和医院选作开展临床研究方法学培训的参考书。

　　我拿到 2022 年出版的 *Designing Clinical Research* 第 5 版后，发现它依然采用便于临床研究人员阅读理解的风格，通过大量经典或最新的临床研究实例来深入浅出地解释流行病学的重要概念与方法学原理。但是，第 5 版将"处理伦理问题"调整至临床研究的基本要素部分。确实，鉴于"符合伦理"在临床研究中的重要性，如何强调都不为过。此外，针对"其他干预性研究设计"部分，增加了针对适应性设计、单病例随机对照试验、延迟干预对照试验、阶梯楔形试验的系统介绍，并考虑可行性，增加了非随机化组内设计的相关内容。以上内容对儿童、高龄老年人等特殊人群，以及罕见病等特殊情况具有更强的适用性。还有，关于定性研究范式和方法，以及定性研究在临床研究中作用的内容，则反映了临床研究者对临床问题复杂性的进一步思考。希望定性研究的应用可以帮助临床研究者基于社会和文化背景的丰富视角，为临床世界的复杂现实提供整体的鸟瞰图景。

　　于是，我继续支持临流中心的同事们尽快翻译出版《临床研究设计（第 5 版）》，让我国同行尽早读到此书。第 5 版出版之际距离临流中心创建刚好 10 年。从 2013—2023 年，伴随着国家儿童医学中心的建设，临流中心已建设成为国内知名的临床研究方法学支持平台，在儿童参考区间建立、儿童药品上市后评价、儿科真实世界数据建设，以及儿科临床循证指南开发及转化等领域推动了一系列临床研究。这些工作不仅填补了多项儿科空白，还丰富了临床研究方法学体系，同时培养了一支享誉全国的临床研究设计与实施培训团队。感谢他们精益求精地翻译此书。

审校的过程也是我学习的过程。第 5 版为从事临床研究的工作人员提供了一本实用的临床研究设计手册，也有助于科研管理人员了解国际范围内的临床研究要求。它促使我对如何培养优秀的临床医学科学家与基于医院建设生物医药技术研发创新链进行新的思考。期望更多的临床科研工作者能阅读这本实操性很强的著作，并用它来指导我们的临床研究，以切实提高我国临床研究水平，为改进我国临床实践提供高质量证据。

倪鑫

国家儿童医学中心，首都医科大学附属北京儿童医院院长

北京儿科研究所所长

中华医学会小儿外科学分会主任委员

译者前言

Designing Clinical Research（第 4 版）于 2013 年出版，我们在 2014 年着手此书的翻译工作。10 年如白驹过隙，此书于 2022 年已更新到第 5 版。在北京大学医学出版社董采萱博士（本书策划编辑）的积极推动下，本书顺利获得版权许可，仍由我们团队负责翻译。得知这一消息后，我们最大的心愿莫过于让《临床研究设计（第 5 版）》早日与国内同行见面。

过去 10 年，我国越来越重视临床研究，不仅在 20 个临床专业领域布局了 50 余家国家临床研究中心，而且资助临床研究的科研基金来源及经费数额也在持续增加。在此情形下，如何提高我国临床研究水平与产出效率，是一个巨大挑战。正如原著作者在前言中所说，"（在美国）尽管流行病学是临床研究的基础科学，但许多研究是由缺少流行病学培训，并对流行病学理解微乎其微的研究人员所设计和领导的"。中国亦然，在设计与实施临床研究的需求推动下，虽然越来越多的临床研究人员意识到流行病学的重要性，也会积极参加培训来学习相关知识，但大多数人对将流行病学理论与方法恰当地应用于临床研究实践的路径始终不得要领。《临床研究设计（第 4 版）》的出版，为我国临床研究人员提供了一部易读且具有实操指导意义的临床研究方法学专业书籍。该书出版以来从同行读者那里收到了许多反馈。第 5 版的实时更新无疑会为我国临床研究人员提供更新、更系统、更实用的临床研究方法学指导。

第 5 版依然分为基本要素、研究设计、方法与实施 3 个部分，因在研究设计部分增加"临床研究中的定性方法"而扩展为 20 章。此外，本书将"处理伦理问题"一章调整到基本要素部分；"采用既有数据开展研究"则被调整到方法与实施部分，且扩展为"利用既有数据或样本进行研究"；相对第 4 版"设计问卷、访谈和在线调查"，突出了关于自我报告测量的设计、选择与管理；"社区参与研究"的内容也在较大程度上扩充更新。以上调整与更新均反映了在临床研究中日益受到重视的方法学进展，这部分内容将为临床研究人员提供新的研究方法与工具，从而获得对临床问题更系统、全面、深刻的理解。在"基于观察性研究估计因果效应"一章，增加了反事实模型和有向无环图的介绍，并结合大量易于理解的实例来反映流行病学家关于因果推断的思维，尽管有些艰深，但在大数据和真实世界研究等新的概念前，强调因果推断在回答临床问题、制定卫生保健决策过程中的作用永远不会过时，让临床研究人员或临床专家理解因果推断思维与过程对于临床研究证据评价及循证诊疗实践也是至关重要的。更重要的是，本书中关于美国国立卫生研究院研究项目申请与立项审查、社区参与研究的实施要点的介绍，对我国临床研究人员有重要借鉴意义。它在提高临床研究项目申报与立项审查规范性的同时，启发我们关注社区参与研究，通过开展高质量社区参与研究来做好社区能力建设，并改善卫生公平性。

尽管有如此多的更新，原著作者仍然强调：第 5 版始终忠于最初的使命，即作为一本临床研究设计的入门书。确实，该书秉承惯有风格，采用实用且易于理解的方式阐述临床研究设计相关的概念性内容；基于经典或最新的临床研究实例，针对临床研究设计所涉及的诸多问题提供常识性的方法学建议；针对临床研究的全过程，包括构建研究问题、完成研究设计与实施研究过程中存在的共性问题，提供实际操作层面的建议。临床医生、药师以及公共卫生从业人员，可以将本书作为设计和实施研究的指导用书；对于医学、护理学、药学、公共卫生等专业的博士生和住院医师，使用本书能帮助他们在临床实践中具备分析临床研究优点和局限性的能力，从而成为具有洞察力的临床决策者；对于医学本科生，本书可以引领他们了解临床研究，并培养与激发他们对临床研究的兴趣。我们殷切希望第 5 版的出版能为我国临床研究工作者、医学生、初启职业生涯的临床研究人员提供方法学指导，并为临床研究项目管理人员提供参考标准，为我国培养更多优秀的临床科学家做出一份贡献。

喜欢这本书的读者应该会发现，*Designing Clinical Research* 从第 1 版（1988 年）到第 4 版的作者团队一直未发生改变，第 5 版则发生了重要改变。因为最主要的作者，加利福尼亚大学旧金山分校流行病学与生物统计学系前主任 Stephen B. Hulley 教授不幸于 2022 年 11 月因病去世了。Thomas B. Newman 回忆说："Steve 对本书的写作有着极高的标准，会逐字逐句确认其正确性和必要性，而且他对正确事情的热情有着强大的感染力，这是他在教导学员时培养出来的。"是为教学相长。热爱永远是认真做事的源动力，对临床研究的热爱、对传播知识的热爱、对致力我国临床研究建设事业的热爱同样鞭策着我们认真翻译此书，在此向 Stephen B. Hulley 教授致敬。

虽然有第 4 版的翻译基础，但第 5 版的翻译依然充满挑战。除了因果推断理论本身晦涩难懂之外，在翻译"处理伦理问题"与"社区参与研究"等内容时，常常需要查阅文献了解原著阐述内容所处的社会文化背景，以准确、流畅地再现原著的本义。虽说"书读百遍，其义自见"，但若无深厚的流行病学专业基础、临床研究设计与实施课程的教学积累，以及大量的临床研究实战经验，恐怕很难准确翻译专业性如此之强的内容。我和北京大学公共卫生学院的唐迅副教授作为主译，不敢有丝毫懈怠，集翻译团队的集体智慧，字斟句酌，以期确保中文版《临床研究设计（第 5 版）》的质量。

特别感谢我国资深临床研究方法学与统计学专家姚晨教授和临床专家倪鑫教授依然乐于承担本书的主审工作，对书稿进行了逐字逐句的审校。在他们的支持下，我们针对译稿中的难点进行了逐一讨论，最终达成共识。感谢我的研究生张超、刘晓航、王晨、杨瑀譞、刘钊、刘畅，他们不仅是第一批读者，从学生的角度对本书提出了建议，还参与了本书练习题答案的翻译与讨论，并协助整理专业词汇表。感谢中华医学会临床流行病学和循证医学分会以及中国医师协会循证医学专业委员会，这两大学会中的同道常年致力于临床研究方法学的传播，对本书的翻译、出版提供了极大支持。

翻译团队全体成员在书稿翻译过程中恪守"信、达"原则，努力向"雅"的境界靠近，翻阅了大量参考文献，数易其稿，但仍难免疏漏，恳请读者批评指正。

彭晓霞

国家儿童医学中心，首都医科大学附属北京儿童医院
临床流行病与循证医学中心主任
中国医师协会循证医学专业委员会副主任委员

原著前言

Designing Clinical Research（DCR）第 5 版的出版标志着该书从第 1 版出版已有 35 年了——这一版也是未经我们无畏的导师 Steve Hulley 指导的第 1 版，下文会有更多关于他的介绍。最初它只是一个小型研讨会的讲义合集，现已成为该领域使用最广泛的教科书，销量超过 15 万册。

编写伊始，DCR 就以初入职业生涯的临床研究人员为目标人群。他们可能在教育的某个阶段上过流行病学课，并记住了一些概念，但更有可能的是什么也没有记住。确实，40 年前，我们中的许多人（Steven R. Cummings、Warren S. Browner、Thomas B. Newman 和 Deborah G. Grady）以类似的身份开始了自己的学术生涯：我们对临床研究感兴趣，参加过期刊俱乐部，在那里讨论（并批评）在培训期间发表的论文，但对如何设计一项研究却一无所知。当时，大多数学术健康中心都没有提供类似课程。

幸运的是，Steve Hulley 认识到，尽管流行病学是临床研究的基础科学，但许多研究是由缺少流行病学培训，并对流行病学理解微乎其微的研究人员所设计和领导的。当时，对基础研究感兴趣的亚专业研究人员在实验室开始一个项目之前会接受实验技术的培训，而对临床研究感兴趣的研究人员则大多只能靠自己，甚至被建议选择更传统的职业道路。Steve 通过学习并教授如何设计临床研究填补了这一空白。然后在 Andrew W. Mellon 基金会的资助下，他设立奖学金项目培训了一批"临床流行病学家"（使我们新打造的专业一举成名）。最后，在我们羽翼未丰时，他一直指导这些刚刚完成训练的学员。这些都发生在加州大学旧金山分校（UCSF），这一健康科学校区至今仍以其深耕基础研究并获得成功而闻名。

从一开始，DCR 就展示了 Steve 对下一个阶段的愿景，即将此书传播到美国湾区以外。许多读者都是当时在世界各地健康科学领域的学生和从业者（DCR 已被翻译成阿拉伯语、汉语、日语、韩语、西班牙语和葡萄牙语），他们正在开启临床研究的职业生涯（或至少正在考虑）。他们逐渐认识到流行病学原理是如何指导研究者在设计研究时做出诸多判断的，这些研究将为循证临床实践提供信息支持。

第 5 版 DCR 仍忠实于最初的使命，即作为一本临床研究设计的入门书，而不是一本百科全书。它对我们理解因果关系的方法进行了更新（有些人可能会说"终于更新了！"）。为了反映流行病学家思维的进展，我们目前包括了针对反事实模型和有向无环图的介绍。多年来，我们拒绝做出这种改变：作为本书的核心部分，这部分内容确实是对人类智力的挑战。我们希望读者会发现，去深入理解流行病学家如何估计因效应就像走过长长的码头去游泳，是值得的。

我们增加了关于社区参与研究和定性研究两个章节，来反映这些在临床研究中日益受到重视的方法。我们将练习题移到每章后，而将答案放在书的最后，是希望读者可以更多地关注这些练习题。我们使用黑体字突出显示专业词汇表中定义的概念，术语表也得到了扩展。我们还几乎重新设计了所有的图。更重要的是，我们招募了 3 位"首次参加编写"的作者——他们的资历其实比开始编写第 1 版时的我们要高。在某种程度上，这反映了自 1988 年以来临床研究的显著成长：出现了更多训练有素的临床研究人员，而且他们已经在学术界崭露头角。我们希望后续版本也能得到类似的更新。

第 5 版 DCR 同步在网上（https：//dcr-5.net）上发行，包括临床研究设计的教学材料，有我们每年在 USCF 为学员开设的 4 周和 7 周教学模块的详细教学大纲链接。此外，网上还有一些对研究人员有用的工具，包括精妙的交互式样本量计算器（www.sample-size.net）。

这本书也有很多方面没有变化。正如 Steve Hulley 所希望的，第 5 版 DCR 依然将读者对象定位于初启职业生涯的临床研究人员。我们尽可能避免使用行业术语和技术术语。我们也聚焦重要因素，比如如何发现好的研究问题，以及如何制定高效、有效且合乎伦理的研究设计。例如，关于估计样本量的章节可以使没有受过统计学培训的读者自己完成这些计算，而无需纠结于公式。关于因果推断的资料则使用简单的案例和图来解释复杂的主题。DCR 仍然没有就如何分析、呈现和发布临床研究结果这一重要领域的内容进行介绍，因为我们的读者可以在其他书籍中找到这些主题[1-4]。

最后，我有几句建议。作为一名独立的临床研究人员，需要完成成为一篇重要论文的第一作者和同行评审基金的项目负责人这两大挑战。DCR 可以帮助你实现这些目标，尤其是与另一个重要因素相结合时——有一位关心你和你的职业的研究导师。我们强烈建议，在购买（或借阅）此书后，你找到一位更资深的同事，在设计和执行临床研究项目这一错综复杂的过程中为你提供支持。

当越来越多的人可以获得培训后，竞争也变得更加激烈，研究者"独立的时间"也更长了。毅力和创造力一样重要。我们所有人都收到过无数来自期刊和基金资助机构的拒绝信。当读到"你的工作和想法确实是有价值的——只是还不够好或不够快"时，你可能会很沮丧。而有时看起来许多最有意思的问题已经被解决了，这只是一种错觉。可预防的疾病仍然频繁发生，而如何预防这些疾病仍不得而知。人们每天都在研发潜在的治疗方法和创新的诊断测试。在研究中，大部分人及其健康相关问题系统性地存在代表性不足。我们有这么多机会，追求真理和正义可以成为一生的使命。

参考文献

1. Vittinghoff E, Glidden DV, Shiboski SC, et al. *Regression Methods in Biostatistics: Linear, Logistic, Survival, and Repeated Measures Models*. 2nd ed. Springer-Verlag; 2012.
2. Katz MH. *Multivariable Analysis: A Practical Guide for Clinicians and Public Health Researchers*. 3rd ed. Cambridge University Press; 2011.
3. Newman TB, Kohn MA. *Evidence-Based Diagnosis: An Introduction to Clinical Epidemiology*. 2nd ed. Cambridge University Press; 2020.
4. Browner WS. *Publishing and Presenting Clinical Research*. 3rd ed. Lippincott Williams & Wilkins; 2012.

原著致谢

感谢加州大学旧金山分校，特别是流行病学和生物统计学系，在过去 40 年里为我们营建了一个互相扶持的大家庭；感谢在加州大学旧金山分校、加州太平洋医学中心研究所以及全世界从事临床研究的我们的同事；感谢 Wolters Kluwer 的团队帮助我们编写这个新版本。特别感谢 Anita Stewart 在自我报告测量部分的帮助，感谢 Frank Harrell 鼓励我们纳入贝叶斯方法，感谢 John Boscardin 和 Martina Steurer 对书中部分图的贡献。

我们也感谢致力于改善世界的同事。为了表示感谢，本书的部分版税将捐赠给致力于促进地区或全球健康的组织，包括关注社会责任医师协会（www. psr. org）、美国关怀基金会（www. Americares. org）和老龄化研究所（ioaging. org）。

目　录

第一部分

基本要素

研究起始：临床研究的"解剖学"与"生理学"

Warren S. Browner，Thomas B. Newman，Mark J. Pletcher

彭晓霞 唐 迅 译

本章从两个角度对临床研究进行介绍，并提出贯穿本书始末的一些主题。一是研究的"*解剖学*"，即研究计划的核心要素，如研究问题、研究设计、参与者、测量方法、样本量计算等。研究者的目标是以某种方式对以上要素进行设计，使项目可行、高效，并提高研究结果的真实性。

另一个主题是研究其工作原理的"*生理学*"。研究是有用的，在一定程度上可以获得关于研究中所发生的事情的真实结论，以及其后如何将这些结论外推到更大的范围内。目标是最大程度减少可能威胁到以上过程的误差。

把这两个主题分开是人为的，正如不了解人体的生理学功能时，其解剖学就没有太大意义一样。这种划分的好处在于可以将复杂问题简单化。

■ 研究的"解剖学"：研究由什么组成

在研究计划书（protocol）中阐述研究项目的结构，即研究的书面计划。众所周知，研究计划书是用于申请研究基金与伦理审查委员会（Institutional Review Board，IRB）审批的重要文件，但是也具备以下重要科学功能：帮助研究者有逻辑、目标明确、高效地组织他的研究。表 1.1 概括了一份研究计划书所包含的要素。我们在本章对所有要素进行介绍，并在本书后续章节中对每一要素进行详细讲解，最后在第 20 章将完成的各个部分整合在一份研究计划书中。

研究问题

研究问题（research question）是研究的目标，是研究者想要解决的不确定性。研究问题通常来源于一个普通关注的问题，该问题必须经过凝练，成为一个具体的、可研究的问题。例如，考虑咖啡因是否会影响认知功能这一普通问题。虽然这是一个好的起点，但在开始计划研究工作之前，必须进一步聚焦这个问题。通常，涉及将该问题分解为更具体的要素，并从中挑出一个或两个来，围绕其构建研究计划。以下是一些可能的研究问题示例：

- 咖啡因对认知功能的影响是短期的、长期的，还是两者兼而有之？
- 长期使用咖啡因是否会降低患痴呆的风险？
- 如何最好地测量咖啡因摄入量？
- 摄入咖啡因是否存在有害影响？
- 饮用含咖啡因的咖啡会影响健康吗？茶呢？含咖啡因的软饮料呢？

当然，关于这个话题还有很多潜在的研究问题；研究者的任务是选择一个可行（feasible）、重要（important）、新颖（novel）且符合伦理（ethical）的问题去研究。如第 2 章所述，这些属性有一个易于记住的首字母缩写词——FINE。

表 1.1　研究的解剖学：研究计划

设计要素	目的
研究问题	研究要解决什么问题？
研究背景及意义	为什么这些问题很重要？
研究设计	如何构建研究？
研究类型	
研究参与者	谁是研究参与者，以及如何选择研究参与者？
选择标准	
抽样设计	
研究变量	需要测量什么变量？
预测变量	
混杂变量	
结局变量	
统计学内容	样本量有多大，以及如何分析？
假设	
样本量	
分析方法	

研究背景和意义

提出一个有意义的研究问题需要对该研究问题相关领域有所了解。通常，与专家交谈并进行彻底的文献回顾可以引导研究者去修正研究问题。因此，设计临床研究项目的第一步是确定手头的主题有哪些是已知的，或哪些是未知的。接下来要琢磨如何在现有知识基础上增加新的知识。这一步需要长时间、认真的思考，并与同事和导师针对重要但尚未回答的问题进行讨论。

在简要的背景和意义部分，将这些想法进行最终综合和总结，为研究提供理论基础。在本节中，研究者引用了之前的相关研究（尤其是他自己和同事的研究），强调这些研究存在问题以及仍然存在的不确定性。他还详细说明他提议的研究结果如何帮助解决这些不确定性，通过引入新的科学知识，正在改变临床实践，或正在影响实践指南或卫生政策。

研究设计

对于每一个研究问题，都没有最好的设计。相反，研究者必须确定最适合所选研究问题的设计类型，以及他可获得的资源。一个基本的决定是在**临床试验**（clinical trial）中应用**干预**（intervention）并检查其效果，还是仅仅在**观察性研究**（observational study）中对研究**参与者**（participants）进行测量（表 1.2）。在临床试验的选项中，**随机盲法试验**（randomized blinded trial）通常是最理想的设计，但对某些干预而言，非随机或非盲法设计有时可能是唯一可行的设计。

表 1.2   研究咖啡因摄入是否降低痴呆风险的临床研究设计案例

流行病学设计	关键特征	举例
	观察性研究	
横断面研究	在同一时间点对一组研究参与者进行调查	研究者调查一组研究参与者，了解其当前及过去的咖啡因摄入状况，并将咖啡因摄入量的调查结果与认知功能评分相关联
队列研究	在开始时确定一组研究参与者（通常是未发生结局的），然后随访一段时间	他针对一组认知功能正常的研究参与者，调查了咖啡因摄入量，并在随访中对他们进行检查，以确定那些摄入咖啡因的人患痴呆的可能性是否较低
病例对照研究	根据结局发生与否，选择两组研究参与者	他对一组痴呆人群（病例组）与一组认知功能正常人群（对照组）的既往咖啡因摄入情况进行比较
	临床试验设计	
随机盲法试验	将研究参与者随机分为两组，并进行盲法干预	他将认知功能正常的参与者随机分配到咖啡因供给组或外观与咖啡因一致的安慰剂组，然后对两组随访几年，以观察痴呆的发病情况

在观察性研究中，**横断面研究**（cross-sectional study）和队列研究（cohort study）是两种常用的设计，横断面研究是在一个时点内完成的观察，而队列研究是对一组研究参与者随访一段时间完成的观察。队列研究可进一步分为**前瞻性队列**（prospective cohort）研究和**回顾性队列**（retrospective cohort）研究，前瞻性队列研究从现在开始，随访研究参与者直至未来；而回顾性队列研究则是针对过去收集的信息进行评估，尽管这些区别并不总是一成不变的。第三种常见的观察性设计是**病例对照研究**（case-control study），研究者对一组出现研究**结局**（outcome）的人［**病例**（cases）］与另一组没有出现研究结局的人［**对照**（controls）］进行比较。

面对每个研究问题，研究者都需要判断哪种设计是获得可靠答案的最有效方式。随机盲法试验通常被认为是建立因果和确定干预效力的最佳设计，但在许多情况下，观察性研究是更好的或唯一可行的选择：例如，通过随机分配，让人们停止或开始喝咖啡并不容易。病例对照研究相对较低的成本及其对罕见结局的适用性使其在一些问题上更具吸引力。第 8—14 章讨论了这些议题，每一章都涉及一种特定的设计。

研究一个主题的典型顺序是从通常被称为**描述性**（descriptive）的观察研究开始。这些研究探索一些基础情况，例如，描述健康相关特征和疾病在**人群**（population）中的分布：

- 70 岁及以上成年人的咖啡因摄入频率是多少？
- 老年人认知功能异常的比例是多少？

医学检验的研究，例如一种新的**生物标志物**（biomarker）的血清水平是否与认知障碍相关，是一种特殊形式的描述性研究（第 13 章）。

人们常常对描述性研究进行随访或同时开展**分析性研究**（analytic study）来评估**关联**（associations），通常允许进行**因果效应**（cause-effect）的**推断**（inferences）：

- 平均每天摄入咖啡因量是否与认知功能测试结果存在关联？
- 与认知功能正常的对照组相比，痴呆患者中有规律摄入咖啡因史的人是否更少？

最后一步通常是通过临床试验来确定干预的效果：

- 随机分配到服用咖啡因补充剂的老年志愿者人群患痴呆的风险是否比分配到服用安慰剂的人更低？

针对一个既定问题开展的一系列研究中，临床试验通常开展得比较晚，因为它们往往更困难且成本昂贵，更可能将参与者暴露于伤害风险之中，并且通常只能解决由观察研究结果引出的一个特别聚焦的问题。

用一句概括研究问题和设计的话来描述研究特征是有用的。如果研究分为两个主要阶段完成，那么应该描述每一阶段所采用的研究设计。

- 这是一项横断面研究，研究 60～74 岁老年人的咖啡因摄入与认知功能之间的关联，随后开展前瞻性队列研究，研究咖啡因的摄入是否与随后较低的认知下降率存在关联。

有些设计不容易归入之前提到的分类，在一句话中基于适当的详细程度来描述它们可能存在挑战。然而，这种努力是值得的：对研究问题和设计进行简明扼要地描述可以阐明研究者的想法，并有助于同事和医生们明确研究的方向。

研究参与者（Study Participants）

在选择研究参与者的**样本**（sample）时，必须做出两个主要决定（第 3 章）。首先描述你预期的研究参与者类型，明确可以定义研究参与者的**纳入标准**（inclusion criteria）与**排除标准**（exclusion criteria）。其次要决定你如何从可及的人群子集中招募到适当数量的人来参与研究。例如，研究咖啡因摄入与痴呆关联的病例对照研究开始时（在获得伦理审查委员会批准后），可以通过核查你所在机构的电子健康记录来确定诊断为痴呆或认知功能障碍的患者，然后联系他们和适当的对照组，看他们是否有兴趣参与研究。

变量

在设计任何研究时，另一个主要的决策是选择要测量的变量（variables）（第 4 章）。

例如，关于咖啡因摄入的研究可能会询问不同类型的饮料，和含有不同水平咖啡因 "保持警惕" 标识的药片的摄入量、频率和时间的问题。

在分析性研究中，研究者研究变量之间的关联以预测结局，并做出因果推断。当考虑两个变量之间的关联时，首先出现的（或更可能是生物学角度的因果关系）变量称为**预测变量**（predictor variables）；另一个称为**结局变量**（outcome variables）[1]。大多数观察性研究有多个预测变量（如年龄、性别、种族/民族、吸烟史、咖啡因摄入）和几个结局变量（如认知功能、生活质量）。

临床试验评估干预效果，这是一种由研究者操纵的特殊预测变量，例如使用咖啡因胶囊（或配套的安慰剂）进行治疗。该设计允许他使用**随机化**（randomization）来最大可能地减少**混杂**（confounding）变量（影响结局的其他预测因素，如吸烟或教育水平，这些因素也会影响咖啡因摄入量，从而干扰对结果的解释）的影响。我们将在第10章详细讨论混杂这一特别棘手的议题。

统计学内容

研究者必须制定**样本量**（sample size）估算、数据管理和统计分析的计划。这通常关系到对**研究假设**（research hypothesis）的详细说明（第5章），即另一个版本的研究问题，为检验研究结果的**统计学意义**（statistical significance）而提供基础：

- 研究假设（hypothesis）：平均每天至少喝两杯咖啡（或等量咖啡因摄入量）的60～74岁成年人，比低于此咖啡摄入水平的人具有更好的认知功能。

研究假设是研究者计算样本量的基础，即假设研究组间的结局确实存在差异时，在合理的概率下发现具有统计学意义的差异所需参与者数量，称之为**效能**（power）（第5章）。单纯描述性研究（如，"认知功能正常的人中，每天喝咖啡者所占比例是多少？"）不涉及统计学意义检验，因此不需要假设；相反，需要计算研究参与者数量，以产生可接受的较窄的均数、构成比或其他描述性统计指标的**置信区间**（confidence intervals）。

■ 研究的 "生理学"：如何起作用

临床研究的目的是基于研究结果提高我们对真实世界的理解（见图1.1的下半部分）。首先，研究发现必须是可解释的，这一过程取决于研究的**内部真实性**（internal validity），即研究结果与该研究中所发生情况的一致程度。其次，研究者从研究结论中做出推断，以提高我们对真实世界的理解，这一过程取决于**外部真实性**（external validity）（也称**外推性**，generalizability），即研究结论可恰当地应用到研究之外的人群和事件的程度。

---

[1]   预测因素有时被称为自变量（independent variables）和结果依赖变量（dependent variables），但这些术语的含义缺少自明性。预测变量可以是暴露（exposures）、风险因素（risk factors）或保护因素（protective factors），治疗（treatments）或干预（interventions），或检验结果（test results）。适当时，我们会在本书应用这些术语。

当研究者在计划一项研究时，往往采用相反的程序，正如图 1.1 上半部分所示从左到右实施，以保证在研究结束时可以最大限度提高研究推断的真实性。研究者拟定研究计划，在选择研究问题、参与者和测量方法时会提高研究的外部真实性，并使研究更易于实施以最大程度提高内部真实性。在接下来的部分，我们先介绍研究设计，然后介绍实施，最后介绍那些威胁推断真实性的误差。

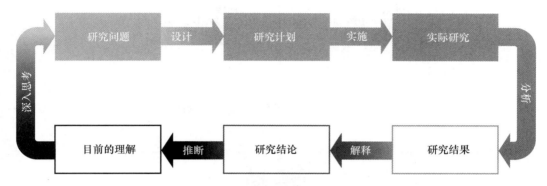

图 1.1　临床研究的基本结构
研究每一步的选择和误差都会影响基于已完成研究做出的推断

研究设计

请考虑关于咖啡因与认知功能这一简单的描述性问题：

● 在 70 岁及以上认知功能正常的老年人中，日均咖啡因摄入量是多少？

这个问题无法非常准确地回答，因为不可能对整个**目标人群**（target population）的所有老年人都进行研究，更不用说咖啡因摄入量和认知功能的测量方法还存在不足。相反，研究人员必须解决一个可以回答的相关问题：

● *在研究者所在医疗机构的患者中，招募 70 岁及以上，且电子病历中无痴呆或认知功能障碍诊断的患者，给他们邮寄问卷，那么这些患者自我报告的日平均咖啡因摄入量是多少呢？*

图 1.2 说明了从研究问题转化为研究计划的过程。其中一个主要因素是选择能够代表总体（population）的参与者**样本**（sample）。因为将目标人群作为一个总体进行研究总是存在实施上的障碍，所以研究方案中确定的一组研究参与者通常情况下都是总体的一个样本。基于研究者所在机构来确定研究参与者考虑研究可行性是一个折中办法，但其弊端在于即使每一个研究参与者都返回了**问卷**（questionnaire），但调查获得的咖啡因摄入模式可能不同于一般人群。更重要的是，痴呆或认知功能障碍诊断的记录缺失将导致我们无法保证每一个研究参与者有正常的认知功能。

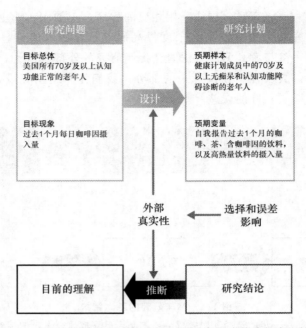

图 1.2　研究设计过程中的选择和误差会影响其外部真实性

如果预期样本和变量不能充分代表目标总体和关注现象，就会削弱我们做出推断和提高对该问题理解水平的能力。

另一个主要因素则是选择能够代表研究者所关注现象（phenomena of interest）的变量。在研究计划中定义的变量通常是这些现象的替代指标。例如，决定使用自我报告问卷来评估前一个月的咖啡因摄入量是一种快速且廉价的信息收集方式。然而，不太可能得到完全准确的信息，因为人们通常记不清前一个月摄入了多少咖啡因，而且前一个月可能也无法反映他们通常的咖啡因摄入模式。

简而言之，图 1.2 中从研究问题到研究计划的每一个差异都代表了一种选择，使研究更可行和有效。然而，提高实用性的代价是：这些选择可能导致产生相关性不好的结论，因为研究所回答的问题与研究问题已发生或多或少的偏离。

研究实施

研究计划的实施会影响实际研究与研究计划的吻合程度。这里的主要争议在于：对研究问题的错误回答可能是因为样本的抽取方式，或测量方式与研究设计之间存在较大差异（图 1.3）。

研究参与者的实际样本几乎总是不同于预期样本。例如，计划纳入所有无痴呆或认知功能障碍的合格门诊患者的研究，可能会因电子病历中的诊断不完整、邮寄问卷的地址错误，以及患者拒绝参加而被受到干扰。那些能联系到并同意参加的人与那些无法联系且没有兴趣参加研究的人相比，可能有不同的咖啡因摄入模式。除了这些问题之外，实际的测量可能也不同于预期测量。如果问卷的格式不清楚，研究参与者可能会感到困惑并勾选错误的备选项，或者他们可能只是错误地忽略了一个问题。

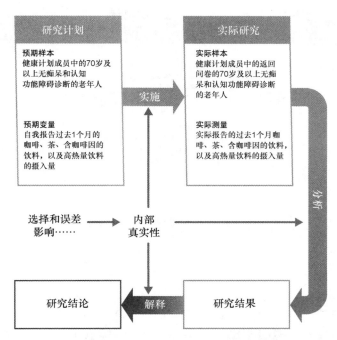

图 1.3　研究实施过程中的选择和误差会影响其内部真实性

如果实际样本和测量不能充分代表预期样本和变量，就会削弱我们基于研究发现获得真实结论的能力。

因果推断

许多研究旨在建立因果关联，即一个预测因素引起某一种结局，来确认临床或公共卫生干预可以改善健康。例如，如果咖啡因摄入降低痴呆发病风险，那么我们可能在更大的范围内推荐大家摄入咖啡因。在试图建立因果推断的研究中，出现了一种特殊的真实性问题。如果队列研究发现咖啡因摄入与痴呆之间存在关联，那么这种关联是因果关系，还是咖啡因摄入仅仅与可以预防痴呆发生的混杂暴露（如晨报阅读）有关？在设计观察性研究时，减少混杂可能和其他对立的解释是我们面临的主要挑战之一（第 10 章）。

研究误差

我们应该认识到，没有任何研究可以完全避免误差，我们的目的是基于研究发现最大限度地提高推断的真实性。虽然在研究的分析阶段也可以处理错误推断，但更好的策略是关注研究设计和实施（图 1.4），从源头上防止误差的产生。

干扰研究推断的两类主要误差是**随机误差**（random error）和**系统误差**（systematic error）。这两个概念的区分是非常重要的，因为减少两类误差的措施完全不同。

随机误差是由于偶然性造成的结果——也就是这类误差没有已知的原因或可预测的模式。随机误差会影响测量的大小，但没有方向性。例如，如果在几千名参与健康计划的 70 岁及以上老年人中，每日摄入咖啡因者的真实比例是 40%，那么从可获得总体中，按好的研究设计抽到的 100 例患者样本中，应该包括 40 位每天摄入咖啡因者。然而，样本包含的例数非常有可能略有不同，比如为 38、39、41 或 42。偶尔，偶然性会产生明显不同的

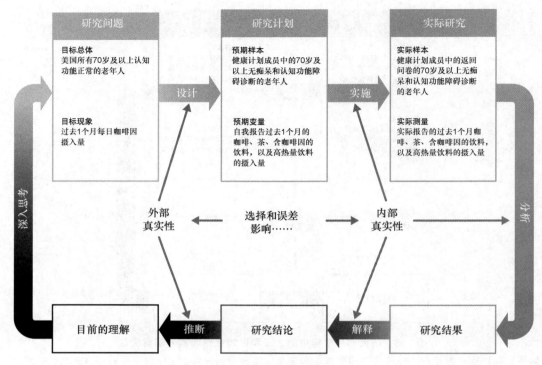

图 1.4　研究的"生理学"

研究设计与实施过程中的选择与误差对内部真实性与外部真实性的影响

数字，比如 32 或 49。在几种减少随机误差的技术中，最简单的就是增加样本量。大样本研究通过提高估算的**精确度**（precision）来消除错误结果发生的可能性——保证每一次抽样观察到的比例约为 40%。但是，增加样本量也会提高研究成本；幸运的是，还有其他方式减少随机误差，如使用更好的仪器进行测量（第 4 章）。

系统误差是由于**偏倚**（bias）导致的错误结果——歪曲研究结果方向的变异来源。一个案例（图 1.2）是在当地健康计划中关于研究患者的决定，其中，健康计划为了避免（或鼓励）过度编码做出的努力可能影响了痴呆和认知功能障碍的诊断记录。增加样本量不会减少系统误差。提高估计**准确度**（accuracy），即与真值接近程度的最佳方式是减少潜在偏倚——本书许多章节都会讨论的主题。此外，研究者可以寻求其他信息来评估可能发生偏倚的重要性，如从另一个背景抽取第二个样本。

在上述两段中，随机误差和系统误差的案例均是导致**选择偏倚**（selection bias）的原因，选择偏倚会影响到从研究参与者到目标人群的推断。随机误差和系统误差也可以导致**测量误差**（measurement error），影响从研究测量到研究现象的推断。随机测量误差的例子是，在多次发放问卷时，会出现有变异的回答。系统测量误差的例子是，由于问卷的问题（例如，未能询问能量饮料的摄入情况）导致对咖啡因摄入量的错误估计。第 3 章和第 4 章介绍了控制这些误差的策略。

正如表 1.3 所总结的那样，设计、实施，以及对研究的解释，将潜在误差降至最低均关系到是否能得到针对研究问题的最佳答案。

表 1.3　在研究设计与实施阶段控制随机误差和系统误差的方法

误差分类	控制方法
随机误差	提高测量精确度（第 4 章）
	增大样本量（第 5—6 章）
系统误差	提高测量的准确度与效度（第 4 章）
	选择更好的研究设计（第 8—14 章）
随机误差和系统误差	质量控制（第 18 章）

■ 转化研究

转化研究（translational research）指将基础科学发现转化为临床实践，或将临床研究结果扩展到大规模公共卫生或社区项目的研究。尽管开展转化研究需要更多的研究人员，研究过程本身也更复杂且需要重复，但这些研究应与其他临床研究一样，采用相同的方式进行设计。成功的转化研究需要研究人员在研究的各个层面进行合作，而且所有研究人员都应该准备修改他们的计划：因为比较常见的是，在实验动物身上看起来很有希望的治疗在人体上试验时会产生不良反应，或者是在研究型医院门诊看起来有效的筛检试验，应用到社区时却显得很复杂，甚至不太准确。合作开始得越早，研究人员就越有可能提出重要的研究问题，制定有价值的研究计划，并避免能预料的挫折。

从实验室向临床转化

包括 DNA 测序、基因表达矩阵、分子成像、蛋白质组学和代谢组学在内的一系列工具已经从基础科学实验室转移到临床研究领域。与普通的临床研究相比，成功地转化在实验室发现的检验和治疗方法通常需要研究者具备实验室研究经验或有实验室研究技能的合作者。从实验台到床旁的研究需要研究者对其基础科学有充分的理解。许多临床研究人员相信他们可以轻松掌握这些知识——正如许多从事实验室研究的科学家认为临床研究不需要专门的培训和专业知识一样。事实上，基础研究和临床研究的所需技能几乎没有重叠，构思好的转化研究问题需要多个领域的专家，以及他们之间的密切合作。

例如，假设科学家发现了调节小鼠昼夜节律的基因，而在睡眠障碍方面具有专业知识的临床研究人员想研究该基因的人类同源性变异是否会影响人类的睡眠模式。为了就该基因的潜在影响提出一个有意义的研究问题，他需要找到一个合作者，该合作者熟悉该基因及其蛋白质产物的生物学特征，以及各种基因分型方法的优势和局限性。同样，假设实验室研究人员在乳腺癌女性患者的淋巴结中发现了一种独特的基因表达模式。为了研究这种表达模式是否有助于预测预后，他应该与其他研究人员合作，他们了解重测信度、抽样和盲法的重要性，以及疾病先验概率对其发现的适用性和临床实用性的影响。最后，有兴趣测试新药的研究团队则需要熟悉分子生物学、药代动力学和药效学、Ⅰ期和Ⅱ期临床试验以及在相关医学领域的实践模式。

从临床向人群研究转化（Translating from Clinical to Population Research）

为了将临床研究结果应用于更大范围、更多样化的人群中，设计研究时可能还需要其他的专业知识，例如识别高危或不敏感人群，了解筛查和诊断之间的差别，以及了解如何将这些变化引入到医疗保健提供系统。在操作层面上，此类研究通常需要大量研究参与者，例如健康计划的参与者或整个县市的居民。在设计这些研究时，当地卫生部门的主管、医疗管理组织的领导、附属医院的人事管理者，以及科室主任的支持和建议都会有所帮助。

设计此类转化研究时，一些研究者会采取捷径，例如，他们计划从其他大学医学中心招收有类似执业经验的参与者，而不是从社区招收执业医师，他们将会把自己在专业诊室看到的结果扩散出去。这有点像将阿里斯托芬（Aristophanes，古希腊早期喜剧代表作家）的作品翻译成现代希腊语，但对讲英语的读者来说仍然没有多大用处。正如第 15 章所述，在更大范围、更多样化的人群中测试研究结果通常需要与社区成员建立伙伴关系，并将方法调整到适用于非学术组织。

■ 设计研究

研究计划（Study Plan）

制定研究计划的过程由研究问题开始，研究问题用一句话定义研究的主要预测因素、结局变量和目标人群。我们依次给出 3 个版本的研究计划，每一个比前一个更长、更具体。

- 研究大纲（study outline）：见表 1.1 和附录 1A。这份 1 页的研究总结以标准清单的方式提醒研究者阐述所有的研究要素。有逻辑地组织这些要素有助于阐明研究者的思路。
- 研究方案（study protocol）：研究方案通常将研究大纲扩展到 5～15 页。研究方案是用于计划研究和申请伦理审查委员会批准以及经费支持的文本。关于研究方案各部分的讨论在本书中贯穿始终，最后在第 20 章加以总结。
- 操作手册（operations manual）：涉及参与者招募和数据收集的研究还需要编制一份详细的操作手册，其中包括具体的程序性说明、问卷、数据采集表，以及其他材料。即使是使用预先收集的数据（如电子病历数据）的研究，也必须明确说明如何使用这些数据。操作手册确保采用统一和标准化的方法来实施具有良好质量控制的研究（第 18 章）。

在研究早期阶段就应该确定研究问题拟定研究大纲。将想法落实到纸面上可以把一些模糊的想法变成具体的计划，向同事和专家提供一个具体的文本以征求他们的建议。虽然这件事充满挑战（谈论一个想法比写下来要容易得多），但这么做的好处是更快更好地开展研究项目。可以理解，一些研究者在早期阶段时都急于开始他们的研究，而不愿花时间制定详细的研究计划，但这么做往往导致项目考虑不周，而出现随后的延误。

附录 1A 是一份研究大纲示例。这类大纲更多地展示了研究的"解剖学"（表 1.1）而不是研究的"生理学"（图 1.4），因此研究者必须提醒自己，在基于研究发现做出推论时，要认真思考如何最大限度减少误差对结果的影响。通过认真思考研究可能回答的问题与研究问题本身的差异，根据获取参与者的计划、实施测量的计划，以及实施过程中可能存在的问题，研究者可以发现研究的优点和存在的问题。

拟定研究大纲并有了深思熟虑的预期推断后，研究者可以着手制定方案细节。这是一个需要反复修改与完善的过程，包括征求同事的建议、起草具体的招募和测量方法、思考研究的科学性和伦理的适宜性，根据需要修改研究问题和大纲，对招募和测量方法进行预实验，不断修改，集思广益等。

权衡（Trade-offs）

遗憾的是，误差是所有研究的固有部分。核心问题是误差是否大到足以影响研究结论的可信度。在研究设计时，研究者的作用犹如正在谈判新合同的工会官员一般。工会官员首先列出一个愿望清单——缩短时间、提高工资、改善福利等。然后，他必须做出让步，坚持最重要的事情，放弃那些不必要、不现实的事情。在谈判的最后会迎来最终但也是最关键的一步：他审视谈判后的最佳合同，并决定是否值得签署。

当研究者将研究问题转化为研究计划并考虑实施过程中的潜在问题时，必须做出同样的让步。一方面是内部真实性和外部真实性问题，另一方面则是可行性。妥协总是必要的。但是，一旦确定了研究计划，研究者应该重新评估，确定研究是否能够充分阐明研究问题，以及是否可以在允许的误差水平下实施。不幸的是，人们有时会忽略最后一步，即决定设计好的研究是否值得实施，就像工会谈判代表决定是否要同意已拟好的合同一样。如果答案是否定的，就需要重新开始以上过程。但是，请振作起来！优秀的科学家之所以与众不同，不仅仅因为他们有独特的、好的研究思路，更在于他们乐于将那些行不通的想法转移到更好的想法上。

■ 小结

1. 研究的"解剖学"（anatomy）包括了研究计划中一系列切实可行的组成部分：*研究问题*（research question）及其意义、*研究设计*（design）、*研究参与者*（study participants）、*测量方法*（measurement approaches）。挑战在于设计这些元素以实现研究结论真实性与可行性之间的平衡。

2. 研究的"生理学"（physiology）是指研究如何运行。基于可获得人群的研究结果来推断可测量的现象形成结论（*内部真实性*，internal validity），是为了将这些结论应用到其他情境、人群和事件（*外部真实性*，external validity 或可外推性 generalizability）。这里的挑战在于设计和实施研究计划时，要充分控制损伤真实性的两种主要威胁——*随机误差*（random error）即偶然性，和*系统误差*（systematic error）即偏倚，这会增加我们对研究问题当前的了解。

3. 在设计研究时，研究者可能会发现，参考图 1.4 是有帮助的，即思考*研究问题*（research question，研究者想回答的问题）、*研究计划*（study plan，研究设计用来回答的问题）和*实际研究*（actual study，考虑到研究实施过程中所能预料到的误差，研究实际回答的问题）之间的关系。

4. 制定研究计划的好方法是从用一句话阐述研究问题开始，即定义研究的主要变量和目标人群，再将其扩展为 1 页左右的研究大纲（outline），按标准顺序安排研究要素。之后将研究计划扩展为研究方案（protocol）和*操作手册*（operations manual）。

5. 在研究设计过程中，许多权衡需要研究人员的精准判断和同事的建议，这将决定项目的总体真实性。

附录 1A
研究大纲

这是一份简短的研究计划书，该项目由医学博士、工商管理硕士 Michael Jung 负责实施。项目启动时，他在加利福尼亚大学旧金山分校（UCSF）担任麻醉住院医师，医学博士 Jina Sinskey 是其导师。大多数刚起步的研究人员发现观察性研究更容易实施，但在这种情况下，规模和范围适中的临床随机试验是可行的。研究结果已发表在影响力较高的期刊上[1]。

■ 儿科麻醉的围术期虚拟现实

背景与意义

围术期儿童焦虑是常见现象，也是麻醉和手术对儿童心理产生影响的重要方面。先前的研究表明，在接受手术和全身麻醉的儿童中，诱导期高度焦虑的发生率高达 50%[2]。视听分散（注意力）干预，包括虚拟现实（VR），有可能成为一种安全、无创、非药物减轻焦虑的方式。

具体目标

开展随机对照试验来评估基于头戴式虚拟现实耳机实施的沉浸式视听分散干预对择期全身麻醉手术患儿在围术期焦虑的影响。

方法

设计概要
在此前瞻性、随机、平行对照试验中，将择期行全身麻醉手术的儿童随机分配到虚拟现实组（VR 组，佩戴虚拟现实耳机）或对照组（不佩戴虚拟现实耳机）。在手术室实施麻醉诱导之前，VR 组患儿全部接受基于虚拟现实技术的视听分散干预。使用经过效度检验的测量工具，即改良耶鲁围术期焦虑量表（Modified Yale Preoperative Anxiety Scale，mYPAS）对患儿进行焦虑状态评估。

研究参与者
本研究项目的目标参与者为 5～12 岁，准备接受择期手术和全身麻醉的儿童；可获得的研究人群为加利福尼亚大学旧金山分校贝尼奥夫儿童医院的相似儿童。

测量
预测变量为干预因素（如佩戴虚拟现实耳机或不佩戴）。主要结局是围术期儿童焦虑评分（mYPAS 量表测量），一共测量 3 次：进入术前等待区域时、进入手术室后、全身麻醉诱导过程中。

随机化和盲法

使用计算机产生的随机分配表，将其整合在一种程序化研究应用软件（如 Redcap）中，并对所有负责研究招募的人员实施隐藏。输入带有时间标记的编码（编码包含电子病历码和知情同意完成信息）即可实现随机化。鉴于 VR 耳机的性质（患者戴或者不戴），将不设置盲法。

数据分析

预测变量是二分类变量：佩戴 VR 耳机或不佩戴。结局变量（麻醉诱导期 mYPAS 评分）是从 0~100 的连续变量，两组间差异比较采用 t 检验。分类结局的分析采用卡方分析。0.05 为假设检验的显著性水平。

样本量估计

针对 5~12 岁儿童围术期焦虑的前期调查显示[3]，对照组患儿的焦虑评分均值±标准差为 30.1 ± 8.4。每组纳入 31 例患儿将有 80%（$\beta = 0.20$）的效能检测到 VR 干预组患儿的麻醉诱导期焦虑评分较对照组下降 20%。

参考文献

1. Jung MJ, Libaw JS, Ma K, Whitlock EL, Feiner JR, Sinskey JL. Pediatric distraction on induction of anesthesia with virtual reality and perioperative anxiolysis: a randomized controlled trial. *Anesth Analg*. 2021;132(3):798-806.
2. Kain ZN, Mayes LC, Caldwell-Andrews AA, Karas DE, Mcclain BC. Preoperative anxiety, postoperative pain, and behavioral recovery in young children undergoing surgery. *Pediatrics*. 2006;118(2):651-658.
3. Moura LA, Dias IM, Pereira LV. Prevalence and factors associated with preoperative anxiety in children aged 5-12 years. *Rev Lat Am Enfermagem*. 2016;24:e2708.

附录 1B
第 1 章练习题
研究起始：临床研究的"解剖学"与"生理学"

1. 为了鼓励出生后 36 小时内体重减少超过 5% 的新生儿坚持母乳喂养，在加州两个学术医学中心开展了早期限量配方奶（ELF）研究。在此随机临床试验中，工作人员教育 ELF 干预组的父母，每次母乳喂养后用注射器补充 10 ml 配方奶，直到母亲成熟泌乳后；对照组父母，则只提供婴儿安抚技术的宣教。盲法评估结果显示，ELF 干预组，3 个月时母亲报告的纯母乳喂养比例为 79%，而对照组为 42%（$P=0.02$）[1]。

对下列每一条陈述，回答：（a）是内部真实性推断还是外部真实性推断；（b）您是否认为这是一个有效的推断；（c）推断可能无效的任何原因。

a. 对于本研究的女性而言，ELF 的提供增加了 3 个月时的母乳喂养率。

b. 在波士顿社区医院，为出生后 36 小时内体重减少超过 5% 的婴儿提供 ELF，可能导致 6 个月时有较高的母乳喂养率。

c. 基于本研究结果，在国际范围内为更多的新生儿提供配方奶可能会提高母乳喂养的成功率，并改善新生儿及其母亲的健康。

2. 对于以下从已发表研究中摘录的总结，写一句可以阐明研究设计和研究问题的话，包括预测因素和结局变量，以及预期样本。

a. 北卡罗来纳州，温斯顿-塞勒姆市的调查人员对 2 228 名当地高中生进行了随机抽样调查，了解他们在过去 2 周内在电视上观看摔跤节目的频率，6 个月后针对相同的学生询问了他们在学校和约会时打架的情况。6 个月前观看过摔跤节目的学生，在每次观看摔跤节目后，约会时打架的调整后概率升高了 14%[2]。

b. 为了评估母乳喂养时间是否能降低女性患卵巢癌的风险，研究人员在中国调查了 493 名新诊断卵巢癌的女性和 472 名其他住院女性，所有这些女性都至少母乳喂养过 1 个孩子。他们发现母乳喂养的总月数与降低的卵巢癌风险之间存在剂量-反应关系。例如，母乳喂养至少 31 个月的女性与母乳喂养不足 10 个月的女性相比，比值比为 0.09（95%CI 为 0.04~0.19）[3]。

c. 为了解膳食饱和脂肪摄入与不育男性精子浓度降低之间的关联是否在一般人群中也存在，丹麦研究人员在为服役军人进行体检时，获得他们同意后，从年轻男性中收集了精液样本和食物频率问卷。他们发现，自我报告的膳食饱和脂肪摄入与精子浓度降低之间存在显著的剂量-反应关系［例如，饱和脂肪摄入处于最高四分位数的男子的精子浓度比最低四分位数的男子的精子浓度低 41%（95%CI 为 4%~64%）]。[4]

d. 通过封堵左心耳可以预防房颤患者发生缺血性卒中。研究人员调查了因其他适应证而接受心脏手术的房颤患者[5]。他们在手术中为一半患者（随机选择）封堵了左心耳，而另一半患者没有封堵。在 2 379 例封堵组患者中，114 例（4.8％）发生卒中或全身性栓塞，而在 2 391 例未闭塞组中，168 例（7.0％）发生卒中或全身性栓塞（$P<0.001$）。

参考文献

1. Flaherman VJ, Aby J, Burgos AE, Lee KA, Cabana MD, Newman TB. Effect of early limited formula on duration and exclusivity of breastfeeding in at-risk infants: an RCT. *Pediatrics*. 2013;131(6):1059-1065.

2. DuRant RH, Champion H, Wolfson M. The relationship between watching professional wrestling on television and engaging in date fighting among high school students. *Pediatrics*. 2006;118:e265-e272.

3. Su D, Pasalich M, Lee AH, Binns CW. Ovarian cancer risk is reduced by prolonged lactation: a case-control study in southern China. *Am J Clin Nutr*. 2013;97:354-359.

4. Jensen TK, Heitmann BL, Jensen MB, et al. High dietary intake of saturated fat is associated with reduced semen quality among 701 young Danish men from the general population. *Am J Clin Nutr*. 2013;97:411-418.

5. Whitlock RP, Belley-Cote EP, Paparella D, et al. Left atrial appendage occlusion during cardiac surgery to prevent stroke. *New Engl J Med*. 2021;384:2081-2091.

构建研究问题并制定研究计划

Steven R. Cummings，Alka M. Kanaya

彭晓霞　唐　迅　译

研究问题（research question）是研究者想通过他的研究解决的不确定性。好的研究问题从来不缺，即使在我们成功解决一些问题之后，仍然能够提出其他问题。例如，在老年人中，孤独与功能状态减退和死亡率升高存在强关联[1]。但这一发现又引出新的问题：我们能提供结构化居家支持项目来消除老年人的孤独感吗？此类项目是否能预防老年人功能减退？同伴支持、家庭支持，或小组支持，哪种干预是最有效的？如果通过电话或视频提供远程支持，此类项目还能有效吗？孤独是否与认知功能减退也存在关联？

发现研究问题的挑战在于确定一个尚未回答的重要问题，并能将其转化为一个可行、符合伦理、有效的研究计划。本章将主要阐述实现这一目标的策略。

■ 研究问题的来源

对于资深研究人员而言，最好的研究问题通常来源于自己的前期研究以及该领域其他科学家的研究中的发现观察到的和问题。初入行的研究者尚不具备这些经验基础。虽然新的视角有时可以让有创造力的人想出新方法去解决老问题，但缺乏经验在很大程度上就是一个障碍。

一个好的开始方式是澄清研究问题与研究兴趣之间的区别。请考虑以下研究问题：

● 提供固定的基本收入能减轻中年人的抑郁吗？

研究兴趣涉及健康相关社会决定因素、预防或管理抑郁症，或卫生政策干预的人可能会提出这一问题。研究问题和研究兴趣之间的区别之所以重要，是因为事实证明，虽然我们可以将一个具体的问题转化成一份可行的研究计划，但研究人员还可以通过提出不同的问题来解决他的研究兴趣。

如果你连自己的研究兴趣都不确定，那么是不可能提出研究问题的。假如真是这样，你并不孤单：因为许多新入行的研究人员也仍然没有发现让他们兴奋的主题以及一个可行的研究计划。你可以从思考你在阅读学术期刊时，哪一类研究最能激发你的兴趣开始。或者，你可能会想起一位患者，他当时的治疗似乎不太充分或不太适宜：有什么不同的方法能改善他的预后吗？或者，你对当前的做法存在质疑，例如，像许多保险公司要求的那样，对所有新诊断患者进行体检会降低疾病风险，或减少未来几年的医疗费用吗？

19

　　研究人员通常有几个潜在的研究问题。同时参与多个项目是有益的：当一个项目停滞不前时（例如，正在等待伦理审查委员会的批复，或等待合作者的回复时），你可以开展另一项研究。但是，太多的项目则会分散有限的时间和资源，因此，明智的做法是基于这些问题是否具备好的研究问题的特征来进行优先排序，并随其进行进一步评估。将必要的注意力集中在有时间期限（如项目申报截止日期）的研究问题上。条件允许时，将想法列表以供你回头去重新审视这些问题。将你的问题与其他研究人员、同事或学生分享，可能会让你以共同研究者或指导者的身份参与到一项研究中。

专业

　　在某个研究领域内成为专家很重要。学术是通向成功研究的基础。初入行的研究者应全面检索本领域内与研究问题相关的已发表文献，并对重要的论文进行严格评价。开展**系统综述**（systematic review）可能是比较好的下一步，可以在本研究领域内发展并建立专业知识，而且文献综述可以作为基金标书和研究报告的背景。

　　在某一领域内活跃的研究人员可能早在研究发表之前，就能了解到最新进展。掌握一门学科需要同步掌握多种来源信息，包括通过 PubMed 和学术期刊获得相关文献提示、参加学术会议、与本领域专家建立联系，甚至通过社交媒体平台（如 Twitter）追踪学术带头人。查询临床试验注册网站（ClinicalTrials. gov）有助于了解是否已有人注册了与你正在策划的研究相类似的方案。虽然该网站主要关注临床试验，但有时也会包括观察性研究。同样，如果你正计划开展系统综述，许多系统综述都会在 Prospero 网站上注册（https://www.crd. york. ac. uk/prospero/♯aboutpage）。

解决医疗或公共卫生需求

　　有影响的研究结果可能源于人们对更好的治疗、检验，或卫生服务的需求。认识到可行解决方法的机会则最有可能来自处理相关疾病、人群和项目时形成的个人经验。它通常是开展创新性与影响力兼具的研究的机会。

关注新思想和新技术

　　参加展示新研究成果的学术会议是有帮助的。与正式演讲同等重要的是，在海报交流和休息期间，有机会与其他科学家开展非正式交流。在茶歇时间克服沉默，主动找发言人交流的研究人员可能会发现这种经历会给他带来丰厚回报，有时，还可以结识新的资深合作者。对那些研究工作与自己的科研领域看起来特别相关的发言者，有必要回顾一下他最近发表的论文，然后与他联系，在会议期间安排一次会面。

　　对习以为常的观点持怀疑态度（skeptical attitude）可以激发出好的研究问题。例如，普遍认为伤及真皮层的撕裂伤需要缝合，以保证伤口的快速愈合和满意的美容效果。然而，Quinn 等根据自身经验和病例系列证据指出，无论伤口边缘是否可拢合，中等程度的伤口都可以自我修复[2]。他们开展了一项随机试验，对手部撕裂伤长度小于 2cm，无并发症的患者，进行伤口冲洗并给予 48 小时的抗生素敷药。然后，一组被随机分到伤口缝合组，另一组不进行缝合。缝合组患者报告遭受了更多痛苦，并且在急诊室里花费了更多时间进行治疗，但盲法评估显示两组患者的伤口愈合时间和修复效果相似。

　　新技术（new technologies）的应用往往会使人们对熟悉的临床问题产生新的想法和问题，反过来会产生新的范式[3]。例如，遗传学、分子、影像学，以及数字健康技术的进展催生了转化研究，从而引出新的治疗与检测技术，最终改变了临床医学。一个案例就是氘化肌酸（D3Cr）的应用，氘化肌酸（D3Cr）是测量肌肉质量的一种生物标志物，这种方法比双能 X 射线吸收法扫描更准确，而且费用更低[4]。可以应用 D3Cr 测量方法来研究肌肉质量是否能预测择期手术后的结局，并且作为一种更准确的方法去研究锻炼是否能提高骨骼肌质量。从一个领域获得新的概念、技术，或发现，并应用其来解决另一个领域的问题，可以带来创新的研究问题。

　　临床经验（clinical experience）是关于疾病潜在病因和治疗方法的丰富问题来源。对患者的仔细观察可能会引导大家认识新的疾病风险因素、罕见遗传综合征，或治疗并发症。针对以上发现的详细描述，可能以病例报告或病例系列的形式发表，提醒其他人识别更多的病例。例如，临床医生在 9 名多年来一直使用阿仑膦酸盐治疗骨质疏松症的患者中，观察到不寻常的股骨骨折[5]。这一发现最终引发了大规模流行病学研究，证实长期使用阿仑膦酸钠会增加这些非典型骨折的风险[6]。

　　与其他研究人员的合作（collaborations）通常会产生新的想法和问题。当科学家带来不同领域的专业知识或方法时，这一点尤其正确。作为研究团队的一员，此类合作者可以成为创新和想法的持续来源。

　　教学（teaching）也是很好的灵感来源。在准备演讲或与好奇的学生讨论时，常常会出现新的研究思路，这些好奇的学生经常要求老师对揭示了不确定性或缺乏证据支持的标准实践或信念进行解释，从而引出研究的必要性。

　　在构思研究问题、想象用新方法解决旧问题，以及整理思路的过程中，创造力（creativity）发挥着至关重要的作用。一些富有创造力的想法可能是在吃午饭时与同事聊天过程中迸发出来的，有些是在小组讨论近期研究或自己想法时产生的。许多灵感都是在准备讲稿、洗澡、阅读社交媒体，或坐着思考时的灵光一现。诀窍是把一个尚未解决的问题清晰地放在目光所及处，让头脑围着它自由运转。有意识地接触不同的科学学科（如期刊论文，在本专业之外的会议上发表演讲）有时会引出新的想法，新的想法可以使你的研究领域与新的测量或概念相互融合。

　　害怕批评或被视为异类会抑制创造力，并且会抑制人们探索新问题（这些新问题挑战了当前的范式）的勇气。从喜欢构思新想法的同事那里寻求支持。也需要坚韧的品质，反复面对棘手的问题直到想出解决方法。

■ 好的研究问题的特征

　　可以转化为好的研究计划的研究问题应该具备以下特点：可行性（feasible）、重要性（important）、创新性（novel）、符合伦理（ethical）（为方便记忆，缩写为"FINE"；表 2.1）。

表 2.1   好的研究问题及研究计划的"FINE"标准

可行性（feasible）
>　　足够数量的研究参与者
>　　足够的技术专长
>　　可支配的时间和经费
>　　有资金支持

重要性（important）
>　　研究可以引领临床照护或公共卫生的改善
>　　研究严谨且有价值，有助于提高研究人员的学术声誉

创新性（novel）
>　　提出新的发现
>　　验证、反驳或拓展已有的发现
>　　能够引起健康和疾病、医学实践或研究方法学相关概念的创新

符合伦理（ethical）
>　　研究满足伦理审查委员会的标准
>　　研究可以解决健康公平性问题

可行性（Feasible）

最好尽早了解研究问题的实际限制和存在的问题，以免浪费不必要的时间和精力。

- 参与者数量（number of participants）。很多研究因为无法纳入足够的研究参与者而无法达到预期目标。需要在研究早期估算样本量（第5~6章）。估计可获得参与研究的参与者人数，可能被排除或拒绝参加的人数，以及可能失访的人数。即使认真计划，也常常做出过于乐观的估计。在致力于设计其他细节之前，研究人员应确保有足够多合格并愿意参与研究的参与者。有时，有必要开展预调查（survey）或对存储的电子数据进行评估来确保获得足够多的参与者。如果参与者数量不足，研究者可以考虑几种策略：放宽入选标准、去掉不必要的排除标准、延长招募参与者的时间、通过其他来源招募参与者、开发更精确的测量方法、邀请同事参与多中心研究，以及使用不同的研究设计。
- 必备的专业知识（essential expertise）。研究者必须具备设计研究、招募研究参与者、测量变量、管理和分析数据的技能、设备和经验。与专家合作或组建一个具有技能和经验的团队来支持研究人员不熟悉的技术专长可能是非常有价值的。例如，通常明智的做法是从研究计划一开始就邀请统计学家加入研究团队，请他们提供关于样本量和分析方法的建议。如果需要新的测量方法（如分析一种新的生物标志物），应该掌握最佳方法相关的专业知识。
- 数据的可用性（availability of appropriate data）。如果需要二次数据集（第16章）来回答你的问题，那么了解潜在相关数据集可获得的信息及其局限性是非常重要。
- 时间和费用成本（cost in time and money）。记住，研究所需的时间和金钱通常会超出开始时的预算，因此要估算项目每一部分的成本。如果预期成本超出可获得的经费，唯

一的选择是考虑降低设计成本或找到其他经费来源。尽早意识到研究的时间和金钱成本太高，可以引导我们在投入大量精力之前，修订或放弃研究计划。

- 范围（scope）：当研究者试图完成太多的工作，为了努力回答太多研究问题而反复联系一大群参与者进行多次重复测量时，往往会出现问题。解决办法是缩小研究范围，仅关注最重要的目标。很多科学家发现很难放弃回答有趣的分支问题的机会，但放弃的回报是可以更好地回答手头的主要问题。

- 经费（fundability）：很少有研究是由个人或机构来源的经费资助的，尤其是研究需要招募和随访研究参与者，或者需要用到昂贵的测量方法时。如果没有人资助的话，再完美的研究计划也不具有可行性。第 20 章将讨论如何确定潜在的经费来源。

重要性（Important）

致力于某个特定的研究问题有很多动机：渴望了解事物真相，因为这是职业发展中合乎逻辑的下一步，或者因为它将为你持续开展研究提供支持。

- 意义（significance）：致力于某个研究问题的最佳动机是提高人类健康和幸福水平。因此，想象一下研究的可能结果，并思考每一项研究如何推动科学知识进步，影响临床实践或公共卫生政策，或指导进一步研究。然后，确认你不是唯一一个认为该问题重要的人。在投入大量精力制定同行和基金资助机构都不相信该研究会改变实践的研究计划或项目标书之前，请与导师、外部专家，以及像美国国立卫生研究院（NIH）职员等潜在的基金资助者代表进行交流。研究是否有意义，在项目标书评审时是一条单独打分的标准，但常常会影响项目的总体评分。

- 促进你的职业发展（further your career）。另一个重要的考虑是，致力于某个特定的研究问题是否有助于你的职业发展。开展研究是否能培养新的技能、拓展合作，或提供经费让你扩大研究团队？研究结果是否能让人对你所开展研究的严谨性或价值徒生敬意。相比之下，将时间花费在一个需要持续数年才能获得结果的研究问题上，而且这个结果几乎没什么影响或可预见性时，会阻碍你职业生涯的发展速度。尽管开展研究在某些方面存在诱惑，如可以在履历或晋升材料中增加论文发表篇数，但是这样做会导致对科学或健康几乎不产生影响的工作大行其道。

创新性（Novel）

如果研究仅仅是为了重复已有结论，那么这项研究是不值得为之耗费精力的，当然也不太可能获得经费资助。可以通过以下途径来确认拟申请研究的创新性，即查阅文献、咨询那些熟悉尚未发表的正在开展的研究的专家，以及使用 NIH 研究在线报告工具（Research Portfolio Online Reporting Tools，RePORT）网站（http：//report. nih. gov/categorical_spending. aspx）和临床试验注册网站（http：//www. ClinicalTrials. gov）检索你感兴趣领域的已获得资助项目的摘要。提交到 NIH 的研究进行审评时，拟申报研究是否具有创新性占了很大的权重，以确保通过使用新的概念、方法或干预产出的研究成果能改变研究范式或临床实践（第 20 章）。尽管创新性是一条重要的评价标准，但研究问题也不必是完全原创的——回答一个以前的观察结果是否可以被重复，或在某个人群中的发现是否也适用于其他人群，或是一种新的测量方法是否可以阐明已知危险因素与疾病之间的关系也是有价值的，如果验证性研究克服了前期研究的局限性，或是验证了一个非预期的前期研究结果，那它是很有用的。

符合伦理（Ethical）

符合伦理要求的研究不仅仅涉及避免不符合伦理或引起伤害的行为。它也包括促进公平和提高参与者与公众的健康水平。

- 人体受试者研究（human subjects research）：好的研究问题必须是可以通过符合伦理的研究来回答的问题。如果研究会引起不可接受的风险（尤其是对弱势群体）或侵犯隐私（第 7 章），那么研究人员必须寻求其他方法来回答这个问题。如果不太确定研究（或研究的某个方面）是否符合伦理，请在早期阶段同 IRB 代表对此问题进行讨论。
- 健康公平（health equity）：体制及其他组织障碍是健康差距的主要驱动力。研究不应助长更大的不公平，而应解决和缩小这些差距。改善健康公平的一个步骤是付出更多的努力将不同背景和经验的参与者（如，不同性别、种族/民族、社会经济地位或英语熟练程度）纳入到研究中。另一种方法是将传统不纳入研究的参与者纳入到研究的设计与宣传中来。我们在第 15 章讨论了如何与社区成员建立伙伴关系，以消除系统性不公平的研究框架。

■ 制定研究计划

在研究早期阶段，用一句话总结研究问题和研究计划是有帮助的。一些研究是描述性的（如德克萨斯州幼儿园儿童中花生过敏患病率的横断面研究），但更多研究旨在确定某一预测因素是否与某一结局存在关联甚至是导致结局的原因（如光照治疗对北加利福尼亚足月新生儿在 2 个月时母乳喂养影响的队列研究）。

下一步是撰写**研究计划**（study plan）的简要大纲（1 页纸即可），在其中描述研究的重要性、设计类型、研究参与者及其入选方式、需要多少参与者，以及做哪些测量（参见第 1 章附录 1A）。做到这点需要一些自律，但它会迫使研究人员阐明他的想法，并确定需要注意的具体问题。大纲还提供了向导师和同事征求具体建议的基础。

制定研究计划是一个不断对研究设计进行完善的迭代过程，如修改参与者选择标准或重新估算样本量，与同事一起评估修改的内容，并在适当情况下预先测试关键要素。随着研究方案初见雏形，需要开展预实验来确保有足够多的参与者可获得并愿意参加研究，而预实验可能会指导我们去改变参与者招募计划。同时，研究人员也可能正在组建团队、帮助开展测量、设计统计计划、撰写基金申请标书（第 20 章），如果一切顺利，就可以开展研究了。

主要和次要问题

许多研究涉及多个研究问题。临床试验常常要评估干预对多个结局的效应。例如，"妇女健康倡议"（the Women's Health Initiative）旨在验证减少脂肪膳食摄入是否会降低乳腺癌风险，但一个重要的次要假设是评估其对冠心病事件的影响[7]。几乎所有的队列研究和病例对照研究都会关注几个危险因素和每一个结局之间的关联。包含多个研究问题的研究设计的优势是可以提高研究效率，基于一项研究可以回答多个问题。当存在多个研究假设时，缺点在于增加了研究设计、实施，以及统计推断的复杂性（第 5 章）。合理的策略是设置一个主要研究问题，聚焦于制定研究计划并估算样本量。增加**次要研究问题**（secondary research question）测量，或生物样本可以使研究回答更多的问题，并创建数据库和样本库，用于分析、论文撰写，以及开展前期研究来支持撰写针对下一个问题的研究标书。

■ 选择导师并与之合作

在构思研究问题和完善研究计划时，经验是无可替代的，它可以引领你做出各种判断。因此，对于初入行的研究人员，必要的策略是追随有经验，且有时间和兴趣同他一起定期工作的导师（mentor）。由不同学科背景的导师组成的多学科团队通常有必要帮助新入行的研究人员学习专业知识（无论是主体内容还是研究方法），获得开展项目的技能，并发展成为独立的研究人员。

审慎地选择导师。与导师曾指导过的学生交谈，审查拟选择导师的简历，看他是否曾与之前的学生一起发表论文或获得过基金；并与拟选择的导师会面，了解他们喜欢的工作方式以及他们对学生的期望。

好的导师会定期召开会议并针对你的想法进行非正式讨论。导师可能为你敞开人际关系网的大门，并提供经费支持，鼓励你独立开展工作，在适当条件下，允许新入行的研究人员参加基金标书和论文初稿撰写。不用说，这种良好的关系会成为终身友谊，还会带来许多有形资源，如从研究或行政助理那里获得帮助，可获得临床人群、数据集和样本库，使用专业实验室和办公场所，统计支持，以及财政资源和研究团队支持。

另一方面，不称职的导师可能成为你通向成功的障碍，他们对新的想法表现出批判性反应，从而抑制了学生的创造力。不合格的导师在新入行研究人员有所结果时，与其争名夺利，在发表或报告研究成果时把自己放在核心位置。指导关系还会受到社会和人际关系变化的影响，如性别、种族/民族，以及权力。如果入行研究人员感受到指导关系是虐待性的，那么应该向其他更高级别的同事求助，或者，如果他担心被骚扰、歧视或报复，应该求助于他所在机构的最高行政管理人员。更常见的情况是，许多导师只是因为太忙或要分心的事太多而无法关注新入行研究人员的需求。无论在哪种情况下，一旦与导师的讨论被证实是没有结果的，建议想办法换一位更合适的导师，或许可以找一位持中立态度的资深同事或导师团队的其他成员来帮助解决问题。

有时，导师因为没有时间或对某个项目或论文初稿（通常是之前的学生写的）不感兴趣，而交给你来完成。这可能是作为第一作者发表论文的绝佳机会，但也可能是充满挫折，且对你的职业生涯或专业学习没有帮助的一次锻炼（这也是之前的学生放弃该项目的一个充分理由）。虽然这种安排可能会让你感到不舒服，但是新入行的研究人员应该好好思考这次锻炼对你的培训和职业生涯的潜在价值，如果几乎没有什么获益，就拒绝这次机会。在这种情境下，指导团队可以检查所有可疑的任务或项目。

■ 小结

所有研究都应该从提出研究者想知道的研究问题开始。目标是找到一个研究问题，围绕这一问题制定一份好的研究计划。

1. 专业知识对于构建值得研究的研究问题至关重要。对研究兴趣相关领域的研究进行系统综述（systematic review）是很好的开始。参加学术会议、会见其他科学家、通过社交媒体追踪感兴趣的领域，可以将研究人员的专业知识扩展到已发表的内容之外。

2. 好的研究问题源自与同事间的交谈（speaking with colleagues）、对临床实践和问题的批判性思考（critical thinking）、应用新方法（applying new methods）解决老问题，以及对教学中、做白日梦时和坚持不懈地解决棘手问题过程中冒出来的想法所进行的思考。

3. 在投入大量时间和精力撰写研究计划书或开展研究之前，研究人员应该考虑研究问题和研究计划是否"（FINE）"：即满足可行性（feasible）、重要性（important）、创新性（novel），以及符合伦理（ethical）原则。那些提供研究经费的人将优先考虑有创新性且对科学和健康有重大影响的研究计划书。

4. 在早期，应将研究问题扩展为 1 页书面的*研究大纲*，具体描述研究的重要性、设计类型、研究参与者、所需人数，以及将要进行的测量。

5. 构建研究问题和研究计划是*一个反复进行的过程*（iterative process），包括向顾问和同事咨询并建立一个团队来协助测量、研究的统计事项，以及撰写基金申请标书。

6. 大多数研究有多个问题，在设计和实施研究时，聚焦于一个主要问题（single primary question）是有帮助的。增加次要问题和测量，以及存储生物样本，可以为撰写其他论文以及为下一个研究问题开展初步研究储备资源。

7. 新入行的研究人员必须选择一个或两个资深科学家作为她的导师（mentor）：即有经验，且愿意花时间与研究者面谈，为她提供资源和关系，鼓励其创新，提高初级科研人员独立性和知名度的研究者。

参考文献

1. Perissinotto CM, Cenzer IS, Covinsky K. Loneliness in older persons: a predictor of functional decline and death. *Arch Intern Med.* 2012;172(14):1078-1083.
2. Quinn J, Cummings S, Callaham M, et al. Suturing versus conservative management of lacerations of the hand: randomized controlled trial. *BMJ.* 2002;325:299-301.
3. Kuhn TS. *The Structure of Scientific Revolutions.* University of Chicago Press; 1962.
4. Cawthon P, Orwoll ES, Peters KE, et al. Strong relation between muscle mass determined by D3-creatine dilution, physical performance, and incidence of falls and mobility limitations in a prospective cohort of older men. *J Gerontol A Biol Sci Med Sci.* 2019;74(6):844-852.
5. Goh SK, Yang KY, Koh JS, et al. Subtrochanteric insufficiency fractures in patients on alendronate therapy: a caution. *J Bone Joint Surg Br.* 2007;89(3):349-353.
6. Black DM, Geiger EJ, Eastell R, et al. Atypical femur fracture risk versus fragility fracture prevention with bisphosphonates. *N Engl J Med.* 2020;383(8):743-753.
7. Howard BV, Van Horn L, Hsia J, et al. Low-fat dietary pattern and risk of cardiovascular disease: the Women's Health Initiative Randomized Controlled Dietary Modification Trial. *JAMA.* 2006;295(6):655–666.

附录 2A
第 2 章练习题
构建研究问题并制定研究计划

1. 思考以下研究问题："使用大麻与健康有什么关系?"首先，将此问题转化为一个更具体的版本，要包括研究设计类型、预测因素和结局变量，以及目标人群。然后讨论你选择的研究问题和设计是否符合"FINE"标准，即满足可行性、重要性、创新性与符合伦理。重新构建问题并进行设计，以解决任何与以上标准所不符合的问题。

2. 思考以下研究问题："对乙酰氨基酚（扑热息痛）会诱发哮喘吗?"让自己回到 2000 年，当人们重新开始问起这一问题时，用一句话描述两个观察性研究和一项临床试验来回答这一研究问题。确保每个描述都明确地定义了研究设计类型、预测因素和结局变量，以及目标人群。然后，针对每项研究，思考你所选择的研究问题和设计是否符合"FINE"标准。

3. 采用本章介绍的思想，结合你的个人兴趣构建一个研究问题，并为你可能实施的研究撰写 1 页纸的大纲。思考是否符合"FINE"标准？讨论不同的研究设计类型、目标人群和样本，以及变量是否能进一步优化研究设计。

选择研究参与者：确定、抽样与招募

Warren S. Browner，Thomas B. Newman，Mark J. Pletcher

彭亚光　唐　迅　彭晓霞　译

研究计划必须确定研究的**样本**（sample），以保证有适当的时间和经费完成研究（即数量适中，并方便获得），然而还需要足够大的样本以控制随机误差，并具有足够的代表性，可以将研究结果外推到**目标人群**（target population）。这里有一个重要原则，外推性不是简单的"是"或"否"的问题，而是基于研究者选择的总体人群与抽样设计完成的综合定性判断。

我们将在第五章和第六章介绍如何选择适当数量的研究参与者（participants）。本章我们重点介绍具有代表性并且可行的研究参与者的确定（specification）和抽样（sampling）过程（图 3.1）。也将讨论招募（recruiting）这些人参与研究的策略。

并非所有临床研究都关注个体，有些研究关注家庭、工作小组、医疗机构、城镇或其他观察单位。本章以个体人类参与者为例进行介绍。

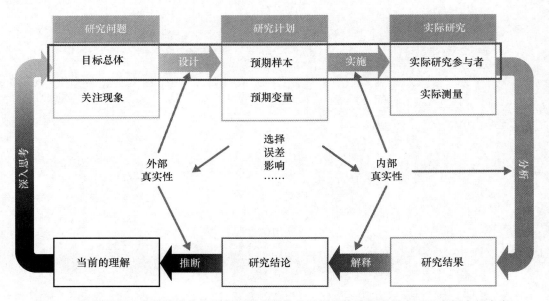

图 3.1 本章聚焦于选择能够代表研究问题所关注的目标总体的研究样本（上方框中的内容）

■ 基本术语与概念

总体与样本

总体（population）是指具有特定特征的人的全集。一般情况下，采用地理分布来定义总体的特征——如内华达州克拉克县的人口。在研究中，根据临床与人口学特征定义**目标总体**（target population），即研究结果可外推到世界范围内的人群集合——如患有哮喘的青少年。**可获得总体**（accessible population）是根据地理和时间特征定义研究可获得的目标总体的子集——如今年居住在研究者所在城镇并患有哮喘的青少年。患者人群这一临床用语与这里提到的可获得总体的概念类似。

样本（sample）是可获得总体的一个子集。**预期样本**（intended sample）是研究者从可获得总体中力求入选研究的子集，如在 3 个医疗中心治疗哮喘的青少年，他们同意提供其电子病历并授权访问；**实际样本**（actual sample）是实际加入研究的一组研究参与者，如那些同意入组的个体。

研究结果的外推

经典的弗明汉（Framingham）研究是一个早期案例，通过科学地设计研究，实现了将样本中观察到的结果应用于目标人群的推断（inferences）（图 3.2）。

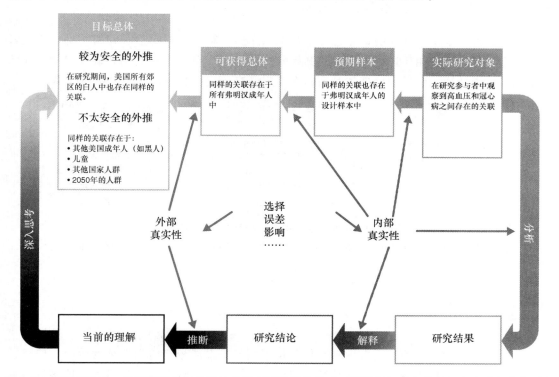

图 3.2 研究完成后，在将研究参与者的结果推广到目标总体时，要进行解释和推断。这个过程从右到左

　　抽样设计要求确认马萨诸塞州弗明汉地区至少有一位 30～59 岁成年人的所有家庭，按照地址将这些家庭排序，然后 3 个家庭分为一组，邀请前两个家庭中符合年龄标准的人参加研究。虽然这种"系统"抽样设计并不像通过随机过程选择每一位研究参与者那样可以防止人为干扰（tamper－proof）（正如在本章后面讨论到的），但需要更加慎重考虑的两个问题是，研究选择的弗明汉居民中有 1/3 拒绝参加研究，同时研究者接受了那些，虽然没有被抽中但自愿参加研究的符合年龄标准的居民[1]。由于应答者（志愿者）通常比非应答者更健康，实际样本的特征无疑会不同于预期样本的特征。更重要的是，弗明汉的人口主要由中产阶级白人组成，不能代表美国，甚至不能代表马萨诸塞州。

　　每一个样本都会存在误差，问题是这些误差会如何影响研究结果的解释和推论。将研究观察到的风险关系——如高血压是冠心病的危险因素——外推到所有的弗明汉居民，弗明汉研究的抽样误差并不足以影响研究结论的真实性。下一步要考虑的是将从弗明汉地区居民可获得人群中得到的"高血压是冠心病的危险因素"这个结论外推到其他地区目标人群的真实性。这个推断更主观。因为选择弗明汉镇仅仅因为它是一个比较典型的美国中产阶级白人社区，同时研究者大学处于 25 英里（1 英里＝1.61 千米）外的波士顿，便于开展研究。将弗明汉研究观察到的风险关系外推到其他人群时的真实性依赖于一系列假设，其中许多假设无法验证。事实也证明，在随后许多其他人群的研究中，同样也发现了类似弗明汉研究观察到的高血压和冠心病之间的关联，包括市中心的黑人。然而，市中心黑人的高血压患病率更高，说明对许多特征分布的描述性研究往往不能像关联研究那样推广到其他人群。

研究计划书中获取研究参与者的步骤

　　图 3.2 展示了从右到左的推断过程，这个顺序用于解释一项完整研究的结果。研究者进行研究设计时恰恰相反，需要从左侧开始（图 3.3）。首先根据研究问题确定目标总体的临床和人口学特征，然后用地理和时间标准确定既有代表性又有可行性的研究样本。

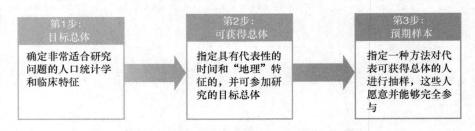

图 3.3　研究计划书中选择研究参与者的步骤

注：地理这个词使用得有些发散，可以指健康计划的成员，甚至是社交媒体平台的用户。

■ 选择标准

　　如果研究者想研究绝经后女性补充低剂量睾酮与安慰剂相比增强性欲的效力，应该首先确定研究结果适用于目标总体的特征，然后设计样本，使研究参与者尽可能地接近目标总体（表 3.1），统称为定义研究参与者的**选择** ［selection，**入组**（entry）］标准。

建立选择标准

纳入标准（inclusion criteria）会根据研究问题定义目标人群的主要特征（表 3.1）。在这个例子中，研究问题是针对那些担心性欲下降的女性。此外，有一个性伴侣可能是评价睾酮补充效果的重要指标。年龄通常是要考虑的重要因素，在这个例子中，研究者可能会重点关注 50 多岁的女性，因为假设药物的获益–风险比在这个年龄组人群是最高的；另一个研究可能会采取不同的决定，而关注更老的女性。

许多队列研究招募高于平均风险水平的参与者，以减少所需的样本量（第 5 章）。例如，一项确定骨质疏松性骨折危险因素的研究可能会招募 65 岁及以上的女性，因为他们的骨折风险比年轻女性或男性更大；这正是在骨质疏松性骨折研究中使用的策略![2] 同样，一项降低结肠癌风险新疗法的临床试验可能会招募有结肠息肉病史的参与者。

设计一项研究的纳入标准常常需要在科学性和实际目标之间进行权衡。例如，尽管研究者可能发现自己所在医院的患者是易获得且经济的研究参与者来源，但必须考虑当地转诊模式的特点是否会影响研究结果向其他人群的外推。在决定纳入标准时，最重要的是做出合理的决定，可以贯彻于整个研究，同时能够清楚地告诉其他人，便于他们决定将研究结论应用到相应的人群中。在某些情况下，考虑纳入标准如何纠正先前导致某些群体代表性不足的偏倚或决策也很重要。例如，骨质疏松性骨折的研究最初只包括了高危人群，即白人女性，但随后的队列纳入了黑人女性和男性[3-4]。

排除标准（exclusion criteria）是针对宽泛的纳入标准所定义的有限定的例外情况，设计时应该谨慎。一般会限定可能影响提供**知情同意**（informed consent）的能力、数据质量、随机治疗的可接受性或完成随访可能性等特征（表 3.1），英语交流困难、物质滥用等重大心理问题和严重疾病都是排除标准的例子。临床试验不同于观察性研究，考虑到干预对于特定参与者的安全性，更有必要设定排除标准，如已怀孕或可能怀孕的女性。

表 3.1　为一项临床试验（低剂量睾酮较安慰剂增强绝经后女性性欲）设计选择标准

	设计特征	举例
纳入标准（需具体）	定义拟研究的对象： 与研究问题相关的临床特征	50～59 岁的女性 身体健康 有性伴侣 担心性欲降低
	地理学（管理）特征	研究者所在医院的就诊患者
	时间特征	在某一年 1 月 1 日至 12 月 31 日之间
排除标准（需谨慎）	定义不能参与研究的人群子集： 失访可能性高	物质滥用 计划搬出本地
	无法提供好的数据	无判断力 有语言障碍*
	有较高的潜在不良反应风险	有心肌梗死或卒中病史

* 当有语言障碍的研究对象数量很大，并且对研究问题很重要时，可以考虑不排除有语言障碍的研究对象，但是可以考虑使用其他替代方法，如收集不用语言表达的数据，或是使用双语工作人员和问卷。

当然，纳入标准很容易可以直接转换变成排除标准，比如纳入标准为 70 岁以上不吸烟的个体，对应的排除标准就是 69 岁以下，或者吸烟的个体。反之亦然。当有选择时，理想的纳入标准应该能够反映研究对象的特征。事实上，一般原则是尽可能少地设计排除标准。

许多临床试验设计纳入和排除标准，以确定那些最可能从研究治疗中获益和最不可能产生不良反应的参与者。这可能会将一些经过先前治疗但并未有效的难治性患者排除在外。有时，临床试验只招募那些对其他药物已有良好反应，因此可能从新治疗中获益的参与者。在这两种情况下，一个更好的选择是纳入那些最需要新疗法的参与者，因为他们先前接受的其他治疗无效：他们代表了新疗法可能的目标人群。

一些研究主要是为了了解某种疾病的生物学特性，如疾病特征和病因；而另一些研究主要是为了指导临床治疗决策，如是否使用药物或手术治疗方法[5]。不同的目的可能影响选择标准的决定。例如，一个主要对测量睾酮补充剂的精确生理效应感兴趣的研究者，可能会排除服用任何其他药物的女性，定义一个较窄的样本；相反，另一个研究者很可能通过设计很少的排除标准以便研究结果能够具有更普遍的外推性。

在选择研究参与者时确定临床特征往往涉及如何定义这些标准的困难判断。例如，研究者如何将"健康状况良好"的标准转化为可操作的标准？他可能决定不入选自我报告有任何疾病的人，但这么做有可能排除了一大批实际上是适合研究问题的研究参与者，如那些患有骨关节炎的人，他们可能非常适合手头的研究问题。这就是为什么研究人员应该详细说明每个研究的纳入和排除标准的理由，以确保每项标准都是必要和适当的。

最后，研究者应避免采用可能由研究结局之一引起的选择标准，例如，肺癌危险因素的研究，不应以近期体重减轻作为纳入或排除标准。在第 10 章关于限定共享效应，对这个问题进行更详细的讨论。

临床与代表性人群

在招募患有特定疾病的参与者时，比较容易找到的是住院或门诊病例，但决定谁来医院或者门诊的选择因素会对研究参与者的代表性产生重要影响。例如，三级医院的专科门诊病例多为危重患者，他们的疾病特征和预后都不同于普通门诊，从社区卫生服务机构抽样可能是更好的选择。

通常采用信件、电子邮件、互联网广告、广播或是平面媒体招募研究参与者，但他们并不能完全代表一般人群，因为有一些人比其他人更愿意参加研究或更经常使用互联网和电子邮件。招募真正的"基于人群的样本"（population-based samples）是困难且昂贵的，但对指导公共卫生和临床实践非常有用。最大也是最好的例子之一是国家健康与营养调查项目（National Health and Nutrition Examination Survey，NHANES），一个美国居民的代表性样本[6]。

与其他城市的同行合作，或是使用已有的数据库（如 NHANES 或医疗保险 Medicare 数据）可以增加样本大小和多样性。从公共卫生机构、卫生保健提供组织和医疗保险公司等获取数据已在临床研究中得到广泛应用。这些数据可以更好地代表全国人口，同时较其他途径更节省时间（第 16 章）。

由于各种各样的原因，如因为种族原因导致的社区参与便利性缺乏、少数民族成员或穷人等部分特殊人口因素，研究的代表性存在局限，这使得很难充分精确地估计治疗或暴露因素对上述群体的影响，这些局限会导致并很有可能已经导致了健康不公平，负责任的研究者应该计划投入额外的资源，从上述这些群体中招募参与者。

有了代表不同人群的样本，研究者就可以比较不同群体的研究结果是否有差异，如男性与女性、不同种族/民族间。然而，除非这是研究的特定目标，并且结果差异很大，否则任何单独的研究都可能无法在这些群体中找到足够多的参与者来发现这种差异。但可通过将关键亚组人群的结果与其他类似研究结果相结合，即**系统综述**（systematic review）或 **meta 分析**（meta-analysis），来识别这种差异。

■ 抽样（Sampling）

通常满足选择标准的潜在人数太多，因此需要选择可获得总体的一个样本（sample）（子集）进行研究。当然，对于一项使用现有电子数据的研究来说，情况并非如此；在这种情况下，研究者可以在获得必要的批准后，研究整个可获得总体。

有两类主要的抽样方法，一类是从人群中以确定的概率选择每个参与者；而另一类则没有确定概率。顾名思义，分别被称为**概率**（probability）和**非概率抽样**（nonprobability sample）。因为从任何样本中得出推论的有效性取决于它如何很好地代表可获得总体，对非概率抽样就需要进行主观判断。

概率抽样

概率抽样（probability sample）是保证外推性的金标准，即通过随机过程保证可获得总体中的每一个抽样单元有特定的概率被纳入样本（图 3.4）。这种科学方法为从样本观察到的现象外推到可获得总体时的可信度估计提供了坚实基础，同时为统计学假设检验和置信区间计算提供依据。该方法通常需要一个抽样框——一个可能纳入研究的可获得人群中所有人（或群；详见后文）的列表。这类方法有以下几种类型：

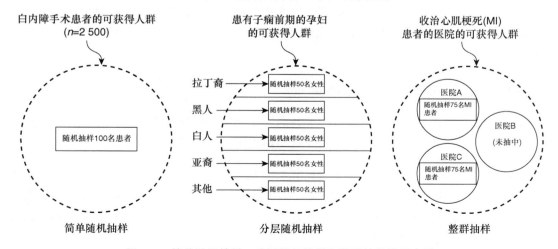

图 3.4　简单随机抽样、分层随机抽样和整群抽样的示意图

- **简单随机抽样**（simple random sample）是通过随机过程，从抽样框中选择一个简单的随机样本，每个参与者都有相同的被抽中概率。例如，一项白内障手术结局的研究，研究者可能会在确定的研究期间内，通过个人健康系统，选择接受了白内障手术治疗的所有患者。假设有 2 500 名这样的患者，研究者只能随访其中 100 人。将 1～2 500 名患者进行计数后，每个人分配一个 0～1 之间的随机数；这可以通过 Excel 软件的 RAND() 函数轻松实现。然后，按随机数升序或降序排列，抽取排序中的前 100 名患者。如果一些被选中的人不参加，他们将被随机数排序中的下一个人取代。

- **系统抽样**（systematic sample）与简单随机抽样不同，因为抽样是按照预先设定好的抽样间隔进行样本选择（如弗明汉研究方法就是从按住址排序的小镇家庭列表中选择每三个家庭中的前两个）。系统抽样容易受到总体自然周期影响而产生误差，而且它允许研究者预测并可能操纵哪些人将会成为样本。相对于简单随机抽样，系统抽样并不具备组织优势，在临床研究中很少成为较好的选择。

- **分层随机抽样**（stratified random sample）的第一步将总体按照性别或年龄等特征划分为亚组，然后从每一层进行随机抽样。对于在总体中不常见但研究者特别感兴趣的亚组，这些分层的次级样本可以按权重进行非等比例抽样。例如，在研究妊娠期子痫前期的发病率时，研究者可以按照种族将总体分层，然后从每一层抽取等量的样本，少数民族样本将会具有较大的代表性权重，从而使每一个种族的发病率估计精确度具有可比性。

- **整群抽样**（cluster sample）是针对总体中由个体组成的自然分组（群）的随机抽样。当总体分布范围很广、无法列出名单和针对所有要素进行抽样时，整群抽样是有用的。例如，考虑从全州范围内的出院诊断数据库随机选择肺癌病例进行访视的问题，可以随机选取一部分医院并从这些医院中选择病例以减少成本。

  社区调查通常使用两阶段整群抽样：从地图上列举的城区中随机选择并由现场团队对抽中的城区进行研究，列出每一个城区的所有地址，再通过第二轮随机过程选择地址的次级样本。整群抽样的缺点是自然形成的群组在关注的变量上通常比总体人群更具有同质性；例如，每一个城区的居民往往都有相似的社会经济地位。这意味着有效样本量（在调整组内一致性后）将会在某种意义上低于所需的研究参与者人数（详见第 6 章），统计学分析时需要考虑群组因素。

非概率抽样（Nonprobability Samples）

  概率抽样虽然理想，但不方便且成本较高，在无法构建抽样框时，概率抽样是不可行的。相比之下，不涉及随机选择过程的非概率抽样则相对更容易。

- **连续抽样**（consecutive sample）连续选择满足纳入标准的研究参与者，例如前 50 名被确定的参与者。这种方法的优点是不需要事先统计可获得人群，但它在外推性上有潜在缺陷。当招募持续足够长的时间（能覆盖季节变化和其他对研究问题有重要影响的因素变化时），这种方法尤其适用。

- **方便抽样**（convenience sample）是指在临床研究中，研究样本通常由满足纳入标准并且容易获得的研究参与者组成。尽管在任何涉及人类的研究中，获取途径和可行性是不可避免的考虑因素，但研究者应意识到，盲目侧重便利而忽略严谨性，将降低研究的科学价值；事实上，"方便抽样"这个词有时会含有"贬义"的成分。在可行的情况下，最好采用概率抽样。

关于抽样的评论

运用统计描述和假设检验从研究样本的观察结果推断可获得总体，是基于使用概率抽样的假设。但在临床研究中，从可获得总体中抽取随机样本几乎是不可能的。因此，关于提出的抽样设计是否满意的决定需要研究者做出判断：对于目前的研究问题，从研究样本观察到的结论是否与可获得总体的一个真实的概率抽样获得样本的研究结果一致？除此之外，该结论是否适用于目标总体？

重要的是不要混淆**随机抽样**（random sample）和**随机化**（randomization）（或随机分配），前者用于确定可获得总体中哪些个体被选中纳入研究，而后者则是用于确定临床试验的参与者是否接受积极治疗或安慰剂（见第 11 章）。两者都利用随机数进行推断，但很少有研究同时使用这两种技术。（一个明显的例子——尽管不涉及临床研究——是社交媒体公司通过随机选择用户观看随机分配的广告版本来评估各种"诱惑"的效果。）[7]

许多期刊要求报告研究的抽样方案，包括在招募（recruitment）和随访阶段失访或脱落的参与者数量，可以通过图表呈现抽样过程。因此，研究者在准备研究方案时需要考虑这一点。

■ 招募

选择可获得总体和抽样方法时需要考虑的一个重要因素是招募研究参与者的可行性。包括两个主要目的：①招募能够充分代表可获得总体的样本，减少由于系统误差（偏倚）导致错误结论的可能性；②招募到足够的样本量，减少由于随机误差（偶然性）导致错误结论的可能性。

获得代表性样本

在研究设计的开始阶段，随着目标总体、可获得总体以及抽样方法的确定，如何获得**代表性样本**（representative sample）的招募方法也就被确定了。招募方法将贯彻研究始终，保证应用纳入标准选择研究参与者时不犯错误，从而保证研究成功推进。

一个常见的错误是，由于入组率的差异，招募的参与者实际样本不能反映可获得总体。例如，自愿参加研究的人通常比那些拒绝的人更健康，受教育程度更高，吸烟的可能性也更小。黑人的入组率往往比其他人低，这可能与之前研究的种族主义有关（见第 7 章）。当研究者应用数字化方法招募参与者时，志愿者偏倚可能会更加突显[8]。为了招募多样化的样本，通常需要强调研究者和潜在参与者间关系建立的更高层次的招募策略。在社区参与研究一章（第 15 章）将进一步讨论招募多样化和代表性样本的综合方法。

无应答（nonresponse）[1] 是需要特别关注的问题，尤其是描述性研究（如选举民意调查）中。研究选择的参与者中，同意参加的比例 **（应答率）**（response rate）影响着根据入选样本推断可获得总体的真实性。那些很难联系到的以及虽然取得联系但拒绝参加研究的人常常不同于参加研究的人。无应答对外推性的影响程度取决于研究问题本身和无应答的原因。25％的无应答率，在许多情况下已经很好了，但当疾病本身会导致无应答时，将严重影响对疾病患病率的估计。

无应答偏倚（nonresponse bias）对研究结论的影响程度，可以通过获得无应答样本的额外信息进行估计，这需要更多的资源和机构审查委员会（IRB）的特别批准。例如，一项通过社交媒体招募参与者的研究可能会获得关于无应答者的公开信息。或者，一项通过邮件从门诊患者名单中招募参与者的研究，可能会向随机抽样的无应答者提供经济激励，让他们在电话中回答一些额外的问题。

但是，处理无应答偏倚最好的方法是通过一系列不同方法反复联系（信件、电子邮件、电话、家访），减少无应答的人数。对那些已经取得联系的研究对象，以下措施可以减少拒绝参加研究的可能性，提高效率并增加项目本身吸引力：选择避免有创和不适检查的设计，使用小册子和一对一讨论缓解紧张和不适，采用奖励机制（如报销交通费用和提供检查结果），通过雇佣双语工作人员和翻译调查问卷克服语言障碍，此外，可以设计完成研究的激励措施。

招募足够数量的研究参与者

招募不足是临床研究中最常见问题之一。正如一些研究者抱怨的那样：

"然而，随着时间的推移，最初的招募热情逐渐消退。面对研究的严酷现实，如招募缓慢，负面情绪往往成为主导。研究者可能会经历绝望、自责、内疚、失败感、无用感、孤独、沮丧和亚临床抑郁等情绪；有时甚至会出现偏执狂[9]。"

这些话说得很严重，但反映了一个基本事实：在计划一项研究时，最好假设符合纳入标准并同意参加的研究参与者比预期的人数少，有时仅仅是预期人数的几分之一。解决这个问题的方法有几种：通过预实验结果对招募难度进行经验性估计，计划一个远大于认为必要的样本量，如果需要增加研究参与者，要制定应急计划。在招募进行过程中，密切监控招募过程是否达到招募目标，并列出没有完成目标的原因是非常重要的。了解在各个阶段研究参与者流失的原因，可以帮助制定减少流失的策略。

有时招募工作涉及选择已认识研究团队成员的研究参与者（如在研究者门诊就诊患者中开展新治疗的研究）。这时主要考虑的是给研究参与者提供公平参与的机会，明确说明利弊。当研究者与患者讨论是否参加研究时，必须认识到，作为患者的医生给出的建议可能与作为研究者的利益发生冲突时，会出现伦理学困境（第 7 章）。事实上，当研究者考虑将自己的患者纳入可能带来潜在风险或不便的研究时，应该请无利害关系的同事获得患者的知情同意。

更常见的情况是，招募工作需要与研究团队成员不认识的研究参与者取得联系。如果

---

[1]   在招募研究参与者的过程中，对无应答现象的关注（本章的主题）主要体现在以估计变量分布为主要目标的描述性研究中。在对参与者进行长期随访的前瞻性研究中，尤其是在干预措施本身会影响应答率的临床试验中，随访期间的无应答是一个主要问题（第 11 章）。

研究团队中至少有一个成员具有先前联系过潜在研究参与者的经验，将是有帮助的。这些方法包括在工作场所或公共场所（如大型购物中心）进行筛选，按照驾照持有者等名单寄出大量邀请（通过平邮或电子邮件），在互联网或社交媒体上做广告，从临床医生那里邀请转诊患者，对既往记录进行回顾，以及核查在门诊和医院就诊的患者名单。其中一些方法，尤其是最后两个，如果涉及侵犯隐私的问题，必须经过伦理委员会审批。

针对特殊人群，如体弱或残疾人士，可能需要额外的招募方法，如家访或免费交通。当不能来诊所预约检查可能会影响研究结果的外推性时，这种推广方式显得尤为重要。

获得相关部门的支持有助于招募工作的准备。例如，研究者可以与医院管理者开会讨论基于门诊的抽样，或是与社区领导、医学会和区域卫生部门讨论制定社区筛查项目的执行方案或是给医生寄信寻求支持。在申请基金时，以附件的形式提交书面支持文件。通过举办公开讲座或参加社区宣传活动，以及通过社会和大众媒体、宣传单、网站和邮件进行宣传，营造一种良好的社区氛围也是有帮助的。

但是对于研究新手来说，关于招募的最好建议很简单：尽可能避免。一旦你明确了研究问题和计划，首先要确定是否另一个研究团队已经入组样本并进行了相关测量，这可能足以回答你的问题，然后联系他们，看看是否可以获得或分析他们的数据（见第 16 章），甚至在后续的研究随访中添加一些新的测量指标。为此你需要沟通，有勇气联系你可能不认识的研究者，这可以节约很多时间成本。

■ 小结

1. 大部分临床研究是通过样本（sample）来代表总体（population），无论是哲学层面还是实践层面。

2. 抽样的优点是高效（efficiency）：允许研究者花费相对较少的时间和精力通过检验样本的子集推断总体。缺点是在抽样过程中会产生误差（error）：针对研究问题，如果样本没有足够的代表性，研究结果将不能很好地外推（generalize）到目标总体，并且如果样本量不够大，就不能充分减少偶然性（chance）对结果的影响。

3. 在设计抽样时，研究者首先要将目标人群概念化，制定一系列纳入标准（inclusion criteria），从而使研究参与者的临床和人口统计学特征适合于研究问题；并谨慎地定义一系列排除标准（exclusion criteria）以减少不符合伦理或不适合参与研究的参与者。

4. 然后要选择合适的可获得总体（accessible population），即地理和时间特征都便于研究的人群。

5. 下一步是设计从可获得总体中抽样（sampling）的方法。当有可获得总体的名单时，概率抽样是最好的策略。仅根据便利性选择研究参与者可能会产生有偏的样本。

6. 最后，研究者必须设计和实施策略以招募（recruiting）和保留（retaining）足以代表目标总体的研究参与者。

参考文献

1. Framingham Heart Study. *Epidemiological background and design: The Framingham Heart Study*. https://framingham heartstudy.org/fhs-about/history/epidemiological-background

2. Cummings SR, Nevitt MC, Browner WS, et al. Risk factors for hip fracture in white women. Study of Osteoporotic Fractures Research Group. *N Engl J Med*. 1995;332(12):767-773.

3. Cauley JA, Lui LY, Ensrud KE, et al. Bone mineral density and the risk of incident nonspinal fractures in black and white women. *JAMA*. 2005;293(17):2102-2108.

4. Orwoll E, Blank JB, Barrett-Connor E, et al. Design and baseline characteristics of the osteoporotic fractures in men (MrOS) study—a large observational study of the determinants of fracture in older men. *Contemp Clin Trials*. 2005;26(5):569-585.

5. Thorpe KE, Zwarenstein M, Oxman AD, et al. A pragmatic-explanatory continuum indicator summary (PRECIS): a tool to help trial designers. *J Clin Epidemiol*. 2009;62(5):464-475.

6. Centers for Disease Control and Prevention, NCHS. *National Health and Nutrition Examination Survey*. https://www.cdc.gov/nchs/nhanes/index.htm

7. Bakshy E., Eckles D, Yan E, et al. Social influence in social advertising: evidence from field experiments. In: *Proceedings of the 13th ACM Conference on Electronic Commerce (EC '12)*. ACM; 2012: 146-161. https://research.fb.com/wp-content/uploads/2016/11/social-influence-in-social-advertising-evidence-from-fieldexperiments.pdf

8. Guo X, Vittinghoff E, Olgin JE, Marcus GM, Pletcher MJ. Volunteer participation in the Health eHeart Study: a comparison with the US population. *Sci Rep*. 2017;7(1):1956.

9. Patel M, Doku V, Tennakoon L. Challenges in recruitment of research participants. *Adv Psych Treatment*. 2003;9:229-238.

附录 3A
第 3 章练习题
选择研究参与者：确定、抽样与招募

1. 一位研究者对以下研究问题很感兴趣：是什么因素导致人们开始吸烟？他决定对高中生进行横断面抽样调查，邀请他所在地区的高中 11 年级学生参加，并研究那些自愿参加的研究对象。

（1）讨论该样本对目标人群的适用性。

（2）假设研究者决定控制志愿者偏倚，设计从 11 年级学生中随机抽取 25％的样本，但实际样本 70％为女性。如果已知 11 年级的男生和女生人数相等，那么性别分布的不均衡就提示抽样可能存在偏差。这属于随机误差？还是系统误差？还是两者兼而有之？请解释。

2. 一名研究者考虑对摇滚音乐会的观众进行调查，了解他们对在音乐会中佩戴耳塞以保护听力的态度。请说出下列选择参与者填写简短问卷的抽样方案，并对其可行性以及结果能否推广到所有参加摇滚音乐会的人做出评论。

（1）每位观众进入剧场时，都会被要求在调查员的手机上掷一个虚拟骰子。所有投出 6 点的观众都被邀请填写问卷。

（2）每位观众进入剧场时，都会被要求掷一个虚拟骰子。掷出 1 点的男性和掷出偶数的女性将被邀请。

（3）音乐会的门票在售票处按顺序编号出售，票号尾数为 1 的观众都被邀请。

（4）所有观众就座后，从打乱的扑克牌中随机抽取五张。这五张牌对应的座位排号中的所有观众都被邀请。

（5）进入剧院的前 100 名观众将被邀请。

（6）有些票是邮寄的，有些票是在演出前在售票处买的。每当有 5 个人或更多的人在售票处排队买票时，最后一个人，也就是能利用排队间隙时间最长的人被邀请。

（7）演出结束后，当观众开始离开时，那些似乎愿意并能够填写调查问卷的人被邀请。

3. Edwards 等[1]报道了 5 岁儿童感染人偏肺病毒（HMPV）的疾病负担。研究参与者是 2003—2009 年，每年 11 月至次年 5 月期间，居住在纽约州的辛辛那提、纳什维尔和罗切斯特附近县的儿童，他们因急性呼吸道疾病或发热而就医。同意的住院患者在每周周日至周四入组，门诊患者每周入组 1～2 天，急诊患者每周入组 1～4 天。研究者将每个站点检测呈阳性的儿童比例与全国急性呼吸道疾病或发热就诊的人口频率数据结合，全国数据来自全国门诊医疗调查和全国医院门诊医疗调查，以估计 HMPV 在美国的总体负担。据估计 HMPV 每年在每 1 000 名儿童中引起 55 次门诊就诊和 13 次急诊就诊。

（1）这项研究的目标人群是什么？

（2）可获得人群是什么？外推到目标人群是否合适？

（3）抽样方案是什么，样本是否可以外推到可获得人群？

（4）请用专业术语描述，在计算 HMPV 发病率的置信区间时，如何设计抽样方案。

参考文献

1. Edwards KM, Zhu Y, Griffin MR, et al. Burden of human metapneumovirus infection in young children. *N Engl J Med.* 2013;368:633-643.

第 4 章

设计测量：精确度、准确度和真实性

Steven R. Cummings，Thomas B. Newman，Alison J. Huang

彭亚光　唐　迅　彭晓霞　译

测量是指用可以进行统计分析的术语描述现象，一项研究的真实性依赖于研究设计的变量如何很好地反映研究现象（图 4.1）。例如，在测量儿童实际出生体重时，通过父母回忆孩子出生体重的方式真实性如何？[1] 这对所有类型的测量都很重要，包括体检、实验室检测和调查问卷评分等。

本章从考虑测量尺度（scale）的选择如何影响测量获得的信息开始。然后将目标集中于减小测量误差，即如何设计相对**精确**（precision）（避免随机误差）和**准确**（accuracy）（避免系统误差）的测量，以此增强根据测量结果推断研究现象的合理性。在考虑临床研究与转化研究（translational research）的一些因素之前，我们首先阐明**真实性**（validity）的概念，即准确度的定性同义词，尤其关注预先储存生物样本进行后续测量的优点。

本章讨论的主题适用于研究的预测变量和结局变量，以及研究的**协变量**（covariates），包括其他一系列测量变量。一些协变量的测量方法将不需要详细设计，因为许多可以借鉴既往研究。但是研究者需要特别注意研究的主要预测变量和结局变量，以及一些根据研究特定需要，调整测量方法的其他变量。

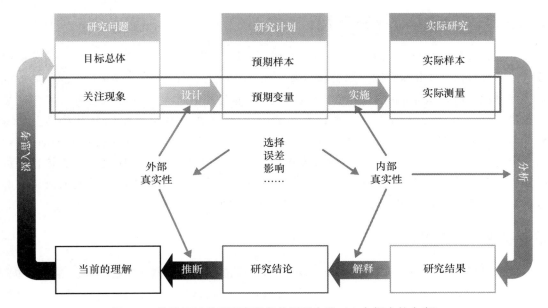

图 4.1　设计可以反映研究现象的测量方法（上方框中的内容）

■ 测量尺度（Measurement Scales）

表 4.1 列出了测量尺度的简化分类及其所含信息。分类十分重要，因为有些类型的变量能比其他变量提供更多信息（more informative），从而增加研究效能或减少样本量需求，揭示更详细的分布模式。

表 4.1 测量尺度

测量类型	变量特征	举例	统计描述	统计效能
		分类变量		
二分类	两类	生存状态 （存活或死亡）	计数、构成比	低
名义	无序分类	种族、血型	计数、构成比	低
有序	区间无法定量的有序分类	疼痛程度（无、轻度、中度、重度）、社会阶层	计数、构成比、**中位数**（median）	中等
		数值变量		
连续	有无限取值	体重、血红蛋白水平	计数、构成比、中位数、**均数**（mean）、**标准差**（standard deviations）	高
离散或计数*	有限的取值（通常取整）	孕次、性伴侣数量	取值少时，同有序；取值多时，同连续	取值多时，高（特别是均数近似中位数时）

* 计数变量为只能取值为整数的离散变量，如 0、1、2、3……

分类变量：二分类、名义和有序

不适合定量的现象可以通过分类进行测量。有两个测量值（如死亡或存活）的**分类变量**（categorical variables）称为**二分类变量**（dichotomous variables）。多于两个分类的变量〔**多分类**（polychoromous）变量〕可以根据其包含的信息类型进一步划分。其中，**名义变量**（nominal variables）的分类是无序的，如 A 型血与 B 型血相比没有数量上的差异，名义变量倾向于有绝对的定性特征从而使测量更直接。**有序变量**（ordinal variables）的分类之间有次序，如重度、中度和轻度疼痛。相对于名义变量，有序变量的优势在于可以提供更多的信息，但由于有序变量不能明确一种分类与相邻分类之间的数量上或统一的差别，因此有序变量所包含的信息少于离散或连续数值变量。

数值变量：连续和离散

数值变量（numeric variables）可用数字的多少进行定量。**连续变量**（continuous variables）是基于无限尺度进行定量，如血红蛋白水平，可能的测量值数目仅受限于所用测量仪器的敏感性。连续变量能够提供丰富的信息。相反，**离散数值变量**（discrete numeric variables）是用有固定单位的尺度进行定量，通常是以正或负的整数表示的数值，如在大流行期间一个家庭中居住人数的变化。在统计分析中，具有相当多测量值的离散数值变量类似于连续变量，可以满足相同的测量设计目的。

选择测量尺度

选择测量尺度时，一个好的通用准则是，连续变量优先于分类变量（prefer continuous over categorical），因为连续变量包含更多信息从而能够提高统计效率。例如，在比较几种治疗的降压效果研究中，用毫米汞柱为单位测量血压可以让研究者观察到每个参与者的变化幅度，而仅将参与者定义为高血压或正常血压则会限制对疗效的评估。连续变量包含更多信息，其结果可以使研究有更高效能和（或）减少样本量需求（第 5、6 章）。

与分类变量相比，连续变量还可以更灵活地根据变量性质或关联的情况拟合数据，尤其是复杂模式的关系。例如，体重指数（BMI）与死亡率的关联研究可能会发现一个 U 型模式（U-shaped pattern），即与中间水平相比，BMI 低和高的人死亡率较高[2]，并且可能能够描述死亡率开始变化的阈值。此外，在研究低出生体重婴儿的预测因素时，应该记录实际的出生体重而不是只记录高于或低于传统的低出生体重阈值（2 500 g）；这么做允许我们进行更多的分析，例如改变定义低出生体重的截点值，或制定一个将出生体重划分为几类的有序量表（如＞2 500 g，2 000～2 499 g，1 500～1 999 g，＜1 500 g），使用连续测量。

同样地，面临使用有序变量设计应答分类的数目选择时，如在关于护理满意度的问题中，通常采用包含从"非常同意"到"非常不同意"的 6 分类选项。这些结果在以后也可以按照同意和不同意转换为二分类变量，反之则不然。

许多特征，如疼痛或生活质量，很难用分类变量或数值变量描述，但进行量化是回答重要研究问题的基础。以 SF-36 简表为例，采用评估生活质量（quality of life）的标准调查问卷可以产生 8 个方面的离散数值评分，包括身体、社会、情感功能和一般幸福感[3]。分类和测量的过程中，如果完成得好，可以提高我们对知识评价的客观性，减小偏倚，并提供更详细的交流方式。

■ 精确度（Precision）

变量的精确度是指可重复的程度，即每次测量可以得到几乎相同的数值。杠杆秤可以非常精确地测量体重，而通过让参与者闭着眼睛双脚并拢，计时其持续时间来测量参与者平衡感，测量值则会随着观察者或场所的改变而改变。精确度对研究效能有重要影响。测量越精确，在既定样本量前提下检验与该测量有关的假设的统计学效能越高（第 5 章）。

精确度，又称**可重复性**（reproducibility）、**可靠性**（reliability）和**一致性**（consistency），与随机误差（random error）有关（随机变异），误差越大，测量精确度越低。测量过程中的随机误差来源主要有以下 3 种：

● **观察者变异**（observer variability）来源于观察者，包括在访谈中的措辞选择和测量仪器的操作水平。

- **仪器变异**（instrument variability）来源于仪器，包括环境因素的改变（如温度），不同的试剂批次的差异等。
- **参与者变异**（subject variability）来源于参与者特征的内在变异性，而与研究中可能影响测量的变量无关，例如力量的测量变异，由于在一天中测量时间不同，或距离末次进食时间不同，或努力程度不同而造成差异。

精确度评估

常常采用重复测量的可重复性（reproducibility）评价精确度，包括比较同一个人（观察者内可重复性）或不同人（观察者间可重复性）的多次测量结果。同样地，也可以对同一仪器或仪器间进行评价。连续变量的可重复性通常用参与者内**标准差**（standard deviation）或变异系数（coefficient of variation）［用参与者内标准差除以均数（mean）］表示[1]。对于分类变量，常使用一致性百分比，组间相关系数和 kappa 值[4-6]。

提高精确度的策略

有 5 种方法可以减少随机误差并增加测量精确度（表 4.2）：

1. 标准化测量方法（standardizing the measurement methods）。所有研究方案都应该包括具体的测量说明，即操作定义（operational definitions）。其中可能包括一系列带有图片的书面用法说明或简短视频，解释如何准备环境和参与者，如何开展和记录测量，如何**校准**（calibrate）仪器等（附录 4A）。作为**操作手册**（operations manual）的一部分，这一套材料是大多数研究必需的。即使研究中只有一个观察者，针对每一次测量制定具体的书面说明将有助于观察者在整个研究期间的操作统一，从而为发表研究结果时的方法学描述提供基础。

2. 培训并认证观察者（training and certifying the observers）。培训能够提高测量技术的一致性，特别是研究涉及多个观察者时。通常情况下，最好对操作手册中规定技术的掌握情况进行测试，并且对观察者达到规定的水平进行认证（第 18 章）。当多名观察者为一项研究进行测量时，如在确定乳腺癌查体体征，或确定乳腺癌引起的死亡时，需要评估并优化评价者间一致性（如计算 kappa 值，第 13 章）。

3. 改进工具（refining the instruments）。使用机械和电子测量仪器可以减少变异。同样地，问卷和访谈也可以通过多次改进以增加明确性，避免模棱两可的歧义（第 17 章）。

4. 自动化仪器（automating the instruments）。使用自动化仪器设备和自填式问卷可以避免人工观察测量所导致的变异。

---

[1]　当每个参与者有两个连续变量的测量值时，可以采用相关系数反映它们之间的一致性。但是，由于相关系数对离群值（outliers）极其敏感，更好的方法是"Bland-Altman"图[4]，这种方法以两次测量值的差值为纵坐标，以均数为横坐标进行绘图。如果两次测量差值的绝对值倾向于随均数增长而呈线性增加趋势，那么相较于参与者内部标准差而言，变异系数是更好的描述变异的方法。

表 4.2　减小随机误差的策略，以降压治疗研究为例

减小随机误差的策略	随机误差来源	随机误差的实例	避免随机误差的策略举例
1. 在操作手册中标准化测量方法	观察者	由于袖带放气速度不同（通常是过快），导致的血压测量的变异	规定袖带放气速度为 2 mmHg/s
	参与者	由于参与者在测量前静坐时间长短不同导致的血压值变异	规定参与者在测量血压前至少在安静的房间内静坐 5 min
2. 培训并认证观察者	观察者	由于观察者技术不同导致的血压值变异	按照标准技术规范培训观察者
3. 改进工具	仪器和观察者	由于有噪音的血压计导致的血压值变异	购买新的高质量的血压计，并定期测试其准确性
4. 自动化仪器	观察者	由于观察者技术不同导致的血压值变异	使用自动血压测量仪
	参与者	由于参与者对观察者的情绪反应导致血压值变异	使用自动血压测量仪
5. 重复测量	观察者、参与者和仪器	所有测量以及各种来源的变异	使用两次或多次测量的平均值

　　5. 重复（repetition）。通过重复测量，并使用两次或多次读数的均数可以减少任何来源的随机误差所产生的影响。例如，在腿部力量的不同测量中，每次测量结果可能都有变化，故可以取两次测量的平均值，以提高测量精确度。这种策略可以切实提高精确度，而其主要局限性在于增加成本和重复测量的实际操作难度，以及重复测量过程中系统性变化的可能性。比如，在力量测试中产生了疲劳，或在认知能力测试中提高了应试能力。

　　对于研究中的每一项测量，研究者必须决定如何尽力实施以上这些策略。决策依据包括：变量的重要性、对潜在研究问题的精确度要求，以及策略的可行性和成本。一般来说，应始终采用标准化和培训，在可行和负担得起的情况下，重复测量以保证精确度提高。

表 4.3　测量的精确度与准确度

	精确度	准确度
定义	对同一变量进行多次测量，几次读数的相似程度	测量值与真实值的接近程度
最好的评价方法	重复测量结果的比较	与"金标准"比较
对研究的价值	提高识别效应的效能	提高结论的真实性
威胁来源	引起随机误差（偶然性）的 观察者 参与者 仪器	引起随机误差和系统误差（偏倚）的 观察者 参与者 仪器

■ 准确度 （Accuracy）

变量的准确度（accuracy）是指测量值与真实值的符合程度。准确度取决于精确度的最大化和误差的最小化（表 4.3）。例如，当使用错误校准的仪器测量血清胆红素时，结果是精确的，但有偏差[7]。图 4.2 进一步解释了这个概念。准确度和精确度往往是相辅相成的，许多提高精确度的策略也能改善准确度。

与精确度不同，准确度受系统误差（偏倚）的影响；误差越大，变量的准确度越低。在前面关于精确度的部分已提到 3 种主要的测量误差，与以下偏倚相对应：

● **观察者偏倚**（observer bias）是观察者在感知或报告测量结果时有意或无意的失真。也可能代表仪器操作所产生的系统误差，例如，在血压测量时倾向于向下取整，或在访谈参与者时采用诱导性问题。
● **仪器偏倚**（instrument bias）是由于测量仪器的功能缺陷引起的。近期没有被校准的秤可能向下滑动，导致体重读数始终偏低。
● **参与者偏倚**（subject bias）是由研究参与者造成的测量失真，例如，在报告某一事件时产生的应答偏倚或回忆偏倚。举例来说，认为饮酒是其癌症病因的乳腺癌患者可能会夸大地报告其饮酒量。

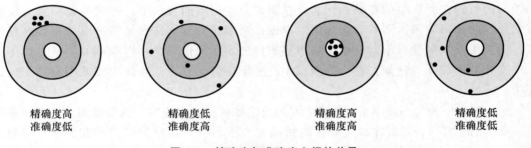

精确度高　　　　　　精确度低　　　　　　精确度高　　　　　　精确度低
准确度低　　　　　　准确度高　　　　　　准确度高　　　　　　准确度低

图 4.2　精确度与准确度之间的差异

只要有可能，评价测量准确度的最佳方式是与"金标准"比较。**金标准**（gold standard）——是由公认的能够反映某种特征真实值的测量技术制定的参考测量。决定哪一种测量方法作为金标准可能是研究者需要做出的困难判断，取决于该领域的前期工作和专家的共识。

对于连续变量的测量，准确度可以表示为研究中的测量与金标准差异的均数。对于二分类变量的测量，可以用测量结果与金标准比较的灵敏度和特异度表示（第 13 章）。对于多于两个选项的多分类变量的测量，可以计算每个选项的正确率百分比。

提高准确度的策略

提高准确度的主要方法包括上述精确度相关策略的前 4 条，再加上额外的 3 条：（表 4.4）

1. 标准化测量方法（standardizing the measurement methods）

2．培训并认证观察者（training and certifying the observers）

3．改进工具（refining the instruments）

4．自动化仪器（automating the instruments）

5．使用不被察觉的测量（making unobtrusive measurements）。有时可以设计不被参与者觉察的测量，从而消除他们有意识地影响变量的可能性。例如，评价在医院餐厅放置洗手消毒液和张贴洗手卫生海报的效果时，观察者与餐厅顾客融为一体，则不易被察觉[8]。

6．校准仪器（calibrating the instrument）。许多仪器的准确度可以按照金标准定期校准得以提高，特别是那些机械或电子仪器。

7．盲法（blinding）。这个经典的策略并不能提高测量的整体准确度，但可以消除差异性偏倚（differential bias），这种偏倚对一个研究组的影响大于其他组。在双盲临床试验中，如果盲法成功，参与者和观察者不知道分配的是干预药物还是安慰剂，那么任何测量结果的不准确在两组中都将是相同的。

如前所述，针对每项测量，如何尽力实施以上 7 条策略取决于研究者的判断。需要考虑的是预期不准确程度对研究结论的潜在影响，以及策略的可行性和成本。前两种策略（标准化和培训）是始终要用到的，对于任何可能随时间发生改变的仪器，都需要校准，而且只要可行，盲法也是必要的。

表 4.4　减小系统误差的策略，以降压治疗研究为例

减小系统误差的策略	系统误差来源	系统误差实例	预防系统误差的策略举例
1．在操作手册中标准化测量方法	观察者	使用声音开始模糊时的值会导致舒张压读数始终偏高	规定舒张压的操作定义为声音完全听不到的那一点
	参与者	在参与者爬楼梯到诊室后就测量血压会导致读数始终偏高	规定参与者测量前至少在安静的房间内坐 5 min
2．培训并认证观察者	观察者	未遵守操作手册明确规定的方法会导致血压读数始终偏高	培训者通过重复测量检查观察者的读数准确性
3．改进工具	仪器	对胳膊粗的参与者使用标准袖带测量血压会导致血压读数始终偏高	对肥胖或肌肉非常发达者使用超宽的血压袖带
4．自动化仪器	观察者	对随机分配到治疗药物组的患者，观察者有意或无意地倾向于读低血压值	使用自动血压测量仪
	参与者	由于接近有魅力的技术人员而导致血压升高	使用自动血压测量仪
5．使用不被察觉的测量方法	参与者	参与者倾向于高估研究药物的依从性	测量尿中的研究药物水平
6．校准仪器	仪器	使用没有校准的血压计会导致血压读数始终偏高	每月定期校准
7．盲法	观察者	对于实际治疗组，观察者有意或无意地读低血压值	采用双盲安慰剂对照以隐藏研究分组
	参与者	知道自己在服用治疗药物的参与者倾向于过度报告药物副作用	采用双盲安慰剂对照以隐藏研究分组

▓ 真实性 （Validity）

真实性 （validity） 与准确度 （accuracy） 相似，但我们认为真实性是在考虑一个测量结果如何代表感兴趣的研究现象时，增加了一个定性维度。例如，血液中肌酐和胱抑素 C （由肾分泌的两种化学物质） 的测量可能同样准确 （如在真实水平的 1％内），但胱抑素 C 可能更真实地反映肾功能，因为肌酐水平还受到肌肉量的影响[9]。

真实性通常不适于用"金标准"进行评价，尤其不适用于对主观和抽象现象的测量，如疼痛和生活质量。下面一些概念可以用以评价测量方法的真实性：

- **内容效度** （content validity） 检验测量如何更好地代表研究现象的各个方面；例如，SF-36 简表包括社会、身体和情感功能、一般健康、心理健康和身体疼痛等问题，以评估生活质量[3]。
- **表面效度** （face validity） 描述测量是否存在内在的合理性，如通过肌肉无力、感觉疲惫、体重减轻和平时行走速度缓慢来评估虚弱程度[10]。
- **结构效度** （construct validity） 是指特定测量工具与理论预期之间的符合程度；例如，对社交孤立的测量应能够将那些朋友少或没有朋友、不参加社会活动的人与那些朋友很多、参加多种社会活动的人区分开来。
- **预测效度** （predictive validity） 是测量能预测结局的能力；例如，对虚弱程度的测量是否能够预测接受长期护理的情况。
- **效标效度** （criterion-related validity） 是指一项新的测量与已有的普遍接受的测量之间的相关程度。如一种新的肌肉量生化检测与肌肉力量测量方法的相关程度。

测量主观和抽象现象的常用方法可以从检索文献和咨询专家开始，试图找到一个适合的并已经被验证的工具 （通常是一份问卷）。使用这种工具的优点是使新研究的结果与该领域早期研究的结果具有可比性，并且可以简化和加强申请基金和发表研究结果的过程。但是，其缺点在于验证过程可能欠佳，就地取材的测量工具可能过时，或不适用于研究问题。

如果已有的测量工具不能满足研究需求，那么研究者可能会决定开发一种新的测量方法并亲自验证。这将会是一个有趣的挑战，甚至会产生有价值的成果，但这通常需要大量时间和精力。公平地说，这个过程与"验证"相比，通常不具有决定性。

▓ 测量方法的其他特征

测量应该足够灵敏（sensitive）[1] 以发现某些特征的差异，这些特征差异对研究者而言是重要的。对灵敏程度的要求取决于研究问题。例如，在一项治疗是否能改善心脏功能的

---

[1] 我们将在第 13 章正式介绍关于灵敏度和特异度的诊断试验的特征。在此，它们有类似的含义：灵敏度涉及测量在找到你想找的东西方面有多好，而特异度表示在避免发现你不想发现的东西方面有多好。

试验中，测量参与者在 6 分钟内行走的距离，可能比自我报告的走完一个街区后的呼吸急促程度，更能反映心脏功能的变化。

理想的测量应该是特异（specific）的，即只代表研究现象的特征。例如，心脏收缩功能的超声心动图测量，比 6 分钟的步行距离更有针对性，因为 6 分钟步行距离也受肺功能和腿部肌肉疲劳程度的影响。

测量还应该适合于研究目标。例如，在关于压力是心肌梗死诱因的研究中，制定压力测量的操作定义之前，就需要考虑哪一种压力（心理的还是身体的，急性的还是慢性的）是值得关注的。

在研究样本中，测量应该提供足够的响应分布。如果功能状态的测量值在一些参与者中高，而在其他参与者中低，那么这种测量是最有用的。预实验的一个主要原因是确保实际的响应不会全部集中在可能的响应范围的一端，也就是所谓的"天花板和地板"效应。

只要有可能，应该用尽量减小主观判断的方式设计测量。通过减少观察者的参与并使用自动化仪器可以提高测量的客观性（objectivity）。然而这些策略的一个风险是如此"管中窥豹"必然限制了观察范围以及发现意料之外的现象的能力。在设计主要的客观和定量测量的同时，可以通过设计**开放式问题**（open ended question），获得主观和定性数据以改善上述局限性。

在研究设计中，有一种倾向是不断增加一些并非核心的研究问题但可能感兴趣的问题。确实，额外的测量使研究者能够使用数据回答更多的问题。然而，谨记效率（efficiency）和简约（parsimony）是十分重要的。设计整套测量指标时，应考虑在可承受的经费和时间成本基础上收集有用的数据。一个常见错误就是企图收集过多的信息，这样会使参与者疲惫不堪，测量的团队不堪重负，并使数据管理和分析陷入混乱。其结果可能导致研究不仅会花费更多经费，也不利于回答主要研究问题。

■ 储存资料的测量

一些测量只能在与研究参与者接触的过程中获得，但许多测量可以后续开展，如对储存的生物样本进行化学、遗传或其他分析，或者采用放射科的影像和其他电子记录完成（表 4.5）。

表 4.5　基于储存资料的常用测量实例

测量类型	举例	后期测量的数据与标本库
病史	诊断、实验室检查结果、药物治疗、手术、症状、体检结果；自然语言处理的应用	电子病历记录
生化测量	炎症标志物、无细胞 DNA 水平、微生物组特征	血清、血浆、尿液、粪便标本
遗传/分子检测	全基因组测序，DNA 甲基化	全血或组织标本
图像	身体成分、骨骼结构、人工智能分析以预测疾病或结局	X 线、CT 扫描和其他方法

储存资料的一个优点是为降低研究成本提供了机会，即只测量在随访过程中发生了关

注结局的个体，**巢式病例对照研究**（nested case-control study）就是一种非常好的方法（第9章）；此外，这种方法还有另一个优点是：研究开始多年后的科学进步可以让我们采用新的思路和测量技术，获得新的基金资助。生物样本应仔细收集，迅速冷冻，需要在极低的温度（-70℃或-190℃）下保存，以便将来进行检测。这使得未来应用日益复杂的测量类型成为可能，如单细胞蛋白质组学或基因表达。研究者应考虑储存几种类型的生物样本，如血浆、尿液、白细胞或粪便样本，用于量化细菌种类，应对未来更新的检测方法的发展。同样重要的是，获得参与者的知情同意，知情同意应涵盖生物样本未来的潜在使用范围。

■ 小结

1. 变量类型可分为数值（numerical）变量或分类（categorical）变量。数值变量分为连续变量（continuous）（基于无限尺度的定量）和离散变量（discrete）（基于有限尺度如整数的定量）；分类变量分为名义（nominal）（无序）变量和有序（ordinal）变量，只有两种分类的变量称为二分类（dichotomous）变量。

2. 包含更多信息的变量，可提供更高的统计效能和（或）需要更小的样本量，按照信息从多到少的顺序：连续变量＞离散数值变量＞有序变量＞名义和二分类变量。

3. 测量的精确度（precision）［即重复测量的可重复性（reproducibility）］是决定效能和样本量的另一个主要因素。来自观察者、参与者和仪器的随机误差（random error）会降低精确度。

4. 每项研究都要采取的提高精确度（increasing precision）的策略包括在操作手册（operations manual）中明确和标准化操作方法（define and standardized methods），培训并认证观察者（training and certifying the observers）。其他有用的策略包括改进或使用自动化测量仪器（refine and automating the instruments）以及重复（repetition）——使用重复测量的均数。

5. 测量的准确度（accuracy）是测量结果接近"金标准"的程度。精确度欠佳（随机误差）和来自观察者、参与者和仪器的偏倚（系统误差）会降低准确度。

6. 提高准确度的策略（the strategies of increasing accuracy）包括在精确度中提到的除外重复外的其他4条。此外，可以通过使用不被察觉（unobtrusive）的测量、校准仪器（calibration）和盲法（blinding）（组间比较时）提高测量的准确度。

7. 真实性（validity）是测量结果反映实际情况的程度，它可以通过与"金标准"的比较来评估。对于没有金标准的抽象和主观的变量，评价指标有内容效度（content validity）、表面效度（face validity）、结构效度（construct validity）、预测效度（predictive validity）和效标效度（criterion-related validity）。

8. 个体测量应该灵敏（sensitive）、特异（specific）、适合（appropriate）并客观（objective），同时应该产生一个测量值范围（range of values）。总的来说，个体测量应该是广泛而又简约的，花费适当的时间和经费，服务于研究问题，且不给参与者带来不必要的负担。

9. 研究者应该考虑为后续测量储存生物样本（storing biologic samples）、影像（images）和其他材料（materials），以便在以后的测量中可以利用新技术的发展和巢式病例对照设计的效率。

参考文献

1. Kassem Z, Burmeister C, Johnson DA, et al. Reliability of birth weight recall by parent or guardian respondents in a study of healthy adolescents. *BMC Res Notes*. 2018;11:878.

2. Jiang M, Zou Y, Xin Q, et al. Dose-response relationship between body mass index and risks of all-cause mortality and disability among the elderly: a systematic review and meta-analysis. *Clin Nutr*. 2019;38(4):1511-1523.

3. Ware JE, Gandek B Jr. Overview of the SF-36 health survey and the international quality of life assessment project. *J Clin Epidemiol*. 1998;51:903-912. A description of the SF-36 is available at https://www.rand.org/health-care/surveys_tools/mos/36-item-short-form.html

4. Bland JM, Altman DG. Measurement error and correlation coefficients. *BMJ*. 1996;313:41-42; also, Measurement error proportional to the mean. *BMJ*. 1996;313:106.

5. Newman TB, Kohn M. *Evidence-Based Diagnosis: An Introduction to Clinical Epidemiology*. 2nd ed. Cambridge University Press; 2020: Chapter 5, 110-143.

6. Cohen J. A coefficient of agreement for nominal scales. *Educ Psychol Meas*. 1960;20:37-46.

7. Kuzniewicz MW, Greene DN, Walsh EM, McCulloch CE, Newman TB. Association between laboratory calibration of a serum bilirubin assay, neonatal bilirubin levels, and phototherapy use. *JAMA Pediatr*. 2016;170(6):557-561.

8. Filion K, Kukanich KS, Chapman B, et al. Observation-based evaluation of hand hygiene practices and the effects of an intervention at a public hospital cafeteria. *Am J Infect Control*. 2011;39:464-470.

9. Peralta CA, Shlipak MG, Judd S, et al. Detection of chronic kidney disease with creatinine, cystatin C, and urine albumin-to-creatinine ratio and association with progression to end-stage renal disease and mortality. *JAMA*. 2011;305:1545-1552.

10. Xue QL, Tian J, Fried LP, et al. Physical frailty assessment in older women: can simplification be achieved without loss of syndrome measurement validity? *Am J Epidemiol*. 2016;183(11):1037-1044.

附录 4A
握力测量的操作定义

操作手册（operations manual）描述了研究中所有测量的实施方法和结果记录方法。以骨质疏松性骨折研究的操作手册为例，该手册描述了使用一种测力计测量握力的方法。为了给不同的检查者和参与者提供标准化指引，该研究方案包括了一份便于参与者阅读的说明书。

■ 使用测力计测量握力的方案

将对双手进行握力测量。为了使参与者舒服地握住测力计，应调整测力计的手柄。把测力计放在右手，表盘对着手掌。参与者手臂应以肘为圆心弯曲 90°，前臂与地面平行。

1. 向参与者演示测试过程。在演示的同时，使用以下描述："这个仪器能够测量你的手臂和上肢力量。我们将测量你的双臂握力。我将演示如何操作。把你的肘部弯曲 90°，前臂与地面平行。手臂不要碰到身体一侧。把测力计放低，当我数到三时，用最大力气攥住它。一旦你的手臂完全伸展开，你就可以松开它了。"

2. 每只手臂各练习一次，如果是右利手，就从右手开始。第二次测量时，记录握力千克数，以最接近的 0.5 kg 为准。

3. 重置表盘，用另一只手臂重复以上过程。

手臂不要碰到身体。慢慢握紧，持续加压而不是突然发力。

附录 4B
第 4 章练习题
设计测量：精确度、准确度和真实性

1. 将下列变量进行分类：二分类变量、名义分类变量、有序分类变量、连续变量或离散变量等。这些变量是否可以被转换，增加统计效能？如果可以，请说明怎么转换？

a. 心脏病发作史（有/无）

b. 年龄

c. 教育程度（大学及以上/大学以下）

d. 种族

e. 每天饮酒次数

f. 抑郁症（无、轻度、中度、重度）

g. 冠状动脉闭塞百分率

h. 头发颜色

i. 肥胖（体重指数≥30 kg/m²）/非肥胖（体重指数＜ 30 kg/m²）

2. 一位研究者对这个研究问题很感兴趣："婴幼儿 6 个月时的果汁摄入量能否预测 1 岁时的体重？"他计划进行一项前瞻性队列研究，用婴儿体重秤测量体重。在预测试期间，注意下面列出的几个问题。请判断这些问题是由于不精确（随机误差）或偏倚（系统误差）导致的，还是两者兼而有之？问题主要是由于观察者、参与者或仪器的变异性造成的吗？对此可以采取什么措施？

a. 用于校准秤的 10 kg 参考砝码的实际重量为 10.2 kg。

b. 反复称量 10 kg 的参考值，得到的平均值±标准差为 10.01±0.2 kg。

c. 有些婴儿胆小，一旦他们试图挪动离开秤时，观察者必须抱住他们来完成测量。

d. 如果婴儿躺不稳，体重秤上的指针会剧烈上下摆动。

e. 有的婴儿刚吃完饭来检查，有的则饿着；有的婴儿带着尿不湿称量体重。

3. 研究者感兴趣的是研究住院医师工作时间限制对外科住院医师的影响。他希望解决的一个问题是职业倦怠，拟计划从一份更广泛的问卷中选取两个问题（按 7 分制回答）来评估：（a）"你多久会对工作感到倦怠？"（b）"你有多少次觉得自从开始当住院医师，对别人变得越来越麻木了？"

研究者开始评估上面两个问题对于测量职业倦怠的真实性。对以下每一种描述，请说出被评估效度的类型：

a. 职业倦怠得分较高的住院医师更有可能在接下来的 1 年退出该项目。

b. 一组住院医师审核了问卷中的条目，并报告这些问题似乎是解决职业倦怠的合理问题。

c. 职业倦怠得分在最艰苦的轮岗期间增加，在假期期间减少。

d. 之前的一项研究对 1 万多名医学院学生、住院医师和执业医师进行了调查。结果表明：这两个条目几乎完全涵盖了被广泛接受（但耗时更长）的 Maslach 职业倦怠量表[1]中所测量的职业倦怠的情绪耗竭和去个性化维度的信息。

参考文献

1. West CP, Dyrbye LN, Sloan JA, Shanafelt TD. Single item measures of emotional exhaustion and depersonalization are useful for assessing burnout in medical professionals. *J Gen Intern Med.* 2009;24(12):1318-1321.

准备估计样本量：假设和基本原则

Warren S. Browner，Thomas B. Newman，Mark J. Pletcher

彭亚光　唐　迅　彭晓霞　译

在研究者确定了研究对象、研究内容和研究设计之后，就必须确定纳入多少参与者。或者研究者已经知道会有多少潜在的参与者，而想要确定**样本量**（sample size）是否足够。如果样本量太小，即使执行最严格的研究，也可能无法对回答研究问题做出有意义的贡献。另一方面，如果研究样本量过大，将产生更多的困难与不必要的花费，甚至可能发现较小的差异但没有临床实际意义。样本量计划的目的是根据既定的研究设计估计适当数量（appropriate number）的参与者。

即使研究的样本量是固定的或已预设（fixed or preset），例如由于参与者已经被招募或数据已收集，也需要理解如何进行样本量估计。正如你即将看到的那样，在这种情况下，重要的是样本量能在多大程度上回答研究问题。

这部分出现在本书靠前部分，有一个非常重要的原因。我们的经验表明，许多初期研究者在研究设计方面投入了大量精力，但结果却是不切实际的，原因很简单：他们需要的样本量超过了研究者的能力。最好在设计过程早期就认识到这个问题，那时还有时间修改，甚至重新考虑研究问题和计划。幸运的是，即使是一个简单的 1 页纸的研究计划，如果它包括一个明确的**研究假设**（research hypothesis），正如下文所讨论的那样，通常也能提供足够的信息，以做出初步的样本量估计。

尽管是一个有用的指导，但样本量计算会造成一种具有统计学客观性的假象。事实上，它们的准确性取决于它们所依据的数据和估计，而这些数据和估计往往只是基于已知信息的猜测。样本量计划（sample size planning）最好看作是采用数学方法进行的近似估计。它通常会提示研究设计不可行或需要不同的预测变量（predictor variables）或结局变量（outcome variables）。因此，应该在研究设计的早期阶段估算样本量，此时如果出现问题，还来得及纠正。

在第 6 章展示如何为几种常用的研究设计选择特定的样本量计算方法之前，我们将花一些时间考虑基本原则（underlying principles）。对这些原则感到困惑的读者将会很高兴地发现样本量计算并不需要他们对这些内容完全精通。然而，就像厨师对食材比较熟悉时，菜谱就会更有意义一样，如果研究者熟悉基本概念，样本量计算将会比较容易。即使你打算请一位友好的统计师帮你计算研究的样本量，对样本量计算过程的理解将会让你更主动地考虑样本量计算中涉及的假设和估计。

■ 假设（Hypotheses）

首先用研究假设（research hypothesis）重新阐述研究问题，概括研究的主要元素

——样本、预测变量和结局变量。例如，假设你的研究问题是经常做填字游戏的人是否发生痴呆的风险较低。你的研究假设需要明确样本（如居住在退休社区认知功能正常的居民），预测变量（平均每周至少做 1 次填字游戏），和结局变量（随访 2 年后的标准认知功能测试的评分异常）。

描述性研究（descriptive study）本身不需要假设，因为只描述人群中的特征分布，如退休社区中认知功能异常的患病率（但是，这并不意味着描述性研究不需要进行样本量估计，只是方法不同，第 6 章介绍）。在比较组间研究结果，并需要检验统计学显著性的**分析性研究**（analytic study）中，需要建立假设，如定期做填字游戏的老年人患痴呆的可能性是否更小。因为大多数观察性研究（observational study）和所有的实验（experiments）研究旨在阐明涉及比较的研究问题，因此，大多数研究需要明确至少一个假设。如果在研究问题中出现下面任何一个术语，那么这个研究就不是简单的描述性研究，应该提出一个研究假设：大于、小于、更可能、有关联、与……比较、与……有关、与……相似、与……相关、预测原因、导致。

好的研究假设的特征

一个好的研究假设必须基于一个好的研究问题。应该简单、明确，并事先陈述。

简单与复杂

简单假设（simple hypothesis）包括一个预测变量和一个结局变量：

在 2 型糖尿病患者中，久坐的生活方式与发生蛋白尿的风险增加存在关联。

（在此示例中，"久坐的生活方式"是预测变量，发生蛋白尿是结局变量；两者都是二分类变量。）

复杂假设（complex hypothesis）则包括 1 个以上的预测变量：

在 2 型糖尿病患者中，久坐的生活方式和饮酒与发生蛋白尿的风险增加存在关联。

或包括 1 个以上的结局变量：

在 2 型糖尿病患者中，饮酒与发生蛋白尿和神经病变的风险增加存在关联。

这类复杂假设很难通过单一的统计学检验进行验证，将其拆分为两个或多个简单假设处理会容易一些。但是，有时可以用复合的预测变量或结局变量：

在 2 型糖尿病患者中，饮酒与发生微血管并发症（即，蛋白尿、神经病变或视网膜病变）的风险增加存在关联。

在最后一个例子中，研究者决定重要的是参与者是否发生并发症，而不关心是哪一类并发症。

明确与模糊

一个明确的假设（specific hypothesis）不会模棱两可地定义参与者和变量以及将来要应用的统计学显著性检验。明确的假设一般采用简明的操作定义概括参与者的来源和性质，以及如何测量变量：

在 Longview 医院的心肌梗死住院患者中，先前使用三环类抗抑郁药物至少 6 周的患者比因肺炎住院的患者更常见。

这个句子很长，但它用一种清晰的方式交代了研究性质，最大限度地减少了对研究结果进行检查时，发现与研究假设存在一点不同的机会。在研究分析阶段，不考虑**多重假设检验**（multiple hypothesis testing）及数据操纵的问题（本章最后一部分讨论的主题），用不同的测量方法来替代预测变量的测量是不正确的，如采用自我报告的抑郁来替代"使用三环类抗抑郁药物至少 6 周"[1]。通常情况下，应保持研究假设的简明性，其他细节应在研究计划中明确，而不在研究假设中陈述。

通常情况下，从研究假设可以明确预测变量和结局变量是二分类变量、连续变量还是分类变量。如果不明确，那么应该定义研究变量类型：

在 35～59 岁非肥胖男性中，至少每周参加 1 次保龄球联赛与 10 年随访期间发生肥胖（BMI＞30 kg/m²）的风险增加之间存在关联。

此外，如果研究假设过于冗长，定义可以省略，只要在研究计划中加以明确说明即可。

事先假设与事后假设

研究假设应该在研究之前**事先**（a prior）以书面形式明确说明。这将使得研究始终聚焦在主要目标上，为解释研究奠定更坚实的基础，并防止通过搜索数据来寻找"阳性"的结果。在检查数据之后提出的假设是一种多重假设检验的形式，即**事后假设**（post hoc hypothesis），可能导致过度解释研究发现的重要性。错误地把假设说成是事先提出的，而不是事后提出的，是一种**学术不端**（scientific misconduct）。

无效与备择假设

警告：如果你从没有接受过统计学的正规培训，或把学过的全都忘记了，你第一次读下面几段时，可能无法完全明白它们的含义。试着去理解这些术语，即使它们看起来如此晦涩难懂。

该过程首先要做的是将研究假设重新陈述为假设比较组之间没有差异，这种重新陈述被称为**无效假设**（null hypothesis）。在研究结束后分析数据时，无效假设将成为检验统计学显著性的基础。如果无效假设为真，即总体之间确实没关联，统计学检验将有助于估计由于偶然性而观察到关联的概率。

例如，假设你的研究问题是饮用未经净化的井水是否与消化性溃疡发病风险增加有关（也许是因为幽门螺旋杆菌污染的可能性更大）。如果按照病例对照研究设计，该研究将消化性溃疡的病例与从同一诊所选择的患有下消化道疾病的对照进行比较。你的无效假设——在总体中预测变量和结局变量之间没有关联——可能是：

消化性溃疡患者饮用未经净化的井水的可能性与对照组相同。

存在关联的命题被称为**备择假设**（alternative hypothesis）（消化性溃疡患者比对照组饮用未经净化的井水的可能性更大）。备择假设是不能被直接验证的；如果统计学显著性检验拒绝了无效假设，才可以默认为接受备择假设（见后）。

■ 基本的统计学原则

一个研究假设在现实世界中不是对的就是错的，如对于中年女性糖尿病患者，每天坚

1　译者注。

持运动 15 分钟以上与降低平均空腹血糖水平存在关联。因为研究者不可能研究所有的中年女性糖尿病患者，必须通过目标人群的一个样本来检验假设。如图 1.5 所示，总是需要从样本观察到的事件去推论人群现象。不幸的是如果对整个人群进行研究，由于偶然性样本发生的现象有时并不能反映人群的真实情况。

在某些方面，研究者的问题类似于陪审团判断被告是否犯罪时面临的问题（表 5.1）。关于被告是否犯罪的绝对真相通常无法确定。相反，陪审团先从假设无罪开始：即被告没有犯罪。然后，陪审团必须决定是否有足够的证据可以否定被告的无罪推定，该标准被称为排除合理怀疑（beyond a reasonable doubt）。但是，陪审团也可能犯错，宣判无罪的被告有罪或不能宣判真正的罪犯有罪。

同理，研究者从无效假设开始，即人群中预测变量和结局变量之间无关。根据从样本中收集的数据，使用统计学检验来确定是否有足够的证据拒绝无效假设而接受备择假设，即在人群中存在关联。

第一类错误和第二类错误

像陪审团一样，研究者可能得出错误结论。有时由于偶然性，样本不能代表人群，从而使样本结果无法反映人群的真实情况，导致错误推断。**第一类错误**（type Ⅰ error），又称假阳性（false-positive），指研究者拒绝了在人群中实际正确的无效假设；第二类错误（type Ⅱ error），又称假阴性（false-negative），指研究者没有拒绝人群中实际错误的无效假设。尽管第一类错误和第二类错误不可能完全避免，研究者可以通过增加样本量减少错误发生的可能性（样本量越大，样本与总体之间存在实质性差异的可能性越小），或用我们将讨论的其他方式调整研究设计或测量。

表 5.1　陪审团判决和统计学检验的类比

陪审团判决	统计学检验
无罪：被告人没有印假钞	无效假设：中年女性糖尿病患者规律运动与平均空腹血糖水平无关
有罪：被告人确实印假钞	备择假设：中年女性糖尿病患者规律运动与平均空腹血糖水平存在关联
驳回无罪的标准：排除合理怀疑	拒绝无效假设的标准：统计学显著性水平（α）
正确判断：宣判有罪（印假钞）者有罪	正确推断：在总体中运动和平均空腹血糖水平确实存在关联时，得出存在关联的结论
正确判断：宣判无罪者无罪	正确推断：在总体中运动和平均空腹血糖水平确实没有关联时，得出没有关联的结论
错误判断：宣判实际无罪者有罪	错误推断（第一类错误）：在总体中运动和平均空腹血糖水平确实没有关联时得出有关联的结论
错误判断：宣判实际有罪者无罪	错误推断（第二类错误）：在总体中运动和平均空腹血糖水平确实有关联时得出没有关联的结论

在本章和下一章，我们只讨论减少由于随机变异导致的第一类错误和第二类错误（也称为随机误差）的方法。**偏倚**（bias）也可能导致假阳性和假阴性结果，但偏倚导致的错

误通常不能称为第一类错误和第二类错误。这种错误是很麻烦的，因为它们很难识别，而且通常无法用统计学方法量化，也不能通过增加样本量避免。（见第 3，4，8 到 13 章，了解减少由于偏倚导致错误的方法。）

效应值

通过样本检测到预测变量和结局变量之间关联的可能性取决于人群中这种关联的实际强度。如果强度很大（如，空腹血糖相差 20 mg/dl），那么在样本中很容易检测到这种差异。相反，如果关联强度较小（2 mg/dl 的差异），那么就很难在样本中检测到。

不幸的是，研究者几乎不知道关联的确切大小；而研究的目标之一就是估计效应大小。相反，研究者必须选择他希望在样本中能够检测到的人群关联强度。这个量即为**效应值**（effect size）。选择恰当的效应值是样本量计划过程中最困难的一步[4]。研究者应该尽力从相关领域的前期研究中获取数据，对可能的效应值进行合理的估计。或者，可以从自身观点出发，选择具有临床意义的最小效应值（如，空腹血糖水平降低 10 mg/dl）。

当然，从公共卫生的角度来讲，空腹血糖即使降低 2 或 3 mg/dl 也很重要，特别是这个目标容易实现。*效应值的选择总是很武断，可行性的考虑常常是首要的*。实际上，当可获得或可负担的参与者数量有限时，研究者必须根据他能获得的参与者数量重新确定预期能观察到的效应值（第 6 章）。

许多研究有几个效应值，因为它们测量多个不同的预测变量和结局变量。在设计一项研究时，应该基于最重要假设的期望效应值确定样本量；然后，估计其他假设相关的效应值。如果有同等重要的几个假设，研究样本量应该基于假设中所需要的最多的样本。

α、β 和效能

研究完成后，研究者使用统计学检验试图拒绝无效假设并接受备择假设，正如检察官试图说服陪审团拒绝无罪而宣判有罪一样。根据无效假设在目标人群中是正确还是错误，并且假设研究不存在偏倚，有 4 种可能的情况（表 5.2）。其中两种情况，样本发现与人群真实情况一致，即研究者的推断是正确的。另外两种情况，无论发生了第一类错误还是第二类错误，推断将是不正确的。

表 5.2 人群的真实情况和研究样本的结果：4 种可能

研究样本的结果	人群的真实情况	
	预测变量与结局变量 存在关联	预测变量与结局变量 不存在关联
拒绝无效假设	正确	第一类错误
不拒绝无效假设	第二类错误	正确

研究者在研究前事先设定了仅根据偶然性能够接受的犯第一类错误和第二类错误的容忍度。偶然犯第一类错误的最大概率为 α（即拒绝了实际正确的无效假设），也称为**统计学**

显著性水平（level of statistical significant）。

例如，如果一项旨在观察运动对空腹血糖水平影响的研究，设定 α 为 0.05，那么研究者就设定了在无效假设正确的前提下，错误地拒绝无效假设的最大概率是 5%（推断运动与空腹血糖水平存在关联，而事实上没有关联）。这是研究者在研究完成后应用统计学检验和分析数据时愿意接受的合理怀疑水平。

犯第二类错误的概率为 β（没有拒绝实际错误的无效假设）。$1-\beta$ 的值称为效能（power），即人群的真实效应等于（或大于）特定效应值时，正确拒绝无效假设的概率。

如果 β 值设为 0.10，那么表示研究者决定愿意接受 10% 的可能性漏掉实际存在的有特定效应值的关联。这代表着 0.90 的效能；也就是说，90% 的机会能够正确拒绝无效假设。例如，假设运动确实导致女性糖尿病患者总体的空腹血糖水平平均降低 20 mg/dl。如果研究者在相同的 90% 的效能下多次重复研究，我们可以预计在 10 次研究中应该有 9 次研究，能够在特定的 α 水平下（0.05）正确地拒绝无效假设，并推断运动与空腹血糖水平存在关联。这并不意味着研究者将无法检测到总体中相对较小的效应值；如减少 15 mg/dl；仅仅意味着这样做的可能性低于 90%。

理想情况下，应设 α 和 β 接近于 0，以减少假阳性和假阴性结果的发生概率。但是减少假阳性和假阴性需要增加样本量或使用第 6 章提到的其他策略。样本量计划旨在选择足够数量的参与者以保证 α 和 β 在可接受的低水平，同时不增加不必要的研究费用和困难。

许多研究将 α 设为 0.05，将 β 设为 0.20（即效能是 0.80）。这些均是人为设定的值，有时也用到其他值：α 的常规范围为 0.01~0.10，β 的范围在 0.05~0.20 之间。通常情况下，当避免第一类错误（假阳性）对研究问题特别重要时，研究者应该用较低的 α 值——例如，检验具有潜在危险的药物疗效。当避免第二类错误（假阴性）对研究问题特别重要时，研究者应该用较低的 β 值（和较小的效应值）——例如，向公众保证居住在有毒废弃物垃圾场附近是安全的。最后，一项相对容易进行的研究——对参与者没有任何风险或不便（如因为数据已收集完成）——可能是合理的，即使其效能明显低于 0.80。

备择假设的单侧与双侧检验

备择假设可以是单侧或双侧的。**单侧备择假设**（one-sided alternative hypothesis）明确了预测变量和结局变量之间的关联方向。饮用井水增加患消化性溃疡的风险的假设就是一个单侧假设。**双侧备择假设**（two-sided alternative hypothesis）仅说明存在关联，并没有指定方向。例如，与饮用其他类型水相比，饮用井水与消化性溃疡的发病风险有关联——可能增高或降低。

在某些特定的情况下，单侧假设可能更适合，例如只有单方向的关联才具有临床重要性和生物学意义时。单侧假设的一个例子，即某种新降压药比安慰剂更可能引起皮疹；药物比安慰剂引起更少的皮疹通常是不值得检验的（但是，如果药物有抗炎作用时，就另当别论！）。在研究者仅对备择假设的某一方面感兴趣的罕见情况下，例如，旨在确定一种新的抗生素是否不低于目前使用的抗生素的非劣效试验（见第 12 章），可以按单侧检验估计样本量。然而，不应该仅仅为了减少样本量而使用单侧假设检验。

要牢记：研究假设（通常是单侧的）与备择假设（样本量计划时使用，大多数情况下是双侧的）之间的差异是非常重要的。例如，假定研究假设是童年期抗生素的反复使用与炎性肠病的发病风险增加有关联。这个假设明确了预期效应的方向，因此是单侧的。在估计样本量时为什么要使用双侧备择假设呢？因为大多数情况下，备择假设的双侧（如风险增加或降低）都是有意义的，无论研究结果是哪个方向，研究者都想发表其研究结果。统计学的严谨需要研究者在数据分析前选择单侧或双侧备择假设，为了降低 P 值而从双侧备择假设转换为单侧备择假设是不正确的（见后）。此外——这可能是研究者们更常使用双侧备择假设的真正原因——大多数基金和论文评阅者期望双侧假设，如果没有非常有力的理由，他们会对单侧假设持批评态度。

P 值——及其局限性

现在是回到无效假设的时候了，它的目的最终将变得清晰。无效假设只有一个功能：扮演稻草人的角色。人们假定无效假设是正确的，是为了通过统计学检验证实它是错误的，从而拒绝无效假设。在数据分析时，用统计学检验确定 **P 值**（P value），它是一个能看得见的概率——仅考虑偶然性——如果无效假设确实正确，在研究中可以看到相同大小或更大效应[1] 的概率。

关键是要认识到如果无效假设成立，即在人群中确实没有差异，那么偶然性是导致在样本中发现差异的唯一原因（解决偏倚的方法将在第 10 章中讨论）。

如果 P 值很小，那么可以拒绝没有差异的无效假设，而接受备择假设，即存在差异。"小"的意思是指 P 值小于 α，即事先设定的统计学显著性水平。但是，"没有统计学意义的结果（non-significant result）"——即，P 值大于 α，并不意味着总体没有关联；仅仅意味着在样本中观察到的结果的发生概率小于偶然发生的概率。例如 P 值为 0.56，表示如果总体中没有关联，则与研究中所观察到的关联程度相似的关联，有一半以上是由于偶然发生的。

当使用双侧统计学检验时，P 值包括在每一个方向上发生第一类错误的概率（例如，错误地得出风险较大或风险较小的结论），这时的概率是单侧统计学检验时的两倍。例如单侧 P 值是 0.05，通常与双侧 P 值 0.10 相同（由于一些统计学检验是不对称的，所以我们才说"通常情况下"）。

举例来说，假设研究者发现参加校际体育运动的女性，在以后的生活中，接受全髋关节置换的可能性是不参加体育运动的女性的两倍，但是——也许是因为参与研究的人数不多——这种明显效应，其 P 值"只有"0.08。这意味着即使在人群中体育运动和髋关节置换没有关联，由于偶然性，研究者也可能有 8％的概率发现这种关联。如果研究者将统计学显著性水平设为双侧 α＝0.05，他有可能基于样本将得出关联"没有统计学意义"的结论。研究者可能试图改变她们的想法，调整到单侧 P 值，报告"P＝0.04"的结果。但更

---

[1]　为了可读性，我们牺牲了一些统计学的纯粹性。P 值是通过计算无效假设下，已知分布的检验统计量（如 t 检验）的值来计算的。P 值是在无效假设为真的情况下，获得该检验统计量，至少与研究中获得的值一样极端的概率。因为一项研究有时可以计算多个检验统计量，所以观察到的效应量可能有多个可能的 P 值。因此，提前指定用于避免出现"P 值操纵"（P-hacking）的统计检验是很重要的；P 值操纵指尝试对数据采用几种统计方法分析，以找到一种能产生预期结果的方法。

好的选择是报告研究结果的 95% 置信区间，并给出结论"这些结果，虽然提示存在关联，但没有统计学意义（$P=0.08$）。"这种做法保留了原始的双侧假设检验设计的完整性，也承认了统计学意义不是全或无的情况。

可以肯定的是，一些流行病学家和统计学家反对在设计一项研究时，为确定 P 值是否具有统计学意义，而设定武断的标准[2-3]。但是，提出的替代方案[4]，比如根据一项研究能提供信息的成本和价值考虑样本量，这依赖于提出的假设，并且在研究设计时还不是很有用，尤其对于获得资助前必须经过同行评议的研究。至少就目前而言，我们在本章和下一章中概述的方法，仍然是临床研究的标准，并为更先进的方法提供了良好的基础。

也就是说，研究者不应该只报告一个"$P<0.05$ 有统计学意义"的结果，更重要的是，预测因素和结局变量之间关联的大小，以及如何精确地估计这种关联，通常用置信区间表示[5]。

统计学检验类型

样本量计算公式基于数学假设，每一个统计学检验所用的数学假设都不同。在计算样本量之前，研究者必须决定分析数据的统计学方法。选择何种统计学方法主要取决于研究的预测变量和结局变量类型。表 6.1 列出了数据分析中常用的统计学方法，并且第 6 章将针对采用不同统计学方法的研究提供相应的样本量估算方法。

■ 补充要点

变异（Variability）

不仅效应值的大小是重要的，效应值的**变异**（variability）也非常重要。统计学检验取决于比较组间能显现出来的差异。参与者之间结局变量的变异越大（分布越分散），各组间的测量值就越容易重叠，从而越难显示出组间的总体差异。由于测量误差会造成总体变异增大，因此精确度越低的测量就需要越多的样本量[6]。

一项研究欲比较两种不同膳食（低脂和低碳水化合物）在 40 位参与者中的减重效果。如果所有摄入低脂膳食者体重减轻约 3 kg，而低碳水化合物摄入者体重几乎没有下降（效应值为 3 kg），那么低脂膳食可能真的优于低碳水化合物（图 5.1A）。另一种情况，如果低脂膳食组平均体重减轻 3 kg，而低碳水化合物组平均减轻 0 kg，但是在两组间有大量的重叠数据（图 5.1B），那么变异越大，就越难检测到两组之间的差异，所需样本量也就越大。

当估算样本量所用到的变量是连续变量时（如图 5.1 中的体重变化），研究者需要估算该变量的变异程度（详见第 6 章 t 检验部分）。在通常情况下，代入样本量计算公式和表格的其他参数已包含了变异，因此不需要特别说明。

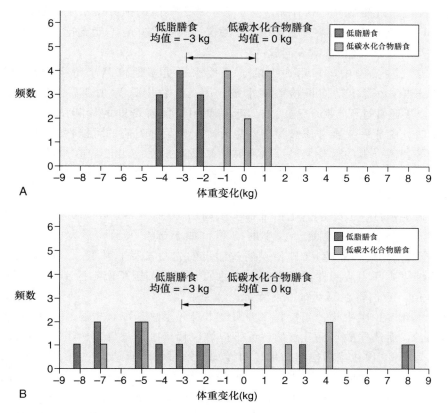

图 5.1　**A**：两种膳食实现的体重降低。所有低脂膳食的参与者体重减轻 2～4 kg，而低碳水化合物膳食参与者的体重变化为 −1～+1 kg。由于两组间没有重叠，所以可以合理地推断低脂膳食的减重效果优于低碳水化合物膳食（经两样本配对 t 检验验证，P 值小于 0.0001）。**B**：两种膳食实现的体重降低。两组间的体重变化存在大量重叠。虽然效应值与 A 图所示相同（3 kg），但几乎没有证据能证明一种膳食的减重效果优于另一种（经两样本配对 t 检验验证，$P=0.19$）。

多重假设和事后假设

　　当一个研究涉及多个假设时，仅凭偶然性至少出现一个具有统计学意义结果的可能性将增加。例如，如果在 $\alpha=0.05$ 水平下，完成 20 次独立的假设检验，至少有一个假设由于偶然性而具有统计学意义的可能性是确实存在的 [64%；$(1-0.95^{20})$]。一些统计学家主张在一项研究中要进行多次假设检验时，应对显著性水平进行调整。从而在所有的发现都是偶然发生的前提下，将接受任一项备择假设的概率保持在特定水平以下。例如，旨在探索成千上万个基因型与疾病关联的基因组学研究，需要采用 α 远小于 0.05 的显著性水平，否则将面临许多假阳性关联的风险。

　　有种方法是以意大利数学家 Bonferroni 的名字命名的——**Bonferroni 校正**（Bonferroni correction），这种方法将显著性水平（即 0.05）除以假设检验的次数。例如，如果有 4 个假设，每一个假设的显著性水平 $\alpha=0.0125$（即 $0.05\div4$）。这种方法会明显增加以 $\alpha=0.05$ 为显著性水平时所需的样本量。因此，对于任何特定假设，Bonferroni 校正是以增加第二类错误的风险或需要更大样本量为代价，从而降低第一类错误的可能性。如果经

Bonferroni 校正后研究结果仍然有统计学意义，那么效能的损失就不是问题。但是，如果在 Bonferroni 校正后研究结果失去了统计学意义，可能意味着不能支持人群中实际存在的关联（第二类错误），这是非常有问题的。

　　特别是在这些案例中，采用多大的显著性水平更多地依赖于每个假设的**先验概率**（prior probability）而不是假设检验的个数。因此，我们认为在多重假设检验时，使用 Bonferroni 校正通常过于严格。这就类似于是使用可能有帮助的诊断试验[7-8]。在解释诊断试验结果时，临床医生会考虑被检测的患者确实患某种疾病的可能性。例如，在健康人中即使是中等程度异常的检验结果（血清碱性磷酸酶水平高出正常值上限 15％），也有可能是没有太多临床意义的假阳性结果。同样地，对于一个不可能的假设，即使 P 值为 0.05，也可能是假阳性结果。

　　但是，血清碱性磷酸酶水平比正常值上限高出 10、20 倍，不太可能是偶然现象（尽管有可能是实验室错误）。因此，太小的 P 值（如小于 0.001），不大可能是偶然发生的（尽管可能是由于偏倚导致的）。即使疾病或假设的先验概率非常低[1]，也很难将一个非常异常的检验结果判断为假阳性，或将非常小的 P 值仅仅归因于偶然性。然而偏倚可以解释非常小的 P 值，我们将在第 9 章中继续讨论这一主题。

　　再者，预计多少次检验，或检验多少假设本身并不总是那么重要。对于一位关节疼痛和肿胀的患者，血清尿酸水平升高的解释不应该依赖于医生是仅预约了一项化验（尿酸水平）还是拿到了 20 项化验的检测结果。同样，当针对一个有意义的研究假设的 P 值进行解释时，与研究者要检验几种不太可能的假设并无关系。最重要的是研究假设的合理性，即研究假设确实有很大的**先验概率**［prior probability，在**贝叶斯**（Bayesian）方法里，通常是基于其他来源的证据做出的主观评判］是正确的。在研究设计过程中形成的研究假设通常满足这个要求，否则研究者为什么要投入时间和精力设计并实施这项研究呢？

　　在研究结果的收集和分析过程中，如果出现了意料之外的关联会怎么样呢？这个过程有时被称为假设产生（hypothesis generation），或者不太恰当地称为"数据挖掘"，或是"钓鱼式探索"。在数据分析阶段进行很多非正式的比较其实是一种多重假设检验形式。在数据分析过程中重新定义变量或用亚组的方式表达结果时，也会产生类似的问题。在研究设计阶段没有考虑，但基于数据产生的假设，即使 P 值有统计学意义，大部分情况是由于偶然性造成的。我们对此应该持怀疑态度，考虑在未来研究中将其作为潜在研究问题的来源。在任何情况下，研究者都不应声称或暗示在研究设计时构想了事后假设。

　　研究者有时并不能事先明确一个特定的假设，尽管该假设在数据分析时似乎是合理的。这是有可能发生的，例如，研究者在研究进行时发现了一个新的危险因素，或者在研究设计过程中碰巧没有想到某个特定的假设。是否在研究开始前形成研究假设并不那么重要，但是，是否能基于其他证据获得研究假设为真的合理的先验概率才是最重要的[7-8]。这样的假设应该被贴上事后的标签。

　　在数据分析过程中，人们常常试图编造一个假设，以符合一个不太可能出现的结果，但这样做几乎没有统计学上的严谨性。事实上，正如物理学家理查德·费曼（Richard Feynman）所指出的，几乎任何观察结果在事后看来都是值得关注的："你知道，今晚发生在我身上最令人惊奇的事情……我看到了一辆牌照为 ARW 357 的汽车。你能想象吗？

　　1　在一些遗传学研究中是例外，会检验数百万甚至上亿的关联。

在这个州数百万的车牌中，我今晚能看到那个特别的车牌的机会有多大？"[9]

然而计划研究时，提出多个研究假设也有一些好处。采用多个不相关假设（multiple unrelated hypothesis）可以提高研究效率，可能通过一个研究回答多个问题，并发现总体中存在多种真实关联。例如，一项关于膳食预测因素（如红肉摄入量）对结直肠癌风险影响的队列研究，可能也会考虑心血管结局，前提是可以很容易地收集到其他数据。

构建几个相关的假设也是一个不错的主意；如果研究结果是一致的，可以得到更有力的研究结论。例如，针对心衰患者的研究发现，使用血管紧张素转换酶抑制剂有益于减少入院率和心血管死亡率和总死亡率。如果只对其中一个假设进行检验，基于这些研究的推论将更有限。即便如此，检验几个相关和重述的假设，也会引入另一个问题。假如在研究结束后对这些相关的并且预先陈述的假设进行检验，只有一个是有统计学意义的，而其他假设都不具有统计学意义。那么研究者必须决定（并尽量说服编辑和读者相信），有意义的结果，无意义的结果，或这一系列结果都是正确的。

主要假设和次要假设

有些研究，特别是大型随机对照试验，会将一些假设定义为**次要假设**（secondary hypothesis）。这通常发生在研究已经设计了一个**主要假设**（primary hypothesis），但研究者还对其他一些相对不太重要的研究问题感兴趣的情况下。例如，一项锌补充剂试验的主要结局可能是因上呼吸道感染入院或急诊就诊情况，次要结局是自我报告的误工或休学的天数。如果研究是为了通过药物审批，应选择对监管机构意义重大的结局作为主要结局。当检验假设时，提前建立次要假设确实可以增加结果的可信度，但是次要假设越多，每个假设的可信度就越低。

特别是对临床试验而言，一个好的准则是事先确定尽可能多的有意义的假设，但仅指定其中的一个作为主要假设，对这个假设的统计学检验不需要争论是否需要对多重假设检验进行调整。更重要的是，设定一个主要假设有助于将研究聚焦于主要目的，并且为样本量计算提供明确的基础。

■ 小结

1. **样本量计划**（sample size planning）在分析性和描述性研究中均是重要的部分。应该在研究设计早期估计样本量，以便能够及时进行适当修正。

2. 为了后续的统计学检验（statistical tests），分析性研究与实验研究需要有一个明确的假设（hypothesis），预先说明主要预测变量与结局变量之间的关联。单纯的描述性研究，没有设计比较时，不需要假设。

3. 好的假设应该明确（specific）如何进行抽样以及测量变量，简单（simple）（只有一个预测变量和一个结局变量），并且是预先构建（formulated in advance）的。

4. **无效假设**（null hypothesis）假设预测变量与结局变量之间不存在关联，是统计学显著性检验的基础。**备择假设**（alternative hypothesis）则假设两个变量之间存在关联。统计学检验试图通过拒绝没有关联的无效假设，从而接受存在关联的备择假设。

5. 备择假设可以是单侧（one-side）（只检验一个方向的关联）或双侧（two-side）

（检测两个方向的关联）。单侧假设只在特殊情况下使用，即只有一个方向的关联有临床或生物学意义。

6. 对于分析性研究和实验研究，样本量估计是在指定的第一类错误（type Ⅰ error）（假阳性）和第二类错误（type Ⅱ error）（假阴性）概率下，基于预期效应值（effect size）和变异（variability）观察到某种关联所需要的参与者数量。第一类错误发生的最大可能性为 α，第二类错误发生的最大可能性为 β，（$1-\beta$）称为效能（power），即如果人群中实际存在关联，基于预期效应值或大于预期效应值可以在样本中观察到关联的可能性。

7. 研究者通常希望预先设定一个以上的假设，但应该明确一个主要假设（primary hypothesis）作为核心并以此估计样本量。在解释对样本进行多重假设（multiple hypothesis）检验获得的结果，包括从数据中获得的意外发现时，应基于对它们可以反映人群中的真实现象的先验概率（prior probability）进行判断。

参考文献

1. Van Walraven C, Mahon JL, Moher D, et al. Surveying physicians to determine the minimal important difference: implications for sample-size calculation. *J Clin Epidemiol*. 1999;52:717-723.
2. Goodman SN. Toward evidence-based medical statistics. 1: the *P* value fallacy. *Ann Intern Med*. 1999;130:995-1004.
3. Goodman SN. Toward evidence-based medical statistics. 2: the Bayes factor. *Ann Intern Med*. 1999;130:1005-1013.
4. Bacchetti P. Current sample size conventions: flaws, harms, and alternatives. *BMC Med*. 2010;8:17.
5. Daly LE. Confidence limits made easy: interval estimation using a substitution method. *Am J Epidemiol*. 1998;147:783-790.
6. McKeown-Eyssen GE, Tibshirani R. Implications of measurement error in exposure for the sample sizes of case-control studies. *Am J Epidemiol*. 1994;139:415-421.
7. Browner WS, Newman TB. Are all significant P values created equal? The analogy between diagnostic tests and clinical research. *JAMA*. 1987;257:2459-2463.
8. Newman TB, Kohn, MA. *Evidence-Based Diagnosis: an Introduction to Clinical Epidemiology*. 2nd ed. Cambridge University Press; 2020: 285-289.
9. Feynman R, Leighton R, Sands M. *Six Easy Pieces: Essentials of Physics Explained by Its Most Brilliant Teacher*. Basic Books; 2011.

附录 5A
第 5 章练习题
准备估计样本量：假设和基本原则

1. 对加粗的概念进行定义。

一位研究者有兴趣设计一项具有足够**样本量**的研究，以确定体重指数是否与 $50 \sim 75$ 岁女性的胃癌有关。他计划进行一项病例对照研究，病例和对照的数量相等。**无效假设**是胃癌病例组和对照组之间的平均体重指数没有差异，他选择了一个双侧的**备择假设**。他希望在**统计学显著性水平**（α）为 0.05 的情况下，能够检测出病例组和对照组之间 $1 \ \mathrm{kg/m^2}$ 的体重指数差异的**效应值**，其**效能**为 0.80。对文献综述显示，女性体重指数的变异为 $2.5 \ \mathrm{kg/m^2}$ 的标准差。

2. 以下哪个例子可能是第一类错误？或是第二类错误？或都不是？

a. 一项随机对照试验发现，用一种新的镇痛药物治疗的参与者在研究期间的疼痛评分的平均下降幅度，比用安慰剂治疗的参与者大（$P=0.03$）。

b. 一项为期 10 年的研究报告指出，110 名吸烟者的肺癌发病率并不比 294 名非吸烟者高（$P=0.31$）。

c. 一位研究者下结论："本研究首次发现饮酒会降低 50 岁以下男性的糖尿病风险（$P<0.05$）"。

第 6 章

估计样本量：应用与实例

Warren S. Browner，Thomas B. Newman，Mark J. Pletcher

彭亚光　唐　迅　彭晓霞　译

第 5 章介绍了估计样本量的基本原则。本章将介绍几个使用这些原则的"菜单式"方法。第一部分涉及分析性研究或实验研究的样本量估计（sample size estimates for an analytic study or experiment），包括适用于这些研究的一些特殊问题，如多变量分析。第二部分主要考虑描述性（descriptive）研究。随后的部分涉及有固定或预设样本量（fixed or preset sample size）的研究，使研究效能最大化（maximizing the power）的策略，以及当信息不足（insufficient information）时如何估计样本量。本章最后介绍如何避免常见错误。本章附录包括了估计样本量的几种基本方法的查询表。

我们总是教初期研究者自己估计样本量。你可以使用本章中的表格、统计软件或专用工具，如 www. sample-size. net［加州大学旧金山分校（UCSF）临床研究培训项目开发］。即使你的研究设计需要采用比本章所述的更复杂的统计方法，或者计划向需要生物统计学支持的机构提交一份研究方案，在咨询生物统计学家之前，估计一个粗略的样本量是值得的。大多数时候，你会惊喜地发现，你的估计是多么接近！

■ 分析性研究与实验研究的样本量估算方法

在分析性研究或实验研究中，样本量估算的步骤有些差别，但通常都遵循以下步骤：

1. 阐述**无效假设**（null hypothesis）并定义单侧或双侧**备择假设**（alternative hypothesis）。

2. 根据这些假设中预测变量和结局变量的类型，从表 6.1 中选择恰当的**统计检验**（statistical test）方法。

3. 选择一个合理的**效应值**（effect size）［如有必要，估计测量的变异（variability）］。

4. 设定 α 和 β。除非明确说明备择假设是单侧的，否则一律设定双侧 α。

5. 使用附录中合适的表格、在线计算器或统计软件包估算样本量。

即使不能确定一个或几个要素的准确值，在研究设计阶段尽早估计样本量仍然十分重要。等到最后一分钟才准备样本量可能会让你追悔莫及：因为有必要重新考虑其中任何一个要素时，意味着要重新设计整个研究。这就是为什么本书尽早介绍该部分的原因。

不是所有的分析性研究都恰好适用于下面描述的 3 种主要样本量计算方法。极少数特殊情况将在"其他注意事项和特殊问题"部分讨论。

表 6.1　用于估算样本量的简单统计检验方法 *

预测变量	结局变量	
	二分类变量	连续变量
二分类变量	卡方检验[1]	t 检验
连续变量	t 检验	相关系数

* 参见"其他注意事项和特殊问题"，了解如何处理分类（名义或有序）变量，或如果计划用其他类型的统计检验分析数据。

[1] 卡方检验通常是双侧的，单侧的相当于 Z 统计量。

t 检验

t 检验（t test，有时称"Student t 检验"，是以提出 t 检验的学者笔名命名的）通常用于判断一组连续变量的均值是否与另一组均值的差异有统计学意义。尽管 t 检验假设两组中每个变量的分布均近似正态（钟形）曲线，但 t 检验可以用来估计大多数连续变量的样本量，除非参与者人数较少（小于 30～40）或存在极端异常值。

t 检验通常用于队列研究或实验研究中连续结局变量的比较。例如，它可以用来比较接受两种不同抗抑郁药治疗的母亲所生婴儿的出生体重。然而，当在病例对照研究中有一个连续的预测变量时，也可以用 t 检验；在这种情况下，t 检验用于比较病例组与对照组之间的预测变量的均值。

为了估计一项研究的样本量，使用 t 检验比较连续结局变量的均值（见例 6.1a 和 6.1b），研究者必须：

1. 阐述无效假设并定义备择假设是单侧或双侧。

2. 估计效应值（E），即研究组间连续变量的均值差异。

3. 用标准差（S）估计连续变量的变异。

4. 计算标准化效应值（E/S），即效应值除以标准差。

5. 设定 α 和 β。

例 6.1a　队列研究中使用 t 检验时的样本量估计

问题：研究问题是在单独使用沙丁胺醇的基础上增加异丙托溴铵是否可以改善控制哮喘发作。研究者计划开展一项随机对照试验比较药物治疗 2 周后对第 1 秒用力呼气容积（FEV_1）的影响。已有研究报告经沙丁胺醇治疗的哮喘患者 FEV_1 均值为 2.0 L，标准差为 0.5 L。研究者预期观察到两个治疗组间 FEV_1 均值差异在 10％或以上。在 α（双侧）＝0.05，效能＝0.80 时，每组（沙丁胺醇与异丙托溴铵联用与单用沙丁胺醇）需要多少患者？

解决方案：样本量估算的要素如下：

无效假设：治疗 2 周后单独使用沙丁胺醇治疗的哮喘患者与接受沙丁胺醇加异丙托溴铵治疗的哮喘患者的平均 FEV_1 相同。

　　备择假设（双侧）：治疗 2 周后单独使用沙丁胺醇治疗的哮喘患者与接受沙丁胺醇加异丙托溴铵治疗的哮喘患者的平均 FEV_1 不同。

　　单用阿布特罗的平均 FEV_1 为 2.0 L，沙丁胺醇加异丙托溴铵的平均 FEV_1 为 2.2 L，效应值＝0.2 L（2.2 L－2.0 L＝2.0 L×10%）

　　FEV_1 标准差＝0.5 L

　　标准化效应值＝效应值÷标准差＝0.2 L÷0.5 L＝0.40

　　α（双侧）＝0.05，β＝1－0.80＝0.20（β＝1－效能）

　　查表 6A，从最左侧找到标准化效应值 0.40 所对应的行，以及 α（双侧）＝0.05、β＝0.20 所对应的列，可见*每组需要 100 例患者*。这是完成实验所需要的每组病例数；考虑到脱落，需要纳入更多的患者。如果这个样本量缺乏可行性，研究者应该重新考虑研究设计，或者勉强接受能观察到的更大效应值。关于潜在的解决方案，请参见配对 t 检验部分（例 6.8）。

例 6.1b　病例对照研究中使用 t 检验时的样本量估计

问题：研究问题是血浆双氢睾酮水平是否与精原细胞瘤（睾丸癌的一种）的发生风险相关。研究者计划开展一项病例对照研究，比较精原细胞瘤新发病例与来自同一社区对照组的双氢睾酮水平。男性平均双氢睾酮水平约为 1.5 nmol/L，标准差为 0.5 nmol/L（由于精原细胞瘤很罕见，可以假设这些数值也适用于对照组）。研究者希望能够检验出病例和对照之间，平均水平的 20% 或更多的差异。在 α（双侧）＝0.05 和统计学效能＝0.80 时，每组需要多少参与者？

　　解决方案：样本量估算的要素如下：

　　无效假设：精原细胞瘤患者的血清双氢睾酮平均水平与对照组相同。

　　备择假设（双侧）：精原细胞瘤患者的血清双氢睾酮平均水平与对照组不同。

　　对照组血清双氢睾酮平均水平为 1.5 nmol/L，病例血清双氢睾酮平均水平为 1.8 nmol/L，效应值＝0.3 nmol/L（＝1.8－1.5＝1.5×20%）

　　双氢睾酮水平的标准差＝0.5 nmol/L

　　标准化效应值＝效应值÷标准差＝0.3÷0.5＝0.60

　　α（双侧）＝0.05，β＝1－0.80＝0.20（β＝1－效能）

　　查表 6A，从最左侧找到标准化效应值 0.60 所对应的行，以及 α（双侧）＝0.05、β＝0.20 所对应的列，需要 45 个病例和 45 个对照。

　　正如第 5 章所讨论的，选择效应值可能会遇到困难。当使用 t 检验时，样本量估计（连同 α 和 β）只需要一个值：标准化效应值（standardized effect size）。然而，这一无量纲的数字在一定程度上会脱离临床实际。为了选择具有临床意义的标准化效应值，通常建议首先确定被比较两组中变量的预期平均值，然后确定这些平均值之间的差异（效应值），最后用该差异除以变量的标准差。尽管并不需要确定每组均值——只需要组间差异——但这也为估算过程奠定基础。

一个变量的标准差反映了真实的人群变异和测量误差的组合，它是至关重要的：标准差越大，对于给定的效应值，样本量必须越大。通常情况下，标准差可以通过之前的文献研究或咨询专家来估计。但有时研究者无法获得关于一个变量标准差的任何有意义的信息，例如，因为他使用了新的问卷或工具（参见"当信息不足时如何估算样本量"部分）。

采用连续测量的变化（如研究期间体重的变化）作为结局变量通常是有用的。这是因为变量变化值的标准差一般比变量本身的标准差小；因此，样本量也将更小。如本章后面的"使用配对测量"（第 82 页）和例 6.8 所讨论的那样。

一旦研究者选择了 α、β 和标准化效应值，就可以估计样本量。为此，建议使用 www. sample-size. net 或其他基于网络的工具或统计软件包，但如果你有相同大小的组，也可以使用类似于表 6A 的查询表。使用表 6A，查看其最左边一列的标准化效应值。接下来，读取整个表的 α、β 所选择的值，以确定每组所需的样本量。浏览表 6A 和附录中的其他查询表，可以使你了解参数的选择如何影响样本量。

当研究对象超过 30 人，效能设为 0.80（$\beta=0.20$）并且 α 值（双侧）为 0.05 时，用 t 检验估算样本量有一个方便的捷径（shortcut）。公式为：

$$样本量（每组样本量相等）=16 \div （标准化效应值）^2$$

在例 6.1 中，样本量的简便估算为：$16 \div 0.4^2 = 100$，即每组需要 100 名患者。与从查询表或使用在线计算器获得的结果相同。

卡方检验

卡方（χ^2）检验（Chi-squared test）可用于比较两组研究对象的二分类结局（或预测）变量的构成比。卡方检验通常是双侧的；单侧假设检验等同于单侧 Z 检验（one-sided Z test）。

在队列研究、横断面研究或实验研究中，效应值常常定义为 P_0（一组人群中发生期望结局的研究对象所占构成比，即结局的风险）与 P_1（另一组人群中期望发生结局的研究对象所占构成比）之间的差异。例如，采用队列研究比较接触除草剂对患非霍奇金淋巴瘤风险的影响，P_0 是未接触除草剂者患非霍奇金淋巴瘤的比例，P_1 是接触除草剂者患非霍奇金淋巴瘤的比例。变异是 P_0 和 P_1 的一个函数，因此不需要单独说明。

病例对照研究略有不同：效应值是由病例组预期发生暴露的比例（P_1）和对照组预期发生暴露的比例（P_0）之间的差异确定的。例如，采用病例对照研究探索素食主义是否能预防结肠癌，P_1 表示结肠癌病例组中素食者的比例，P_0 表示对照组中素食者的比例。同样，变异是 P_0 和 P_1 的一个函数，因此不需要具体说明。

这类研究一般使用卡方检验或 Z 检验来比较两个比例进行分析（例 6.2a 和 6.2b），估计样本量时，研究者必须：

1. 阐述无效假设，决定备择假设是单侧还是双侧。

2. 以两组中被比较的比例 P_0 和 P_1 估计效应值（及其变异）。

3. 设定 α 和 β。

例 6.2a   队列研究中使用卡方检验时的样本量估计

问题：研究问题是练习太极的人群患背痛的风险是否低于慢跑锻炼的人。文献综述发现，慢跑锻炼者两年发生背痛的风险为 30%。研究者希望观察到太极至少将其发生的绝对风险降低 10%。在 α（双侧）＝0.05，效能＝0.80 时，需要多少研究参与者能确定练习太极者两年背痛发病率是否为 20%（或更低）？

解决方案：样本量计算要素如下：

无效假设：练习太极与慢跑锻炼者的背痛发病率相同。

备择假设（双侧）：练习太极与慢跑锻炼者的背痛发病率不同。

P_1（慢跑锻炼者发病率）＝0.30；P_0（太极练习者发病率）＝0.20。效应值为 $(P_0-P_1)=0.10$（＝｜0.30－0.20｜）。

α（双侧）＝0.05，$\beta=1-0.80=0.20$。

查表 6B.1，从左侧一列找到 0.20 所在行，再找到对应的效应值为 0.10 的列，α（双侧）＝0.05，$\beta=0.20$ 时所在中间的数值即为所需样本量，即完成研究需要每组313人。

例 6.2b   病例对照研究中使用卡方检验时的样本量估计

问题：研究问题是在孕晚期吃寿司是否与前置胎盘（一种罕见的结局）的风险相关。研究者希望在病例和对照数量相等的情况下，α（双侧）＝0.05 和统计学效能＝0.80 时，能够检验到 2.5 或更高的比值比。根据一项在线调查估计，大约 25% 的孕妇，在孕期的最后 3 个月吃寿司。需要研究多少前置胎盘病例（以及同等数量的无并发症的孕妇作为对照）？

解决方案：样本量计算要素如下：

无效假设：前置胎盘女性在孕晚期吃寿司的比例与对照组女性相同。

备择假设（双侧）：前置胎盘女性在孕晚期吃寿司的比例与对照组女性不同。

由于结果罕见，P_0，即对照组中吃寿司的概率，与所有孕妇中吃寿司的概率几乎相同。因此，$P_0=0.25$。P_1，即前置胎盘女性吃寿司的概率，由 P_0 和比值比（使用第73页上的公式）计算。因此，$P_1=(2.5\times0.25)\div[(1-0.25)+(2.5\times0.25)]=0.45$（大约）。效应值＝0.20（＝｜0.45－0.25｜）。

α（双侧）＝0.05，$\beta=1-0.80=0.20$。

查表 6B.1，从左侧一列找到 0.25 所在行，再找到对应预期差值为 0.20 的列，α（双侧）＝0.05、$\beta=0.20$ 时所在中间的数值，即为所需样本量，即研究需要 98 个病例和 98 个对照。

附录 6B 给出了当比较的各组样本量相同时，P_0 和 P_1 的取值范围下，对应不同 α 和 β 时所需的样本量。估算样本量时，从表 6B.1 或 6B.2 中最左侧一列找到较小的 P_0 和 P_1（必要时，在表 6B.1 中四舍五入到最接近的 0.05，或在表 6B.2 中四舍五入到 0.01）。接着，横向查找 P_0 和 P_1 之间的差值。根据所选择的 α 和 β 值，表中的读数就是每组样本量相同时各组所需要的样本量。

当每组样本量不等时，附录 6B 中的查询表就不够用了，需要进行计算。例如，在例 6.2b 中，找到对照（无前置胎盘的女性）可能比找到病例（有前置胎盘的女性）容易得多。为每个病例选择多个对照可以减少所需病例数。在这种情况下，可以在 www. sample-size. net 上使用"比例-样本量"（proportional-sample size）计算器估计样本量。输入 α（0.05）和 β（0.20），然后指定第 1 组（病例）参与者占总样本量的比例（q_1），假设为 0.25（也就是病例与对照的比例为 1 : 3）。当 $P_1 = 0.45$、$P_0 = 0.25$ 时，仅需要 63 个病例和 190 个对照。虽然总样本量更大 [（63＋190）＞（98＋98）]，但招募可能更具有可行性。

使用风险比或比值比来估计 P_0 和 P_1

研究者通常用两组研究对象发生结局的**相对危险度**（relative risk）或**风险比**（risk ratio）来定义效应值。在队列研究、横断面研究或实验研究中，最直接的做法是对相对危险度和两个构成比（P_0 和 P_1）进行相互转化，因为相对危险度就是 P_1 除以 P_0 得出的。例如，假设研究者正在研究过度使用社交媒体（每天超过 5 小时）的青少年，患抑郁症的可能性是否为不经常使用社交媒体的青少年的两倍。如果认为不经常使用社交媒体的青少年抑郁发生率为 6%（$P_0 = 0.06$），那也就是说过度使用社交媒体的青少年抑郁发生率为 12%（$P_1 = 0.12$）。

对于病例对照研究，情况就有点复杂，因为风险比无法在病例对照研究中直接获得（见附录 9B），不如用 P_0（对照组暴露于预测变量的构成比）和 P_1（病例组暴露于预测变量的构成比）计算**比值比**（odds ratio，OR）近似估计：

$$OR = \frac{P_1 \times (1 - P_0)}{P_0 \times (1 - P_1)}$$

为了估计样本量，研究者必须明确比值比（OR）与 P_0，那么 P_1（病例组暴露于预测变量的构成比）为：

$$P_1 = \frac{OR \times P_0}{(1 - P_0) + (OR \times P_0)}$$

例如，在社交媒体使用和抑郁的病例对照研究中，如果研究者预期 15% 的对照（那些没有抑郁的人）会过度使用社交媒体（$P_0 = 0.15$），并且期望观察到暴露比值比（OR）为 2，则：

$$P_1 = \frac{2 \times 0.15}{(1 - 0.15) + (2 \times 0.15)} = \frac{0.3}{1.15} = 0.26$$

从总体风险中估计 P_0 和 P_1

虽然大多数研究者可以确定拟在横断面或队列研究中进行统计检验的风险比，但在暴露于预测因素（P_1）和未暴露于预测因素（P_0）的人群中，结局的风险可能并不清楚。然而，当研究者可以确定预期样本中结局的总体风险（P）时，就可以在给定下风险比（RR）的情况下，直接估计 P_1 和 P_0。

如果要比较的两组（即暴露和未暴露于预测因素的两组）样本量相等，则确定 P_0 和 P_1 的公式很简单：

$$P_0 = \frac{2 \times P}{RR+1}$$

$$P_1 = RR \times P_0$$

例如，假设正在进行一项前瞻性队列研究，目的是确定一个预测因素（如阳光暴露水平低于或等于中位数）是否会导致老年女性髋部骨折的风险增加1.5倍（因此 RR＝1.5）。预计在研究中，大约有1%的女性会在随访期间发生髋部骨折，因此 $P＝0.01$。那么 $P_0＝$（2×0.01）÷（1.5+1）＝0.008，而 $P_1＝1.5×0.008＝0.012$。快速检查下，当两组样本量相等时，P 应该等于 P_0 和 P_1 的平均值。

更常见的情况是，被比较的组样本量不等，因此公式必须包括未暴露组的样本比例，称为 q_0：

$$P_0 = \frac{P}{RR + q_0 \times (1-RR)}$$

$$P_1 = RR \times P_0$$

例如，假设预测因素（例如，光暴露的最低十分位数）出现在10%的样本中；因此，未暴露组的比例，q_0，为0.90。那么 $P_0＝0.01÷[1.5+(-0.5×0.90)]＝0.009\,52$，$P_1＝1.5×0.009\,52＝0.014\,3$。在这种情况下，$P$ 应该等于 P_0 和 P_1 的加权平均值。

相关系数

相关系数（correlation coefficient，r）在临床研究的样本量计算中并不常用，但是当预测变量和结局变量都是连续变量时可以用到。相关系数是衡量两个变量之间的线性关系的强度，取值范围为-1到+1。相关系数的绝对值越接近1，关联越强；越接近0，关联越弱。例如，在一些人群中，成人身高和体重呈高度相关，$r≈0.9$。然而，这么高的 r 值并不常见，很多生物学关联的相关系数要小得多。（r 为负值表示随着一个变量增加，另一个变量减小。如儿童的血铅水平与智力水平。）

某些临床研究领域常用相关系数，例如行为医学，但是使用相关系数估算样本量存在不足：相关系数很少有实际意义。相关系数的平方（r^2）代表一个预测变量可以解释与之存在线性关联的结局变量**变异**（variance）的比例，反之亦然。这也正是为什么如果样本量足够大时，虽然 r 值很小，如 $r≤0.3$，也可能具有统计学意义，但并没有临床意义或科学意义，因为它仅仅能解释9%（0.3^2）的变异。

对于预测变量和结局变量都是连续变量的研究，另一种方法——通常是更好的样本量估算方法，是将其中的一个变量转化为二分类变量（例如根据中位数）并使用 t 检验。这样做的优点在于可以将效应大小表示为两组之间的差异。

如果选择用相关系数估计一项研究的样本量（例6.3），研究者必须：

1. 阐明无效假设，决定备择假设是单侧还是双侧。

2. 用研究者能够观察到的相关系数的绝对值来估计效应值大小。（变异是 r 的函数，已经包含在表格中。）

3. 设置 α 和 β。

例 6.3　横断面研究中使用相关系数的样本量估计

问题：研究问题是尿中的可替宁水平（衡量当前吸烟强度的指标）是否与吸烟者的骨密度相关。前期研究发现报告的吸烟量（每日几支）与骨密度（g/cm^3）存在中等程度的相关性（$r=-0.3$）；研究者预计尿中的可替宁水平与骨密度至少也会有同样的相关性。在 α（双侧）$=0.05$、$\beta=0.10$ 的情况下，需要招募多少吸烟者？

解决方案：样本量计算的要素如下：

无效假设：吸烟者尿中的可替宁水平与骨密度没有相关性。

备择假设：吸烟者尿中的可替宁水平与骨密度存在相关性。

效应值 $(r)=|-0.3|=0.3$。

α（双侧）$=0.05$，$\beta=0.10$。

使用表 6C，从最左侧一列找到 $r=0.3$，并找到对应于 α（双侧）$=0.05$、$\beta=0.10$ 的数值，需要招募 113 名吸烟者。

在附录 6C 中，从表最左侧一列找到效应值 (r)。接下来，根据 α 和 β 选择对应横行的值，即可获得所需的总样本量。当研究者希望拒绝预测变量和结局变量之间没有关联的无效假设时（如 $r=0$），表 6C 可以得出适当的样本量。如果研究者希望确定研究中的相关系数是否不等于不为 0 的某个值（如 $r=0.4$），可以使用 www.sample-size.net 上的计算工具。

■ 其他需要考虑的特殊事项

脱落

统计分析时应纳入每一个样本；计算样本量时不计入那些不能明确结局状态的研究参与者［例如脱落（dropouts）］。如果研究者预期有的研究对象可能无法进行随访（这种情况经常发生），那么就应该估计可能丢失的研究参与者所占比例并相应增加样本量。例如，如果研究者估计 20% 的研究参与者可能失访，那么样本量应该根据系数适当增加为 ［1÷（1−0.20）］，或乘以 1.25。

分类或计数变量

回想一下，分类变量（categorical variables）可以是有序变量（不同类别具有逻辑顺序，例如无、轻度、中度或重度疼痛）或名义变量（没有顺序，例如血型）。虽然由于数学原因，用 t 检验估计有序变量的样本量可能不太恰当，但在实践中，如果类别的数量相对较多（6 个或更多），观察值在各个类别中分布均匀，并且对变量取平均值又有意义，那么有序变量可以被视为连续变量。

在其他情况下，最好的策略是稍微改变一下研究假设，将分类变量转化为二分类变量。例如，假设研究者正在研究英语口语的熟练程度（评估为几乎不会、会一点儿、可以使用、流利使用以及母语）是否与急诊科的等待时间存在关联。在这种情况下，研究者可以假设预测变量为二分类变量来估计样本量（例如，会一点儿及以下，以及可以使用及以上）。

　　类似的考虑也适用于**计数变量**（count variables）。虽然有估计样本量的正式方法[2]，但如果一个计数变量很好地分布在 6 个或更多类别中，t 检验可以用来近似估计样本量；如果分布不理想，可以将值以中位数或接近中位数进行二分类变换，然后使用卡方检验估计样本量。

生存分析

　　当研究者希望比较两组的生存时间或未出现不良事件（如癌症复发）的时间，*生存分析*（survival analysis）是比较适用的分析技术[3-4]。尽管结局变量，如晚期乳腺癌女性发生复发的月数，看上去是连续变量，但 t 检验并不适用（因为那些在研究结束时，存活且没有复发的患者没有结局数据）。类似地，研究者可能要比较两组患者的结局发生率（例如，每 100 人年的随访）。在这两种情况下，通过简单估计两组研究参与者在一定时间内发生预期结局的比例，可以用卡方检验更合理地估计样本量。

　　然而，如果在大多数人中会发生预期结局，如晚期胰腺癌研究中的死亡率，更好的策略（因为可以减少总的样本量）是以随访过程中，有大约一半研究对象发生预期结局那一时点的每组预期结局发生比例来估算样本量。例如，在一项比较晚期胰腺癌患者的无病生存期的研究中，假设标准治疗组的两年预期死亡率为 60％，而试验治疗组的两年预期死亡率为 40％，因此可以使用两年生存率作为二分类结局估算样本量。

　　当计划进行生存分析时，可以利用 www.sample-size.net 这样的工具来获得更精确的样本量估计。

整群抽样

　　一些研究设计涉及整群抽样（cluster samples），即以组为单位进行抽样（第 12 章）。例如，研究对临床医生进行持续医学教育是否可以提高其患者戒烟率。假设 20 位医生被随机分配到干预组，另外 20 位医生被分配到对照组。1 年以后，研究者计划从每一个诊所随机抽取 50 位在基线调查时吸烟的患者，评估其病历以判断有多少人已经戒烟。样本量应该是 40（诊所数量）还是 2 000（患者人数）？答案在两者之间，具体大小取决于同一诊所的患者与所有患者的相似程度（即他们戒烟的可能性）。这个数值的估算通常需要预实验的数据，除非其他研究者已经做过类似的研究。对于需要进行整群抽样的研究，有几种样本量估计的方法[5-7]，但它们具有挑战性，通常需要统计学家的帮助。

匹配

　　由于各种原因，研究者可能会选择使用匹配设计（第 10 章）。本章中提到的方法，尽管没有涉及匹配（matching）设计，但所提供的样本量估计方法是合理的，除非暴露（在匹配的病例对照研究中）或结局（在匹配的队列研究中）与匹配因素密切相关。研究者也可以使用标准的方法[8]，或统计软件进行更精确的估计，但需要确定在匹配的对子中暴露或结局之间的相关性。

多变量调整和其他特殊的统计分析

当设计一项观察性研究时，研究者需要决定一个或多个**混杂因素**（confounders）（第 10 章），并计划在分析结果时使用统计方法**调整**（adjustment）混杂因素。当主要研究假设包含这些调整时，样本量估算需要考虑这一点。

调整混杂变量的分析方法通常会增加样本量需求[9-10]。增加的程度取决于以下几个方面，包括混杂因素的发生率，预测变量与混杂因素之间的关联强度，以及混杂因素与结局变量之间的关联强度。这些影响十分复杂，需要具体问题具体分析。

统计学家提出了**多变量调整**（multivariable adjustment）方法，例如线性回归和 logistic 回归（logistic regression），这些方法允许研究者调整混杂变量。其中一种被广泛应用的统计方法是 **Cox 比例风险**（Cox proportional hazards）分析，这种方法能够对混杂因素和不同的随访时间进行调整，以估计风险比（hazard ratio）作为关联的度量。如果要使用以上这些方法进行数据分析，就需要相应的方法估算样本量[3,11-14]。对于其他研究设计，也有相应的样本量估算方法，例如研究潜在的遗传危险因素或候选基因[15-17]、经济学研究[18-20]、剂量-反应研究[21]，或涉及两组以上的研究[22]。再次重申，对这些更复杂的方法，互联网是有用的资源。

选用一种更简单的分析方法（例如卡方检验或 t 检验）会使样本量估计过程变得更容易，至少对初期研究者来说是这样的。此外，简单的样本量估计方法也是对更复杂的估计方法所得结果进行核查的一种方式。例如，研究者正在计划一项病例对照研究，以确定出生体重（连续变量）是否与儿童脑肿瘤的发生（时间-事件变量）存在关联。即使最终计划使用 Cox 比例风险模型来分析数据，也可以用 t 检验粗略估计样本量。事实证明，简化的方法通常可以得到与更精确的方法相类似的估计结果。然而，如果涉及大量经费的标书申请，应该咨询有经验的生物统计学家：因为评审专家希望你能使用更精确的方法估计样本量，尽管他们意识到样本量的估计是依据结局风险、效应值以及其他参数的猜测。由统计学家估计样本量传达的信息是你已经和统计学家合作，他们将参与研究数据的管理和分析。的确，生物统计学家能够在研究设计和实施的很多方面做出贡献。但毫无疑问的是，生物统计学家更愿意与对研究问题有深思熟虑的临床研究者合作，他们至少收集过必要的参数信息，并对样本量估计进行了初步尝试。

等效和非劣效试验

有时，研究的目的是为了排除预测变量与结局变量之间的实质性关联。**等效试验**（equivalence trial）旨在检验一种新药是否与已有药物有同等效力。这种情况给样本量估算带来挑战，因为预期的效应值是零或非常小。非劣效试验（non-inferiority trial）是单侧检验设计，旨在检验新药至少不比已有的药更差（第 12 章）。

这些设计的样本量计算比较复杂[23-26]，有经验的统计学家的建议十分有帮助。一种可行的方法是使研究设计有足够的效能拒绝无效假设（即 0.90 或 0.95），这时效应值足够小到不具有临床意义（如平均空腹血糖水平差异为 5 mg/dl）。然而，等效和非劣效试验的一个问题是过高的把握度和较小的效应值通常需要非常大的样本量；就这两种设计而言，非劣效试验有单侧检验的优势，意味着可以使用相对较小的样本量或是较

小的 α 值。

在此类设计中，另一个问题是会损失无效假设所固有的安全界限，它能够在比较阳性药物与安慰剂的传统研究中避免第一类错误（错误地拒绝无效假设）。这种问题还会产生研究设计和实施中的一系列问题，如使用不精确的测量或过多的失访，从而使拒绝无效假设更困难。在以拒绝无效假设为目的的传统研究中，研究者有强烈的意识将研究做得更好。而对于非劣效试验，研究的目的旨在发现没有差异，因此这些安全界限就不适用了。设计和实施不当的研究通常会模糊比较组之间的任何区别，从而更容易忽略可能存在的差异。

▊ 描述性研究的样本量估计方法

描述性研究，包括诊断试验的样本量估算也是基于不同的原理。这些研究并不依赖于统计学显著性检验。因此，效能、无效假设和备择假设的概念并不适用。相反，研究者计算的是描述性统计量，例如均数和构成比。研究的规模决定了这些统计量估计的精确性。然而，描述性研究（医疗诊所的老年患者中抑郁症的患病率是多少?）常常被用于提出分析性问题（在这些患者中，引起抑郁症的因素是什么?）。在这种情况下，应该按照分析性研究的方法估计样本量，以避免一个常见的问题发生，即没有足够的效能证明最主要的问题。

描述性研究通常报告**置信区间**（confidence intervals），即样本均数或构成比的数值范围。置信区间用于衡量样本估计的精确度。研究者设定置信水平，例如 95％或 99％。置信水平越高（99％），置信区间越宽，相对于较低的置信水平（90％），更可能包含真实的总体值。

置信区间的宽度取决于样本量大小。例如，研究者希望估计使用网络课程教学的医学生在美国职业医师考试中的平均分数。从 50 位学生的样本中，估计到的所有学生的总体平均分为 215，95％置信区间为 205～225。用一个更小的样本，如 20 位学生，可能得出同样的平均分，但肯定会有更宽的 95％置信区间。

在估算描述性研究的样本量时，研究者应该明确置信区间的预期水平和宽度，根据设定的数值，可以从附录 6D 或 6E 中的表格和公式，或应用在线计算器得到相应的样本量。

连续变量

如果感兴趣的变量是连续变量，那么通常报告变量均值及其置信区间。为了估计给定置信区间下的样本量（例 6.4），研究者必须

1. 估算感兴趣的变量的标准差。

2. 确定置信区间的预期精确度（整个宽度）。

3. 选择区间的置信水平（如 95％或 99％）。

使用附录 6D，首先标准化区间的宽度（用区间宽度除以变量的标准差），然后查看表 6D 左侧一列找到预期的标准化宽度。接下来按照选择的置信水平在对应的行中找到样本量。

例 6.4　描述性研究中连续变量的样本量估计

问题：研究者想确定城区三年级学生的平均阅读成绩水平，其 95％置信区间为±0.25 学分。前期研究显示相似城市的阅读成绩标准差为 1.4 学分。

解决方案：样本量计算的要素如下：

变量的标准差（SD）＝1.4 学分。

区间宽度＝0.5 学分（上下波动 0.25 学分）。

标准化区间宽度＝总宽度÷SD＝0.5÷1.4＝0.35。

置信水平＝95％

从表 6D 的最左侧一列找到标准化区间宽度为 0.35，然后根据 95％的置信水平，在相应的行中确定所需要的样本量为 126 个三年级学生。

二分类变量

在二分类变量的描述性研究中，结果可以表示为某一类研究参与者的估计构成比及其置信区间。这类变量包括诊断试验的**灵敏度**（sensitivity）和**特异度**（specificity），它们乍一看是连续变量，但实际上是构成比（第 13 章）。为了估计给定置信区间下的样本量，研究者必须：

1. 估计总体中感兴趣变量的预期构成比。（如果超过一半的人群预期有某种特征，那么就根据没有预期特征的人群估算样本量。）

2. 确定置信区间的预期精确度（整个宽度）。

3. 选择区间的置信水平（如 95％）。

在附表 6E 中，最左侧一列表示感兴趣变量的预期构成比。然后在对应的横行中选择置信水平和宽度，从而确定所需样本量。

例 6.5 提供了研究诊断试验灵敏度的样本量估计实例，得到需要某种疾病患者的数量。当研究诊断试验的特异度时，研究者必须估计确实没有患病的人数。也有针对受试者操作特征（receiver operating characteristic）曲线[27]、**似然比**（likelihood ratios）[28]、信度[29]研究进行样本量估计的方法（第 13 章）。

例 6.5　描述性研究中二分类变量的样本量估计

问题：研究者希望确定一种新的甲状腺癌诊断试验的灵敏度。根据预实验，预计有 80％的甲状腺癌患者检测结果呈阳性。那么估计诊断试验的灵敏度及其 95％置信区间为 0.80±0.05 时，需要多少患者？

解决方案：计算样本量的要素如下：

预期构成比＝0.20。（由于 0.80 已经超出 0.5，因此根据预期的假阴性结果的比例估算样本量，即 0.20。）

总宽度＝0.10（上下波动 0.05）

置信水平＝95％

查表 6E，从最左侧一列找到 0.20，在对应行中选择宽度为 0.10 时的中间数值（代表 95％置信区间），即所需样本量为 246 位甲状腺癌患者。

■ 样本量固定时需要做什么

涉及艰难选择的研究计划，通常是由于意识到最初的样本量估计无法实现、负担不起，或两者兼有。对于许多研究者来说，下一步是估计与实际样本量相对应的效应值，并决定是否值得继续开展这项研究。有经验的研究者通常以此为起点。

在其他情况下，比如在做二次数据分析时，样本量可能在研究设计之前就已经确定了。即使可以重新设计一项研究，通常会发现可获得或能负担的参与者数量是有限的。事实上，大多数研究者通常从一个固定的或者现实的样本量出发去反推在合理的把握度前提下能发现的效应值。这也是为什么说"一成不变地要求估计样本量是愚蠢的"的部分原因。

当研究者必须从预设的（或可承受的最大）样本量进行反推时（例 6.6），他会在给定的把握度（通常是 80%）前提下估计可能发现的效应值。不太常见的情形是根据既定效应值估计把握度。研究者可以使用本章附录的样本量表，必要时可以进行修改，或使用统计软件或样本量计算器，如 www. sample-size. net，可以从固定的样本量中估计可得到的效应值。

例 6.6 在样本量固定时，估计可得到的效应值

问题：研究者正在研究为一对双胞胎的妈妈提供为期 6 周的冥想练习，与收到描述放松的宣传册的对照组相比，是否压力会较小（以 0～30 分计）。估计在研究期间有机会接触到 200 位分娩双胞胎的母亲。根据小样本预实验，估计这些妈妈中大约有一半（100人）可能愿意参加并完成这项研究。如果对照组和治疗组的压力评分标准差都是 5 分，那么在 α（双侧）$= 0.05$ 和 $\beta = 0.20$ 水平下，研究者能在两组之间观察到的差异有多大？

解决方案：在表 6A 中，从 α（双侧）$= 0.05$、$\beta = 0.20$ 对应的一列（即中间区域三列中最右侧的一列），当标准化效应值为 0.6（对应的得分为 0.6×5 分 $= 3$ 分）时，每组需要 45 名参与者。研究者（每组有 50 名参与者）能够观察到两组之间有略小于 3 分的差异。

一般原则是研究应该有 80% 或更高的效能发现合理的效应值。80% 这个数字本身并没有什么特殊含义；有时研究者即使在有限的效能下也可以幸运地发现有统计学意义的结果（毕竟，即使效能低至 50%，在样本中也有一半的机会观察到确实在人群中存在的有统计学意义的效应）。因此，如果研究经费有限，开展效能低于 80% 的研究也是值得的，例如采用已收集的数据进行分析时。还有一些研究——例如，一项研究显示治疗长期难治性肺动脉高压的新疗法可以至少降低肺动脉压 50%——在这种情况下，2 个或 3 个研究参与者的样本量就足以提示可以开展进一步研究（关于临床结局的安全性和有效性）。

然而，研究者应该时刻谨记，如果研究因为效能不足而不能发现关联时，研究者将面临对研究结果解释（或发表）的困难；从小样本得到的较宽的置信区间，将提示在人群中

存在效应的可能性。重要的是要理解"低效能"的研究但非常幸运地得到有统计学意义的结果时可能会招致批评，因为审稿专家和编辑会怀疑研究者是否真的打算寻找这种特定的关联，或是进行了大量假设检验后挑选了达到有统计学意义的 P 值的结果。

■ 减少样本量和增加效能的策略

当估计的样本量大于实际可获得的研究参与者数量时，研究者应该采取以下几个步骤。首先，应检查计算过程，因为在此过程中容易犯错误。其次，审核各项要素。效应值是否不合理地过小或变异是否过大？α 和 β 是否过小？置信水平是否太高或置信区间是否太窄？

这些技术性调整通常是有用的，但重要的是要认识到统计学检验最终依赖于数据所包含的信息。要素的许多改变，如将效能从 90% 降到 80%，并不能改善所收集数据的质量或数量。然而，有几种策略可以用于减少样本量需求或提高既定样本量前提下的效能，这些策略确实提高了收集到的数据所包含的信息量。这些策略的许多方面都涉及研究假设的修改，因此研究者应该认真考虑新的假设是否仍然能够回答预期的研究问题。

使用连续变量

当我们可以选择连续变量时，需要的样本量通常小于二分类变量。例如，血压可以用毫米汞柱值（连续变量）表达，也可以用是否为高血压（二分类变量）表达。采用前者，在既定效能的前提下，需要的样本量较少，或在已知样本量的情况下获得更高的效能。

例 6.7　连续变量和二分类变量的使用

问题：考虑一项对照试验，以确定一项新的运动计划，与常规护理相比，对养老院老年人满意度的影响。之前的研究发现，患者满意度（0～100 分）近似正态分布，平均值为 65 分，标准差为 10 分，约 10% 的居民满意度较差或非常差（定义为评分 ≤49 分）。如果在 3 个月后，能使平均满意度提高 5 分，那么新的运动计划就被认为是有意义的。平均值的这种变化，意味着满意度较差或非常差的比例降低到大约 5%。

一种设计可以把满意度作为二分类变量处理（差或非常差 vs. 还行或更好）。另一种设计可以利用测量中包含的所有信息，将满意度作为连续变量处理。在 α（双侧）=0.05 和 β=0.20 的水平下，每种设计各需要多少样本量？

解决方案：使用二分类结局变量（差或非常差 vs. 还行或更好）计算样本量的要素如下：

无效假设：运动计划组 3 个月满意度差或非常差的老年养老院居民比例与常规护理 3 个月后满意度差或非常差的比例相同。

备择假设：运动计划组 3 个月满意度差或非常差的老年养老院居民比例与常规护理 3 个月后满意度差或非常差的比例不同。

P_0（常规护理组 3 个月后满意度差或非常差的比例）＝0.10；P_1（运动计划组 3 个月满意度差或非常差的比例）＝0.05。效应值为 0.05＝0.10－0.05。

α（双侧）＝0.05，β＝0.20。

使用表 6B.1，从最左侧列找到 0.05，在对应行中找到预期差异为 0.05，中间数字［对应 α（双侧）＝0.05，β＝0.20］表示设计需要每组 473 位研究对象。

使用连续结局变量（0～100 分的满意度尺度）计算样本量的要素如下：

无效假设：老年养老院居民运动计划组 3 个月后平均满意度与常规护理组相同。

备择假设：老年养老院居民运动计划组 3 个月后平均满意度与常规护理组不同。

常规护理组 3 个月后的平均满意度为 65，运动计划组 3 个月后的平均满意度为 70，效应值＝5（＝70－65）

满意度分值的标准差＝10

标准化效应值＝效应值÷标准差＝5÷10＝0.5

α（双侧）＝0.05，β＝0.20

使用表 6A，查找标准化效应值为 0.50，对应行中找到 α（双侧）＝0.05 和 β＝0.20，这种设计需要每组 64 位研究对象。（在此案例中，按照 71 页提到的样本量估计简便算法 16÷（标准化效应值）^{2}，或 16÷$(0.5)^2$，结果也是每组 64 位）。可见使用连续结局变量可以切实减少样本量，尽管不同设计回答了不同的研究问题。

使用配对测量

在一些使用连续变量的实验或队列研究中，可以在每个研究对象中进行**配对测量**（paired measurements）——基线时测量一次，研究结束时测量一次。结局变量是两次测量间的变化。在这种情况下，可用配对测量的 t 检验比较两组均数变化。这种方法通常需要较小的样本量，因为通过对研究参与者本身的比较，消除了研究参与者之间的基线差异对结局变异的影响。但是当配对测量值没有达到中等程度以上相关性时，使用两个测量值会比一个测量值增加变异性，因此这种益处会被抵消。这里平衡点的相关系数为 0.5，由下列数学公式可推导出：

$$\text{SD}_{\text{paired}} = \text{SD}_{\text{single}} \sqrt{2 \times (1 - \text{correlation}_{\text{baseline, follow-up}})}$$

例如，单次体重测量的标准差（$\text{SD}_{\text{single}}$）为 13 kg，基线与随访时测量值的相关性为 0.8，则配对测量的标准差（$\text{SD}_{\text{paired}}$）为 8.2 kg。

$$8.2 = 13 \sqrt{2 \times (1 - 0.8)}$$

用常规方法估计这类 t 检验的样本量（例 6.8），要注意这里的标准化效应值（表 6A 中的 E/S）是变量变化预期的平均差值除以差值的标准差。

尽管在样本量和效能方面，使用配对测量值是有意义的，但可能很难找到变化评分的标准差（或基线和随访测量值之间的相关性，以便计算标准差）的信息。请参阅"当信息不足时如何估计样本量"一节的有关建议（第 85 页）。

例 6.8　使用配对测量的 t 检验

问题：回顾例 6.1，研究者在研究哮喘治疗时，希望确定沙丁胺醇与异丙托溴铵联用后的 FEV_1 是否比单用沙丁胺醇后的 FEV_1 高 200 ml。样本量计算提示，每组需要 100 名患者，比实际可获得的患者人数多。幸运地是，一位研究者指出，哮喘患者的 FEV_1 在治疗前就存在很大差异。研究参与者之间的差异可能会影响到治疗后 FEV_1 的变异程度，从而影响治疗效果。建议使用（两样本）配对 t 检验比较两组 FEV_1 的变化。从电子健康档案获得的数据发现，开始新的支气管扩张剂治疗后 FEV_1 变化的标准差约为 250 ml。如果我们使用与例 6.1 相同的效应值（0.2 L＝200 ml），在 α（双侧）＝0.05，β＝0.20 水平下，每组需要多少研究对象？

　　解决方案：样本量计算的要素如下：

　　无效假设：治疗两周后，单用沙丁胺醇的患者与沙丁胺醇联用异丙托溴铵的患者的平均 FEV_1 变化相同。

　　备择假设：治疗两周后，单用沙丁胺醇的患者与沙丁胺醇联用异丙托溴铵的患者的平均 FEV_1 变化不同。

　　效应值＝200 ml

　　结局变量的标准差＝250 ml

　　标准化效应值＝效应值÷标准差＝200 ml÷250 ml＝0.8

　　α（双侧）＝0.05，β＝1－0.80＝0.20

　　查表 6A，该设计仅需要每组 26 位参与者，与例 6.1 中每组 100 位相比少得多。

简短的技术性说明

本章总是提到**两样本 t 检验**（two-sample t tests），这种方法用于比较两组研究参与者的连续变量的均值。如果比较变量本身（例 6.1），则使用的是未配对的两样本 t 检验；如果比较的是配对测量的变量改变（例 6.8），则使用配对的两样本 t 检验。

第三种 t 检验类型称为**单样本配对 t 检验**（one-sample paired t test），用于比较单个组内配对测量的平均差值是否为零。这类分析通常用于**时间序列设计**（time-series design）（第 12 章），即一种针对难以随机分配的治疗的前后对照的方法。例如，评价选择性子宫切除术对生活质量（从 0 到 10 的尺度）的影响，几乎没有女性愿意通过抛硬币决定是否接受治疗。然而，因为缺少对照组，很难了解研究参与者不接受治疗时的情况。如果设计一项计划用单样本配对 t 检验进行分析研究时，总的样本量恰恰等于每组样本量的一半，见附表 6A。例如，在 α（双侧）＝0.05 和 β＝0.20 水平下，要观察到标准化效应值为 0.5 时，需要 64/2＝32 位参与者。附表 6F 提供了使用和误用单样本配对 t 检验和两样本 t 检验的其他信息。

使用更精确的变量

因为使用更精确的变量可以减小变异，所以能够减少分析性研究和描述性研究的样本量。即使轻微的精确度改变也会对样本量产生重要影响。例如，在估算 t 检验所需样本量时，将结局变量的标准差降低 20％会导致所需样本量减少 36％。提高变量精确度的方法，例如重复测量，参见第 4 章的介绍。

每组使用不同的样本量

在既定研究参与者数量的前提下，每组样本量相等通常会使效能最大，因此附表 6A、6B.1 和 6B.2 均假设两组的样本量相等。然而，研究参与者在两组间的分布有时并不相等，或其中一组研究参与者的招募更容易或成本较低。例如，研究者针对队列中 20% 的吸烟者和 80% 的不吸烟者的比较估算样本量。或者，在病例对照研究中，病例组人数可能很少，但可以得到更多的对照人群。一般来说，如果将一组的样本量增加到另外一组的两倍时，效能的提高是显而易见的；而增加到另一组的 3 倍或 4 倍时，效能的提高就不那么明显。各组间样本量不相等时，可以根据附表 6A 和 6B 的公式，或利用统计软件以及互联网样本量计算器估算。

这里介绍一种有用的方法，解决在预测变量和结局变量均为二分类变量的病例对照研究中，每个病例设置 c 个对照时的样本量估算[30]（例 6.9）。如果 n 代表每个病例仅需要一个对照时的病例数（α、β 和效能大小已知），那么所需病例数（n）和对照组人数（cn'）的近似值为：

$$n' = \frac{c+1}{2c} \times n$$

例如，每个病例需要两个对照 $c=2$，那么 $[(2+1) \div (2 \times 2)] \times n = 3/4 \times n$，也就是只需要之前 75% 的病例数。$c$ 越大，n' 越接近于 n 的 50%（例如，$c=10$，$n'=11/20 \times n$）。

例 6.9　在病例对照研究中给每个病例设置多个对照

问题：研究者正在研究家用杀虫剂暴露是否是再生障碍性贫血的危险因素。最初的样本量计算提示病例与对照相等时，需要 25 个病例。假设研究者只获得 18 个病例，那么接下来研究者该怎样做？

解决方案：研究者应该考虑给每个病例设置多个对照（毕竟，研究者能找到更多的未患有再生障碍性贫血的研究对象）。例如，假设每个病例设置 3 个对照，那么所需的病例数近似计算为：$[(3+1) \div (2 \times 4)] \times 25 = 17$

使用更常见的结局

在设计二分类结局变量的研究时，结局发生的频率越高（达到 0.5 左右时），效能就会越大。因此更改结局定义是增加效能的最佳方法之一：如果结局发生频率越高，检测到预测变量的机会就越大。确实，效能更多地取决于发生了特定结局的研究参与者数量，而不是研究的总人数。针对罕见结局的研究，如健康女性的乳腺癌发病，需要非常大的样本量才能有足够的效能。

提高结局发生频率的最佳方法之一是纳入高危人群（如有乳腺癌家族史的女性）。其他方法包括延长随访时间，以便有更多时间可以累积结局，或放宽结局定义（如包括乳腺导管内癌），然而，所有这些方法（例 6.10）都可能改变研究问题，因此应该谨慎使用。

例 6.10　使用更常见的结局

问题：假设研究者要比较抗菌漱口液与安慰剂预防上呼吸道感染的效力。初步计算提示他预期招募的 200 名大学生志愿者不足以检验假设，部分原因是研究者预计在随访 3 个月期间大约只有 20% 的研究参与者会患上呼吸道感染。建议适当调整研究计划。

　　解决方案：有以下 4 种可能的解决方案：①以儿科实习医生和住院医师为研究对象，他们患上呼吸道感染的可能性比大学生更高；②在冬季开展研究，这时感染更常见；③延长随访时间，比如改为 6 或 12 个月；④有意地让参与者接触鼻病毒（当然是在他们知情同意的情况下！）。以上这些解决方案都可能涉及修改研究假设，但仍然与总的研究问题相关，即评价抗菌漱口液的效力。

■ 信息不足时如何估算样本量

　　研究者通常会发现在计算样本量时缺少一个或几个要素，从而阻碍他完成研究计划。这种问题尤其在研究者使用自己设计的工具时更易发生（如使用一份新的问卷比较压力性尿失禁和急迫性尿失禁对女性生活质量的影响）。那么研究者应该如何决定哪部分评分的标准差具有临床意义呢？

　　第一种策略是对相似研究问题的前期研究和相关发现进行广泛检索，大致相似的情况和过去的发现可能已经足够。例如，是否有其他尿路问题或相关疾病（如结肠造口术）患者的生活质量数据？如果文献复习没有得到有效信息，可以与其他研究者联系进行咨询，询问他们对预期结果的判断，以及他们是否知道任何可能相关的未发表结果。

　　另一种策略是应认识到对于大致呈钟形正态分布的连续变量，在忽略极端值情况下，标准差可以按照数值范围上下限之间差值的 1/4 估计。例如，如果大多数人的血清钠水平在 135～143 mEq/L（8 mEq/L 范围），那么血清钠的标准差将约为 2 mEq/L（1/4×8 mEq/L）。

　　如果仍然没有可用的信息，可以考虑在开展研究前先通过小样本预实验（pilot study）或二次分析的数据集获得缺少的要素。事实上，对于涉及新工具、测量方法或招募策略的研究强烈推荐开展预实验。开展预实验可以使研究者更好地做好研究计划，从而节约时间：熟悉一个关键测量总是一件好事。

　　当连续变量的均数和标准差或分类变量不明确时，另一个策略是将其转化为二分类变量。将分类变量归为两组，将连续变量按其均数、中位数或临床意义上的截断值进行分割。例如，将生活质量划分为"高于中位数"或"中位数及以下"可以避免必须估计其标准差，虽然研究者仍需估计两组研究参与者中高出中位数的构成比，然后使用卡方检验估算样本量，虽然比连续变量估算的样本量偏多，但还比较合理。

　　然而，研究者有时必须根据他认为具有临床意义（clinically meaningful）的值选择可观察到的效应值。在这种情况下，研究者应与该领域的同行进行讨论。例如，假设正在研究一种新的用于治疗严重难治性胃轻瘫的侵入性疗法，此类患者最多有 5% 会自发好转。如果治疗显示有效，他的消化科同行表示他们愿意治疗最多 5 个患者，以保证其中有 1 人可持续获益（因为治疗的副作用明显，而且费用昂贵，他们认为这个数字不应该超过 5

人）。**需治疗人数**（number needed to treat，NNT＝1/风险差）为 5 说明绝对**风险差**（risk difference）为 20%，因此研究者应根据比较 $P_0 = 5\%$ 与 $P_1 = 25\%$ 来计算样本量（如在 $\beta = 0.80$ 和 $\alpha = 0.05$ 水平下每组需要 59 例）。

如果以上提到的方法都不行，研究者应该基于经验（educated guess）对缺失要素的可能取值进行估计，并在几种不同的假设下估计样本量（或效应值）大小。思考问题和预期研究结果的过程通常会产生合理的估计，这也是要求样本量估算的目的。这与在没有任何依据时，仅决定将研究设计为以 α（双侧）＝0.05 和效能为 80% 的前提检测两组间标准化效应值，例如两组间标准化效应值为 0.5（每组 $n = 64$）相比，是一个更好的选择。几乎没有基金评审者会接受这种完全武断的决定。

■ 需要避免的常见错误

很多缺乏经验的研究者在估算样本量时会犯错误（甚至有经验的研究者也会如此！），最常见的错误如下：

1. 一个常见错误是在研究设计的后期阶段估算样本量。应尽早估算样本量，趁着研究设计还可以进行根本性的调整。

2. 当计划一项临床试验或队列研究时，不能假设研究中的结局发生率与目标人群中的结局发生率相同：研究中的参与者往往比一般人更健康。例如，在骨质疏松性骨折的研究中，我们估计参与者发生髋部骨折的风险只有在人群中观察到的 2/3，这一预测被证明是接近真实的。

3. 将二分类变量表达为百分比或率时，二分类变量可能被当作连续变量。例如，用存活百分比表示生存状态（存活或死亡）时，可能会被误解为连续变量。相似地，在队列研究中，二分类结局变量可能被看作是连续变量（例如，每 100 人年的卒中发生率）。对于以上提到的情况，结局变量本身确实是二分类变量（是/否、有/无等）时，最简单的适用方法是按照卡方检验估算样本量。

4. 样本量估算的是可以得到结局数据的研究参与者人数，而不是需要招募的人数。研究者应该考虑到脱落与缺失数据。

5. 本章末尾的表格假设被研究的两组样本量相等。如果两组样本量不等，通常情况下可以使用在线工具（如 www.sample-size.net）或统计软件包中的计算器。

6. 使用 t 检验估算样本量时，结局变量的标准差是关键因素。因此，如果结局是连续变量的变化值，研究者应该使用差值的标准差，而不是变量本身的标准差。

7. 格外注意整群数据。如果研究出现两个"层次"的样本量（如一个用于医生，另一个用于患者），那么整群可能是一个问题，附表在此情况下并不适用。

8. 如果你发现自己在估算样本量时有困难，要确保你的研究假设符合第 5 章中讨论过的标准（简洁、具体、事先说明）。

9. 记住，显著性水平 α 取 0.05，并没有什么神奇的（不要 $P < 0.05$ 就"我的天呐"）——这只是一个被广泛接受的惯例而已。

■ 小结

1. 当估算分析性研究（analytic study）的样本量时，需遵循以下步骤：

（1）阐述无效假设和备择假设（null and alternative hypotheses），明确假设是单侧还是双侧（number of sides）；

（2）根据预测变量和结局变量的类型，选择用于数据分析的统计检验（statistical test）（如果两者都是二分类变量时用卡方检验，一个二分类变量与一个连续变量时用 t 检验，两者都是连续变量时用相关系数）；

（3）估计效应值（effect size）（必要时还有变异度）；并且

（4）根据避免第一类错误和第二类错误的重要性，设置适当的 α 和 β 值。

2. 在估算分析性研究的样本量时，需要考虑的其他方面包括：调整潜在脱落（dropouts）；处理分类变量（categorical variables）、生存分析（survival analysis）、整群抽样（clustered samples）、多变量调整（multivariate adjustment）的策略；以及等效和非劣效试验（equivalence and non-inferiority trials）的特殊统计方法。

3. 描述性研究（descriptive studies）通常没有假设，估算样本量的步骤为：

（1）估计二分类结局变量发生的构成比（proportion）或连续结局变量的标准差（standard deviation）；

（2）确定预期的精确度［置信区间（confidence interval）的宽度］

（3）确定置信水平（confidence level）（如 95%）。

4. 在样本量是预先确定（predetermined）的情况下，研究者可以反推估计可发现的效应值（effect size）或者，在少数情况下，反推效能（power）。

5. 减少样本量的策略包括使用连续变量（continuous variables）、更精确的测量值（precise measurements）、配对测量值（paired measurements），以及更常见的结局（common outcomes），也可以在病例对照研究中增加每个病例的对照数量。

6. 当似乎没有足够的信息估算样本量时，研究者应该查阅相关领域的文献（literature），并咨询同行（colleague），以帮助选择具有临床意义的效应值。

7. 应避免的错误包括样本量估算太晚（too late），将构成比误解为百分比（misinterpreting proportions expressed as percentages），未考虑失访的研究参与者和缺失数据（missing subject and data），以及未适当处理整群或配对数据（not addressing clustered or paired data）。

参考文献

1. Lehr R. Sixteen S-squared over D-squared: a relation for crude sample size estimates. *Stat Med.* 1992;11:1099-1102.

2. Li H, Wang L, Wei L, Quan H. Sample size calculation for count data in comparative clinical trials with nonuniform patient accrual and early dropout. *J Biopharm Stat.* 2015;25(1):1-15.

3. Barthel FM, Babiker A, Royston P, Parmar MK. Evaluation of sample size and power for multi-arm survival trials allowing for non-uniform accrual, non-proportional hazards, loss to follow-up and cross-over. *Stat Med.* 2006;25(15):2521-2542.

4. Ahnn S, Anderson SJ. Sample size determination in complex clinical trials comparing more than two groups for survival endpoints. *Stat Med.* 1998;17(21):2525-2534.

5. Kerry SM, Bland JM. Trials which randomize practices II: sample size. *Fam Pract.* 1998;15:84-87.

6. Hemming K, Girling AJ, Sitch AJ, et al. Sample size calculations for cluster randomised controlled trials with a fixed number of clusters. *BMC Med Res Methodol.* 2011;11:102.

7. Jahn-Eimermacher A, Ingel K, Schneider A. Sample size in cluster-randomized trials with time to event as the primary endpoint. *Stat Med.* 2013;32(5):739-751.

8. Edwardes MD. Sample size requirements for case–control study designs. *BMC Med Res Methodol.* 2001;1:11.

9. Drescher K, Timm J, Jöckel KH. The design of case–control studies: the effect of confounding on sample size requirements. *Stat Med.* 1990;9:765-776.

10. Lui KJ. Sample size determination for case–control studies: the influence of the joint distribution of exposure and confounder. *Stat Med.* 1990;9:1485-1493.

11. Latouche A, Porcher R, Chevret S. Sample size formula for proportional hazards modelling of competing risks. *Stat Med.* 2004;23(21):3263-3274.

12. Novikov I, Fund N, Freedman LS. A modified approach to estimating sample size for simple logistic regression with one continuous covariate. *Stat Med.* 2010;29(1):97-107.

13. Vaeth M, Skovlund E. A simple approach to power and sample size calculations in logistic regression and Cox regression models. *Stat Med.* 2004;23(11):1781-1792.

14. Dupont WD, Plummer WD Jr. Power and sample size calculations for studies involving linear regression. *Control Clin Trials.* 1998;19:589-601.

15. Murcray CE, Lewinger JP, Conti DV, et al. Sample size requirements to detect gene-environment interactions in genome-wide association studies. *Genet Epidemiol.* 2011;35(3):201-210.

16. Wang S, Zhao H. Sample size needed to detect gene-gene interactions using linkage analysis. *Ann Hum Genet.* 2007;71(Pt 6):828-842.

17. Witte JS. Rare genetic variants and treatment response: sample size and analysis issues. *Stat Med.* 2012;31(25):3041-3050.

18. Willan AR. Sample size determination for cost-effectiveness trials. *Pharmacoeconomics.* 2011;29(11):933-949.

19. Glick HA. Sample size and power for cost-effectiveness analysis (Part 2): the effect of maximum willingness to pay. *Pharmacoeconomics.* 2011;29(4):287-296.

20. Glick HA. Sample size and power for cost-effectiveness analysis (Part 1). *Pharmacoeconomics.* 2011;29(3):189-198.

21. Patel HI. Sample size for a dose-response study. *J Biopharm Stat.* 1992;2:1-8.

22. Day SJ, Graham DF. Sample size estimation for comparing two or more treatment groups in clinical trials. *Stat Med.* 1991;10:33-43.

23. Guo JH, Chen HJ, Luh WM. Sample size planning with the cost constraint for testing superiority and equivalence of two independent groups. *Br J Math Stat Psychol.* 2011;64(3):439-461.

24. Zhang P. A simple formula for sample size calculation in equivalence studies. *J Biopharm Stat.* 2003;13(3):529-538.

25. Stucke K, Kieser M. A general approach for sample size calculation for the three-arm 'gold standard' non-inferiority design. *Stat Med.* 2012;31(28):3579-3596.

26. Julious SA, Owen RJ. A comparison of methods for sample size estimation for non-inferiority studies with binary outcomes. *Stat Methods Med Res.* 2011;20(6):595-612.

27. Obuchowski NA. Sample size tables for receiver operating characteristic studies. *AJR Am J Roentgenol.* 2000;175(3):603-608.

28. Simel DL, Samsa GP, Matchar DB. Likelihood ratios with confidence: sample size estimation for diagnostic test studies. *J Clin Epidemiol.* 1991;44:763-770.

29. Sim J, Wright CC. The kappa statistic in reliability studies: use, interpretation, and sample size requirements. *Phys Ther.* 2005;85(3):257-268.

30. Jewell NP. *Statistics for Epidemiology.* Chapman and Hall; 2004:68.

附录 6A
使用 t 检验在相同规模的组间比较连续变量均数时每组所需样本量

附表 6A 比较两组均数时每组所需的样本量

E/S^* 单侧 $\alpha=$ 双侧 $\alpha=$ $\beta=$	0.005 0.01			0.025 0.05			0.05 0.10		
	0.05	0.10	0.20	0.05	0.10	0.20	0.05	0.10	0.20
0.10	3 565	2 978	2 338	2 600	2 103	1 571	2 166	1 714	1 238
0.15	1586	1325	1040	1157	935	699	963	762	551
0.20	893	746	586	651	527	394	542	429	310
0.25	572	478	376	417	338	253	347	275	199
0.30	398	333	262	290	235	176	242	191	139
0.40	225	188	148	164	133	100	136	108	78
0.50	145	121	96	105	86	64	88	70	51
0.60	101	85	67	74	60	45	61	49	36
0.70	75	63	50	55	44	34	45	36	26
0.80	58	49	39	42	34	26	35	28	21
0.90	46	39	32	34	27	21	28	22	16
1.00	38	32	26	27	23	17	23	18	14

* E/S 是标准化效应值，计算方法是用 E（预期效应值）除以 S（结局变量的标准差）。要估算样本量，从标准化效应值对应的行中，找到确定的 α 和 β 值，即可得到每组所需样本量。对于单样本 t 检验，总样本量是表中数字的一半。

■ 计算变异

变异（variability）通常用标准差或均数的标准误（SEM）表示。要计算样本量，变量的标准差是最有用的参数。幸运的是，两者间的转换是比较容易的：标准差是标准误乘以 N 的平方根，其中 N 是用于计算均数的研究参与者总数。假设一项研究报告食用低纤维饮食的 25 位参与者体重降低的平均数是 10 ± 2 kg（均数±标准误），那么标准差是 $2\times\sqrt{25}=10$ kg。

■ 其他值的一般公式

对于表格中没有出现的 E/S 值，或者当被比较的组的规模不等时，请使用 www. sample-size. net 在线样本量计算器。

附录 6B

使用卡方值或 Z 检验在相同规模的组间比较二分类变量的构成比时每组所需样本量

附表 6B.1　比较两个构成比时每组所需样本量

P_1 和 P_0 中的较小值	上：$\alpha=0.05$（单侧）或 $\alpha=0.10$（双侧），$\beta=0.20$ 中：$\alpha=0.025$（单侧）或 $\alpha=0.05$（双侧），$\beta=0.20$ 下：$\alpha=0.025$（单侧）或 $\alpha=0.05$（双侧），$\beta=0.10$ P_1 和 P_0 的差值									
	0.05	0.10	0.15	0.20	0.25	0.30	0.35	0.40	0.45	0.50
0.05	381	129	72	47	35	27	22	18	15	13
	473	159	88	59	43	33	26	22	18	16
	620	207	113	75	54	41	33	27	23	13
0.10	578	175	91	58	41	31	24	20	16	14
	724	219	112	72	51	37	29	24	20	17
	958	286	146	92	65	48	37	30	25	21
0.15	751	217	108	67	46	34	26	21	17	15
	944	270	133	82	57	41	32	26	21	18
	1 252	354	174	106	73	53	42	33	26	22
0.20	900	251	121	74	50	36	28	22	18	15
	1 133	313	151	91	62	44	34	27	22	18
	1 504	412	197	118	80	57	44	34	27	23
0.25	1 024	278	132	79	53	38	29	23	18	15
	1 289	348	165	98	66	47	35	28	22	18
	1 714	459	216	127	85	60	46	35	28	23
0.30	1 123	300	141	83	55	39	29	23	18	15
	1 415	376	175	103	65	48	36	28	22	18
	1 883	496	230	134	88	62	47	36	28	23
0.35	1 197	315	146	85	56	39	29	23	18	15
	1 509	395	182	106	69	48	36	28	22	18
	2 009	522	239	138	90	62	47	36	28	23
0.40	1 246	325	149	86	56	39	29	22	17	14
	1 572	407	186	107	69	48	35	27	21	17
	2 093	538	244	139	90	62	46	34	26	21
0.45	1 271	328	149	85	55	38	28	21	16	13
	1 603	411	186	106	68	47	34	26	20	16
	2 135	543	244	138	88	60	44	33	25	19

附表 6B.1　比较两个构成比时每组所需样本量（续）

P_1 和 P_0 中的较小值	上：$\alpha=0.05$（单侧）或 $\alpha=0.10$（双侧），$\beta=0.20$ 中：$\alpha=0.025$（单侧）或 $\alpha=0.05$（双侧），$\beta=0.20$ 下：$\alpha=0.025$（单侧）或 $\alpha=0.05$（双侧），$\beta=0.10$ P_1 和 P_0 的差值									
	0.05	0.10	0.15	0.20	0.25	0.30	0.35	0.40	0.45	0.50
0.50	1 271	325	146	83	53	36	26	20	15	—
	1 603	407	182	103	66	44	32	24	18	—
	2 135	538	239	134	85	57	42	30	23	—
0.55	1 246	315	141	79	50	34	24	18	—	—
	1 572	395	175	98	62	41	29	22	—	—
	2 093	522	230	127	80	53	37	27	—	—
0.60	1 197	300	132	74	46	31	22	—	—	—
	1 509	375	165	91	57	37	26	—	—	—
	2 009	495	216	118	73	48	33	—	—	—
0.65	1 123	278	121	67	41	27	—	—	—	—
	1 415	348	151	82	51	33	—	—	—	—
	1 883	459	197	106	65	41	—	—	—	—
0.70	1 024	251	108	58	35	—	—	—	—	—
	1 289	313	133	72	43	—	—	—	—	—
	1 714	412	174	92	54	—	—	—	—	—
0.75	900	217	91	47	—	—	—	—	—	—
	1 133	270	112	59	—	—	—	—	—	—
	1 504	354	146	75	—	—	—	—	—	—
0.80	751	175	72	—	—	—	—	—	—	—
	944	219	88	—	—	—	—	—	—	—
	1 252	286	113	—	—	—	—	—	—	—
0.85	578	129	—	—	—	—	—	—	—	—
	724	159	—	—	—	—	—	—	—	—
	958	207	—	—	—	—	—	—	—	—
0.90	381	—	—	—	—	—	—	—	—	—
	473	—	—	—	—	—	—	—	—	—
	620	—	—	—	—	—	—	—	—	—

用 Z 值估计单侧假设检验的样本量。

* P_0 表示在一组中会发生预期结局的参与者所占构成比，P_1 表示另一组的构成比（在病例对照研究中，P_1 表示病例组中暴露于预测变量者的构成比，P_0 表示对照组暴露于预测变量者的构成比）。估算样本量时，从所对应的行（横坐标）中找到预期 P_0 和 P_1 中较小的那个数字，并从 P_0 和 P_1 之间预期差值的绝对数找到列（纵坐标）。3 个数字分别代表不同 α 和 β 值所对应的每组所需的样本量。

P_0 和 P_1 在 0.01 至 0.10 之间的情况见表 6B.2。

■ 其他值的一般公式

对于表 6B.2 中没有出现的 P_0 和 P_1 值，或者当被比较的组的规模不等时，请使用 www. sample-size. net 在线样本量计算器。

附表 6B.2　比较两个构成比时，较小的一个构成比在 0.01 至 0.10 之间时每组所需样本量

P_1 和 P_0 中的较小值	上：$\alpha=0.05$（单侧）或 $\alpha=0.10$（双侧），$\beta=0.20$ 中：$\alpha=0.025$（单侧）或 $\alpha=0.05$（双侧），$\beta=0.20$ 下：$\alpha=0.025$（单侧）或 $\alpha=0.05$（双侧），$\beta=0.10$ 预期 P_1 和 P_0 的差值									
	0.01	0.02	0.03	0.04	0.05	0.06	0.07	0.08	0.09	0.10
0.01	2 019	700	396	271	204	162	134	114	98	87
	2 512	864	487	332	249	197	163	138	120	106
	3 300	1 125	631	428	320	254	209	178	154	135
0.02	3 205	994	526	343	249	193	157	131	113	97
	4 018	1 237	651	423	306	238	192	161	137	120
	5 320	1 625	852	550	397	307	248	207	177	154
0.03	4 367	1 283	653	414	294	224	179	148	126	109
	5 493	1 602	813	512	363	276	220	182	154	133
	7 296	2 114	1 067	671	474	359	286	236	133	172
0.04	5 505	1 564	777	482	337	254	201	165	139	119
	6 935	1 959	969	600	419	314	248	203	170	146
	9 230	2 593	1 277	788	548	410	323	364	221	189
0.05	6 616	1 838	898	549	380	283	222	181	151	129
	8 347	2 308	1 123	686	473	351	275	223	186	159
	11 123	3 061	1 482	902	620	460	360	291	242	206
0.06	7 703	2 107	1 016	615	422	312	243	197	163	139
	9 726	2 650	1 272	769	526	388	301	243	202	171
	12 973	3 518	1 684	1 014	691	208	395	318	263	223
0.07	8 765	2 369	1 131	680	463	340	263	212	175	148
	11 076	2 983	1 419	850	577	423	327	263	217	183
	14 780	3 965	1 880	1 123	760	555	429	343	283	239
0.08	9 803	2 627	1 244	743	502	367	282	227	187	158
	12 393	3 308	1 562	930	627	457	352	282	232	195
	16 546	4 401	2 072	1 229	827	602	463	369	303	255
0.09	10 816	2 877	1 354	804	541	393	302	241	198	167
	13 679	3 626	1 702	1 007	676	491	377	300	246	207
	18 270	4 827	2 259	1 333	893	647	495	393	322	270
0.10	11 804	3 121	1 461	863	578	419	320	255	209	175
	14 933	3 936	1 838	1 083	724	523	401	318	260	218
	19 952	5 242	2 441	1 434	957	690	527	417	341	285

* 单侧假设估算时使用 Z 值。

■ 其他值的一般公式

对于表 6B.2 中没有出现的 P_0 和 P_1 值，或者当被比较的组的规模不等时，请使用 www.sample-size.net 在线样本量计算器。

附录 6C

使用相关系数（r）时所需样本量

附表 6C 确定相关系数是否不为零时所需样本量

单侧 $\alpha=$		0.005			0.025			0.05		
双侧 $\alpha=$		0.01			0.05			0.1		
r^*	$\beta=$	0.05	0.10	0.20	0.05	0.10	0.20	0.05	0.10	0.20
0.05		7 118	5 947	4 663	5 193	4 200	3 134	4 325	3 424	2 469
0.10		1 773	1 481	1 162	1 294	1 047	782	1 078	854	616
0.15		783	655	514	572	463	346	477	378	273
0.20		436	365	287	319	259	194	266	211	153
0.25		276	231	182	202	164	123	169	134	98
0.30		189	158	125	139	113	85	116	92	67
0.35		136	114	90	100	82	62	84	67	49
0.40		102	86	68	75	62	47	63	51	37
0.45		79	66	53	58	48	36	49	39	29
0.50		62	52	42	46	38	29	39	31	23
0.60		40	34	27	30	25	19	26	31	16
0.70		27	23	19	20	17	13	17	14	11
0.80		18	15	13	14	12	9	12	10	8

* 估算总样本量时，从 r（预期相关系数）找到相应的行，然后按照确定的 α 和 β 找到对应的样本量。

■ 其他值的一般公式

对于未在表中查到的 r 值，请使用 www. sample-size. net 在线样本量计算器。

附录 6D
使用连续变量的描述性研究的样本量估算

附表 6D W/S^* 常用值所对应的样本量

W/S	置信水平		
	90%	95%	99%
0.10	1 083	1 537	2 665
0.15	482	683	1 180
0.20	271	385	664
0.25	174	246	425
0.30	121	171	295
0.35	89	126	217
0.40	68	97	166
0.50	44	62	107
0.50	31	43	74
0.70	23	32	55
0.80	17	25	42
0.90	14	19	33
1.00	11	16	27

* W/S 是置信区间的标准化宽度，用 W（预期总宽度）除以 S（变量的标准差）计算得出。估算样本量，从横坐标找到标准化宽度对应的行，然后找到确定的置信水平即可获得样本量。

■ 其他值的一般公式

对于未在表中查到的 W/S 值，请使用 www. sample-size. net 在线样本量计算器。

附录 6E
使用二分类变量的描述性研究的样本量估算

附表 6E　构成比所对应的样本量

预期构成比（P）*	上：90％置信水平 中：95％置信水平 下：99％置信水平 置信区间总宽度（W）						
	0.10	**0.15**	**0.20**	**0.25**	**0.30**	**0.35**	**0.40**
0.10	98 138 239	44 61 106	— — —	— — —	— — —	— — —	— — —
0.15	139 196 339	62 87 151	35 49 85	22 31 54	— — —	— — —	— — —
0.20	174 246 426	77 109 189	44 61 107	28 39 68	19 27 47	14 20 35	— — —
0.25	204 288 499	91 128 222	51 72 125	33 46 80	23 32 55	17 24 41	13 18 31
0.30	229 323 559	102 143 249	57 81 140	37 52 89	25 36 62	19 26 46	14 20 35
0.40	261 369 639	116 164 284	65 92 160	42 59 102	29 41 71	21 30 52	16 23 40
0.50	272 384 665	121 171 296	68 96 166	44 61 107	30 43 74	22 31 54	17 24 42

* 估算样本量时，在变量的预期构成比（P）对应的行中找到置信区间的预期总宽度（W）所对应的值。3 个数字分别代表置信水平为 90％、95％和 99％时所对应的样本量。

■ 其他值的一般公式

对于未在表中查到的 P 值，请使用 www. sample-size. net 在线样本量计算器。

附录 6F
t 检验的使用和误用

本章主要关注两样本 t 检验用于比较两组研究对象的均值。两组可以由一个二分类预测变量定义，例如随机试验中的阳性药物与安慰剂，或队列研究中暴露或未暴露于某危险因素，或像病例对照研究一样用二分类结局变量定义。如果仅针对一次测量进行两组间比较，那么两样本 t 检验可以是不配对的，如果比较两组间在两个时点（如干预前后）的测量值的变化，则是配对的。第三类 t 检验，即单样本 t 检验比较单组研究对象在两个时点的测量变化的均值是否等于零或某一特定的值。

表 6F 举例说明了在进行组间比较（between-group comparison）的研究设计中，误用单样本配对 t 检验的案例——用于评价一种新安眠药对生活质量（以 0~10 分的量表测量）影响的随机盲法试验。在这种情况下，一些研究者进行了两次独立的单样本 t 检验——分别在治疗组与安慰剂组进行（甚至发表了！）——这是不合适的。

在表中，用"（＋）"标记的 P 值是单样本配对 t 检验的结果。第一个 P 值（0.05）显示研究中治疗组的生活质量变化有统计学意义，第二个 P 值（0.16）显示对照组的变化无统计学意义。然而，这些分析无法进行组间差异的推断，如果给出治疗效果有统计学意义的结论将是错误的。

用"（＊）"标记的 P 值是正确的两样本 t 检验的结果。前两个 P 值（0.87 和 0.64）是两样本非配对 t 检验的结果，显示研究初始和末次测量的生活质量的组间差异没有统计学意义。最后的 P 值（0.17）是两样本配对 t 检验，这个结果比研究结束时的结果（0.64）接近于 0.05，因为配对平均差异的标准差更小。然而，治疗组生活质量的改善（平均 1.3 分）与安慰剂组（平均 0.9 分）之间没有显著差异，因此正确的结论是该研究并没有发现治疗是有效的。

附表 6F 分析配对数据时正确（和不正确）的方法

| | 生存质量（均数±标准差） | | |
测量时间	治疗组（$N=100$）	对照组（$N=100$）	P 值
基线数据	7.0±4.5	7.1±4.4	
			0.87*
研究结束	8.3±4.7	8.0±4.6	
			0.64*
差异	1.3±2.1	0.9±2.0	
			0.17*
P 值	0.05+	0.16+	

* 治疗组与对照组的比较。

+ 与 0 的差异的比较。

附录 6G
第 6 章练习题
估计样本量和效能：应用与实例

1. 回顾第 5 章练习 1。确定这项研究需要多少胃癌病例。如果研究者想要达到 0.90 的效能，样本量是多少？或者如果统计学显著性水平取 0.01，样本量是多少？附加题：假设研究者只能接触到 60 个病例。他能做什么呢？

2. 肌肉力量随着年龄的增长而减弱。初步证据提示：这种肌力减弱的部分原因可能是由于脱氢表雄酮（DHEA）逐渐缺乏。研究者计划开展一项随机试验，对老年参与者给予 DHEA 或相同的安慰剂治疗 6 个月，然后测定肌肉力量。既往研究报道：老年人的平均握力为 20 kg，标准差为 8 kg。假设 α（双侧）＝0.05，β＝0.10，需要多少参与者才能证明治疗组和安慰剂组之间的力量差异超过 10%？如果 β＝0.20，需要多少参与者？

3. 在练习 2 中，样本量估计表明需要的参与者数量超过了可招募的人数。一位同事指出：老年人的握力差别很大。这在很大程度上导致了治疗后测量的肌力变化的变异，并可能掩盖了治疗效果。建议在基线时测量肌力，并在治疗后再次测量，将肌力的变化作为结局变量。一项小型预实验表明，6 个月期间肌力变化的标准差仅为 2 kg。假设 α（双侧）＝0.05，β＝0.10，使用这种设计，每组需要多少参与者才能检测到相同的效应值（2 kg）？

4. 一位研究者怀疑：与非阅读障碍的三年级学生相比，阅读障碍的三年级学生更倾向于使用左手。之前的研究表明：大约 10% 的人是左撇子，而阅读障碍并不常见。研究者计划进行一项病例对照研究，将选择一个学区中所有的阅读障碍的学生作为病例，并随机选择同等数量的非阅读障碍学生作为对照。需要多大的样本量才能证明左撇子学生与右撇子学生相比，患阅读障碍的比值比为 2.0？假设 α（双侧）＝0.05，β＝0.20。

5. 一位研究者试图确定所在机构的医学生的平均智商，其 99% 置信区间为 ±3 分。一项小型预实验表明：医学生的智商在 110 到 150 之间。开展研究大概需要多少样本量？

处理伦理问题

Bernard Lo，Deborah G. Grady

蔡思雨　彭晓霞　唐　迅　译

有人类参与的研究就会引起伦理学关注，因为参与研究是为了科学知识进步并惠及大众而情愿忍受参与研究造成的不便并承担风险。参与或资助临床研究的公众都需要确信研究符合较高的伦理学标准。

在本章中，我们将从研究失察的历史开始，回顾用于指导人体研究的伦理学原则和联邦法规，尤其是通过伦理审查委员会（institutional review board，IRB）批准以及知情同意（informed consent）的要求。最后，我们将探讨学术不端（scientific misconduct）、作者署名、利益冲突（conflicts of interest），以及特殊类型研究所涉及的伦理问题。

■ 临床研究相关法规的历史

现在所用的临床研究相关法规与指南是在应对各种错误中形成的，包括第二次世界大战（二战）期间纳粹医生开展的人体"研究"、在美国以囚犯为研究对象的研究、针对需要长期照顾和其他弱势群体开展的研究，以及塔斯基吉研究（Tuskegee Study）（例 7.1）。

例 7.1　塔斯基吉研究

1932 年，美国卫生与公众服务部开始塔斯基吉研究，试图阐明梅毒在未获治疗时的远期效应[1]。研究参与者是贫穷、并且文化水平较低的居住在阿拉巴马州郊区的黑人男性，他们在研究期间可以获得食物、一些基本医疗照护以及丧葬保险。研究者对参与者谎称他们正在接受梅毒治疗，例如，将为研究目的而施行的腰穿解释为"特殊的免费治疗"。即使在二战期间人们已经可以获得治疗梅毒的抗生素，并在之后抗生素治疗被推荐为公共卫生措施时，研究者仍通过某些措施使纳入研究的参与者无法接受抗生素治疗。研究结果被广泛发表，在举报人的不懈努力下才得以终止。针对塔斯基吉研究，美国政府于 1974 年颁布了人体研究的法规条例，要求人体研究必须获得研究参与者知情同意并经过 IRBs 审查。1997 年，比尔·克林顿总统正式向塔斯基吉研究的受害者道歉。

■ 伦理原则

阐明 4 条伦理原则用以指导人体研究，在塔斯基吉研究及其他研究中人们曾违反了这些原则[2]。首先，**尊重个体**（respect for persons）原则确定每个人都有权利自己决定是否参与研究，包括签署知情同意书，并允许参与者在任意时间自由地退出研究。对于没有决策能力的人，如儿童和患严重老年痴呆的成年人，如果代理人允许且参与者不反对，可以参与研究。

其次，**有利**（beneficence）原则要求从研究中获得的科学知识相对于参与者所遭受的不便和风险是值得的，并且将风险最小化。风险包括研究干预措施造成的生理和心理伤害，比如违反保密协议、侮辱和歧视。研究者可以采用一些方法减少参与者在研究中所承担的风险，比如筛选潜在参与者以排除可能受伤害的人，监测参与者的不良反应，确保研究人员经过培训和认证，并确保保密。是否有利可能很难评估，尤其是仅少数研究参与者需要承担风险，而大量患有特定疾病的患者，甚至整个社会都将获益时。I 期药物临床试验就是有利原则的好例子。在这些试验中，新药通常在一小群健康人中进行测试，以确定药物是否会造成肝、肾或血液异常等损害。在这种情况下，参与者可能有助于确定一种有效的治疗方法，但可能因为不可能获益而面临风险。

第三，**公正**（justice）原则要求研究的获益与负担要公平分配。如果其他人群适合解决研究问题，那么不应该选择劣势和弱势群体作为参与者，比如低收入人群、低文化水平人群、医疗保健获得性较差的人群或决策能力受损的人群。如果主要因为弱势群体易于获得、合作与随访，那么纳入弱势群体的研究是在不公平地利用他们。

公正原则也要求人们可以平等地获得研究潜在获益。因为临床研究可能提供获得新疗法的机会，所以无论患者的收入、保险或教育程度如何，都应该有机会参与其中。儿童、妇女和少数民族很少被纳入临床研究，导致证据基础薄弱而不能获得最佳临床照护。美国国立卫生研究院资助的临床研究要求必须有足够的儿童、妇女和少数民族代表，除非有充分的理由说明以上人群在研究中代表性不足。

最后，塔斯基吉大学的研究违反了**诚实**（truth-telling）原则，因为研究者就研究的真正目的对参与者撒了谎，甚至在已知青霉素治疗梅毒有效后仍隐瞒相关信息。诚实并不仅仅意味着避免彻头彻尾的谎言，它还要求研究人员提供相关信息，来解释潜在的风险，并诚实地说明参与研究可能带来的任何获益或风险。

■ 关于人体研究的联邦法规

联邦法规适用于所有政府资助的研究和将要提交给美国食品药品监督管理局（U. S. Food and Drug Administration，FDA）的新药或器械应用的研究[3]。另外，大多数大学要求所有开展人体研究（包括私人资助或在异地开展的研究）的教职员工应遵守知情同意以及 IRBs 审查等的核心条例。尽管联邦法规中将人体研究对象称为"受试者"（subjects），但大家更倾向于使用"参与者"（participants），因为该词强调了人们是主动参与研究，而不仅仅是作为研究的受试者或被用作研究数据的来源。

法规中需要重点理解的定义：

- 研究是"旨在为发展或促进普适性知识而设计的系统调查"。我们不将未经批准的临床照护视为研究，这些临床照护直接用于临床使个体患者获益，而并非用以发表。一些临床质量改进的项目，虽然大部分符合排除标准，但也可以当研究处理，我们将在后面讨论。
- 人类受试者是活着的个体，研究者通过对个体施加干预或与其进行互动获得的研究数据或可识别的私人信息。
- 私人信息包括个人合理希望其不能被观察或记录，以及不能公开的信息（如医疗记录）。
- 信息可识别意味着"研究者是否可以识别参与者或较容易地确认参与者"。
- 编码研究数据不可识别意味着是否在分析开始前破坏了将先前收集的数据与参与者相关联的关键信息，或研究者是否无权获得此关键信息。

伦理审查委员会批准

联邦法规要求人体研究应获得 IRB 的批准，IRB 有时被称为独立的伦理委员会、伦理审核委员会或研究伦理委员会。IRB 会审查提案，以确保研究符合伦理，并保护研究参与者的福利和权利。IRB 有权批准、不批准或要求修改研究计划。IRBs 由卫生与公众服务部下属的人类研究保护办公室负责监督。大多数机构要求 IRB 监督所有人体研究，即使它不是联邦资助的。虽然大多数 IRB 成员都是研究人员，但 IRBs 还必须包括社区成员和了解与研究相关的法律和伦理问题的人员。

审批研究项目时，IRB 必须确认符合以下要求[3]：

- 参与者风险最小化。
- 相对于预期获益和知识产出的重要性，风险是合理的。
- 参与者的选择符合公正原则。
- 获得参与者或他们的合法授权人的知情同意。
- 充分保密。

大多数大学、医疗中心和医院都有自己的 IRBs，它们采用各自的形式、程序、指南执行联邦法规，不需要向上级单位申请。许多大学还与商业 IRBs 建立关系，后者是非学术、提供 IRB 服务的独立公司。

对于多中心研究项目，联邦法规要求在美国的各个中心遵从一个 IRB（有时被称为"IRB 记录"或"中心 IRB"）的批准即可。这一要求旨在避免重复审查，以免造成合作研究的延误。分中心 IRBs 需要与中心 IRB 就当地信息进行交流，如当地相关法律、法规以及关于利益冲突和知情同意语言的制度政策。

IRBs 与联邦法规曾因过分关注知情同意书而不是知情同意的过程，以及未能充分审查研究设计及其科学价值而备受质疑[4-5]。尽管 IRBs 需要审查研究计划书的修订版并监测不良事件，但是他们通常不会审查研究是否按照获批的方案执行。许多 IRBs 缺乏资源与专家以致于无法很好地完成保护研究参与者的使命。鉴于此，人们应将符合联邦法规与IRBs 批准视为符合研究伦理标准的最低要求。最后，研究者的判断能力与特征是确保研究符合伦理的最基本要素。

IRB 完整审查的豁免

采用调查与访谈的方法，还有采用去标识的既有记录与标本进行二次分析等大部分研究可以**豁免 IRBs 审查**（exempted from IRBs review）（表 7.1）。豁免的伦理学依据在于研究风险较低，几乎所有人都会同意该项研究，并且获得每个参与者的知情同意可能使研究成本高得惊人或异常困难。然而，许多 IRBs 要求研究者提供有关项目信息，以判断该项目是否符合豁免的条件。

表 7.1   获得联邦法规豁免的研究

1. 调查、访谈或者公共行为观察，以下情况除外：
   - 可轻易确认参与者身份，并且
   - 披露参与者的反应可能将其置于法律责任的风险之中或损害他们的名誉、财务状况或就业能力。例如，问卷调查涉及药物成瘾、抑郁、HIV 感染高危行为、非法移民等问题时不能获得豁免
2. 基于既有记录、数据、或样本的研究，能提供以下数据者：
   - 可公开获得的资料（例如，州和联邦机构发布的数据集）或
   - 研究者采用无法轻易确定参与者身份的方式记录的数据，例如，研究者无法获得链接数据和参与者身份代码的密钥
3. 有关正常教育实践的研究

IRB 也可以允许某些风险最小的研究进行**快速审查**（expedited review），即由一个 IRB 审查员而非全体委员来实施的伦理审查（表 7.2）。人体研究保护办公室网站列出适合快速审查的研究类型[6]。如表 7.2 所示，参与者风险最小的概念在联邦法规中十分重要。风险最小被定义为"通常情况下在日常生活中或在常规身体或心理检查操作时即可发生"。IRB 必须同时考虑风险的等级和发生的可能性。

表 7.2   可获得 IRB 快速审查的研究

1. 一些低风险的研究操作，包括：
   - 通过静脉采血、唾液或痰样本收集、皮肤或黏膜拭子采集生物标本
   - 采用临床实践中常规使用的无创操作进行样本采集，如心电图、MRI。将参与者暴露于 X 线等辐射时，需要完整的 IRBs 审查
   - 研究涉及为临床目的而收集的数据、记录或样本等
   - 不能申请伦理豁免的调查与访谈研究
2. 已获批研究方案有小的变动
3. 对除了数据分析外已完成的研究，或基于参与者即将实施的常规临床照护程序获得随访数据的研究，需要重新申请 IRB 审批时

知情和自愿同意

研究者必须从研究参与者那里获得自愿的知情同意书。知情同意是向潜在研究参与者告知研究关键要素、参与内容、研究的潜在风险和获益以及参与的备选方案，然后获得其

同意的过程。

向参与者公开信息

联邦法规要求知情同意过程包括以下几个主题，包括：

- **研究项目的性质。** 研究者应明确告知预期的参与者研究正在实施、研究目的是什么、谁负责研究项目，以及招募什么样的人作为参与者。不需陈述具体的研究假说。
- **研究的程序。** 参与者需了解他们在研究项目中需要做的事情。从实际角度出发，应该告诉他们一次访视需要多长时间，以及多久需要访视或联系。应明确哪些不属于标准临床照护的诊疗流程。如果研究涉及盲法或随机，应用通俗易懂的语言向参与者解释上述概念。在访谈或问卷调查研究中，应告知参与者研究涉及的主题。
- **研究的潜在风险与获益以及参与研究的备选方案。** 应该用通俗易懂的语言描述医疗、心理，以及经济方面的风险和获益。也应向潜在参与者告知备选方案，例如临床试验采用的干预是否在研究外也可获得。

人们担心的是，向研究参与者提供的信息往往会低估风险，而夸大试验获益，也未讨论研究目的[7]。例如，人们有时把关于新药或新方法的研究描述为对参与者是有益的。但是，大部分有希望的干预措施，尽管初步研究结果鼓舞人心，但相对标准治疗却没有显示出明显的优势。许多参与者大大高估了试验的潜在个人获益，这一现象被称为"治疗误解"[7]。研究者应澄清其实并不知道研究药物或干预措施是否比常规治疗更有效，以及这种有希望的药物有时会导致严重伤害。

知情同意书

书面、签名和认证的知情同意书通常需要文件记录知情同意的过程，即研究者与参与者之间的讨论。知情同意书需包括前面部分讨论过的信息。另外，可使用简短的知情同意书，说明知情同意的必要元素已经口头陈述。如果使用简短的知情同意书，必须有口头陈述的见证人，见证人也必须在知情同意书上签字。

IRBs 通常有知情同意书的模板，并希望研究者使用，IRBs 提供的模板相较于联邦法规要求的可能需要更多的信息。

参与者对告知信息的理解

研究参与者通常对研究目标和研究获益存在严重误解。在讨论和知情同意时，研究者应避免使用专业术语和复杂句子。研究者应采取一些策略来提高参与者的理解，包括与研究参与者进行深入讨论；知情同意书设计得更简单、更短、更容易理解，采用问-答形式；并检查参与者是否理解研究的关键特征[8]。

同意的自愿性质

伦理学上有效的同意必须是知情且自愿的。研究者必须减少强迫执行以及**过度影响**（undue influence）的可能性，例如向参与者额外付费和招募囚犯或研究者的学生作为参与者。如果过度影响导致参与者明显低估研究项目的风险或者严重损害了他们拒绝参加研究的权利，那么它就会带来伦理问题。拒绝参加研究不得影响参与者获得医疗照顾，并且他们有权随时退出研究。这些保证必须在知情同意书上有所记录。

豁免知情同意

如果必须获得每一个参与者的知情同意，一些具有重大科学价值的研究可能很难或不可能实施。

基于剩余去标识样本与数据的研究

例 7.2   基于新生儿血样的研究

婴儿出生后不久，用滤纸片采集其足跟血以筛查遗传病。在大部分州，这种法定筛查不需获得父母的同意，因此样本代表所有新生儿。临床筛查后剩余的样本对于出生缺陷和早产的遗传学病因研究、孕期环境暴露以及基因-环境交互作用的研究是非常有价值的。

在研究中使用去标识的样本不需要知情同意以及 IRB 审查，但是许多 IRBs 仍要求研究者告知此类研究。当将原始研究投稿时，许多期刊要求作者声明 IRB 批准其方案或确认不需要提交 IRB 审批[9]。

豁免知情同意

一些有价值的研究项目需要可识别的信息和样本。这些研究不符合豁免 IRB 审查的条件，但可能适用于豁免知情同意。

例 7.2   新生儿血样研究（续）

一个研究小组想采用标识的新生儿血样来研究母体暴露于某些特定化学物（采用新生儿血样检测）与低出生体重、早产、围产期死亡的关联。研究者可以将已标识样本与出生证明、死亡证明和医院记录链接起来[9]。由于研究需要大量儿童才能有足够的效能发现关联，因此从每个家长或监护人那里获得同意不具备可行性。

根据联邦法规，如果情况符合表 7.3 中所述，IRBs 可以批准豁免知情同意。例如，大多数 IRBs 批准有关母体环境暴露与低出生体重相关研究可以豁免知情同意。

表 7.3   可豁免知情同意的研究

1. 研究对参与者的风险在最小风险范围内，知情同意豁免或变更不会对参与者的权利和福利产生不利影响，没有知情同意豁免研究实际无法开展

2. 对于涉及可识别信息或生物样本的研究，如果不使用可识别信息或样本就无法开展研究

3. 在适当情况下，参与者将在参加研究后获得额外的相关信息。这一条款允许一些研究存在诡计，例如，在知情同意的过程中公开研究目的会降低研究的真实性

豁免知情同意的原则

一些有重大科学价值的研究风险较低，以至于知情同意的工作既繁重又对保护研究参与者几乎没有作用。每位患者可以从研究所获得的知识中获益，而这些研究基于既有医学记录与样本即可实施。从互惠的意义上来说，公平性表明受益者应该愿意参加类似的低风险研究从而造福他人。

反对豁免知情同意

尽管联邦法律允许在未征得父母同意的情况下，用去标识的新生儿血样开展研究，但遭到一些公众的强烈反对。

例 7.2　基于新生儿血样的研究（续）

某些州的父母反对在未经其同意或没有机会退出研究的情况下，将存储的新生儿血样用于未确定的研究，两个州的父母对此事发起诉讼。原告对收集血样进行新生儿筛查并无异议，但反对使用去标识的血样，因为这么做也无法消除他们对侵犯隐私与父母自主权的顾虑。

现在，一些州要求在使用州筛查计划中收集的新生儿标本开展研究时，需要先征得同意。因此，联邦研究法规中合法允许的内容在某些州可能不被允许，特别是那些敏感的研究。

缺乏决策能力的参与者

当参与者不具有给予知情同意的能力时，则应从参与者父母或监护人（如果是低龄儿童）以及法定授权代表（如果是成年人）那里获得允许。同时，应对研究方案进行额外审查，确保研究问题不能在有能力给予同意的参与者中进行研究。

风险最小

研究者需预估并减小研究项目中可能发生的风险，比如，识别并排除不良事件易感人群、监测不良事件，并尽量少使用有创检查。保护参与者隐私也是风险最小的重要内容。

保密

违反保密原则可能导致污名或歧视，尤其涉及敏感问题的研究，如性取向或性行为、药物或酒精滥用、非法行为和精神疾病。如果个人身份得不到保护，违反保密规定的行为也可能使研究参与者面临财务风险。保护隐私的策略包括对研究资料进行编码、保护或破坏识别参与者的关键信息，并对持有识别信息的人员进行限制，以及有强大的数据安全保护措施。

然而，研究者不应对保密做出不恰当的承诺。如果研究记录被审查或传唤作证，或者存在必须依法报告可识别信息的情况下，例如虐童、特定传染病、严重的暴力威胁时，保密就无法实现。在已预见上述情况可能发生的项目中，研究方案应特意说明现场工作人员应如何应对此类情况，并且将这些计划告知参与者。

　　保密证书（certificates of confidentiality）可为研究参与者提供法律保护。这些证书禁止向与研究无关的任何人披露个人可识别数据（包括通过传票或法院命令），除非参与者同意披露[10]。保密证书由联邦机构在批准或资助项目时自动颁发。当研究不是由联邦资助时，研究人员仍可以在以下网站向 NIH 申请证书：https://grants.nih.gov/policy/humansubjects/coc/coc-nih-funded.htm.

健康保险流通与责任法案

　　健康保险流通与责任法案（Health Insurance Portability and Accountability Act，HIPAA）保护在日常医疗保健、账单、或管理过程中收集的个人身份信息，即受保护的健康信息（protected health information，PHI）。按照隐私条例，在研究项目中参与者必须签署 PHI 授权书[11]。IRB 要求知情同意书中附有 HIPAA 授权书。例如，除了同意参加随机试验外，参与者还需要签署一份单独的授权书，允许将他们的数据或生物材料存入数据库，以备将来研究之用。如果资料无法识别且在其他特定情况下，则不需获得授权。研究者应向 IRBs 咨询有关隐私条例以及它与联邦受试者保护条例有何区别。

弱势研究参与者保护

　　弱势研究参与者（vulnerable research participants）是那些在研究中可能存在更大风险被不符合伦理方式对待的群体。联邦法规将所有儿童和囚犯定义为弱势群体。这些法规侧重于通过限制弱势参与者参加有风险的研究来保护他们。然而，这些法规导致针对这些群体的干预效力与安全性评价的证据非常有限。此外，在一些研究项目中，条例中未提及的其他人员也可能是弱势群体。基于弱势原因的替代框架有很多优点[12]。弱势研究参与者可能无法保护自己的利益，因为他们难以理解研究的风险和获益，或者容易受到不当影响或胁迫。往往可以通过加强同意过程来改善弱势，以推动参与者获得更多的信息，从而自愿决定是否参加研究。例如，患者的支持者、亲属或朋友可以帮助参与者了解研究的性质、风险和获益，以及拒绝的权利。识别不同类型的弱势使研究人员能够针对具体的弱势采取相应的安全保护措施，从而使参与者能够加入研究，以加强临床照护的证据基础。

　　患病的参与者在另一种意义上可能就是弱势的：他们发生不良医疗事件的风险更大。通过对干预措施进行预研究，排除风险最高的参与者，并在整个研究过程中密切监测不良事件，可以解决这一问题。

儿童参与的研究

　　儿童在研究中易受伤害，因为他们在研究中面临风险，但不能为自己做出知情同意。此外，幼儿可能更易受到某些伤害，例如影响神经发育的暴露。研究者必须获得父母的许可和儿童的同意（如果发育水平适宜）。根据联邦法规的 D 子部分，只有在以下情况，才允许开展风险超过最低限度的儿童研究：

- 它提供了使儿童直接获益的前景，或者
- 相对于最小风险的风险增加是微小的，并且研究可能产生"关于儿童疾病或健康状况至关重要的普遍知识"。

　　研究者可以通过以下方式将能形成自己观点的儿童的伤害降到最低：在父母同意参加研究外，单独征求儿童参加研究的意愿，为儿童提供他们可以理解的研究相关信息，以及让他们了解家庭动态和文化期望，这些因素会使得儿童很难表达不同意见[13]。

孕妇参与的研究

　　孕妇参与的干预性研究意味着母亲和胎儿都存在获益和风险。就孕妇本身而言，人们并没有把其定义为弱势研究参与者，但旨在保护胎儿的联邦法规 B 子部分，也可能影响孕妇参与研究。一般来说，只有当研究的目的是阐明母亲或胎儿的健康风险，并且对胎儿的风险最小时，孕妇才能参与研究。如果研究的目的是为了使胎儿获益，则需要孕妇和父亲双方的同意，除非无法联系到父亲，或父亲没有能力，或是因强奸或乱伦导致怀孕[3]。

　　历史上，大多数临床试验将孕妇排除在外。这些排除标准限制了孕妇临床护理以及药物如何影响胎儿的研究证据产生。此外，这些规定使人们长期误认为孕妇不能为自己和胎儿做出明智的决定。针对在孕期尚无安全、有效治疗的严重疾病，研究者和发起人应努力将孕妇纳入治疗试验。需要将有关可能导致胎儿畸形的信息提交给 IRB。

囚犯参与的研究

　　囚犯在研究中是弱势的，因为他们可能感觉无法自由地拒绝参与研究，而且担心薪酬、监狱日常休假或获得假释等方面会受到影响。针对联邦资助的以囚犯为研究对象的研究，联邦法规的 C 部分限制了研究类型，并要求更严格的 IRB 审查，同时获得卫生与公众服务部的批准。然而，许多机构要求对所有囚犯参与的研究进行同样严格的 IRB 审查。近年来，为了改善证据基础，倡导者敦促将囚犯纳入针对有前景的新治疗开展的临床试验，如 HIV 感染和丙型肝炎。

基于难以理解研究风险和获益的人群开展研究

　　弱势有很多常见原因，联邦法规并没有阐述，包括决策能力受损、教育水平低，以及缺乏卫生知识和计算能力。例如，可以通过以下知情同意程序来保护识字率低或记忆力受损的人，如用口头和小片段的方式展示信息，评估参与者的理解程度，以及让家庭成员或支持者鼓励他们提问并提供支持。

权力差异

　　居住在养老院等机构的人可能会因为参与研究，并听从那些掌控他们日常事务的人而感到压力。居民们可能不知道他们不会因为拒绝参与研究而受到报复，拒绝也不会对他们日常生活的其他方面造成危害。

　　如果研究项目的调查员也有可能是参与者的治疗医生，患者可能犹豫是否拒绝参加研究，担心如果拒绝，医生治疗他们的兴趣会减少。可以通过让治疗医生以外的人执行知情同意，并确保医生不知道患者是否参与研究来解决这种情况。同样，学生和实习生可能会因为参加导师或上级的研究而感到压力。为了解决这个问题，IRBs 可以要求研究者招募不是学生或实习生的参与者，并禁止他们知道谁没有参加。

社会和经济劣势

　　社会经济地位低或难以获得医疗服务的人可能会参加研究，以获得报酬或医疗照护，即使他们认为，如果他们有更高收入的话，这些研究风险是不可接受的。受教育程度低或健康素养差的参与者可能无法理解研究相关信息，或者更容易受到他人影响。

例 7.3   低收入国家养老院居民的研究

在 COVID-19 大流行期间，研究人员可能计划对一种 COVID-19 疫苗进行随机、安慰剂对照试验，该疫苗已获得美国和其他国家的紧急使用授权，但在研究人员正在进行合作的低收入国家无法获得授权。在研究时，尚未对 75 岁以上的养老院居民开展该 COVID 疫苗的安全性和有效性研究，这是一个 COVID 感染和死亡风险极高的群体。试验发起者是疫苗制造商。研究的发现将对参与研究的类似患者的照护产生直接获益。

当时，美国疾病预防控制中心（CDC）的疫苗指南将有熟练护理设施的居民列为 COVID 疫苗接种的最高级别优先对象。批评者可能会认为，在一项试验中，不将公共卫生指南所建议的干预措施提供给对照组，是不符合伦理的。

例 7.3   低收入国家养老院居民的研究（续）

研究发起人和主要研究者可能提议在低收入国家开展研究，因为在研究期间，低收入国家几乎无法获得疫苗。根据 CDC 的建议，如果疫苗被证明安全有效，安慰剂组的参与者将在研究获得结论时，接种有活性的疫苗。

从历史上看，低收入国家一直是干预性临床试验的研究现场，而这些干预被证明有效和安全之后，却无法被低收入国家的人群获得。在 HIV 毒流行早期，在发展中国家开展了新型抗病毒药物的安慰剂对照试验。这些试验在发达国家是不符合伦理的，因为在这些国家，对照组可以使用有效的抗逆转录病毒药物。如果发展中国家的患者在试验后无法获得已证实有效的治疗，那么进行此类试验现在被认为是不符合伦理的[14-15]。

如今，在资源充足的国家有符合照护标准的治疗时，在低收入国家采用安慰剂对照试验来评价新的干预是符合伦理的，只要该研究设计有充分的理由，试验结果给东道国的个体带来获益，以及东道国有可信的（不仅仅是理想的）试验后准入计划。

在例 7.3 中，参与者在许多方面都处于弱势，这可能限制了他们自愿且知情同意的能力：

- 生活在低收入国家，不参加试验的话，几乎没有机会获得疫苗，因此可能认为除了参加研究，没有其他方式可以获得疫苗接种的好处[16]。
- 认知受损、受教育程度低，或卫生素养差的养老院居民可能不具备完成知情同意的能力。
- 在类似养老院等机构中，居民的自主权在很多方面都受到限制（如决定谁可以进入他们的房间，用餐和打扫房间时间安排等），这可能使他们更容易受到胁迫。

公正原则要求公平分配研究的负担和收益。对于低收入国家的居民来说，承担研究的风险和不便是不公平的（这些在研究者的国家被认为是不符合伦理的），并且可能被视为一种剥削行为。

研究者和审查此类研究的 IRBs 可以通过以下方式为这些弱势参与者提供额外保护：

● 在开展研究的国家以及研究发起人和研究人员所在的国家都必须进行 IRB 审查。IRBs 应包括养老院人员代表，美国 IRB（s）还应包括那些熟悉该国文化以及了解在那里开展研究所面临挑战的人员。

● 知情同意程序必须确保揭示的信息是潜在参与者能理解的。这需要将知情同意书等文件翻译成参与者所在国家的语言，对东道国在文化上不熟悉的研究概念进行评估，由患者代表对知情同意程序进行审查，并在东道国进行预测试以确保没有因为外国调查者不易觉察的权力而造成的不当影响。IRB 可能要求东道国指定可信的社区组织派出知情同意监督员来观察知情同意讨论。

● 从伦理上讲，最好只招募能够知情且自愿同意的参与者，除非东道国能够为处于研究中的养老院居民提供强有力的保护。

● 最后，申办方和东道国政府应在试验前达成一致，以便在试验后公平获得有效的疫苗（如果发现疫苗有效）。例如，该协议可能包括向该国其他养老院居民提供免费疫苗的剂量，以及由制造商自费提供的额外疫苗剂量。在关于试验后准入的谈判中，东道国政府可能希望与国际间组织，如世界卫生组织、全球疫苗倡导者、全球慈善机构和社区咨询委员会等国际组织协商。

■ 研究者的责任

学术不端行为

美国联邦科研诚信办公室将**学术不端**（research misconduct）定义为捏造数据、篡改数据以及剽窃[17]。

● **捏造数据**（fabrication）指拼凑结果和研究记录并报告。
● **篡改数据**（falsification）指对研究数据、材料、仪器或操作程序进行人为处理，或改变或遗漏数据或结果，导致研究记录不能代表真实发现。
● **剽窃**（plagiarism）是未经授权盗用他人的想法、结果或用语。

根据这一定义，不端行为必须是有意为之（也就是说，研究者清楚他们的行为是错误的）或鲁莽的（意识到他们所做的事情有很大的风险，但却选择忽视）。学术不端行为不包括诚实的错误以及合理的学术观点分歧。联邦定义没有界定其他不道德的行为，例如多次发布同一材料（重复发表）、拒绝共享研究材料、草率的研究和统计方法，以及性骚扰；研究机构应根据其他政策处理这些问题。下面的案例是一个最近发生的学术不端例子，它严重伤害了研究参与者。

例 7.4   基于基因的癌症治疗反应预测模型

一位年轻的研究人员开发了几种基于基因表达的肿瘤样本检测方法，来预测癌症患者的化疗反应。这些研究结果发表在高影响力期刊上，他还在 NIH 资助的临床试验中使用了以上技术。另一所大学的生物统计学家无法重现他的试验结果。他们在他的论文中发现了几个严重错误，包括颠倒了肿瘤敏感和耐药的赋值、由于数据输入错误而导致的基因序列错误、重复使用一些测试数据样本，以及在评估算法性能之前未锁定算法。即使在这些错误被公布后，研究者也没有解决这些问题，NIH 也无法重现关键结果。

由于无法重复检测的真实性，NIH 终止了 3 个使用这些预测模型的随机临床试验。最终，14 篇报道预测研究的论文被撤回。在人们发现该研究者伪造其履历后，他辞去了教职。联邦科研诚信办公室发现，他犯有学术不端，包括在已发表论文和联邦基金申请中伪造研究数据[18]。

在其他广泛传播的案例中，有的研究者故意捏造或篡改数据，声称麻疹-腮腺炎-风疹三联疫苗与儿童孤独症之间存在联系[19]，或声称通过体细胞核移植可获得人类干细胞系[20-21]。类似学术不端破坏了公众和医生对研究的信任，并威胁到为研究设立的公共基金。

涉嫌学术不端时，联邦资助机构和研究者所在机构都有责任开展公平且及时的调查[22]。在调查中，举报者与被举报科学家都有权获得尊重。需要保护举报者免于报复，同时告知被举报的科学家他被指控，并给其回应的机会。对于已证实学术不端的处罚包括终止基金资助，取消未来申请基金的权利，免去其学术任职，以及其他的行政、学术、刑事或民事处罚。

著者署名

要获得署名资格[22]，研究人员必须：

- 对研究选题和设计，或数据分析和解释做出实质性贡献，以及
- 为起草或修改文稿做出实质性贡献，以及
- 在提交出版前，确定终稿

特邀作者和代笔作者是不符合伦理的。尽管**特邀作者**（guest authorship）（或名誉作者）被列为作者，但其对研究文稿、摘要或其他出版物贡献甚少，例如，提供知名度，招募参与者、获得试剂、提供实验室协助或资金支持。在完成研究、完成数据分析及第一稿论文撰写后才成为作者并不合适。另一方面，**代笔作者**（ghost authorship）确实对论文发表做出了实质性贡献但未被列为作者。他们通常是医药公司或医学论文写作公司的雇员。不把代笔作者列入作者名单会误导读者低估药厂在论文完成中的作用。一项研究表明，发表在高影响力的综合杂志上，25％的原始研究论文存在特邀作者，12％存在代笔作者[23]。

在确定作者名单或排名时常常发生分歧。这些问题最好在撰写论文之前就明确讨论并确定下来。如果决定改变工作职责，则应就作者署名的变更进行协商。建议采用外交协商的方式开展此类谈判[24]。因为尚无标准来确定作者的署名排序，一些杂志要求在发表论文时描述每位作者对研究项目的贡献。

利益冲突

研究者的主要利益应该是为重要的科学问题提供真实答案并保护参与者安全。当研究者的其他利益可能导致研究发生偏倚、损害其客观性或损害公众对研究的信任时，就会产生**利益冲突**（conflicts of interest）[25-26]。

利益冲突的种类

- **经济利益冲突**（finanical conflicts of interest）。新药、新器械，以及新检验的研究一般由厂家资助。伦理学关注的是这种经济联系可能会导致研究设计与实施过程中产生偏倚、阳性结果过度解释，或阴性结果不被发表[25]。如果研究者持有研究干预的专利，或持有正在研究的药物或器械生产公司的股票，那么当研究显示治疗有效时，他们可能获得巨额经济回报。最后，接受咨询费、酬金、或者实物礼品可能影响研究者做出有利于公司产品的判断。

- **职业利益冲突**（professional conflicts of interest）。非财务性诱因，如专业声誉和对某一想法的倾向性，会导致先入为主的结果，导致偏倚。

利益冲突的应对

应该公开所有的利益冲突，并管理或避免对研究结果发生偏倚有较大潜在影响的利益冲突。

- **减小偏倚可能性**。在设计良好的临床试验中，一些预先制定的标准有助于控制利益冲突。为避免结局评价时产生偏倚，可以针对参与者接受的干预对研究者设盲。由没有利益冲突的成员组成独立的数据和安全监查委员会（见 11 章）对数据进行中期评估，并且在有强有力的干预获益或危害证据时终止研究。申请基金、发表摘要和论文时的同行评议过程也有助于减少偏倚。

- **分离有冲突的角色**。理想情况下，应将具有强烈个人经济激励或智力承诺的研究人员排除在规划研究、分析数据或解释结果等关键角色之外；应该由没有上述关系的其他人来担任这些角色。例如，排除研究干预的专利持有人担任项目负责人。然而，在现实中，药物和器械制造商通常在其资助的临床试验中承担关键角色。

- **控制分析与发表**。在由制药公司资助的研究中，不管研究显示试验药物是否有效，作为第一作者或资深作者的学术研究人员需要确保他们有权掌握主要数据和统计分析，以及有发表研究结果的自由[27]。研究者有伦理学义务负责研究的各个方面。资助人可以评阅研究论文，提出建议，并确保在将论文向杂志投稿前进行专利申请。但是，资助人无权否决或搁置发表，或坚持在论文中使用指定的语言。

- **公开利益冲突**。NIH、其他基金和联邦机构、当地 IRBs、学术会议，以及医学期刊都要求在提交基金申请、摘要或论文时公开利益冲突。制药公司也被要求在美国 https://openpaymentsdata.cms.gov/ 网站上公开向每个医生支付的费用。尽管单纯的公开对于严重的利益冲突回应并不充分，但可以阻止研究人员采取有伦理学问题的做法，并且允许期刊论文编辑、审稿人和读者来评估潜在的不当影响。

- **管理利益冲突**。如果个别的研究存在明显的利益冲突，研究机构、资助机构或者 IRBs

可能要求进一步的安全保障，如对知情同意过程的进行严密监控或者调整存在利益冲突的研究者角色。

● 禁止特定情况。为了将利益冲突最小化，资助者或者学术研究机构可能禁止某项干预的专利持有者或药厂人员作为临床试验的项目负责人。

■ 特定研究类型的伦理问题

随机对照临床试验

虽然随机对照临床试验是评估干预效果的最严谨的设计，但是由于以下两点原因存在特殊的伦理关注：研究者对参与者实施干预，并且谁接受干预是随机决定的。随机分配治疗方案的伦理学理由在于参与者获得干预的机会均等（equipoise），均等的概念看似直观清晰，但其定义存在争议[28]。均等并不要求研究的各组间完全均衡，但对于试验中哪组治疗效果更好，存在真实的不确定性或争议，因此，如果参与者允许对自己的治疗通过随机分组而非由其私人医生来决定，那么参与者就不会受到明显的伤害。

参与者在临床试验中接受干预，但不良反应常常是未知的。因此，试验需要严格监查以确保参与者免受伤害。对于大部分试验，需要成立独立的数据和安全监查委员会，他们定期审查研究数据，并且在发生与干预相关的有统计学意义或临床意义的伤害时有权终止试验（见11章）。

对照组的干预也存在伦理学关注。如果某种疾病存在标准的有效治疗，对照组应接受该治疗。但在短期试验中，如果不给参与者造成严重风险，安慰剂对照是可以的，例如针对轻度自限性疼痛的研究。研究需要告知参与者在试验外可获得其他有效治疗手段。

如果有令人信服的证据表明一种治疗是有效或有害的，那么继续临床试验是不符合伦理的；另外，当入组率低、脱失率高或结局发生率低等原因导致试验不能回答研究问题时，继续试验也是不符合伦理的。由独立的数据和安全监查委员会进行中期数据的定期分析可以决定是否需要因为上述原因而提前终止试验[29]。不应该由研究者自己实施中期分析，因为已揭盲的研究者了解中期分析结果可能导致临床试验是否继续的决策发生偏倚，而且研究者在考虑继续或停止试验时常常存在利益冲突。应该在招募参与者之前明确中期数据的检查程序和统计终止原则。

正如例7.3所示，发展中国家的临床试验还存在其他的伦理困境。

关于之前收集样本和数据的研究

存储了血液和组织标本的生物样本库可以让研究者在未来开展研究，而不需要收集额外的样本。虽然采用之前收集的样本和数据开展研究不会给参与者带来身体风险，但可能存在伦理问题。因为没有人能够预测以后可能会开展什么样的研究，因此对未来不明确的研究进行知情同意是有问题的。此外，参与者可能会反对关于数据和生物样本在未来的特定用途，即使无法轻易识别其身份。如果发生违反保密原则的情况，例如基因组序列的重新鉴定，可能会导致污名化和歧视。如例7.5所示，即使参与者个体没有受到伤害，参与研究的群体也可能会受到伤害。

例 7.5　使用之前收集样本的研究

亚利桑那大学的研究者在哈瓦苏派美洲原住民部落（该部落是糖尿病高危人群）中研究糖尿病相关的遗传学标志。尽管知情同意书中说明可用样本来研究行为障碍或疾病，但与部落的沟通以及和参与者的知情同意讨论均聚焦于糖尿病。后来，这些样本被用于研究精神分裂症的遗传基础和祖先迁徙模式。该部落认为这些研究超出了最初的知情同意范围。再则，精神分裂症的研究正在污名化该部落，而进化遗传学研究与部落的起源故事相矛盾。该部落起诉亚利桑那大学，要求赔偿 5000 万美元，最终赢得了 70 万美元的和解金。大学向其道歉并归还了剩余的遗传学样本[30]。

目前，如果无法轻易确认参与者身份，可以在未经同意的情况下采用已收集的生物样本开展研究。然而，有学者建议，针对临床治疗而收集的生物样本，如果不再有临床治疗需要，如剩余血样、活检或手术样本，应该征求患者前瞻性同意，将以上样本用于之后的研究[31]。

当为了研究而收集生物样本时，知情同意书应该允许参与者同意或拒绝将样本用于未来不确定的研究。例如，参与者可能允许他们的样本用于：

● 未来由 IRB 和科学审查小组批准的所有研究，或
● 仅用于特定疾病的研究，或
● 仅用于当前研究，不用于未来的研究

参与者也应该知晓研究者是否会将可识别的数据和样本与其他研究者共享。此外，参与者应该了解应用其样本获得的研究发现可能会被申请专利或用于研发具有货币价值的商业产品。

使用人工智能和大数据进行研究

使用人工智能（AI），让计算机来执行通常由人类完成的任务。机器学习是一种人工智能，无需进一步编程即可自动学习并提高其性能。非临床案例包括面部识别、建议额外购买、筛选求职者，以及信用评估等程序。这些技术有望改善临床照护和医疗保健管理，例如诊断皮肤癌和眼病以及影像学读片。然而，由于实现过程的"黑箱"性质，机器学习算法很难理解，并且在没有临床验证的情况下依赖基础数据可能会导致错误、有限或有偏倚的结果。在临床医学之外，偏倚在广泛使用的 AI 算法中很常见，因为建立 AI 算法的推导和验证的数据不具代表性。

例 7.6　预测高成本患者的机器学习算法

研究人员采用大约 50000 例去标识的患者电子病例记录数据开发了一种机器学习算法，来预测哪些患者会发生不良医疗结局。预测目标旨在针对高危患者制定照护管理计划，以改善他们的结局。研究人员选择未来的医疗保健费用作为结局变量。一个成功的算法可以让医疗机构改善高风险患者的照护质量，从而通过避免再入院、急性期后护理，以及其他昂贵的护理实现节省费用的目的[32]。

平均来说，黑人患者的医疗保健费用低于白人（急诊和透析除外），很可能是因为他们获得医疗服务的机会更少。基于这些数据，旨在针对高成本患者制定照护管理的 AI 算法可能会优先为白人患者提供此类程序，而非病情更严重的黑人患者[32]。这种偏倚违反了公正原则，因为这类 AI 算法拒绝向更需要的患者提供有益的照护。然而，如果将算法的结果更改为健康状态（定义为活动性慢性病的数量），那么能获得这些程序的黑人患者占比将翻一番，因为他们比黑人有个更多种类以及更严重的慢性病。此外，由算法识别的患者中，发生（因此可能节省）的总费用的百分比增加。因此，结局变量的选择既会导致算法的偏差，也会降低算法的有效性。

开发和测试 AI 预测算法的研究者可以使用将算法应用于能代表目标人群的训练和验证数据集中来减少偏差，并确保训练集不包括那些决策有偏差的历史性病例。例如，用于诊断皮肤癌的 AI 算法应在训练数据集中包含黑人和亚裔人病例，这些病例往往与白人病例不同。预测冠状动脉疾病的算法需要确保它们不会在女性和黑人中产生有偏的结果，因为没有在数据集中进行适当的测试。此外，应在不同的人群中对算法进行测试，并应该达到一致的性能[33]。有报告规范阐述如何设计使用 AI 干预的临床试验方案[34]。

使用传感器和移动健康设备的试验

智能手机应用程序和可穿戴传感器使收集广泛的健康相关数据成为可能，包括心率和心律、血糖水平、体力活动，以及语音和语言模式。这些统称为移动健康技术，可以被动收集健康信息，并已应用于心律失常、高血压、糖尿病、帕金森病和抑郁症等疾病。移动健康技术为我们提供了机会以识别疾病风险因素、追踪自然病史，以及为随机试验提供支持（基于移动健康技术的预测因素或结局）。然而，大多数移动健康设备和应用程序都不准确（或未经过准确性测试）[35]，而且常规使用这些设备的人群可能具有极高的被选择的可能性。

以下例子涉及在低收入国家使用电子传感器的研究，用以说明一些相关的伦理问题。

例 7.7   使用数字传感器的疟疾研究

一位疟疾研究者提议开展描述性研究，在疟疾发病率高的低收入国家了解驱虫蚊帐的使用依从性[36]。蚊帐是一种标准的公共卫生干预，但对其实际使用情况却鲜有研究。与自我报告相比，传感器可以准确地测量蚊帐使用的依从性。第一代传感器只检测是否装置了蚊帐。第二代传感器具有视频记录和近距离传感器，可以检测蚊帐下是否有人，并对此人进行识别。了解哪些处于最高风险的未感染儿童正在使用蚊帐，将有助于规划更有效的预防干预措施。

虽然这项研究提议解决了一个重大的全球健康问题，但它引出了几个伦理问题。首先，监查员提出对隐私和保密的关切，尤其是对于正在床上睡觉的人们，他们没有同意参与研究，甚至不知道正在进行研究。他们的隐私将受到侵犯，违反保密规定可能对他们造成伤害，例如是否存在婚外性关系。在当地文化中，婚姻不忠对女性的污名化程度可能远大于男性。如果研究团队计划从开展研究的地区聘请研究助理，那么泄密的风险是很高的。从研究当地聘请研究助理这项政策有利于研究招募，并为研究现场所在村庄提供了切实利益。然而，这也增加了研究助理认识研究参与者的可能性。

在实施类似于例 7.7 这样的研究之前，研究者应通过预实验、社区咨询委员会，以及基于社区的参与性研究方法来评估数字传感器，尤其是视频传感器的可接受性[36-37]。

■ 其他问题

研究参与者的报酬

临床研究的参与者理应获得报酬，因为他们为研究付出了时间和精力，且为他们报销与研究有关的自付费用，如交通费或儿童看护费。实事求是地讲，在招募和维持阶段也需要给予参与者补偿。常规的做法是风险高且不方便实施的研究要支付更高的报酬。然而，激励措施也引发了对不当诱导和公正的伦理学担忧。如果付给高风险研究参与者更高的报酬，那么社会经济地位较低的人可能会放弃更好的判断而甘愿承担风险。为了避免此类不当影响，建议按照当地非熟练劳动力的时薪标准，只为参与者提供实际花销和时间的补偿[38]。

研究的临床影响

在职业生涯早期，研究人员可能会被激励去发表论文，从而确立自己的专业地位。然而，学术地位取决于出版物的重要性，而不仅仅是论文的数量。如果研究者使用研究资源并将参与者置于风险之中，但没有解决改善患者健康和生活质量的问题，使用有局限的研究设计，或开展无法回答研究问题的低质量研究，这些行为都是不符合伦理的。

■ 小结

1. 研究者必须保证其项目遵守尊重、有利、公正，以及诚实的伦理学原则。

2. 研究者必须确保研究符合适用的联邦法规，主要是参与者的知情同意以及 IRB 审查。在获得知情同意的过程中，研究者必须向潜在参与者解释研究项目的性质和风险、潜在获益、备选方案。研究者必须确保参与者信息的保密，遵守 HIPAA 健康隐私规则。

3. 弱势人群，诸如儿童、囚犯、认知缺陷或社会地位不高的人们，需要额外的保护。

4. 研究者必须具有道德操守。研究者不能有学术不端行为，法规将其定义为捏造数据、篡改数据以及剽窃。研究者需要公开并适当管理利益冲突。研究者应遵守适当的作者署名标准，即只有他们为论文做出实质性智力贡献时，才能将自己作为论文的作者，并确保所有对论文做出实质性贡献的人均被列为作者。

5. 特定类型的研究需要注意的其他伦理问题。在随机试验中，每个人获得干预的机会均等，对照组必须接受适宜的干预，并且一旦已经显示一种干预更有效或更有害时，则必须终止试验。当使用之前收集的样本和数据开展研究时，需要特别注意参与者的隐私保密。在中低收入国家实施的研究，需要特别关注公平性。

参考文献

1. Jones JH, King NMP. Bad blood thirty years later: a Q&A with James H. Jones. *J Law Med Ethics*. 2012;40(4):867-872.
2. The National Commission for the Protection of Human Subjects of Biomedical and Behavioral Research. The Belmont Report. Ethical Principles and Guidelines for the Protection of Human Subjects of Research [Internet]. HHS.gov. 1979 [cited 2021 Feb 12]. https://www.hhs.gov/ohrp/regulations-and-policy/belmont-report/read-the-belmont-report/index.html.
3. Department of Health and Human Services. *Federal Policy for the Protection of Human Subjects*. 45 CPR 46 [Internet]. Electronic Code of Federal Regulations (eCFR). 2017 [cited 2021 Feb 12]. https://www.ecfr.gov/.
4. Lo B, Barnes M. Federal research regulations for the 21st century. *N Engl J Med*. 2016;374(13):1205-1207.
5. Emanuel EJ, Menikoff J. Reforming the regulations governing research with human subjects. *N Engl J Med*. 2011;365:1145-1150.
6. Office of Human Research Protections. *Expedited Review Procedures Guidance* (2003) [Internet]. HHS.gov. 2003 [cited 2021 Feb 12]. https://www.hhs.gov/ohrp/regulations-and-policy/guidance/guidance-on-expedited-review-procedures/index.html.
7. Joffe S, Mack JW. Deliberation and the life cycle of informed consent. *Hastings Cent Rep*. 2014;44(1):33-35.
8. Nishimura A, Carey J, Erwin PJ, Tilburt JC, Murad MH, McCormick JB. Improving understanding in the research informed consent process: a systematic review of 54 interventions tested in randomized control trials. *BMC Med Ethics*. 2013;14(1):28.
9. Institute of Medicine. *Challenges and Opportunities in Using Residual Newborn Screening Samples for Translational Research: Workshop Summary* [Internet]. 2010 [cited 2021 Mar 4]. https://www.nap.edu/catalog/12981/challenges-and-opportunities-in-using-residual-newborn-screening-samples-for-translational-research.
10. Wolf LE, Beskow LM. New and improved? 21st century cures act revisions to certificates of confidentiality. *Am J Law Med*. 2018;44(2-3):343-358.
11. Nass SJ, Levit LA, Gostin LO, editors. *Beyond the HIPAA Privacy Rule: Enhancing Privacy, Improving Health Through Research [Internet]*. National Academies Press (US); 2009 [cited 2021 Feb 12]. http://www.ncbi.nlm.nih.gov/books/NBK9578/.
12. Gordon BG. Vulnerability in research: basic ethical concepts and general approach to review. *Ochsner J*. 2020;20(1):34-38.
13. Weisleder P. Helping them decide: a scoping review of interventions used to help minors understand the concept and process of assent. *Front Pediatr*. 2020;8:25.
14. HIV Prevention Trials Network. *Updated Ethics Guidance for HIV Prevention Research* [Internet]. 2020 [cited 2021 Jan 31]. https://www.hptn.org/news-and-events/announcements/updated-ethics-guidance-hiv-prevention-research.
15. *The Ethics of Research in Developing Countries* [Internet]. The Nuffield Council on Bioethics. 2002 [cited 2021 Jan 31]. https://www.nuffieldbioethics.org/topics/research-ethics/research-in-developing-countries.
16. Ndebele P. The Declaration of Helsinki, 50 years later. *JAMA*. 2013;310(20):2145-2146.
17. Office of Research Integrity. *Definition of Research Misconduct | ORI—The Office of Research Integrity* [Internet] [cited 2021 Feb 12]. https://ori.hhs.gov/definition-misconduct.
18. Institute of Medicine. *Evolution of Translational Omics: Lessons Learned and the Path Forward* [Internet]. 2012 [cited 2020 Dec 28]. https://www.nap.edu/catalog/13297/evolution-of-translational-omics-lessons-learned-and-the-path-forward. (See Appendix B).
19. Godlee F, Smith J, Marcovitch H. Wakefield's article linking MMR vaccine and autism was fraudulent. *BMJ*. 2011;342:c7452.
20. Chong S, Normile D. How young Korean researchers helped unearth a scandal. *Science*. 2006;311(5757):22-25.
21. Chong S. Investigations document still more problems for stem cell researchers. *Science*. 2006;311(5762):754-755.
22. Mello MM, Brennan TA. Due process in investigations of research misconduct. *N Engl J Med*. 2003;349(13):1280-1286.
23. Wislar JS, Flanagin A, Fontanarosa PB, Deangelis CD. Honorary and ghost authorship in high impact biomedical journals: a cross sectional survey. *BMJ*. 2011;343:d6128.
24. Browner WS. Authorship. In: *Publishing and Presenting Clinical Research*. 3rd ed. Wolters Kluwer; 2013.
25. Lo B, Field M, editors. *Conflict of Interest in Medical Research, Education, and Practice* [Internet]. 2009 [cited 2021 Feb 13]. https://www.nap.edu/catalog/12598/conflict-of-interest-in-medical-research-education-and-practice.
26. Fineberg HV. Conflict of interest: why does it matter? *JAMA*. 2017;317(17):1717-1718.
27. DeAngelis CD, Fontanarosa PB. Ensuring integrity in industry-sponsored research: primum non nocere, revisited. *JAMA*. 2010;303(12):1196-1198.
28. Joffe S, Miller FG. Equipoise: asking the right questions for clinical trial design. *Nat Rev Clin Oncol*. 2012;9(4):230-235.
29. Ellenberg SS, Fleming TR, DeMets DL. *Data Monitoring Committees in Clinical Trials: A Practical Perspective*. 2nd ed. Wiley; 2019:496.
30. Mello MM, Wolf LE. The Havasupai Indian tribe case—lessons for research involving stored biologic samples. *N Engl J Med*. 2010;363(3):204-207.

31. Wolinetz CD, Collins FS. Recognition of research participants' need for autonomy: remembering the legacy of Henrietta Lacks. *JAMA [Internet]*. 2020 [cited 2020 Nov 6];324:1027-1028. https://jamanetwork.com/journals/jama/fullarticle/2769506.

32. Obermeyer Z, Powers B, Vogeli C, Mullainathan S. Dissecting racial bias in an algorithm used to manage the health of populations. *Science*. 2019;366(6464):447-453.

33. Zou J, Schiebinger L. AI can be sexist and racist—it's time to make it fair. *Nature*. 2018;559(7714):324-326.

34. Rivera SC, Liu X, Chan A-W, et al. Guidelines for clinical trial protocols for interventions involving artificial intelligence: the SPIRIT-AI Extension. *BMJ [Internet]*. 2020 [cited 2020 Dec 27];370. https://www.ncbi.nlm.nih.gov/pmc/articles/PMC7490785/.

35. Freeman K, Dinnes J, Chuchu N, et al. Algorithm based smartphone apps to assess risk of skin cancer in adults: systematic review of diagnostic accuracy studies. *BMJ [Internet]*. 2020 [cited 2021 Feb 13];368. https://www.ncbi.nlm.nih.gov/pmc/articles/PMC7190019/.

36. Krezanoski P, Haberer J. Objective monitoring of mosquito bednet usage and the ethical challenge of respecting study bystanders' privacy. *Clin Trials Lond Engl*. 2019;16(5):466-468.

37. Fairchild AL. Objective monitoring of mosquito bednet usage and the ethical challenge of privacy revelations about study bystanders: ethical analysis. *Clin Trials Lond Engl*. 2019;16(5):469-472.

38. Gelinas L, Largent EA, Cohen IG, Kornetsky S, Bierer BE, Lynch HF. A framework for ethical payment to research participants. *N Engl J Med [Internet]*. 2018 [cited 2021 Feb 13]. https://www.nejm.org/doi/10.1056/NEJMsb1710591.

附录 7A
第 7 章练习题
处理伦理问题

1. 研究问题是确定导致 2 型糖尿病发病风险增加的相关基因。研究者发现，可以从一项已经完成的前瞻性队列研究中获得冻存血液样本和临床资料，该队列研究旨在研究冠状动脉疾病的危险因素。该研究收集了膳食、运动、临床特征等基线数据，并测量了胆固醇和糖化血红蛋白 A1c。随访数据包括冠状动脉终点事件和糖尿病的进展。研究计划对参与者进行 DNA 测序，不需采集新的血液样本。

a. 该研究计划可以基于队列研究原有知情同意开展吗？

b. 如果原有知情同意书并未提供针对本研究计划的许可，该如何开展此项研究？

c. 在设计会收集血液样本的研究时，研究者如何计划才能允许在未来的研究中使用他们的数据和样本？

2. 研究者计划开展一项抗肿瘤新药的Ⅲ期随机对照试验，该药在治疗结肠癌方面颇有前景。为了减少样本量，研究者想开展安慰剂对照试验，而不是将其与当前治疗进行比较。

a. 在此类情况下采用安慰剂对照的伦理问题关切是什么？

b. 采用伦理可接受的方式开展安慰剂对照研究有可能吗？

3. 研究者计划开展一项研究，为未来的 HIV 疫苗试验做准备。研究目的旨在确定是否有可能招募一批 HIV 血清转阳率高的参与者，尽管他们有最先进的 HIV 预防咨询，以及是否有足够高的队列随访率来实施疫苗试验。参与者将是 HIV 感染的高危人群，包括采用注射方式的药物滥用者、性工作者，以及多性伴者。大多数参与者文化水平低且健康素养较差。这项研究为观察性队列研究，对参与者随访 2 年以确定血清阳转率和随访率。

a. 联邦法规要求什么内容是知情同意必须告知参与者的？

b. 采取哪些措施可以确保知情同意书向参与者真正告知了这些内容？

c. 在此项观察性研究中，为了减少这些高危参与者感染 HIV 的风险，研究者有哪些责任？

第二部分

研究设计

第 8 章

横断面研究和队列研究设计

Thomas B. Newman，Warren S. Browner，Steven R. Cummings

聂晓璐　彭晓霞　唐　迅　译

观察性研究（observational study）有两个主要目的：其一为**描述**（descriptive），即了解变量在人群中的分布；其二为**分析**（analytic），即检验变量之间的关联。本章中，我们将介绍根据测量的时间框架进行分类的两种基本观察性研究设计。

在**横断面研究**（cross-sectional study）中，研究者在某一时点或短时期内完成所有测量。研究者从总体中抽样并且观察样本中各变量的分布，有时根据其生物学合理性、历史信息和研究假设将其指定为预测变量或结局变量。例如，如果研究者想研究体重和血压间的关系，他可以在一次门诊访视中测量每个研究参与者的这些变量，并调查体重较大的参与者是否更可能患高血压。

在**队列研究**（cohort study）中，研究者在一段时期内对研究开始即确定的一组参与者（"队列"）进行测量。顾明词义，队列研究的特点在于在研究开始时招募一组研究对象，并对其**纵向**（longitudinally）随访一段时间。正如在横断面研究中，预测因素和结局之间不存在结构性差异一样，在队列研究中，研究者关注的预测因素（通常是暴露或治疗）和其他结局预测因素（通常被称为协变量）之间也没有结构性差异。例如，研究者可以针对研究参与者队列测量其鸡蛋消费量和其他协变量（如其他饮食习惯、年龄和吸烟），然后随访他们以确定鸡蛋消费量与心血管疾病发病率（incidence）之间的关系；同时可以定量评估协变量的效应[1]。我们将在本章讨论**前瞻性队列**（prospective cohort）和**回顾性队列**（retrospective cohort）研究设计，以及**多重队列**（multiple-cohort）设计。同时也将阐述在随访中优化队列维持的重要性以及统计分析的基本方法。

■ 横断面研究

基本设计

在横断面研究中，几乎在同一时间完成所有测量，没有后续的随访时期（图 8.1）。横断面研究设计非常适合描述变量及其分布特征的研究目标。例如，在 1971—1975 年间开展的国家健康与营养调查（National Health and Nutrition Examination Survey，NHANES-Ⅰ）中，对 1~74 岁全美人口的代表性样本开展了调查和体检。这项横断面研究作为调查当年美国人群健康和生活习惯等信息的主要来源, 提供了诸如不同人口学特征组人群的吸烟率估计。NHANES Ⅰ之后开展了 NHANES Ⅱ（1976—1980 年）、西班牙裔美国人健康与营养调查（1982—1984 年）, 以及 NHANES Ⅲ（1988—1994 年）; 自 1999 年以来, NHANES 调查得以连续开展（每两年修订一次）[2]。所有 NHANES 研究数据集和数据收集表均由美国疾病控制中心向公众提供（www. cdc. gov/nchs. nhanes. htm）。

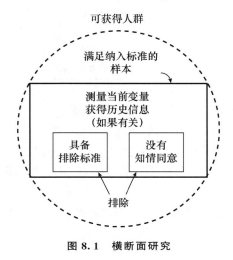

图 8.1　横断面研究

在横断面研究中, 步骤如下:

- 在可获得总体中筛选满足纳入标准的参与者样本;
- 排除那些具备排除标准或不同意参加调查的人;
- 测量预测因素和结局变量的当前值, 通常可收集历史信息作为补充。

虽然选择哪些变量为预测因素以及哪些变量为结局取决于研究者的因果假设而非研究设计, 但横断面研究可用于证实变量间的关联。在选择变量时, 对于像年龄、种族、以及出生时的性别这样的先天因素是比较容易的, 因为这些因素不会随其他变量变化而改变, 因此通常作为预测因素。然而, 对于其他变量则可有不同选择。例如, 在 NHANES Ⅲ 调查中, 发现儿童肥胖与看电视时间存在横断面上的关联[3]。是否将肥胖或看电视时间作为预测因素, 而将另一个作为结局取决于研究者的因果假设。

与有纵向时间维度可以估计**发病率**（incidence）（在一定时期内发生某种疾病或状态的比例）的队列研究不同, 横断面研究仅能提供**患病率**（prevalence）信息, 即在某一时点患某种疾病或状态者在人群中所占的比例（表 8.1）。针对临床患者的横断面研究（如急诊科腹痛患者）对临床医生是十分有帮助的, 因为临床医生必须估计他们面前的患者患某种疾病（如阑尾炎）的可能性; 患病率越高, 疾病的 "先验概率" 就越大（第12 章）。横断面研究对健康计划制定者同样十分有用, 因为他们想知道多少人患有某种疾病从而为其分配足够的医疗资源。在分析横断面研究时, 可针对具有或不具有某种暴露的两组人群的结局患病率进行比较, 得出结局患病率比值, 相当于风险比（risk ratio）。

表 8.1　发病率与患病率的差别

研究类型	统计指标	定义
横断面研究	患病率	既定时点患某种疾病或状态的人数
		具有发病风险的人数
队列研究	累积发病率或发病比例	既定一段时间内发生某种疾病的人数
		具有发病风险的人数
队列研究	发病率	新发某种疾病的人数
		具有发病风险人数×风险时段

　　有时，横断面研究会描述曾经暴露于某事物或患有某种疾病或状态的患病率。但是，一个人年纪越大，当然会有更多的机会暴露或患病。因此，在研究这些已经发生的变量之间的关联时，需要考虑年龄的影响（或其他任何导致暴露机会增加的因素，如在研究工作相关暴露时，应考虑任职年限）。详细说明见例 8.1，在这项横断面研究中，调查了暴露于不同程度有演员吸烟电影的儿童中，曾尝试吸烟的患病率。当然，在看电影越多的孩子中也是，年龄越大，尝试吸烟的机会便更多，因此，在多因素分析中调整年龄的影响至关重要（见第 10 章）。

> **例 8.1　横断面研究**
>
> 　　Sargent 等[4]试图确定是否看过有演员吸烟的电影与尝试吸烟有关。研究实施步骤如下：
> 　　1. 定义选择标准并招募样本人群。研究者采用随机数字拨号方式调查了 6 522 名 10～14 岁的美国儿童。
> 　　2. 测量预测因素和结局变量：他们确定了 532 部流行电影中的有演员吸烟镜头的流行影片，针对每一位参与者，从中随机选择 50 部电影，询问他们曾看过哪些电影。同时，询问有关参与者的多个协变量，如年龄、种族、性别、父母是否吸烟及其受教育程度、寻求感官刺激的程度（如"我喜欢做危险的事情"）和自尊的程度（例如，"我希望我是其他人"）。结局变量是这个孩子是否曾尝试吸烟。
> 　　对应电影吸烟镜头暴露量的第一四分位数和第三四分位数之间，尝试吸烟发生率从 2% 上升到 22%。调整年龄和其他混杂因素后，差异具有统计学意义；作者估计 38% 的尝试吸烟的原因可归因于观看了有演员吸烟的电影。后续多项其他国家的研究已证实有吸烟镜头的电影是青少年尝试吸烟的影响因素[5-7]。

横断面研究的优缺点

　　横断面研究主要的优点在于无需等待结局发生。因此，横断面研究具有快速、经济，以及避免失访问题的特点。另一个优点是横断面研究可作为队列研究或临床试验的第一步，而几乎不增加费用。基于横断面研究结果定义研究组在基线时的人口学和临床特征，允许排除那些已经发生结局的人，不再参加后续纵向研究，有时可揭示研究者所关注变量之间的横断面关联。横断面研究对于诊断试验也同样有用，其中患者已经患有研究者所关注的疾病，研究重点在于评估测试诊断疾病的准确性（第 13 章）。

针对短期内相互影响的一些特征，横断面设计是研究其是否存在关联的最佳方法。例如，研究睡眠模式与认知是否存在关联的最佳办法就是在同一天内监测睡眠模式并完成认知测试[8]。

然而，如前所述，基于横断面数据通常很难建立因果关联。由于横断面研究仅能测量疾病的患病率，而非发病率，因此在对病因、预后或疾病自然史进行推断时应慎重使用，这一点非常重要。这是因为与疾病患病率有关的因素可能是疾病发生的原因，但也可能仅与疾病病程有关，通过影响疾病的死亡率或疾病好转的可能性而改变病程[1]。例如，慢性肾病的患病率不仅受到其发病率的影响，同时也与生存率有关。鉴于肥胖与肾透析患者的生存率升高有关这一观察[9]，基于横断面研究探讨慢性肾功能衰竭的预测因素时，可能会高估肥胖与慢性肾功能衰竭发病率之间的关联（因为研究对象中，有更多的慢性肾功能衰竭患者因为肥胖而生存下来，导致横断面研究显示慢性肾功能衰竭患者中似乎有更多的肥胖暴露比例，因此，无法轻易推断肥胖是导致慢性肾功能衰竭发病率升高的影响因素）。

系列调查

有时，研究者针对同一人群实施系列横断面研究（serial cross-sectional surveys），如每 5 年开展一次。这种设计可用来推断（研究者关注现象）随时间变化的模式，如前面描述的 NHANES 研究。有时，这样的调查可以揭示患病率在相对较短时期内发生的剧烈变化。例如，McMillen 等[10]针对美国成人代表性样本开展每年一次的横断面调查，报告显示 2010—2013 年在 18～24 岁的年轻人中电子烟的使用率从 0% 上升至 14.2%。

系列调查具有纵向的时间框架，但它不同于队列研究，因为其每次调查均需重新抽样。因此，无法评估个体水平的变化，而且由于出生、死亡和迁徙而导致进入或离开（针对样本而言）的人口可能会影响调查的结果。

■ 队列研究

队列（cohort）最初来源于罗马术语，表示一组一起行军的士兵。在临床研究中，队列指在研究开始即指定，并对其随访一段时间的一组参与者。

前瞻性与回顾性研究

队列研究通常被分为前瞻性或回顾性（字面意思是向前看或往回看），但这些术语的定义在此有所变化[11]，不是截然对立的二分类（例 8.2 和例 8.3）：队列研究中，有些变量可以向前观察，而有些变量可以向后观察（即"双向队列研究"）[12]。事实上，这些术语更适用于研究的某些方面，而非非此即彼的含义。具有较多前瞻性特征的队列不太容易受到偏倚的影响，但其实施往往也更困难且需要大量经费，因为研究者必须招募一组参与

1　事实上，一种疾病的患病率是其发病率和（平均）持续时间的乘积：$P = I \times D$。

者并对其进行随访，有时甚至随访很多年。因此，对于新的研究者而言，开展前瞻性队列不太现实。新的研究者常常可以利用正在进行的前瞻性研究或已完成的队列的数据或样本开展研究（第 16 章）。

例 8.2   前瞻性（具有大多数前瞻性特征）队列研究的实例

自研究启动（1976 年开始招募）以来，经典的护士健康研究（NHS）调查了女性常见疾病的**流行病学**（epidemiology）（自 2015 年开始，HNS-3 开始招募男性护士）[13]。

2020 年，Wang 等报道了在 NHS-Ⅱ研究中发现的月经周期规律性与 70 岁以前死亡风险的关联。具体研究步骤如下：

1. 定义选择标准并招募队列。NHS-Ⅱ研究始于 1989 年，共有来自美国 14 个州的116 429 名注册女护士参加，她们的年龄分布在 25～42 岁之间。

2. 测量预测变量，包括潜在的混杂因素。NHS-Ⅱ研究特别关注口服避孕药和其他与疾病相关的生殖风险因素。在 1989 年开展基线调查时，请参与者回忆她们在 14～17 岁和 18～22 岁时的月经周期特征。1993 年，询问这些女性（当时 29～46 岁）当前的月经周期。1993 年测量的其他协变量数值作为基线测量数值。

3. 随访队列并测量结局。死亡率是根据州人口统计记录确定的，定期检索全国死亡指数，或根据近亲或邮局的报告进行确定。

研究者发现，与月经周期长度一般为 26～31 天的女性相比，月经周期为 40 天及以上的女性在 70 岁前死亡的可能性更大（18～22 岁时周期较长女性的调整风险比为 1.34（95% CI 为 1.06～1.69），29～46 岁时周期较长女性的调整风险比为 1.40（95% CI 为1.17～1.68）。调整潜在混杂因素后，结果未发生改变。

评论：对 14～17 岁和 18～22 岁时的月经周期特征测量是基于参与者在招募时的回忆，因此在这个意义上是回顾性的。另一方面，当前月经周期的测量是前瞻性的。考虑到结局是 70 岁前的总死亡率，其测量中几乎不存在偏倚风险，而且该结局的发生不可能影响暴露测量。

例 8.3   回顾性（具有大多数回顾性特征）队列研究的实例

如果在症状发生后几小时内给予抗血栓（"血液稀释"）治疗，可以改善急性缺血性卒中的预后。Man 等[14]研究了医疗保险患者中"入门到给药时间"［从到达医院到向患者提供组织纤溶酶原激活剂（tPA）治疗所需的时间］与 1 年死亡率之间的关系。该研究具体步骤如下：

1. 确定合适的既有队列。研究者研究了 61 426 名 65 岁以上的医疗保险受益人，他们在医院参加了遵循指南（GTWG）-卒中质量改善项目，并在症状出现 4.5 小时内接受了 tPA 治疗。

2. 收集暴露数据和协变量。经过培训的医院工作人员收集了从入门到用药的时间和影响结局的其他临床预测因素数据，这些数据采集是遵循指南（GWTG）-卒中质量改善项目的一部分工作。作者从美国医院协会数据库中获得了医院水平的特征数据。

3. 确定结局。为了获得第二年的死亡和住院数据，研究者采用"匹配多个间接标识（包括入院和出院日期、医院，以及患者性别和出生日期）"将 GWTG－卒中质量改善项目的记录与医疗保险索赔文件进行关联。

使用 Cox 比例风险模型调整基线协变量，研究者发现从入门到用药时间和全因死亡率之间存在剂量-反应关系，入门到用药时间每提前 15 分钟，调整后的风险比为 1.04（95％ CI 为 1.02～1.05）。（Cox 模型是对数模型；因此，入门到用药时间若提前 1 小时，即为 1 小时中每 15 分钟风险增加 1.04 倍，为 $1.04^4 = 1.17$ 倍）。然而，更短的入门到用药时间也与更多的患者和医院基线特征相关。

评论：因此，对于关联是因果关系的推断依赖于以下假设：统计模型充分调整了所有这些差异，且与死亡率相关的未测量特征没有显著差异（第 10 章）。作为 GWTG－卒中质量改善项目的一部分，仔细测量了该研究中的主要暴露变量，即参与者的入门到用药时间。如果由研究团队而不是医院质量改善人员测量入门到用药时间，以及（或者）如果参与研究的患者都提供了知情同意，那么研究者可能会称该研究为前瞻性队列研究，而不是回顾性队列研究。

最纯粹的前瞻性队列研究包括确定具有发生研究结局风险的一组参与者（identifying a group of participants at risk of the outcome）（如排除那些已经出现结局或那些不再拥有相关器官的人），定义并测量基线预测因素（defining and measuring predictors at baseline），然后随访参与者（following the participants），使用严格的诊断方案，判断新发生或出现改变的结局（for the new occurrence of or change in that outcome）。例如，在 3 000 名基线时没有周围神经病变的参与者中测量血液中的镉含量和其他预测因素。然后可以定期测量脚的触觉、疼痛和振动感觉，随访他们周围神经病变的进展情况。

具有某些前瞻性特征的研究可以提高其真实性（表 8.2），最明显的是，确保结局发生和测量结局（如周围神经病变）的那些行为不会影响预测因素的测量（如镉水平）。此外，对预测因素和结局变量进行前瞻性测量可使研究者对测量质量有更多的控制。例如，镉含量最好用特殊的非金属试管采集全血来进行测量，而回顾性研究可能只采用常规试管储存了血清和血浆。同样，在前瞻性研究中，参与者可以在 10 年内由神经科医生使用标准化仪器对其进行半年一次的检查，以确定是否发生周围神经病变，而在回顾性研究中可能依赖于电子病历中记录的周围神经病变诊断。你就能理解为什么前瞻性研究质量高，但要更多经费、更长时间才能完成。

更复杂的是，几乎所有的前瞻性研究都会在研究开始时或开始前发生的预测因素进行测量，例如，询问参与者既往酗酒史。尽管这个预测因素是回顾性测量的（往回看），但是，因为在研究开始时即完成了上述测量，该变量的发生或测量，既不随其他信息知识改变，也不受结局发生（如神经病变）的影响。

再则，人们经常用前瞻性研究的数据来回答研究者在研究开始时未考虑到的研究问题。例如，在骨质疏松性骨折的研究中，我们关注骨密度低是否与卒中发生风险升高有关[15]。尽管采用严格的方案测量了基线骨密度，但并未在研究开始时将卒中判读为结局。随后，需要通过评估病历记录来验证是否发生了卒中，而这些记录仅能从那些因卒中住院的女性中获得。如果对所有参与者都进行常规神经系统评估，并在出现任何突发神经系统症状时对卒中进行标准评估，那么通过病历记录来确认卒中便是一种不严格的方法。

表 8.2　使队列更具前瞻性特征的优点和缺点

特征	优点（十）和缺点（一）
研究者招募合格的参与者进入队列	＋定义纳入标准并对招募合格性进行质控 一招募参与者、数据和标本收集等需要较多经费
研究者核查基线时是否发生结局，并排除任何已发生结局的人	＋避免结果先于（甚至导致）暴露 一基线时针对终点事件的体检成本可能较大 一从更多人中筛选符合研究资格的参与者所投入的时间和经费
研究者测量暴露和协变量，而不是依赖于以前的测量	＋允许研究者最大限度地提高测量准确性和精确度 ＋允许研究者最小限度减少暴露和协变量的缺失数据 一实施这些测量所投入的时间和经费
在结局发生前测量暴露	＋防止结局影响暴露的测量
研究者在结局发生时或在随访终点时测量结局，而不是依赖于对已经发生结局的测量	＋防止结局影响暴露的测量 ＋允许对结局确定实施更强的质量控制 ＋可减少结局的缺失数据 一耗时（必须等待结局出现）且成本高昂

最后，即使是病例对照研究（第 9 章）也可能具有前瞻性的特征，因为在病例对照研究中，结局发生在研究开始前，所以通常被认为是回顾性研究。例如，研究者可以构建严格的病例定义，当患者就诊时，纳入满足该定义的病例。同样，可能在结局发生前测量预测因素（如之前的驾驶记录）。因为防止结局确认受到预测因素及其测量的影响，这种方法可提高研究的真实性。

当确定研究的"前瞻性"时，并不总是在研究开始时便显而易见。在这种情况下，最重要的是研究的关键预测因素和结局是何时发生的，以及研究者何时开始严格测量。例如，正在进行的队列研究可能会在第二次随访时增加一种新的测量方法（如在平衡测试中的表现）。随后，研究者可能会研究基线时自我报告的失眠是否会影响平衡。然而，除非在收集基线数据时，将失眠作为重点关注的预测因素，否则不可能严格地对失眠进行测量。此外，基线时有关平衡信息的缺失意味着无法确定是否在平衡困难发生之前就发生了失眠。

队列研究的复杂性范围

队列研究可由简单到复杂（表 8.3）。最简单的队列研究只在基线时测量预测因素，随访期足够短以至于失访不构成问题，而且在研究结束时，简单比较具有不同预测因素数值人群的结局累积发生率（风险）差异（图 8.2）。例如，在 COVID-19 大流行的最初几个月，患者存活直至出院的预测因素研究[16]，所有参与者的结局已知，且从入院到出院时程较短，因此适合采用这样的设计。

表 8.3　简单队列研究与相对复杂的队列研究特征对比

复杂水平	暴露和协变量测量	结局测量	失访处理	发病率测量	关联测量	多因素分析
简单	仅在基线时测量	研究结束时	为保证研究真实性，必须将失访控制在最低水平；敏感性分析	累计发病率；发病比例（如每100名风险暴露者中发生的病例数）	风险比、比值比	logistic 回归
中等	仅在基线时测量	结局发生即测量或定期评估	参与者失访时定义为删失、敏感性分析	发病率（如每100风险人年所发生病例数）	发病率比或风险比	泊松或 Cox 回归
复杂	基线测量并定期更新；暴露和协变量水平可能会随时间而改变，但协变量不受暴露影响	结局发生即测量或定期评估	患者失访时定义为删失、敏感性分析	发病率（如每100风险人年对应的病例）	风险比	时依协变量的 Cox 模型
最复杂	基线时测量同时定期更新测量；暴露和协变量水平可能会随时间改变，且协变量可能会受暴露影响	当结局发生或需要周期性确定时	患者失访时定义为删失、敏感性分析	发病率（如每100风险人年对应的病例）	风险比	高级（较难的）方法如边缘结构模型。建议考虑相对简单的设计！

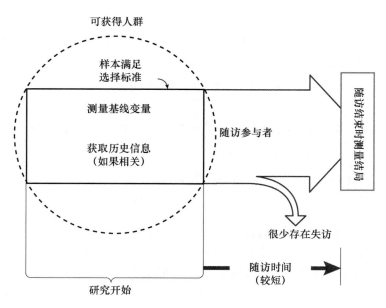

图 8.2　简单队列研究

在简单队列研究中，最初的步骤与横断面研究类似（图 8.1）。随后步骤如下：

● 在特定时段内随访全部参与者，并；

● 在随访结束时确认所有发生结局的参与者（或针对结局变量进行重复测量）。

　　第二个级别的复杂性则要考虑随访时间，在结局发生时即对其进行测量，但仍然只是在进入队列时测量暴露（图 8.3）。在研究持续几个月以上或参与者较难联系时，通常情况下都会发生每个参与者有不同的随访时长，且可能会失访，这类研究要考虑这些因素。开展这样的队列研究不仅要考虑风险人数，同时还要考虑风险暴露时间；二者的乘积即为风险**人时**（person-time）。此类研究的分析是对率（rates）而不是风险（risks）进行比较，因为其分母是风险人时，而不是暴露于风险的人数（参见"队列研究分析方法"一节）。这些研究必须考虑参与者的**删失**（censoring），删失意味着研究者不完全了解这部分参与者的结局，因为一些参与者会失访，或可能在发生结局前就结束了研究。

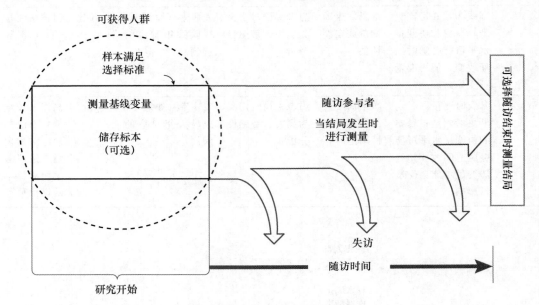

图 8.3　中等程度复杂的队列研究

　　在中等程度复杂的队列研究中，起始步骤与简单队列研究类似（图 8.2），除此之外，研究者需要：

● 随访全部参与者至结局出现、失访或者研究结束，并且；
● 记录这些事件发生的时间。

　　当需要定期更新预测因素的测量时（图 8.4），分析就变得更为复杂（而且更不直观），因为不再可能对暴露和非暴露人群进行简单比较：同一个人在研究的不同时段可能在不同暴露水平下贡献人时。例如，参与者可能在研究进行到一半时才开始做填字游戏（关注的暴露）。因此，分析倾向于比较暴露和未暴露人时的事件风险，而非暴露和未暴露人数。如果暴露的效应延迟，将带来特别的挑战性，因为之前的暴露史也与结局相关。此外，如果结局在发生时进行测量，但预测因素只是定期更新，那么在结局发生时对应的预测因素数值可能和最后一次定期测量的数值有所不同。例 8.4 中提及的护士健康研究（Nurses' Health Study，NHS）作为一个反面例子深刻地说明了这一点。

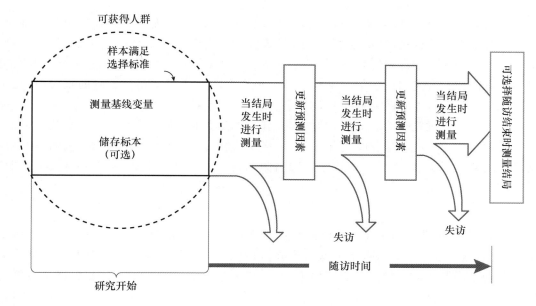

图 8.4　复杂的队列研究

在复杂的队列研究中，起始步骤与中等程度复杂的队列研究类似（图 8.3），除此之外，研究者需要：

● 重复测量并更新预测变量，并且；
● 在分析时既要考虑预测变量最近的值，也要考虑既往取值。

例 8.4　研究普遍使用和过于努力做到"前瞻性"所导致代价高昂的错误

20 世纪流行病学重大失败中的一个案例是推动绝经后激素疗法以延长寿命。多项观察性研究发现，报告服用这些激素的女性心脏病发病率较低，包括《新英格兰医学杂志》（*New England Journal*）发表的《护士健康研究》（*Nurses' Health Study*），报告服用雌激素和黄体酮的女性患重大冠心病的调整后的相对风险为 0.39（95% CI 为 0.19～0.78）[17]。

错在哪里：这项研究比较了普遍使用激素的人和不使用激素的人，这是有问题的，原因在"治疗或干预的队列研究"部分中讨论过。但是，在确定暴露时间时还犯了一个错误，导致在开始激素治疗后的前一年或两年发生的心血管事件被计入结局，就像这些事件在没有服用激素的女性中也会发生一样！

这是因为研究基于参与者返回的问卷来定义激素治疗的暴露，且每两年才更新一次。如果一名女性表示她在 1980 年没有服用激素，但在 1981 年开始服用激素，那么在她返回 1982 年的问卷之前，她被视为未使用激素的人，而在 1982 年（如果她仍在服用激素），则将被视为使用激素的人。如果她在使用激素的第一年里发生了冠状动脉事件，这将被视为未使用激素的人发生的事件，即使它可能是激素引起的！

这种暴露的**错分**（misclassification）是故意的。如表 8.2 所述，使研究更具前瞻性的一个特征在于是否在结局发生之前测量暴露。如果女性在报告激素使用之前已发生冠状动脉事件，将不能将该研究作为前瞻性研究了。作者写道："为了维持研究的前瞻性，每两年期间的激素使用（包括持续时间）是根据女性在测量周期开始时的报告而建立的；因此，我们可能低估了激素平均使用时间为 1 年这一事实"[18]。

直到在随机试验中被证实，研究人员也没有意识到的是使用激素似乎主要在之后前一年或两年增加冠状动脉事件。当 NHS 研究被当作一系列的目标试验被分析时，即将开始使用激素治疗患者与未开始治疗患者进行比较，这种早期的不良反应就变得明显了[19]。

最后，如果一项队列研究正在研究暴露的效应（可能是治疗，像他汀药物），而协变量也可导致这一效应，如高水平的低密度脂蛋白胆固醇，并且暴露可以改变协变量水平（如他汀药物降低低密度脂蛋白胆固醇水平），那么这类队列研究的设计和解释是最复杂的。此类研究的数据分析所需的高级方法对大多数研究者来说没有吸引力，而其结果报告晦涩难懂，难以令大多数读者信服。

双重队列研究、多重队列研究，以及外部对照

双重队列研究（double-cohort study）涉及由不同暴露水平的参与者组成的两个分开的队列。他们是基于不同人群的抽样，如图 8.5 所示，或者（最好）来自同一人群，这种情况下双重队列研究被称为巢式（nested）队列研究。研究者可以选择样本量相同的队列或者从其他人群（如非暴露人群）中抽取更多样本来增加把握度，尤其是在某些暴露的参与者数量有限时，例如，未暴露与暴露的人数比例为 2∶1 或 3∶1。在第 6 章阐述过类似策略，包括相对于病例对照进行过抽样。有时，通过针对暴露队列中一些变量（如年龄和性别）取值进行匹配来选择可比的队列。这种匹配在病例对照研究中会更常采用，正如第 9 章和第 10 章讨论的那样。

在定义暴露和非暴露队列后，研究者测量其他协变量的基线，随访队列，并在结局发生时、随访结束或在暴露后特定时间间隔内对结局进行评估。由于根据暴露水平来确定随访组，这些研究通常是简单的或中等程度复杂；通常不需要对协变量进行重复测量。

在双重队列设计中使用两个不同的参与者样本不应该与在病例对照设计中使用的两组样本相混淆（第 9 章）。双重队列研究中，两组参与者是基于暴露水平选择的，而病例对照研究的两组参与者是基于是否发生结局来选择的。（不幸的是，这些研究中的暴露组和非暴露组有时是被错误地标记为"病例"和"对照"，研究被错误地称为"病例对照研究"。）

在双重队列研究中，步骤如下：

● 从不同暴露（主要预测因素）水平的人群中选择两个队列，但需要满足相同的纳入和排除标准；

● 测量其他预测因素基线，并；

● 在结局发生或随访终止时测量结局变量。

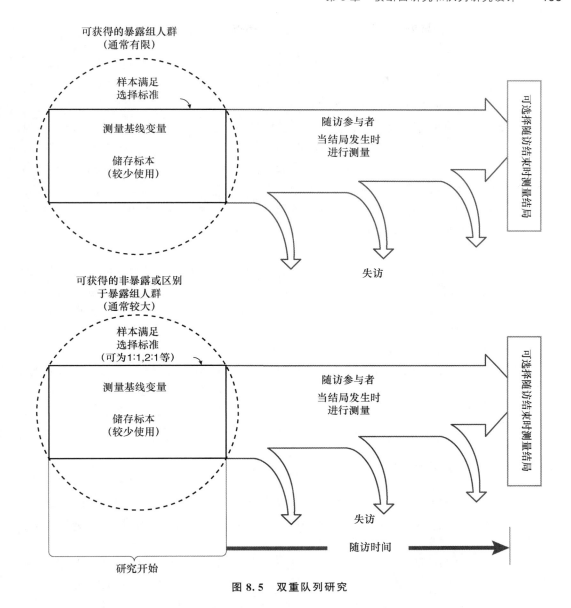

图 8.5 双重队列研究

例 8.5 巢式双重队列研究实例

有学者担心阿奇霉素（一种门诊患者常用的抗生素）可能会增加心源性猝死风险。而对于阿莫西林（另一种门诊患者常用的抗生素）尚未见类似担心报道。为了研究阿奇霉素的上述风险，Zaroff 等开展了如下研究[20]：

1. 定义参与者来源的队列：自 1998 年 1 月 1 日至 2014 年 12 月 31 参加两大健康计划（北加州或南加州凯撒医疗中心）的患者，且具有该时期间的电子病历和处方。

2. 确定暴露组：作者从处方日期前至少 12 个月已加入医疗计划并享有处方福利覆盖的患者中，确认门诊处方是否有阿奇霉素（约 170 万）或阿莫西林（约 610 万）。他们排除了在处方日期前有严重基础疾病的患者。同时从电子病历中获取多项人口学和潜在临床混杂变量（第 10 章）。

3. 在两个暴露组中定义并测量结局：主要结局为处方后 0～5 天和 6～10 天的心血管死亡。死亡数据基于死亡证明中的诊断代码获取，由心血管专家组针对全部心血管死亡和非心血管死亡的随机样本进行死因判读。

作者发现服用阿奇霉素的患者在之后 5 天内发生心血管死亡的风险更高（调整后风险比为 1.82，95％ CI 为 1.23～2.67），但在 6～10 天时，差异无统计学意义。然而，他们警告这种关联的因果关系尚不清楚，因为他们发现服用阿奇霉素与非心血管死亡率之间也存在相似关联（调整后风险比为 2.17，95％ CI 为 1.44～3.26）。

评论：回顾性设计允许作者从大样本人群中捕获 16 年之间发生的罕见事件，为验证其假设提供足够的把握。暴露与结局可能获得准确的测量。

多重队列研究类似于双重队列研究，但包括两个以上队列，可以允许同一暴露队列与两个或多个非暴露队列进行比较，或者允许多个暴露队列与一个非暴露队列进行比较。例如，在黄疸和婴儿喂养（JIFee）研究中，研究者比较了一个非暴露队列（从暴露队列来源的出生队列中随机选择）与两个不同的暴露队列进行比较，一组为高胆红素水平者，另一组为因脱水再次入院者（例 8.6）。

在多重队列设计的变体中，可以将一个或多个暴露队列的结局发生率与外部对照的结局发生率进行比较，这个外部对照的结局发生率可以来自于普查、**登记**（registry），或人口统计数据。例如，一些研究调查了男性和女性医生自杀率，发现女性医生自杀率高于一般女性人群自杀率，而男性医生自杀率低于一般男性人群自杀率[23]。

例 8.6　（巢式）多重队列研究

为了确定严重的新生儿黄疸或脱水是否对神经发育有轻微的不良影响，加州大学旧金山分校和北加州凯撒医疗中心[21-22]的研究人员实施了一项三重队列研究。该研究实施步骤如下：

1. 确定不同暴露的队列：研究者采用电子数据库确定了 1995—1998 年间在北加州凯撒医疗中心出生的足月和接近足月新生儿（$N=106\ 627$），且满足下列条件之一：

a. 血清总胆红素的最大值 $\geqslant 5$ mg/dl（$N=147$），或

b. 因脱水再次入院，血钠 $\geqslant 150$ mEq/L 或体重下降 $\geqslant$ 出生体重的 12％（$N=197$），或

c. 从出生队列中随机选取的新生儿（$N=428$，不包含暴露组参与者）。

2. 运用排除标准：由于这一步骤需要审查纸质病历并连续初级保健提供者，因此在对队列进行抽样之前无法实施（排除 7 例高胆红素血症患者，15 例脱水患者，9 例对照组参与者）。

3. 收集结局数据：研究者检索电子数据库，检索神经系统疾病诊断，并在 5 岁时针对签署知情同意书的孩子完成全套神经发育检查（对参与者属于上述 3 个队列中哪一个信息设盲）。

结果显示，高胆红素血症或脱水均未发现与轻度不良结局存在关联。

治疗或干预的队列研究

尽管队列研究的基本结构是相同的（无论被研究的暴露是危险因素还是疾病的治疗），但仍然有足够的差别有必要将疾病治疗的队列研究作为单独的一个部分来进行阐述，同时为评估此类研究的偏倚风险提供单独的工具[24]。

其中一个不同之处在于，与大多数疾病的危险因素不同，通常情况下是可以/应该采用随机试验来评价疾病治疗的效应。因为队列研究，尤其是回顾性队列研究，可能比随机试验更符合伦理或更可行，尽管它们仍然在治疗评估方面发挥作用，但通常情况下应该是次要选择。

在设计治疗评价的队列研究时，将队列研究尽可能模拟随机试验（Hernán 和 Robins 称之为"目标试验"）[25]来回答研究问题将是十分有帮助的[24]。例如，这类试验的纳入和排除标准是什么？如果因为将患者随机分配到治疗组或其他组是不符合伦理的，而将人们从目标试验中排除出去，那么那些人可能同样不属于治疗评价的队列研究。与之类似，在随机试验中，随访的起始时间通常是明确的：即随机化的日期。在治疗评价的复杂队列研究中，这一点却并不清楚。在开始服药的参与者中，暴露的随访时间可从他们第一次获得处方时间算起。但对于那些没有开始服药的患者，随访时间该从什么时候算起呢？

如果有一个触发事件可以作为判断一个人是否适合参加目标试验的起点，将是十分有帮助的。例如，一些患者在疾病发作后开始服药，而其他人则不会服药，那么可将疾病发作作为治疗和未治疗人群的随访起始时间；我们可以想象一个目标试验，即参与者在发作之后才有资格参加。类似地，糖尿病患者中出现第二高的糖化血红蛋白水平或高血压患者中出现第二高的血压读数时，每一种情况均可作为目标试验的纳入标准，对基于单药控制效果不佳的患者中的换药行为进行比较。

如前所述，一旦确定了目标试验的合格纳入时间，就不能用随后发生的事件来更改已定义的暴露组，正如被随机分配到不同治疗组的参与者需要根据其随机化分组结果来进行分析。（即所谓的"一旦随机，即为分析"；参见第 11 章）。例如，评估抗生素对哮喘住院患者住院时间影响的研究（最初）允许暴露组患者在入院后开始使用抗生素（这将是目标试验的随机化日期），并要求他们至少用抗生素治疗 2 天。如果患者开始抗生素治疗未满 2 天就出院了，那么就不把他们纳入抗生素组[26]。研究者报告使用抗生素治疗与中位延长住院时间 1 天有关。当人们指出他们的研究设计可能带来偏倚时[27]，他们重新分析，即只计算第 1 天开始使用抗生素的人，并且不要求暴露组抗生素治疗的最小疗程，中位住院天数的差异消失了[28]。

暴露组患者在接受 2 天抗生素治疗后才可能出院所导致的偏倚称为**永恒时间偏倚**（immortal time bias）[27,29-30]，因为在研究中对此偏倚的最初描述为，由于研究设计使参与者不可能在一定时期内死亡而导致暴露组参与者获得了这一段时期的生存获益[31]。目标试验框架有助于识别并防止永恒时间偏倚和"观察性研究中的其他固有的自身不足"[32]。

那些在研究开始时已经在医院接受治疗（如正在服药）的患者该如何处理呢？使用所谓现用药者（prevalent users）开展研究是有问题的，原因有如下几点[33-36]。第一，在现用药人群中，会过度代表服药依从的患者：那些已开始服药但在研究开始前因任何原因停药的患者将不被计为现用药者。因为服用处方药物治疗的患者获得更有利的结局，即使该药物是安慰剂以及研究者控制了其他有益健康的因素时，这依然是一个问题[37-38]！其产生的效应并不小：meta 分析显示，对安慰剂依从者良好的患者，其死亡率合并 OR 值为 0.56（95％ CI 为 0.43～0.74）[37]。因此，比较现用药者与非用药者往往会使任何药物（包括安慰剂！）看起来都是有益的。

第二，参与者有更多可能会因为多种不常见的可测量原因而接受治疗，如对预防的关注或与临床医生的密切关系。这些因素可能影响医生的治疗处方，也会影响结局发生的风险，导致"健康使用者"效应。例如，在队列研究中，使用处方药物治疗骨质疏松症的女性患者的总死亡率似乎比那些具有可比性但未经治疗的女性低 25％～60％，但在大型随机安慰剂对照试验中却未观察到类似获益[39]。

第三，纳入现用药者将漏掉从开始服药时即产生的早期不良反应。当不良反应（包括死亡）发生在早期时，这一点非常重要。例如，采用激素替代治疗的女性在开始治疗后的第一年内，有更高的心血管疾病发生率[19,40]。

第四，研究现用药者会将混杂控制变得更为复杂（第 10 章），因为混杂变量的值可能在研究开始时已经受到治疗的影响。我们在表 8.2 中的讨论部分间接提到了这一问题，那时我们使用重复测量低密度脂蛋白胆固醇来评估他汀药物效力这一研究为例。类似的考虑也适用于在基于抗逆转录病毒现用药者中进行病毒载量控制的研究和在评价药物治疗骨质疏松症研究中控制骨密度的研究。上述每个例子中，混杂变量基线值可能已受到治疗的影响，因此由于混杂控制可能会隐藏部分治疗获益。

最后，不可能按照目标试验来设计研究，对现用药者和非用药者进行比较。如果有人尚未服药，研究者可以想象一个目标试验来比较那些开始服药的人和没有服药的人；这个试验将为是否开始用药的决策提供证据支持。对于那些已经正在服药的人，研究者可以想象一个目标试验，比较继续用药和停止用药的患者；这个试验将为是否停药提供决策支持。但目前还没有目标试验可以比较正在服药与未正在服药的效果。

队列研究的优缺点

与横断面设计不同，队列设计的主要优点在于可以计算发病率，即随着时间推移而发生某种疾病的率或比例（表 8.1）。这种纵向方法也可用于评估连续结局的变化，如血压随时间的变化。在结局发生之前测量预测因素的水平建立了变量的时间序列，从而增强了基于关联进行因果推断的基础。

相对临床试验而言，观察性研究的一般缺点在所有队列研究中均有体现，也就是说基于队列研究进行因果推断具有挑战性，因果关系的解释往往因混杂因素的影响而变得复杂（第 10 章）。前瞻性队列研究另外两个缺点在于费用以及研究罕见结局的低效率。即使是我们认为相对常见的疾病，如肺癌，年发病率也很低，必须对大样本人群进行长时间随访才能观察到足够的结局，产生有意义的结果。队列设计对于更常见且立即发生的二分类结局以及连续结局更高效。

尽管基于队列研究对治疗有效性和安全性进行评估时容易产生一些偏倚，但对于某些治疗效力估计而言，队列研究可能是唯一可行的方法。例如，当疾病罕见，或人们对很少或几乎没有其他治疗选择的疾病，坚信某种治疗有效时，实施有足够样本量的随机盲法试验是不可能的。

一些人认为，基于观察性研究分析治疗效果，可以将不符合临床试验要求的参与者纳入研究，从而提供更好的关于治疗有效性和安全性的"真实世界"证据。这些研究可能会发现在临床试验中没有发现的不良反应，尤其是在患有其他疾病的老年患者中。然而，基于"真实世界"的队列研究获得的有效性报告容易受到上述诸多偏倚的影响，必须以审慎的态度考虑其结果。

　　回顾性队列研究具有前瞻性队列研究的许多优点，并且具有成本更低，耗时更少的优点。已经收集了参与者，并完成基线测量，并且随访时期已经发生。主要的缺点在于研究者对抽样方法和人群随访，以及测量的性质与质量等实施的质量控制是有限。既有数据可能是不完整的、不准确的，或采用了针对拟回答研究问题并不理想的测量方法。

　　针对罕见暴露对潜在职业和环境危害效应的研究而言，双重队列或多重队列设计可能是唯一可行的方法。使用人口普查或登记数据作为外部对照具有基于人群的额外优势和经济性。除此之外，这种设计与其他队列研究具有类似优势。关于多重队列研究的一个担心是，从不同的人群中抽样获得不同暴露状态的参与者时，存在较大的**选择偏倚**（selection bias）风险。因为，不同的队列在很多重要因素上（除了暴露变量）存在差异，这些因素会影响结局。尽管其中一些差异，如年龄和种族，可以通过匹配或使用统计学方法来调整研究结果，但两个队列来源人群的其他差异（如地理位置）可能使暴露组和未暴露组不具有可比性。这就是**巢式多重队列研究**（nested multicohort studies）更令人满意的原因，在巢式多重队列中，暴露组和未暴露组源自同一人群，正如在阿奇霉素/阿莫西林研究（例 8.5）和 JIFee 研究（例 8.6）那样。如果结局判定很困难或需要巨额经费，而且暴露是罕见的，那么巢式双重或多重队列研究相对于研究一个完整的队列可能会更高效。

　　已经在暴露队列研究[41]以及干预队列研究[24]中提过偏倚风险评估工具。正在计划开展队列研究的研究者可以回顾这些工具，以确保他们在研究设计阶段至少可以解决那些会影响研究真实性且容易纠正的威胁。

队列研究分析方法

结局频率的测量

　　风险（risks）、比值（odds）和率（rates）是针对随访一段时期的参与者中二分类结局发生频率的估计。这三个测量指标密切相关，享有共同的分子，即出现二分类结局的参与者数量。这三个测量指标中隐含着"风险"这一概念，意味着参与者在研究开始时还没有发生研究所关注结局。在研究心绞痛预测因素的前瞻性研究中，基线患有心绞痛的女性已不具有研究所关注结局的风险，因为她们已经发生了研究所关注结局。研究观察到的结局风险是发生结局的人数除以具有结局发生风险的人数。研究观察到的结局比值则是发生结局的人数除以未发生结局的人数；比值也可表示为：风险/（1－风险）。

　　在许多队列研究中，可能会发生**失访**（loss to follow-up）、死亡或无法判定结局的其他事件。考虑到这一点，研究者必须测量每个参与者贡献的**人时**（person-time），即从进入队列直到其发生研究所关注结局，或由于失访或死亡而发生**删失**（censored）。在任意一组（即那些暴露组），**发生率**（incidence rate）是结局发生人数除以该组处于风险的总人时数。

　　假设一项研究对 1000 人随访两年观察肺癌发生情况，每年新发 50 例肺癌病例。风险、比值和率的计算如表 8.4。

表 8.4   研究对 1 000 人进行为期 2 年随访，每年新发 50 例肺癌病例，其风险、比值和率的简要计算

统计量	公式	计算
风险	$\dfrac{\text{新发研究结局人数}}{\text{具有发病风险的总人数}}$	100/1 000＝0.10（或 10%）
比值	$\dfrac{\text{发生研究结局的人数}}{\text{未发生研究结局的人数}}$	100/900＝0.111
率	$\dfrac{\text{发生研究结局的人数}}{\text{具有发病风险的总人时数}^*}$	100/1 900 人年＝0.053/人年或 5.3/100 人年

* 率的计算分母为第一年的风险人年总数（起初有 1 000 名参与者，结束时为 950 名，约为 975 人年）加上第二年的风险人年总数（起初为 950，结束时为 900 人，约为 925 人年）为 1 900 人年。注意在此例中，率随时间有轻微升高，因为每年的病例数是恒定的，但风险人数在减少。

　　3 个指标中，风险最易理解，因为它是日常熟悉的，如两年肺癌患病风险为 100：1 000，即为 10%。直觉上，比值较难理解，如患肺癌的比值为 100：900，或 0.111。对于罕见结局，比值在数值上与风险接近；当前示例中的 10% 的风险约为风险和比值相似时的上限。结局的率要考虑到，在第一年发生结局的人在第二年不再具有发病风险，因此不再包括在第二年的分母中。如此这般，第二年的结局发生率（50 例/925 人年）略高于第 1 年。

　　有些结局可能在同一个人身上发生不止一次，比如同一疾病的反复发作（如链球菌性咽喉炎）或反映疾病恶化的结局，例如因心脏衰竭入院。如果大多数参与者有 0 或 1 次结局，很少失访，那么可以用二分类变量 0 或 ≥1 次发作来简化结局定义。相反，如果多数参与者多次发生结局，则需要计算每个人发生结局的平均次数或平均次数除以风险人时[1]。

关联的测量

　　在两组比较的研究中，**风险差**（risk difference）即两组间的风险差值，通常表示为暴露组的风险减去非暴露组的风险。如果暴露是预防结局发生，而非导致结局发生（也许因为是一种治疗），那么风险差将是负值。在此情况下，风险差的绝对值被称为**绝对风险降低**（absolute risk reduction）。

　　两组风险之商，习惯上又表示为暴露组风险除以非暴露组风险，即**风险比**（risk ratio）或**相对危险度**（relative risk，RR）。**比值比**（odds ratios，OR），即暴露组结局比值与非暴露者结局比值之比，近似于罕见结局的风险比。然而，因为比值往往令人困惑，尤其是当针对常见结局时，所以在分析队列研究时最好避免使用比值比。除非使用 logistic 回归这一多因素分析方法，因为 **logistic 回归**（logistic regression）使用比值比对关联进行定量估计[2]。

　　正如风险比一样，可以用率比来估计有特定风险因素暴露人群与没有特定风险因素暴露人群的率比（rate ratio）。**Cox 比例风险模型**（Cox proportional hazard model）为这种

　　1　重要的是，如果一些人发生了多次结局事件，不要将不同人的人时混合计算，因为同一个人的多次结局之间是不独立的。如果你对最后一句话表达的内容不熟悉，建议咨询统计学家。

　　2　比值比常用于横断面研究和病例对照研究的分析（第 9 章），在这种情况下，比值比可能是患病率比值而不是发病率比值。

形式的数据提供了多因素分析方法（有时称为"时间-事件"数据）；它允许估计**危险比**（hazard ratios），类似于率比，通常用于**队列研究**（cohort studies）对关联进行定量估计。

随访最大化

随访整个队列（follow-up of the entire cohort）十分重要，前瞻性研究应该采取多种措施以完成这一目标（表 8.5）。研究者、工作人员和参与者之间建立良好关系，以及在研究访视中有积极而有吸引力的体验，对完成随访均是必要的；因为这样，可以使研究参与者期待与工作人员或研究人员的接触。可以采用诸如内部研究简讯等加强这些关系，包括创建个人资料档案、秘闻，或其他强化与研究联系的新闻等。

表 8.5　随访过程中减小失访的策略

招募阶段

1　建立研究人员与参与者之间的联系
- 使基线和随访访视尽可能有趣、愉悦，且充满吸引力

2　排除那些可能失访的人
- 正在计划搬迁的人
- 不确定是否愿意返回的人
- 健康状况较差或患有与研究问题无关的致死性疾病的人

3　为未来随访追踪获取信息
- 参与者的地址、电话号码（手机号码特别有用），以及电子邮箱
- 社会保障/医疗保险号码，并获得在未来采用此信息追踪结局的许可
- 不与参与者同住的好友或亲属的姓名、地址、电话号码和电子邮箱
- 医生的姓名、地址、电话号码和电子邮箱

随访阶段

1　定期与参与者联系以收集信息、提供结果和支持
- 电话：可以在周末或晚上联系
- 邮件：重复使用电子邮箱或已付邮费带回邮信封的明信片
- 新闻简报、生日卡或带标识的礼物
- 如果不影响结局，提供随访过程中开展检测的结果

2　对那些无法通过电话或邮件联系的参与者
- 联系其朋友、亲属或医生
- 通过邮政服务查询转发地址
- 通过其他公共资源，如电话号码簿和网络，以及（如果之前获得许可）检索信用机构来寻找联系地址
- 对于有医疗保险的参与者，可通过社会保障局收集出院信息
- 通过国家卫生部门或全国死亡指数来确定生存状态

全过程

1　以感激、善意和尊重的态度对待研究参与者，帮助他们理解研究问题，以便他们愿意成为研究的合作伙伴，从而使研究取得成功

对于那些需要参与者亲自完成测量的研究，在研究开始时应排除那些在研究期间计划搬离而无法联系的参与者。研究者应该及早收集有助于找到那些搬离或死亡参与者的信息。这些信息包括参与者、私人医生，以及不在一起居住的好朋友或亲戚的住址、电话号码、以及邮箱地址。手机号码和个人电子邮箱地址特别有用，因为这些信息在研究参与者、朋友或家庭搬家或更换工作时通常保持不变。如果可行，获得参与者的社会保障号码，可以帮助确定那些失访者的生存状态，并从社会保障局获得有医疗保险的参与者的出院信息。每年 1 次或 2 次定期联系参与者有助于与他们保持联系，并且可以提高研究结局记录的及时性和准确性。随访评估有时需要持久且重复的努力，不断通过信件、电子邮件、电话，甚至上门随访来找到参与者。

尽管研究人员尽了最大努力，但大多数研究的随访率会低于 100％。在这种情况下，**敏感性分析**（sensitivity analysis）可以评估研究结论是否对不同假设下的失访参与者结局敏感，例如，假设暴露组没有失访，并且所有失访的非暴露组参与者均发生了结局，重新做统计分析，反之亦然。如果研究结论对假设的失访人群结局不敏感，研究将更具有说服力。

■ 小结

1. 在横断面研究（cross-sectional study）中，在单一时点测量所有变量，预测因素和结局之间没有结构性差异。由于无法显示预测因素先于结局，因此横断面研究获得的因果证据比队列研究弱。

2. 横断面研究对提供患病率（prevalence）相关描述性信息十分有价值，且具有节约时间、研究经费，以及避免随访设计的退出问题等优点；通常采用横断面研究作为队列研究或实验第一阶段（first step of a cohort study），并且可以将独立抽样的系列调查连接起来，揭示人群随时间发生的变化。

3. 在队列研究（cohort studies）中，在研究起始确定一组研究参与者，并随访一段时间（followed over time）以描述疾病发病率或自然史，并发现不同结局的预测因素（危险因素）。

4. 人们通常将队列研究划分为前瞻性和回顾性队列研究，但这些术语的使用存在不一致；重要的是明确暴露和结局变量何时测量和如何测量以充分了解偏倚风险。

5. 前瞻性队列研究（prospective cohort studies）通常起始于随访的开始阶段，可能需要招募大量研究参与者，并随访较长时间。这类研究针对测量提供了更好质量控制，但通常要投入大量时间和经费。

6. 尽管回顾性队列（retrospective cohort）针对测量提供的质量控制较少，但可以通过确认一个回顾性队列来克服前瞻性队列的不足，在回顾性队列中，预测变量和结局均已发生。

7. 多重队列设计（multiple-cohort design）对暴露性质或水平不同的多个队列的结局事件发生率进行比较，适用于研究罕见和职业暴露的效应。巢式回顾性多重队列设计对于研究人群中罕见暴露效应而言，可能是一种好的设计。

8. 针对治疗或干预的队列研究（cohort studies of treatments），可以通过模仿目标试验来降低其偏倚风险，如果可行的话可以开展治疗的随机试验。

9. *风险*（risks）、*比值*（odds）和*率*（rates）是估计随访过程中二分类结局发生频率的 3 个指标。其中，发生率需要考虑风险人时（person-time），是应用 Cox 比例风险模型这类现代方法来计算多因素风险比的基础。

10. 队列设计的优势可能由于*不完全随访*（incomplete follow-up）而遭到破坏。通过在研究开始时排除无法进行随访的参与者，收集有利于追踪随访的基线信息，并定期与所有研究对象保持联系等方法，可实现失访的最小化。

参考文献

1. Drouin-Chartier JP, Chen S, Li Y, et al. Egg consumption and risk of cardiovascular disease: three large prospective US cohort studies, systematic review, and updated meta-analysis. *BMJ.* 2020;368:m513.

2. Centers for Disease Control NCHS. *National Health and Nutrition Examination Survey (NHANES): History 2020* [cited 2020 Dec 15]. https://www.cdc.gov/nchs/nhanes/history.htm.

3. Andersen RE, Crespo CJ, Bartlett SJ, Cheskin LJ, Pratt M. Relationship of physical activity and television watching with body weight and level of fatness among children: results from the Third National Health and Nutrition Examination Survey. *JAMA.* 1998;279(12):938-942.

4. Sargent JD, Beach ML, Adachi-Mejia AM, et al. Exposure to movie smoking: its relation to smoking initiation among US adolescents. *Pediatrics.* 2005;116(5):1183-1191.

5. Morgenstern M, Sargent JD, Engels R, et al. Smoking in movies and adolescent smoking initiation: longitudinal study in six European countries. *Am J Prev Med.* 2013;44(4):339-344.

6. Dal Cin S, Stoolmiller M, Sargent JD. Exposure to smoking in movies and smoking initiation among black youth. *Am J Prev Med.* 2013;44(4):345-350.

7. Mejia R, Perez A, Pena L, et al. Smoking in movies and adolescent smoking initiation: a longitudinal study among Argentinian adolescents. *J Pediatr.* 2017;180:222-228.

8. Blackwell T, Yaffe K, Ancoli-Israel S, et al. Association of sleep characteristics and cognition in older community-dwelling men: the MrOS sleep study. *Sleep.* 2011;34(10):1347-1356.

9. Kalantar-Zadeh K, Abbott KC, Salahudeen AK, Kilpatrick RD, Horwich TB. Survival advantages of obesity in dialysis patients. *Am J Clin Nutr.* 2005;81(3):543-554.

10. McMillen RC, Gottlieb MA, Shaefer RM, Winickoff JP, Klein JD. Trends in electronic cigarette use among U.S. adults: use is increasing in both smokers and nonsmokers. *Nicotine Tob Res.* 2015;17(10):1195-1202.

11. Vandenbroucke JP. Prospective or retrospective: what's in a name? *BMJ.* 1991;302(6771):249-250.

12. Rothman KJ, Greenland S, Lash TL. *Modern Epidemiology.* 3rd ed. Wolters Kluwer Health/Lippincott Williams & Wilkins; 2008:758.

13. Bao Y, Bertoia ML, Lenart EB, et al. Origin, methods, and evolution of the three nurses' health studies. *Am J Public Health.* 2016;106(9):1573-1581.

14. Man S, Xian Y, Holmes DN, et al. Association between thrombolytic door-to-needle time and 1-year mortality and readmission in patients with acute ischemic stroke. *JAMA.* 2020;323(21):2170-2184.

15. Browner WS, Pressman AR, Nevitt MC, Cauley JA, Cummings SR. Association between low bone density and stroke in elderly women: the study of osteoporotic fractures. *Stroke.* 1993;24(7):940-946.

16. Evans DS, Kim KM, Jiang X, Jacobson J, Browner W, Cummings SR. Prediction of in-hospital mortality among adults with COVID-19 infection. *medRxiv.* 2021.

17. Grodstein F, Stampfer MJ, Manson JE, et al. Postmenopausal estrogen and progestin use and the risk of cardiovascular disease. *N Engl J Med.* 1996;335(7):453-461.

18. Grodstein F, Manson JE, Colditz GA, Willett WC, Speizer FE, Stampfer MJ. A prospective, observational study of postmenopausal hormone therapy and primary prevention of cardiovascular disease. *Ann Intern Med.* 2000;133(12):933-941.

19. Hernán MA, Alonso A, Logan R, et al. Observational studies analyzed like randomized experiments: an application to postmenopausal hormone therapy and coronary heart disease. *Epidemiology.* 2008;19(6):766-779.

20. Zaroff JG, Cheetham TC, Palmetto N, et al. Association of azithromycin use with cardiovascular mortality. *JAMA Netw Open.* 2020;3(6):e208199.

21. Newman TB, Liljestrand P, Jeremy RJ, et al. Outcomes among newborns with total serum bilirubin levels of 25 mg per deciliter or more. *N Engl J Med.* 2006;354(18):1889-1900.

22. Escobar GJ, Liljestrand P, Hudes ES, et al. Five-year neurodevelopmental outcome of neonatal dehydration. *J Pediatr.* 2007;151(2):127-133, 133 e1.

23. Duarte D, El-Hagrassy MM, Couto TCE, Gurgel W, Fregni F, Correa H. Male and female physician suicidality: a systematic review and meta-analysis. *JAMA Psychiatry.* 2020;77(6):587-597.

24. Sterne JA, Hernán MA, Reeves BC, et al. ROBINS-I: a tool for assessing risk of bias in non-randomised studies of interventions. *BMJ*. 2016;355:i4919.

25. Hernán MA, Robins JM. Using big data to emulate a target trial when a randomized trial is not available. *Am J Epidemiol*. 2016;183(8):758-764.

26. Stefan MS, Shieh MS, Spitzer KA, et al. Association of antibiotic treatment with outcomes in patients hospitalized for an asthma exacerbation treated with systemic corticosteroids. *JAMA Intern Med*. 2019;179(3):333-339 [original version, subsequently retracted].

27. Newman TB. Possible immortal time bias in study of antibiotic treatment and outcomes in patients hospitalized for asthma. *JAMA Intern Med*. 2021;181(4):568-569.

28. Stefan MS, Shieh M-S, Spitzer KA, et al. Association of antibiotic treatment with outcomes in patients hospitalized for an asthma exacerbation treated with systemic corticosteroids. *JAMA Intern Med*. 2019;179(3):333-339 [replaced version of retracted article].

29. Newman T, Kohn M. *Evidence-Based Diagnosis: An Introduction to Clinical Epidemiology*. 2nd ed. Cambridge University Press; 2020:231-243.

30. Newman TB. Antibiotic treatment for inpatient asthma exacerbations: what have we learned? *JAMA Intern Med*. 2021;181(4):427-428.

31. Suissa S. Immortal time bias in pharmaco-epidemiology. *Am J Epidemiol*. 2008;167(4):492-499.

32. Hernán MA, Sauer BC, Hernandez-Diaz S, Platt R, Shrier I. Specifying a target trial prevents immortal time bias and other self-inflicted injuries in observational analyses. *J Clin Epidemiol*. 2016;79:70-75.

33. Vandenbroucke J, Pearce N. Point: incident exposures, prevalent exposures, and causal inference: does limiting studies to persons who are followed from first exposure onward damage epidemiology? *Am J Epidemiol*. 2015;182(10):826-833.

34. Hernán MA. Counterpoint: epidemiology to guide decision-making: moving away from practice-free research. *Am J Epidemiol*. 2015;182(10):834-839.

35. Vandenbroucke J, Pearce N. Vandenbroucke and Pearce respond to "incident and prevalent exposures and causal inference". *Am J Epidemiol*. 2015;182(10):846-847.

36. Ray WA. Evaluating medication effects outside of clinical trials: new-user designs. *Am J Epidemiol*. 2003;158(9):915-920.

37. Simpson SH, Eurich DT, Majumdar SR, et al. A meta-analysis of the association between adherence to drug therapy and mortality. *BMJ*. 2006;333(7557):15.

38. Avins AL, Pressman A, Ackerson L, Rudd P, Neuhaus J, Vittinghoff E. Placebo adherence and its association with morbidity and mortality in the studies of left ventricular dysfunction. *J Gen Intern Med*. 2010;25(12):1275-1281.

39. Cummings SR, Lui LY, Eastell R, Allen IE. Association between drug treatments for patients with osteoporosis and overall mortality rates: a meta-analysis. *JAMA Intern Med*. 2019;179(11):1491-1500.

40. Hulley S, Grady D, Bush T, et al. Randomized trial of estrogen plus progestin for secondary prevention of coronary heart disease in postmenopausal women. Heart and Estrogen/progestin Replacement Study (HERS) Research Group. *JAMA*. 1998;280(7):605-613.

41. Bero L, Chartres N, Diong J, et al. The risk of bias in observational studies of exposures (ROBINS-E) tool: concerns arising from application to observational studies of exposures. *Syst Rev*. 2018;7(1):242.

附录 8A
第 8 章练习题
横断面研究和队列研究设计

1. 研究问题是："维生素 B_{12} 缺乏会导致老年人髋部骨折吗?"

a. 简明列出采用前瞻性队列研究阐明这一研究问题的研究大纲。

b. 另外一种可选的方法是从老年诊所抽样，比较他们之中曾发生过髋部骨折与（所有）未发生过骨折患者的维生素 B_{12} 水平。与横断面方法相比，至少列出前瞻性队列研究的一条优点和一条缺点。

c. 是否可以设计回顾性队列研究来回答这一研究问题？如果可以，将如何影响这些优点或缺点？

2. Sung 等[1]在 338 名首次参加 PRIDE（通过饮食和运动减少尿失禁计划）临床试验的 30 岁以上超重或肥胖女性中研究了尿失禁频率与抑郁症状之间的关系。他们发现有抑郁症状的女性（$N=101$）每周尿失禁的次数比没有抑郁症状的女性要多（28 vs. 23，$P=0.005$）。

a. 这是何种类型的研究设计？

b. 一种可能的解释是，抑郁增加了尿失禁的频率。对于这种关联还有什么其他的解释？研究设计的改变如何帮助你排除它们？

参考文献

1. Sung VW, West DS, Hernandez AL. Association between urinary incontinence and depressive symptoms in overweight and obese women. *Am J Obstet Gynecol.* 2009;200(5):557.e1-557.e5.

病例对照研究设计

Thomas B. Newman，Warren S. Browner

聂晓璐　彭晓霞　唐　迅　译

在第 8 章，我们介绍了队列研究，即研究者对一组参与者样本随访一段时间，以估计暴露（或未暴露）于各种危险因素人群的结局发生率。相反，在**病例对照研究**（case-control study）中，研究者从一组已经发生结局，即**病例**（cases）样本人群和一组未发生结局，即**对照**（control）样本人群开始，回顾性地测量两组人群既往暴露以发现差异，来解释病例之所以发生结局，而对照未发生结局的原因。

例如，病例对照研究应该收集一组眼部黑色素瘤病例和一组健康对照样本，然后针对每组人群收集电弧焊既往暴露信息，以估计暴露对疾病风险的影响[1]。病例对照设计相对经济（inexpensive），特别适用于**罕见疾病**（rare diseases）和疾病暴发（disease outbreaks）的研究。

本章同时介绍几种病例对照的衍生设计。**巢式病例对照**（nested case-control）设计是在定义的队列中针对新发病例与队列中仍未发病的对照样本进行比较。巢式病例队列设计还可以采用整个队列（包括病例）的一个随机样本作为对照组，这一对照组通常可为不同病例组充当对照。**发病密度病例对照**（incidence-density case-control）设计则允许研究者考虑危险因素水平随时间发生的变化以及失访。**病例交叉**（case-crossover）研究将病例作为自身对照。本章最后会就如何选择第 8 章和本章中讨论到的观察性研究设计提出建议。

■ 病例对照研究基础

由于大部分疾病相对少见，因此基于一般人群样本开展的队列研究和横断面研究是费用较高的设计，针对类似眼黑色素瘤这样的罕见病研究其危险因素需要成千上万的参与者。尽管基于一般人群中危险因素患病率的先验知识，通过患某一疾病的患者**病例系列**（case series）可以发现显著的危险因素（如静脉吸毒会导致 AIDS），但对于大多数危险因素，有必要设置参考组，从而可以比较病例组与对照组中危险因素的暴露情况。

正如第 8 章多次提到的，病例对照研究是**回顾性的**（retrospective）。研究者首先选取一组患病人群和另一组未患病人群，然后回顾性（looks backward）测量两组人群在疾病发生前的预测变量（图 9.1）。然而，并不需要所有的结局发生在研究者开始研究时。例如，为了调查疾病暴发，可能在病例仍在发生时，派流行病学家团队前往调查暴发原因。

流行病学家们可能先创建病例定义，同时在病例发生时前瞻性招募新的病例和对照，直到明确暴发原因（例 9.1）。

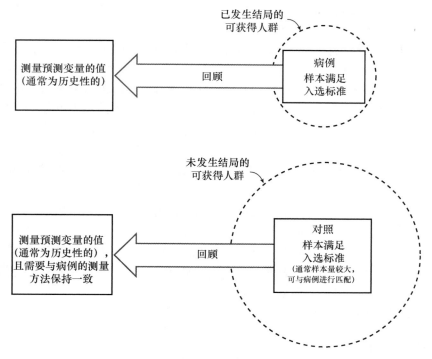

图 9.1　病例对照研究。 在病例对照研究中，步骤如下：

- 定义参与者选择标准，从病例总体中招募病例，并从对照总体中招募对照。
- 测量相关变量的当前数据，通常用历史信息作为补充。

例 9.1　疾病暴发的病例对照研究

2018 年澳大利亚多个州暴发的甲型肝炎启动了公共卫生当局的调查[2]。病例为 2018 年 4 月 13 日至 6 月 8 日期间鉴定的甲型肝炎基因型 IB 病例。对照为其他报告的传染病（如沙门氏菌病、弯曲菌病或隐孢子虫病）。对照组来自与病例相同或邻近的地方政府辖区，按年龄分组（0～14 岁、15～39 岁、≥40 岁）与病例进行频率匹配，对照：病例的匹配比例为 2∶1。（意味着在每个年龄组，为 1 个病例选择 2 个对照；参见第 10 章）。研究人员询问了病例和对照在发病前的潜在暴露情况。

作者发现，与病例状态最密切相关的暴露是食用冷冻石榴籽 [13 个病例中有 9 例，而 21 例对照中仅有 1 例，比值比（OR）＝45.0，95% CI 为 3.8～2 065；见附录 9A]。后续调查在来自一家埃及制造商的两包冷冻石榴籽中检出甲型肝炎病毒，该公司的产品与不列颠哥伦比亚省 2012 年暴发的甲型肝炎有关[3]。此次暴发导致澳大利亚农业和水资源部启动了针对该制造商未来所有货物的监督与检测。

在研究设计中，病例对照研究的地位犹如葡萄酒名单中的"干红葡萄酒"：相对于其他选择更加温和，且有点冒险，但研究费用低得多而效果有时出奇得好。由于偏倚发生机会较高，病例对照设计具有挑战性，但有很多案例显示设计良好的病例对照研究产出了重要结果。其中包括母亲使用己烯雌酚与女儿患阴道腺癌的研究（一个仅基于 7 个病例就得出确定性结论的经典研究!）[4]，以及婴儿俯卧位睡姿与急性猝死综合征的关系[5]，简单的结果挽救了成千上万的性命[6]。

病例对照研究并不能用来估计疾病的发病率或患病率，因为研究参与者中患病的比例是由研究者抽样选出多少病例和多少对照决定的，而不是人群总体中的频率。病例对照研究能够提供病例特征的描述信息，更重要的是，能估计每个预测变量与结局的关联强度。这些估计以**比值比**（odds ratios）的形式表示，如果暴露组和未暴露组参与者的结局发生**风险**（risk）相对较低（约 10% 或更低，参见附录 9B）时，比值比约等于**风险比**（risk ratio）。

病例对照研究一开始是用来确定疾病风险因素的流行病学研究。出于这个原因，也因为要使讨论更容易进行，我们通常将患有疾病的人称为"病例"，而将在病例和对照之间进行比较的暴露称为"风险因素"。然而，也可将病例对照设计用来研究其他不常见的结局，如通常情况下非致命疾病患者发生的死亡。另外，一些研究关注的暴露可能是为了预防疾病而不是发现危险因素，如采用病例对照研究评价疫苗或治疗效果。在这种情况下，研究者可能会试图证明暴露组结局发生风险较低（即比值比<1）。

病例对照研究的优点

提高罕见结局的效率

病例对照研究的主要优势之一是可从相对较少的参与者中快速获取信息。以包皮环切术预防阴茎癌的效果研究为例。这种肿瘤不仅在包皮环切的男性中非常罕见，而且在未进行包皮环切的男性中也比较罕见，其终生累积发病率约为 0.16%[7]。若进行队列研究，假设有 80% 的机会检测包皮环切术是否将阴茎癌发生风险增加了 50 倍，将需要对超过 6 000 位男性随访几十年（假设大约一半人会接受包皮环切术）。在出生时进行包皮环切的随机对照试验也需要相同的样本量，但是参与者入组后出现病例的中位时间为 67 年——这将需要 2~3 代研究者来随访参与者！

现在考虑使用病例对照研究来回答同样的问题。在具有相同机会检测到相同相对危险度时，仅需要 16 个病例和 16 个对照。当然，研究者仍然需要找到具有代表性的 16 个病例；疾病越罕见，可能需要付出更多的努力去寻找代表性病例。在病例对照设计的缺点部分会对此议题进行讨论。尽管如此，对于罕见病或者从暴露到发病潜伏期长的疾病，病例对照研究不仅比其他设计更高效，而且常常是唯一可行的选择。

产生假设的作用

病例对照研究属于回顾性研究方法，可以检验多个预测变量，因此在针对新的疾病暴发原因产生病因假设时大有用处。虽然疾病暴发通常是由于传染病导致的（如例 9.1），但并非总是如此。例如，针对海地儿童因急性肾功能衰竭而死亡这一流行事件[8]，一项病例对照研究发现服用当地制造的对乙酰氨基酚糖浆与急性肾功能衰竭死亡的比值比等于 53。进一步研究发现肾功能衰竭是由于一种污染物，即二甘醇中毒所致，不幸的是这个问题仍在继续发生[9-10]。

病例对照研究的缺点

病例对照研究有很大的优势，但也有很重要的缺点。首先，每次只能研究一个结局（发生或未发生疾病是两组研究对象的入选标准），而队列研究和横断面研究（以及临床试验）可以研究多个结局。其次，如前所述，病例对照研究获得的信息是有限的：无法直接估计疾病的发病率或患病率，除非研究者了解人群和疾病发生的时间段。然而，病例对照研究最大的缺点在于容易发生偏倚，偏倚主要来自两个方面：病例和对照的是分开选择的，以及预测变量是回顾性测量的。这两个问题及其处理策略是以下两节讨论的内容。

选择偏倚及其控制

病例的查找与抽样。病例对照研究的抽样始于病例。理想情况下，病例样本应该包括某定义人群中所有患研究疾病的每一个人，或从这些病例中随机抽样。但此时立刻出现一个问题：我们如何得知哪些人患病，而哪些人没有患病？在横断面研究和队列研究中，是针对所有研究参与者进行系统地疾病确诊，而在病例对照研究中，必须从那些可获得的，并已确诊疾病的患者中抽样。这个样本可能无法代表所有的得病患者，因为不太可能包括那些未诊断、误诊、无法参与研究或死亡的患者（图 9.2）。

一般来说，选择偏倚在病例样本不能代表正在研究的危险因素时尤为重要。对于总是需要住院治疗和可以直接诊断和确定的疾病，如髋部骨折和创伤性截肢，可以安全地从已诊断并可获得的病例中抽样，至少在医疗保健可及性较好的人群中是这样。同样，在巢式病例对照研究（本章稍后讨论）中，病例来自一个确定的队列，如果对参与者随访了足够长时间，并且疾病最终几乎都能被诊断，那么这些病例可以接近新发生疾病的人群。

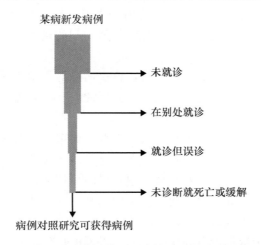

图 9.2　病例对照研究中的病例无法代表所有新发病例的一些原因

另一方面，针对那些常常无法获得医疗关注的疾病（很多肿瘤在确诊之前很久就发生了[1]），开展病例对照研究就更为困难了，因为先于病例诊断做出的选择。例如，一些研究

1　译者注。

引发了输精管结扎术可能增加前列腺癌症风险的担忧[11]。但是，前列腺癌的诊断可能依赖于筛查，导致病例可能在更大程度上代表了接受过医疗处理（尤其是泌尿科医生治疗）的男性，譬如那些做过输精管切除术的人。的确，在做过输精管切除术的男性中筛查前列腺癌更为常见[12]。

对照的抽样。尽管考虑这些问题比较重要，但病例的选择常常局限于可获得的参与者来源。病例样本不可能有完全的代表性，但可能是研究者不得不用的样本。然后，研究者在设计病例对照研究时面临的困难决定是一个更开放式任务，即如何选择合适的对照。通常的目标是从病例产生的源人群中选择对照。对照的 3 种抽样策略如下：

● 基于诊所、医院或注册登记的对照。对于病例对照研究而言，最方便的对照来源通常是与病例就诊于同一家诊所或医院的人，或者与报告病例属于同一个注册登记处，仅仅因为有研究者容易获取的人。**基于诊所或医院的对照**（clinic- or hospital-based controls）也可以部分抵消由于从诊所或医院获取病例而导致的可能的**选择偏倚**（selection bias），因为他们是如果患病，就有可能在那个医疗机构寻求治疗的人。与此类似，在例 9.1中，甲型肝炎暴发的调查人员可以随时获得已诊断患其他报告传染病患者的联系信息，如果他们患有甲型肝炎，可能也会被报告为病例。

然而，用代表性不好的对照样本来补偿代表性不好的病例样本是有问题的。如果研究关注的危险因素引起了使对照组就医的医疗问题，那么对照组的危险因素暴露率可能虚高，从而减弱或颠倒危险因素和结局之间的关联。例如，甲肝研究中的研究者关注与食物和饮水安全相关的暴露因素，以确诊沙门氏菌病、弯曲杆菌病或隐孢子虫病感染患者作为对照组是有问题的；在这样的对照人群中，食品卫生不佳的人所占比例会偏高。与之类似，在研究石油和天然气井近距离暴露与儿童青少年血液肿瘤关联的病例对照研究中[13]，研究者使用在登记系统中报告患有非血液肿瘤的儿童青少年作为对照。如果在石油和天然气井附近发现的化学物质可导致其他类型的癌症，那么与血液肿瘤的关联将被低估。

因为对照患有不是研究所关注疾病时，该疾病可能是由于研究所关注危险因素导致的，这些类型的对照可能会产生误导性结局。因此，有必要考虑获得对照的便利性是否值得以可能威胁研究的真实性为代价。

● 基于人群的病例和对照。由于对地理区域内人群和健康计划覆盖人群中使用疾病注册登记和电子临床和管理数据的快速增长，现在针对许多疾病开展基于人群的病例对照研究均成为可能。从这样的注册登记和数据库中获得的病例通常可以代表该地区某种疾病或健康计划的患者总体，因此可以简化对照组的选择：即对照组是可代表注册登记系统覆盖人群的"未患病"样本或数据库。

当注册登记或其他数据库可利用时，基于人群的病例对照研究是最恰当的设计。考虑到疾病登记的完整性和所覆盖人群的稳定性（没有迁入或迁出），基于人群的病例对照研究是将病例对照研究嵌套在队列研究或临床试验中，前提是可以确认并招募对照。当总体已清楚且研究者可获得这些数据记录时，招募对照的任务相对简单。

然而，重要的是要认识到，即使在一个整合良好的卫生系统中，图 9.2 所示病例识别的筛选过程对不同的人群也会产生不同的影响。因此，偏倚可以在参与者需要进入医疗保健系统进行诊断和（或）需要联系，以及因为一些人（如那些不会说英语的人或对科学机构信任度较低的人）被纳入研究可能性较低时等时刻发生。

- 使用两个或多个对照组。因为对照组的选择非常棘手，尤其是病例不可能是所有患者的代表性样本时，有时建议采用不同的方式使用两个或多个对照组。例如，在评估口服霍乱疫苗有效性的病例对照研究中，来自海地的研究人员比较了霍乱病例与两组不同对照人群的疫苗接种史[14]。将在同一家霍乱治疗中心就诊，有与霍乱患者同样的水样便腹泻症状，但霍乱弧菌检测结果阴性的患者组成对照组。第二组为没有腹泻症状的"社区来源"的对照，与霍乱患者所在年龄组、发病时间，以及是否为邻居相匹配，为 1 个霍乱病例最多匹配 4 个对照。令人欣慰的是，与两个对照组相比，自我报告曾接受 2 剂次口服霍乱疫苗的有效性近似（分别为 73％和 74％）。

　　不幸的是，不同的对照选择策略有时会引入偏倚，从而可能导致基于不同对照组发现的研究结果是相互矛盾的，因此揭示了针对手头的研究问题采用病例对照设计的固有弱点。当这一现象发生时，研究者应该寻找额外的信息以尽量确定每个对照组存在的潜在偏倚大小（第 10 章）。例如，如果担心来源于诊所的对照组可能过度暴露于拟研究的危险因素（如吸烟），因为这些危险因素导致他们因其他问题（如疲劳）而寻求医疗照顾，那么研究人员可能发现对照组人群中的危险因素暴露率因其就诊原因不同而不同。无论如何，基于不一致的结果做出答案未知的结论要好于仅采用一个对照组而得到错误结论。

　　上述任意一种策略都可能包括**匹配**（matching），匹配是一种简单的方法，可以确保病例和对照在与疾病有关或者可能有关，但在主要关注暴露上是可比的。因为许多风险因素和疾病均与年龄、性别，以及地理位置有关，例如，如果这些变量在病例组与对照组间可比时，那么研究结果可能更具说服力。实现这种可比性的方法是匹配病例的年龄、性别，以及地理位置信息等来选择对照。然而，匹配确实存在潜在的缺点，尤其是匹配因素为像收入或血清胆固醇水平等可变化的预测因素时。将在第 10 章讨论其原因以及其他一些比匹配更可取的方法。

差异性测量偏倚及其避免方法

　　病例对照研究的第二个主要缺点是由于**测量误差**（measurement error）导致的偏倚风险升高。这是由于采用回顾性的方法来测量暴露而造成的，无论是由研究者、实施治疗的临床医生（反映在医疗病例中）完成的调查，还是要求病例和对照本人回忆多年前发生的暴露。遗憾的是，人们对于过去暴露的记忆可能是不准确的。如果不准确程度在病例组和对照组间相似，所产生的问题被称为暴露的**无差异性错分**（nondifferential misclassification），这种错分将导致难以发现关联（在流行病学术语中，OR 值由于偏倚而趋近 1）。然而，更大的问题是疾病正在被诊断的过程将导致病例组想起或报告他们的暴露状况不同于对照组；这种暴露的**差异性错分**（differential misclassification），被称为**回忆偏倚**（recall bias），对研究所测量的关联会产生无法预测的效应。

　　例如，关于日光暴露与恶性黑色素瘤之间的关系被广泛报道，可能导致被确诊的肿瘤病例在回忆日光暴露史时与对照有所不同。Cockburn 等[15]在设计巧妙的黑色素瘤双生子研究（双生子中，一人患病，一人未患病）中发现了一些证据：当询问有人患肿瘤的双胞胎谁在孩童时期暴露于更多日光下时，发现匹配的 OR 值为 2.2（95％ CI 为 1.0～4.7），但询问均未患肿瘤的双胞胎相同问题时，其匹配的 OR 值仅为 0.8（95％CI 为 0.4～1.8）。但是，对于一些其他问题，如双胞胎间哪个孩子更容易晒黑或晒伤时，没有发现回忆偏倚。

队列研究不会发生回忆偏倚，因为在疾病诊断之前已经询问过参与者的暴露情况。嵌套在一项多年前已收集了日光暴露数据的队列中开展的病例对照研究，对回忆偏倚进行了直接检验：研究者针对病例组和对照组在病例被诊断恶性黑色素瘤前后自我报告的日光暴露水平进行了比较[16]。研究者发现病例组和对照组均存在一些暴露信息回忆不准确，但并不足以构成回忆偏倚。因此，考虑回忆偏倚的可能性是非常重要的，因为它并非不可避免[17]。

除了第 4 章提到的控制测量偏倚的策略（标准化变量的操作定义、选择客观的测量方法、通过多个数据来源补充关键变量的数据等）外，这里提供两种针对病例对照研究避免暴露测量偏倚的策略：

● 使用结局发生之前记录的数据。例如，在之前引用的评价口服霍乱疫苗有效性的病例对照研究中[14]，除了自我报告的疫苗接种状况外，还使用了实际疫苗接种记录。然而，这一完善的策略在一定程度上受限于拟研究危险因素的记录资料的可及性和可靠性。在霍乱疫苗试验中，在报告有疫苗接种史的人中，只有大约一半的人（病例与对照都是如此）的疫苗接种史可获得验证。

● 设盲。我们在第 4 章中已讨论过实施盲法的一般方法，但针对病例对照研究设计调查时有几个需要特殊考虑的问题。理论上，研究可以对观察者和研究参与者设盲，使他们不清楚每个研究参与者的病例或对照状态以及所研究的危险因素；因此，有 4 种可能的盲法（表 9.1）。

表 9.1   病例对照研究中的设盲方法

设盲对象	对病例对照状态设盲	对危险因素测量设盲
研究参与者	在病例和对照都患有与可能危险因素有关的疾病时可行	引入"虚拟"的危险因素，如果病例组和对照组间存在差异，则会引起怀疑 如果是公认的疾病危险因素则可能不起作用
观察者	当病例看上去与对照无明显差异时可行，但参与者的细微症状和自愿陈述都可能使设盲比较困难	如果调查人员不是研究者时可行，但可能很难持续设盲

理想情况下，无论是研究参与者还是观察者都不应该知道谁是病例、谁是对照。实际上，常常很难实施。参与者知道他们自己是生病或健康，因此只有在对照也患有他们认为与所研究危险因素相关的疾病时，才能对病例或对照状态设盲。一些疾病的明显特征以及调查人员可能从参与者的应答中觉察到的线索会阻碍对调查人员设盲（如果某人有黄疸或接受过喉头切除术，调查人员很难没有觉察）的努力。

通常情况下，对研究中特定的危险因素设盲比对病例或对照状态设盲要简单一些。病例对照研究通常是调查疾病的第一步，因而不可能仅调查一个危险因素。因此，针对看似与疾病没有关联的危险因素设计"虚拟"问题，可以保证研究参与者和调查人员无法了解研究假设。例如，在研究食用蜂蜜是否是婴儿肉毒中毒的危险因素时，可以在调查中包含同样详细的有关酸奶和香蕉的问题。这类设盲无法避免产生差异性偏倚，但允许人们估计差异性偏倚是否造成影响：如果病例组有更多的研究对象报告食用了蜂蜜，而其他食品的暴露没有增加，那么不太可能存在差异性测量偏倚。如果食用蜂蜜导致婴儿肉毒中毒的关联已众所周知，或一些虚拟的危险因素被证明是真实的，那么这种策略就无法奏效了。

不让观察者了解研究参与者的病例或对照状态对于实验室测量是一种特别好的策略，如血液检测和 X 线检查。盲法在这些情况下易执行，且应该执行，只需让非测量人员为每个样本（或患者）贴上编码识别标签即可。15 项病例对照研究测量了髋部骨折患者与对照组的骨量，进行了比较，发现未实施盲法测量的研究所显示的差异远大于实施盲法测量的研究，这说明了盲法的重要性[18]

■ 巢式病例对照研究、发病密度巢式病例对照和病例队列

巢式病例对照（nested case-control）设计是将病例对照研究"嵌套"于已有的队列中（图 9.3）。研究者可能已经将队列定义为正式队列研究的一部分，通常包括储存生物样本、影像等以便将来在结局发生后进行分析。或者，研究者可以在尚未定义的队列中重新设计一个嵌套的病例对照研究，在这种情况下，定义一个队列将是第一步。

研究者从确定一组具有结局发生风险的队列开始，该队列的数量大到可以获得足够的数量的病例数来回答研究问题，并且由于事先已储存了生物标本或可获得记录有暴露信息的医疗记录而有能力测量暴露变量。正如第 8 章所述，队列的定义包括针对风险暴露人群的入选和排除标准。此外，每个研究参与者必须有明确的进入队列的日期。可以是固定日期（如满足入选标准的人均在 2021 年 1 月 1 日参加健康计划），或者是一个风险期开始时的可变日期（如队列研究招募日期或心肌梗死复发危险因素研究中的首次心肌梗死发作日期）。

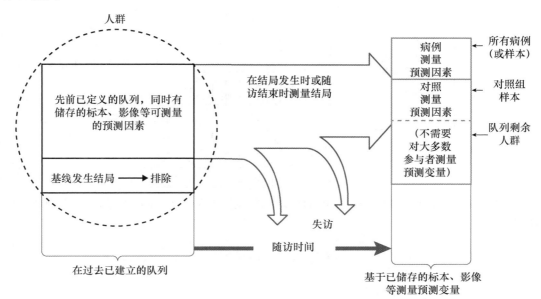

图 9.3　巢式病例对照研究。 巢式病例对照研究步骤如下：
- 基于已储存的标本、影像和其他数据的人群建立队列。
- 测量结局变量以区分病例组和对照组。
- 针对所有病例组和对照组样本，基于建立队列时已储存的标本、影像，以及其他数据测量预测变量。

研究者接下来要描述定义研究结局发生的标准，这些结局均发生在进入队列之后和确定的随访期结束之前。如果结局罕见，随访接近完成，在基线时对暴露进行一次测量就足够了，这种情况比较简单。研究者在随访结束时确定队列中所有发生结局的个体（病例），然后从队列中没有发生结局的部分研究对象中选择一个随机样本（对照）。然后研究者测量病例组和对照组的预测变量，并比较病例组和对照组人群的危险因素暴露水平。

如果随访有变化或不完全，或者所关注暴露会随时间发生改变，那么在进入队列时对病例组和对照组暴露的单次测量将是不够的。这种情况下，最好设计为**发病密度**（incidence-density）巢式病例对照研究，从**风险集**（risk sets）中抽样组成对照。风险集是针对每个病例定义的，即在每一个病例发生时，将队列中与病例随访时间相同但尚未发病的成员均定义为风险集（图9.4）。与其他形式的病例对照匹配一样，在分析时需要考虑对随访时间的匹配。

例如，如果进入队列的时间为固定日期（如2018年1月1日），对于在2019年7月1日诊断的病例来说，对照应该从那些截止到2019年7月1日还未发生结局的参与者风险集中抽样。如果进入队列的时间是变化的，对于进入队列18个月时确诊的病例，将从那些随访满18个月仍未发生疾病的风险集中抽样。根据研究者关于引发疾病所需的暴露时间和持续时间的研究假设，可以比较病例组和对照组在入组时的暴露测量值、平均暴露值或病例确诊前某一固定时点（如3个月）的暴露测量值。

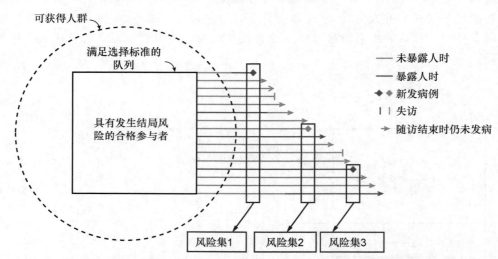

图9.4 发病密度巢式病例对照研究。 发病密度巢式病例对照研究可以是前瞻性的也可以是回顾性的，前瞻性研究步骤如下：

- 定义选择标准并从人群中招募队列。
- 定义队列中每个成员的进入日期以对随访时间进行排序。
- 储存标本、影像等用于后期分析。
- 随访队列以确认病例及其诊断日期。
- 从"风险集"中为每一个病例抽取一个或多个对照，"风险集"定义为在病例确诊时，与病例随访了相同时间却仍未成为病例、死亡、失访的队列成员。
- 使用基线时保存的标本、影像等在病例和匹配的对照中测量预测变量，以及其他变量。
- 对于回顾性发病密度病例对照研究而言，前四步可能已经完成。

根据风险集抽样引出了一种可能，即同一个研究对象可能在随访早期被选为病例的对照，但之后又成为病例，即使在其暴露水平发生改变后依然有可能发生。实际上，这种设计（借助合理的统计分析）要做的是考虑风险暴露人时，使用该时间段［有时是前一个时间段，所谓的**滞后变量**（lagged variables）］的预测变量值来预测该人时单元内的病例发生情况，用病例发生时点定义每个时间单元的边界。这被称为发病密度设计（例9.2）。

例 9.2   意大利阿片类过量导致死亡的发病密度巢式病例对照研究

阿片类药物过量是高收入国家的主要死亡原因。使用阿片激动剂（如美沙酮）治疗可降低死亡风险。由于药物使用者的治疗随着他们接受和退出治疗的时间而有所变化，所以意大利、澳大利亚和英国的研究人员使用了发生率密度巢式病例对照设计，以更有成效地定量评估阿片受体激动剂和其他治疗的获益[19]。研究步骤如下：

1. 确定队列和风险暴露时期。这项病例对照研究嵌套在 VEdeTTE 队列中，研究人员从 1998—1999 年在意大利的公共治疗中心招募海洛因使用者。从 1998 年 9 月到 2005 年 12 月 31 日，他们从意大利两个地区确认了 4 444 名参与者的死亡情况。

2. 确认病例，包括其死亡日期。研究工作人员在设盲状态下（不了解参与者是病例还是对照）从临床记录中检索其生存结局。随访期间有 316 名死亡，其中 95 名被编码为过量用药导致的死亡。

3. 从"风险集"中为每个病例匹配对照。对每一位死于过量用药的病例，研究人员随机选择 4 名在病例死亡日期（称为对照的指示日期）仍存活者为对照组，并在地区、年龄（±5 岁）和性别方面实现匹配。对照可能与多个病例相匹配，病例则有资格被选为之前死亡病例的对照。

4. 测量病例与对照的预测因素。研究人员（对病例或对照状态设盲）从病例死亡日期前 2 个月的临床记录中摘录病例的药物治疗类型相关信息，同时从对照指示日期前 2 个月的临床记录中摘录对照的药物治疗类型相关信息。对于那些在死亡日期前 2 个月之前已停止治疗的患者，他们摘录了最后一次治疗的类型和日期信息。相较开展队列研究而言，发病密度病例对照设计允许他们基于更少的人，且在更有限的时间内摘录这些信息。

研究者（适当地）使用条件 logistic 回归分析数据。他们发现，阿片激动剂治疗与超过 90% 的死亡率降低存在关联（OR＝0.09，95% CI 为 0.03～0.24）；调整无家可归、HIV 阳性、饮酒、法律问题，以及基线时用药过量报告等变量后，结果未发生改变（调整后 OR＝0.08，95% CI 为 0.03～0.23）。

巢式病例队列（case-cohort）设计与巢式病例对照设计相似，只有一点不同，它不是选择没有发生拟研究结局的研究对象组成对照组，而是由研究者从队列所有研究对象中随机抽样来选择对照，不考虑其是否发生结局。从队列随机抽样获得的一部分研究对象中，可能有几个研究对象会发生结局，结局不常见时该数量很小。病例队列设计的优点在于一个队列的随机样本可以作为几个不同结局的对照，如例 9.3 所示。另外，队列的随机样本可以提供该队列研究对象中危险因素的总体暴露率相关信息。

例 9.3　血浆 ACE2 与死亡或心脏代谢疾病风险：巢式病例队列研究

　　血管紧张素转换酶 2（ACE2）的循环水平可能是肾素-血管紧张素系统失调的标志。主要来自加拿大安大略省汉密尔顿市人口健康研究所的研究人员研究了血浆 ACE2 水平对几个不良健康结局的预测效果[20]。研究实施的基本步骤如下：

　　1. 确定队列。研究者使用前瞻性城乡流行病学（PURE）研究，这是一项基于 27 个低、中及高收入国家，针对 35～70 岁个体完成基线调查的队列研究。PURE 研究包括生物银行方案，将来自 14 个国家的一部分参与者的基线血标本存储在 −165℃。如果参与者储存了可分析的标本，并且属于居住国自己报告的主要种族（例如，居住在瑞典的欧洲血统的人），他们就有资格加入该研究队列。标本收集于 2005—2006 年，中位随访时间为 9.4 年。

　　2. 确认病例。本研究的结局事件（即病例）为死亡（$N=1985$）、心肌梗死（$N=882$）、卒中（$N=663$）、心力衰竭（$N=264$），以及糖尿病（$N=1715$）。这些事件已在 PURE 研究中被确认。

　　3. 队列抽样。研究人员从 55 246 名 PURE 参与者中随机抽样选择 5 084 个可分析的样本组成"子队列"。值得注意的是，如果人们存在研究结局事件中的一个事件时，不会将他们从子队列中排除。因此，这是一个病例队列研究而非巢式病例对照研究。

　　4. 测量病例与队列样本的预测因素。研究人员测量了生物银行标本中的 ACE2 水平，并分析了之前收集的传统心血管危险因素数据，如性别、体重指数、是否吸烟，以及血压。研究人员发现，ACE2 是所有研究结局的强预测因素，在调整传统心血管危险因素后，ACE2 水平每增加 1 标准差，研究结局的风险比升高为 1.21～1.44[21]。ACE2 水平是比临床危险因素（包括吸烟、糖尿病、血压和血脂水平，以及体重指数）更强的预测因素。

优点

　　巢式病例对照与病例队列研究特别适用于在研究开始已经留存了需要花大量经费测量的血清和其他标本或影像，并被保存供以后分析的情况。对所有病例和一个对照样本进行费用较高的测量，所需费用远低于对整个队列实施测量。

　　当针对实施测量的人员设盲时，这种设计便保留了队列研究的优点，即在结局发生之前收集预测变量。另外，这些设计又可避免经典病例对照研究由于不能对死亡病例进行测量，以及从不同总体中选择病例和对照所带来的潜在偏倚。

缺点

　　这些设计同样具有其他观察性设计的固有缺点：观察到关联的可能性取决于未测量或测量不准确的混杂变量的影响，而且无症状的亚临床状态可能影响基线测量（从而导致"因果倒置"而不能推导出因果关系，参见第 10 章）。

其他注意问题

　　巢式病例对照和病例队列设计的应用并没有预期的那么广泛。研究者计划大样本前瞻性研究时应该考虑储存花费较多的生物标本（如冷冻血清标本库）或储存影像或病历，用于后续巢式病例对照分析。研究者应该确保储存条件将使关注的物质保存多年。在随访过程中收集新的标本或信息也是有用的，这些数据可以被最高效率应用于后续的发病密度病例对照研究中。

■ 病例交叉研究

病例交叉（case-crossover）设计是病例对照设计的衍生类型，对于研究间断暴露产生的短期效应十分有用。这种回顾性研究开始需要确定一组病例：即发生了研究结局的病例。然而，有别于将病例组和对照组的暴露情况进行比较的经典病例对照研究，在病例交叉研究中每个病例即为其自身对照。将结局发生时点（或该时点之前）病例的暴露与该病例在其他一个或多个其他时点的暴露进行比较。

例如，McEvoy 等研究在车祸中受伤的病例，他们有手机或使用了手机[22]。采用电话公司的记录，研究者对病例在车祸前 10 分钟与车祸发生前 24 小时、72 小时和 7 天在同一时间开车时的使用手机情况进行比较。他们发现在车祸前 10 分钟使用手机频数是其他时段的 4 倍。

病例交叉研究的分析类似于匹配的病例对照研究，只不过对照的暴露是病例在不同时段的暴露，而非匹配的对照的暴露。见附录 9A 的场景 3 所示。病例交叉设计已被用于大样本人群来研究随时间改变的暴露，比如已发现大气颗粒污染物水平与住院人数[23]和老年人总死亡率[24]，院外心脏骤停[25]，甚至婴儿死亡率[26]等存在关联。

■ 观察性设计的选择

表 9.2 总结了第 8 章和第 9 章介绍的主要观察性设计的优缺点。我们已在之前详细阐述，这里仅做总结。在这些设计中，没有最好最差之分；每一种设计都有其作用和目的，这取决于研究问题和具体情况。

表 9.2　主要观察性设计的优缺点

设计	优点	缺点*
	横断面设计	
	研究持续时间相对较短	无法建立事件发生的先后顺序
	是队列研究或临床试验的第一阶段	不适用于罕见预测因素或罕见结局
	可以获得多个预测因素的暴露率和多个结局的患病率	无法计算发病率
	队列设计	
所有的	可确定事件发生顺序	通常需要大样本
	可研究多个预测因素和结局	罕见结局时可行性差
	结局事件数随时间延长而增加	
	可以计算发病率、相对危险度、超额危险度	

（续表）

设计	优点	缺点*
前瞻性队列	可更好地控制参与者选择和测量 避免预测因素测量产生的偏倚	随访时间可能很长 通常花费较大
回顾性队列	随访已经在过去完成 花费相对较低	参与者选择和测量的控制很少
多重队列	适用于不同的队列有不同或罕见暴露时	从不同总体中抽样会产生偏倚和混杂
病例对照设计		
	适用于研究罕见结局 研究时间短，所需样本量小， 花费相对较低	从两个总体中抽样可产生偏倚和混杂 差异性测量偏倚 仅限于研究单一的结局变量 事件发生顺序可能不清楚 除非嵌套于队列，否则无法计算患病率、发病率或超额危险度
混合设计		
巢式病例对照	具有回顾性队列设计的优点，且预测变量测量费用较高时可以节约费用	如果不能事先完成测量，或基于事先储存的标本或影像进行测量，那么测量危险因素时容易产生偏倚；通常需要预先定义的队列
发病密度巢式病例对照	允许研究者在考虑到危险因素水平随时间的变化和失访的情况下，分析风险关系	需要测量随访期间不同时点的危险因素水平和发病率，通常需要已经存在的队列
巢式病例队列	同巢式病例对照，而且可以使用一组对照针对不同结局开展病例对照研究	同巢式病例对照
病例交叉	病例作为其自身对照，减少随机误差和混杂	需要暴露有立即产生的短期效应

* 相较于随机试验，所有这些观察性设计都有容易受到混杂因素影响的缺点，参见第 10 章。

■ 小结

1. 在病例对照研究（case-control study）中比较发生研究结局的病例样本（sample of cases）与未发生研究结局的对照样本（sample of controls）的危险因素的暴露率。该设计分别对患病与未患病人群进行抽样，相对来说，它比较经济（inexpensive）并且是可用于研究罕见疾病（efficient for studying rare diseases）唯一高效的方法。

2. 病例对照研究的一个问题是容易产生选择偏倚（selection bias）。减少选择偏倚的 3 种方法为：①采用相同的方式抽取对照和病例（虽然不具有代表性）；②开展基于人群的研究；以及③采用不同抽样方法设立多组对照。其中任一策略均可包括根据年龄、性别和地区等变量对病例组和对照组进行匹配的方法。

3. 病例对照研究的另一个主要问题是回顾性设计，可能会带来测量偏倚（measure-

ment bias），从而对病例组和对照组产生不同的影响。通过在结局发生前（made prior to the outcome）测量（using measurements）预测变量以及对研究参与者和研究人员设盲（blinding）可以降低这种偏倚。

4．避免选择偏倚和测量偏倚的最好方法是设计巢式病例对照研究（nested case-control study），即从大样本队列研究中随机抽取病例组和对照组（random samples of cases and controls）。除了控制上述两种偏倚，采用巢式病例对照研究允许在研究结束时对相对较小样本量的研究参与者进行昂贵的血清学测量、影像学检查等。

5．发病密度病例对照设计（incidence-density case-control design）允许研究者在考虑随时间改变的危险因素水平和随访可行性时高效地开展风险关联分析。

6．巢式病例队列设计（nested case-cohort design）使用整个队列作为对照，而不仅是队列中的非病例组进行随机抽样；该设计可以为研究多个结局提供对照组，并且可以提供整个队列中危险因素的总体暴露率的直接信息。

7．病例交叉研究（case-crossover studies）是匹配的病例对照设计的衍生类型，将每个病例在两个或多个时点的观察期作为其自身对照。

参考文献

1. Guenel P, Laforest L, Cyr D, et al. Occupational risk factors, ultraviolet radiation, and ocular melanoma: a case-control study in France. *Cancer Causes Control*. 2001;12(5):451-459.
2. Franklin N, Camphor H, Wright R, Stafford R, Glasgow K, Sheppeard V. Outbreak of hepatitis A genotype IB in Australia associated with imported frozen pomegranate arils. *Epidemiol Infect*. 2019;147:e74.
3. Swinkels HM, Kuo M, Embree G, et al. Hepatitis A outbreak in British Columbia, Canada: the roles of established surveillance, consumer loyalty cards and collaboration, February to May 2012. *Euro Surveill*. 2014;19(18):20792.
4. Herbst AL, Ulfelder H, Poskanzer DC. Adenocarcinoma of the vagina. Association of maternal stilbestrol therapy with tumor appearance in young women. *N Engl J Med*. 1971;284(15):878-881.
5. Beal SM, Finch CF. An overview of retrospective case-control studies investigating the relationship between prone sleeping position and SIDS. *J Paediatr Child Health*. 1991;27(6):334-339.
6. Mitchell EA, Blair PS. SIDS prevention: 3000 lives saved but we can do better. *N Z Med J*. 2012;125(1359):50-57.
7. Kochen M, McCurdy S. Circumcision and the risk of cancer of the penis. A life-table analysis. *Am J Dis Child*. 1980;134(5):484-486.
8. O'Brien KL, Selanikio JD, Hecdivert C, et al. Epidemic of pediatric deaths from acute renal failure caused by diethylene glycol poisoning. Acute Renal Failure Investigation Team. *JAMA*. 1998;279(15):1175-1180.
9. Fatal poisoning among young children from diethylene glycol-contaminated acetaminophen—Nigeria, 2008–2009. *MMWR Morb Mortal Wkly Rep*. 2009;58(48):1345-1347.
10. Llamas M. Drug Makers Warned for Potential Diethylene Glycol Toxin Contamination: Drugwatch.com; 2020 [updated April 20, 2020]. https://www.drugwatch.com/news/2020/04/20/diethylene-glycol-toxin-contamination/
11. Nutt M, Reed Z, Kohler TS. Vasectomy and prostate cancer risk: a historical synopsis of undulating false causality. *Res Rep Urol*. 2016;8:85-93.
12. Shang Y, Han G, Li J, et al. Vasectomy and prostate cancer risk: a meta-analysis of cohort studies. *Sci Rep*. 2015;5:9920.
13. McKenzie LM, Allshouse WB, Byers TE, Bedrick EJ, Serdar B, Adgate JL. Childhood hematologic cancer and residential proximity to oil and gas development. *PLoS One*. 2017;12(2):e0170423.
14. Franke MF, Jerome JG, Matias WR, et al. Comparison of two control groups for estimation of oral cholera vaccine effectiveness using a case-control study design. *Vaccine*. 2017;35(43):5819-5827.
15. Cockburn M, Hamilton A, Mack T. Recall bias in self-reported melanoma risk factors. *Am J Epidemiol*. 2001;153(10):1021-1026.
16. Parr CL, Hjartaker A, Laake P, Lund E, Veierod MB. Recall bias in melanoma risk factors and measurement error effects: a nested case-control study within the Norwegian Women and Cancer Study. *Am J Epidemiol*. 2009;169(3):257-266.
17. Gefeller O. Invited commentary: recall bias in melanoma—much ado about almost nothing? *Am J Epidemiol*. 2009;169(3):267-270; discussion 71-72.
18. Cummings SR. Are patients with hip fractures more osteoporotic? Review of the evidence. *Am J Med*. 1985;78(3):487-494.

19. Faggiano F, Mathis F, Diecidue R, et al. Opioid overdose risk during and after drug treatment for heroin dependence: an incidence density case-control study nested in the VEdeTTE cohort. *Drug Alcohol Rev*. 2021;40(2):281-286.

20. Narula S, Yusuf S, Chong M, et al. Plasma ACE2 and risk of death or cardiometabolic diseases: a case-cohort analysis. *Lancet*. 2020;396(10256):968-976.

21. Newman TB, Browner WS. In defense of standardized regression coefficients. *Epidemiology*. 1991;2(5):383-386.

22. McEvoy SP, Stevenson MR, McCartt AT, et al. Role of mobile phones in motor vehicle crashes resulting in hospital attendance: a case-crossover study. *BMJ*. 2005;331(7514):428.

23. Wei Y, Wang Y, Di Q, et al. Short term exposure to fine particulate matter and hospital admission risks and costs in the Medicare population: time stratified, case crossover study. *BMJ*. 2019;367:l6258.

24. Di Q, Dai L, Wang Y, et al. Association of short-term exposure to air pollution with mortality in older adults. *JAMA*. 2017;318(24):2446-2456.

25. Kojima S, Michikawa T, Matsui K, et al. Association of fine particulate matter exposure with bystander-witnessed out-of-hospital cardiac arrest of cardiac origin in Japan. *JAMA Netw Open*. 2020;3(4):e203043.

26. Scheers H, Mwalili SM, Faes C, Fierens F, Nemery B, Nawrot TS. Does air pollution trigger infant mortality in Western Europe? A case-crossover study. *Environ Health Perspect*. 2011;119(7):1017-1022.

附录 9A
病例对照研究的比值比计算

病例对照研究

例 9.1 是对甲型肝炎暴发的调查。作者报告，13 例患者中有 9 例食用过冷冻石榴籽，而在 21 例对照中仅有 1 例食用过冷冻石榴籽。表 9.1 展示了该研究结果。比值比是在不同情况下暴露的**比值（odds）**（a/c）除以对照组暴露的比值（b/d），这在数学上相当于 ad/bc。

当疾病很罕见（$<10\%$）时，如本例中的甲型肝炎，比值比可用以很好地估计风险比。因此，这项研究表明，食用过受污染的冷冻石榴籽的人患甲肝的可能性是没有吃的人的 45 倍。

表 9A.1　例 9.1 中比值比的计算

预测变量：食用冷冻石榴籽	结局变量：甲型肝炎的诊断	
	是	否
是	9（a）	1（b）
否	4（c）	20（d）
合计	13	21

$$相对危险度 \approx 比值比 = ad/bc = 9 \times 20 / 4 \times 1 = 45$$

匹配的病例对照研究

为了说明匹配的病例对照研究和病例交叉研究分析之间的相似性，我们将采用同一实例。研究问题为使用手机是否会增加手机用户发生车祸的风险。传统的匹配病例对照研究可将自述的开车时使用手机的频率作为危险因素。病例为发生过车祸的人，将其与没有发生过车祸的人（对照）进行比较，并根据年龄、性别和手机号区号与病例进行匹配。研究者询问病例组和对照组是否在开车时使用过手机（为简化分析，此例中将暴露分为两种，即根据开车时是否使用手机分为"使用者"和"未使用者"）。随即根据是否都是使用者，都不是使用者，或病例是使用者而对照不是，或对照是使用者而病例不是，将每个病例/对照配对进行分类。如果有 300 对，那么结果如下：

表 9A. 2　驾驶时（习惯性）使用手机是否是发生车祸外伤的危险因素的匹配病例对照研究

匹配的对照	病例（发生车祸外伤的人）		
	使用者	未使用者	合计
使用者	110	40	150
未使用者	90	60	150
合计	200	100	300

表 9A. 2 中显示，有 90 对病例曾在驾驶过程中使用手机而对照未使用，有 40 对为对照曾使用手机而病例未使用。注意这个 2×2 表不同于表 9A. 1 中甲型肝炎研究的 2×2 表，后者表中每一个单元格的数为研究对象人数。在匹配的病例对照研究 2×2 表中，每个单元格的数为研究对象的对子数；表 9A. 2 中的总人数为 600 例（300 例病例和 300 例对照）。

此表的比值比简单来说就是病例暴露而对照未暴露的对子数与病例未暴露而对照暴露的对子数的比值（"不一致情况的对子数"）。注意，暴露水平相同的病例/对照对（"一致对子数"）无法提供暴露与结局之间的关联信息。表 9A. 2 中，OR 值为 90/40＝2.25。因为车祸很少发生，比值比接近于风险比，所以此研究结果表明，习惯性使用手机的人与不使用手机者相比，其发生车祸外伤的风险为 2.25 倍。

病例交叉研究

现在用病例交叉研究探讨相同的问题。McEvoy 等的研究数据如下[22]。

表 9A. 3　以最近使用手机作为车祸外伤危险因素的病例交叉研究计算比值比

车祸前 7 天	车祸发生时段		
	驾驶时使用手机	未使用手机	合计
驾驶时使用手机	5	6	11
未使用手机	27	288	315
合计	32	294	326

对于病例交叉研究[22]，表 9A. 3 中每个格子中的数字为研究对象人数，而不是对子数，但是每个格子代表同一病例的 2 个时间段：在车祸发生的时段和 7 天前的同一时段。因此，四格表中的 5 表示有 5 位司机在发生车祸时和 7 天前的同一时间段均使用过手机，而其下的 27 提示有 27 个人发生车祸时正在使用手机但在 7 天前同一时段未使用手机。

类似地，有 6 名司机在车祸发生时未使用手机而在 7 天前同一时段用过。比值比是不一致时间段的司机的数值比，本例中为 27/6＝4.5，意味着在开车时使用手机发生车祸的风险是没有使用手机的 4.5 倍。

附录 9B
何时以及为什么比值比近似于风险比

2×2 表可用于代表疾病和暴露之间的关联，具体如下：

	发生疾病	未发生疾病
暴露	a	b
未暴露	c	d

■ 什么是风险和比值?

某疾病的风险是患病人数除以风险人数 [即暴露者风险：$a/(a+b)$，未暴露者风险：$c/(c+d)$]。某疾病的比值是患病人数除以未患病人数 （即 a/b 或 c/d）。

■ 比值比的两种计算方法——但取值相同

第一种方法 （将其表示为 OR_1），用于队列研究和临床试验中，计算方法为暴露组疾病的比值除以未暴露组疾病的比值。即 $OR_1=(a/b)\div(c/d)=ad/bc$。第二种方法 （$OR_2$） 在病例对照研究中使用，它将患病人群 （病例） 的暴露比值除以未患病人群 （对照） 的暴露比值。即 $OR_2=(a/c)\div(b/d)=ad/cb$。

这两种方法和公式给出了相同的值，因为 $ad/cb=ad/bc$。因此，只有一个比值比 （$OR_2=OR_1$）。

■ 当某疾病为罕见病时，比值和风险，以及比值比和风险比——是近似的

当一种疾病在暴露者和未暴露者中都较为罕见时，即大多数人不会患病，有患病风险的人数与没有患病的人数相似。因此，罕见病的比值和罕见病的风险是相似的。

因此，当某疾病很罕见时，暴露者和未暴露者患病的比值比 （OR_1） 以及暴露者和未暴露者患病风险的风险比 （RR） 也很近似 （$OR_1\approx RR$）。反之，意味着在病例对照研究中估计的疾病患者 （病例） 和非疾病患者 （对照） 暴露的比值比 （OR_2） 也必然近似于风险比 （$OR_2=OR_1\approx RR$）。

附录 9C
第 9 章练习题
病例对照研究设计

1. 在第 8 章的练习 1c 中，您设计了一项关于以低维生素 B_{12} 水平作为髋部骨折危险因素的回顾性队列研究。请描述如何在使用该队列基础上采用病例对照研究设计来更高效地回答该研究问题。

2. 现有研究问题为："卵巢癌家族史可多大程度上增加患卵巢癌的风险"，请设计病例对照研究来回答这个问题。

a. 有哪些可用于选择病例的方法？

b. 根据你对 a 的回答，确定应如何选择对照？

c. 分析病例和对照样本中可能产生偏倚的来源，以及它们可能对结果产生偏倚的方向。

d. 如何测量本研究的预测变量"卵巢癌家族史"？分析此测量中偏倚的来源。

e. 本研究应使用何种方法评估关联，如何检验统计显著性？

f. 你认为病例对照研究是解决该研究问题的合适方法吗？讨论病例对照设计与本研究问题有关的其他可能的优缺点。

3. 研究者想要了解暴露于玩赛车类电子游戏与发生真实车祸的风险。

a. 假设研究关注的暴露是习惯玩此类电子游戏的长期影响。将如何选择病例和对照，并测量此病例对照研究的暴露程度？

b. 若研究的暴露是在开车前的 1 小时内玩此类游戏是否会增加短期发生车祸的风险。间歇性暴露的短期效应可选择何种研究设计？阐述如何针对此研究问题开展研究。

基于观察性研究估计因果效应

Thomas B. Newman，Warren S. Browner

严若华　彭晓霞　唐　迅　译

大多数观察性研究旨在估计某个暴露与结局的**因果效应**（causal effect），例如，吃红肉对结肠癌的风险（目的为预测的观察性研究除外，如第 13 章中讨论的诊断试验与预后研究）。正如第 1 章介绍的那样，这个过程开始于基于研究样本的测量变量去推断目标总体的关注现象。然而，到目前为止，这些推断只涉及目标总体中的**关联**（association）。需要更多努力来估计因果效应，这比关联更值得关注，因为它们可以提供对疾病潜在病理生理学的洞察，确定预防其发生的方法，甚至提出潜在的治疗方案。

■ 理解因果关系的反事实框架

为了理解因果效应，我们可以做一个思想实验：比较同一目标总体在两种暴露状态下的结局风险（如结肠癌），即假设目标总体中每个人都暴露于某一因素（全部吃红肉），或同一总体中没有人暴露于该因素（全部不吃红肉）[1]。当然，在真实世界中，对于每个人而言，要么暴露，要么不暴露，所以没有办法了解所谓的**反事实**（counterfactual）世界中会发生什么——其中许多暴露状态"与事实相反"。最好能通过对反事实暴露下发生的反事实结局进行估计比较来估计因果效应（图 10.1）。

最简单的方法是随机试验，下一章将详细讨论。现在，我们只关心如何使用试验来估计反事实结局。首先，我们需要招募可能产生因果效应的人，即那些至少在理论上可以具有任何一种暴露水平的人。例如，如果有人（也许出于宗教、伦理或医学原因）在任何情况下都不会或不能吃红肉，我们将把他们排除在试验之外。对于那些坚持吃红肉的人也同样需要排除。

然后，我们将剩余参与者随机分配到不同暴露水平中，创造类似的组（流行病学用语为"可交换的"），其中一组暴露于研究因素（在本例中指定为吃红肉），而另一组不暴露于研究因素（指定为不吃红肉）。由于随机化使两组具有可交换性，可以用吃红肉组的结肠癌率来估计不吃红肉组如果吃了会发生什么，也可以用不吃红肉组的结局来估计红肉组如果不吃会发生什么。因此，随机试验中观察到的风险的组间差异（如果对治疗分配有良好的依从性）提供了对因果效应的有效估计。增强观察性研究中的因果推断通常涉及尽可

---

[1] 为使后续讨论简洁，我们将预测变量和结局定义为二分类变量。相同的原则也适用于其他因果效应估计。

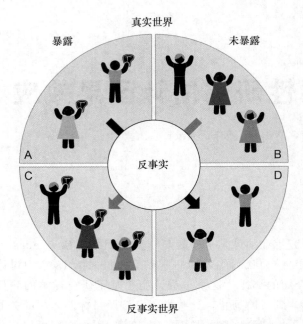

图 10.1　理解反事实世界中因果效应的思想实验

在真实世界中，通过比较吃红肉者（A区）与（不同的）不吃红肉者（B区）的结局（如结肠癌）来估计暴露（如吃红肉，图中表示为手持大块的 T 骨牛排）的效应，并试图控制两个人群间的其他差异（如图中更多的女性不吃红肉）。在思想实验中，可以在反事实世界中创造出与真实世界相同但具有相反暴露的人。依据每个人都吃红肉的世界（A＋C）与没有人吃红肉的相同世界（B＋D）的结肠癌概率差，可以确定红肉对结肠癌的因果效应。

能针对研究问题模拟随机试验。

■ 为什么观察性研究的关联可能有别于因果效应

　　然而，试图用观察性研究来模拟随机试验具有挑战性，因为在观察性研究中，暴露不受研究者的控制。再考虑一下吃红肉是否会导致结肠癌的问题。对该问题的观察性研究是有意义的，因为结肠癌是导致美国癌症死亡的第二大原因[1]，同时对某些人来说，同情哺乳动物和证明生产红肉不利于环境（尤其是牛羊等反刍动物）[2]均不足以使其改变饮食。此外，随机分配人们吃或不吃红肉并随访足够长的时间以观察到结肠癌结局的试验是非常不切合实际的。让我们将红肉暴露视为二分类变量（是/否），并假设一项观察性研究发现吃红肉的人患结肠癌风险大约为不吃红肉者的 2 倍。

　　一种可能性是吃红肉使结肠癌风险翻倍，对研究者而言想必是最重要的可能性。然而，在下结论之前，我们必须考虑可能导致该结论不正确的 4 个原因（表 10.1）：偶然性（chance）、偏倚（bias）、混杂（confounding）和因果倒置（effect-cause）[1]。准确估计吃红

1　一些流行病学家认为混杂是一种偏倚，因为与所有偏倚一样，它会使研究的估计参数（即因果效应的量度）失真。我们更倾向于单独考虑混杂，因为其他类型的偏倚会导致研究的关联不同于目标总体的真实关联，因而，无论研究目的是否为因果效应估计，此关联都是有问题的。另一方面，混杂仅在研究目的为估计因果效应时才是问题：它会导致目标总体中的关联与因果效应有所不同。

肉对结肠癌的因果效应要减少这四种可能性导致结论失真的影响。

如果存在偶然性或偏倚，即使在总体中并不存在吃红肉增加结肠癌风险的关联，研究结果仍有可能显示吃红肉的人患结肠癌风险是不吃红肉的 2 倍。更确切地说，以上结果是，由于运气不佳或研究设计、实施或解释存在的问题所导致的。

表 10.1   在研究红肉摄入是结肠癌原因的研究中可能导致因果效应估计失真的 4 种原因

失真原因	研究估计是否反映目标总体中存在的关联	总体的真实情况是什么？	因果模型
1. 偶然性	否	由于随机误差导致关联失真	吃红肉 结肠癌 无连接箭头
2. 偏倚	否	由于系统误差导致关联失真	案例：基于医院的病例对照研究的选择偏倚（见正文） 吃红肉 ↓ 冠心病 ＼ ↓　　＼→ 住院 结肠癌 ／
3. 因果倒置	是	结肠癌导致人们吃更多红肉	结肠癌 ↓ 贫血 ↓ 吃红肉
4. 混杂	是	既导致吃红肉又导致结肠癌的第三个因素	男性 ↙　↘ 吃红肉——结肠癌

另外两种——因果倒置和混杂——是真实的生物学现象，因此样本中的关联可能反映总体中的关联。但是，这种关联可能不（完全）是暴露导致的因果效应。在某种情况下，恰恰是因果倒置导致了关联：患有结肠癌会导致人们吃更多红肉，可能是因为肠道失血导致他们发生贫血，从而需要补充红肉（这仅仅是一种反向的因果关联，是回顾性研究首先关注的问题）。当第三个因素，如男性性别（以下简称"男性"），既是摄入红肉的人群，同时又是结肠癌高发人群时，将会出现最后一种可能，即混杂。

我们将在本章的剩余部分回顾在基于观察性研究估计因果效应时，如何针对以上 4 种错误导致的失真进行估计，并最小化失真程度的策略。这些策略可以在研究设计或结果分析阶段使用。虽然本书强调研究设计，但是理解分析相关选项会影响到研究设计的选择，因此本章将同时讨论上述设计与分析。

■ 尽量减少偶然性导致的误差

假设目标总体成员中 50％ 的人吃红肉，而红肉摄入与结肠癌间在目标总体成员中不存在关联。如果我们随机抽取 20 例结肠癌病例和 20 例对照，我们预计每组中约有 10 例（20 例中的 50％）吃红肉。然而，仅仅因为偶然，我们可能纳入的 20 例结肠癌病例中有

14 例吃红肉，但 20 例对照中仅有 6 位吃红肉。如果发生这种情况，我们就会在研究中观察到红肉摄入与结肠癌之间存在虚假但有统计学意义的关联（OR＝5.4，95％置信区间为 1.2～26，P＝0.03）。

偶然性有时被称为**随机误差**（random error），因为它无法解释。当随机误差导致关联具有统计学意义时，即为**第一类错误**（type Ⅰ error）（第 5 章）。减少随机误差的策略可以应用于研究的设计和分析阶段（表 10.2）。设计策略，如提高测量**精确度**（precision）和增加**样本量**（sample size），以上测量已分别在第 4 章和第 6 章讨论过。计算 **P 值**（P values）的分析策略则有助于研究者对比仅仅由于偶然性可能导致的误差，来量化观察到的关联强度。例如，P＝0.03（如上一段所述）意味着：当目标总体不存在关联时，如果做 100 次研究，至少有 3 次研究可能发生仅仅由于偶然性而导致的强关联。

比 P 值更有价值的是**置信区间**（confidence intervals），它是描述关联的参数（风险比、比值比等）的可能取值，即这一参数值将落在研究估计的随机误差范围内。置信区间对于没有统计学意义的结果尤为有利，因为它显示了较大的、重要的效应是否可能因为偶然性而被忽略[3-4]。

■ 尽量减少由于偏倚导致的误差

偏倚有多种，也称为系统误差，处理它们是本书的主要内容。连同第 3、4、8 和 9 章所介绍的具体策略，我们将在本章补充介绍降低偏倚可能性的通用方法。

正如我们在第 1 章所讨论的，原始研究问题和研究实际回答的问题之间总是存在差异的。这些差异反映了我们为研究可行性而做出的妥协，以及在研究设计或实施过程中存在的错误。当基于研究获得的估计系统性有别于研究者试图估计的信息时，就会产生偏倚。正如第 9 章所述，偏倚的两个主要分类是**选择偏倚**（selection bias）（也称为抽样偏倚）和**测量偏倚**（measurement bias）。尽量减少偏倚的策略可以应用于研究的设计和分析阶段（表 10.2）。

表 10.2   在目标总体中正确估计关联以尽量减小因果效应的失真

失真原因	设计阶段（如何避免失真）	分析阶段（如何评价失真）
偶然性 （随机误差导致）	增加样本量和其他提高测量精确度的策略（第 4 章和第 6 章）	计算 P 值和置信区间，并基于已有证据解释（第 5 章和第 11 章）
偏倚 （系统误差导致）	仔细考虑研究问题与研究计划间的差异可能导致的潜在后果（图 10.2），如有必要更改研究计划	评估与其他研究的一致性（尤其是那些使用不同设计的研究）
	不要使用被研究关注暴露所影响的变量作为入选标准或匹配变量	不要控制受预测变量影响的变量
	采用盲法或其他策略以尽量减少暴露组间的测量准确度和精确度差异	在观察者、中心等因素之间找到平均值或标准差的系统差异
	收集额外数据以评估可能存在的偏倚程度（证伪检验），例如，预期与暴露无关的结局，或相反	分析额外数据（证伪检验）以了解是否确实存在偏倚

设计阶段

如图 10.2 所示，从提出研究问题开始到撰写研究计划。然后思考与研究问题有关的以下 3 个方面：

1. 研究参与者的样本（如病例和对照、暴露和非暴露的参与者）是否能够代表研究所关注的总体？

2. 暴露变量的测量是否能够反映研究所关注的预测变量？

3. 结局变量的测量是否能够反映研究所关注的结局？

每个问题的答案为"否"或"可能不行"时，考虑偏倚在一组或两组间（如病例和对照、暴露和未暴露参与者）是否相似，以及偏倚是否大到可以影响研究问题的答案。

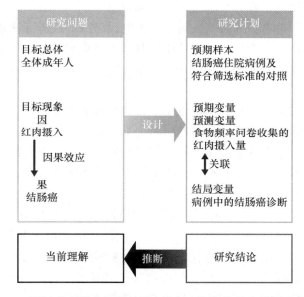

图 10.2　通过考虑研究问题与研究计划之间的差异来尽量减少偏倚

以红肉和结肠癌为例来解释上述内容，考虑在一项基于医院的病例对照研究中，从不是因为结肠癌而住院的患者中抽样获得对照。如果这些患者中许多人因肉类摄入而患有心血管疾病，对照样本将不能代表结肠癌患者来源的目标总体：即对照组中爱吃肉的人数过多，导致红肉与结肠癌的关联低于总体中的关联。这个研究既可能得出吃红肉可保护结肠癌发生的结果。这是一个选择偏倚的例子[1]。

测量偏倚也是研究的潜在问题。例如，如果我们使用现有数据集开展研究，其中红肉摄入量的测量是基于 24 小时食物频率问卷获得的，会怎么样呢？参与者的 24 小时回忆可能与他当天实际的红肉摄入量不同，或当天的实际红肉摄入量单纯由于偶然性而不同于他过去或未来的红肉摄入量（我们碰巧抽中他吃鸡块的那一天进行调查），也可能是因为系统误差导致差异（如针对人们普遍认为不太健康的行为，倾向于低报）。

测量偏倚也会影响研究结局的确定方式。大多数队列研究将结局的发生率估计为比例

---

[1]　当我们在附录 10A 中讨论碰撞变量分层偏倚和有向无环图时，我们将重新审视这个案例。

或率，其分子是随访期间新发生的结局数量。要做到正确，必须注意确保结局的确定方式在不同暴露组间保持一致，例如，对判断不同暴露状态参与者是否发生结局的人设盲。发生率的分母是存在结局发生风险的人群（对应累积发生率）或人时（对应发生率）。分母的处理并不容易，尤其是在随访期间有多次暴露测量时。正如第 8 章所讨论的那样，设计一项观察性研究来模拟"目标试验"有助于避免永恒时间偏倚和其他由于将没有风险的人计算为有风险而导致的错误，反之亦然[5-7]。

接下来要考虑预防每一种潜在偏倚的可能策略，如在病例对照研究中选择多个对照组（第 9 章）或减少测量偏倚（第 4 章）。在每种情况下，都需要判断偏倚存在的可能性以及在研究计划中避免偏倚发生的难易程度。如果偏倚易于避免，可以修订研究计划并再次回答以上 3 个问题。如果偏倚难以避免，则需要我们判断潜在偏倚的可能性，以及偏倚导致预期关联失真的程度来决定研究是否还值得开展下去。

潜在偏倚可能是不可避免或需要较高成本才能预防的，或者无法确定偏倚产生的影响程度。无论何种情况，研究者应该在设计研究时考虑收集额外数据以对偏倚影响的严重性进行评估。我们称之为**证伪检验**（falsification tests），重要的是在研究设计时就要预先设定证伪检验[8]。

例如，在第 9 章所描述的恶性黑色素瘤和日光暴露的双胞胎病例对照研究中，研究者在询问双胞胎谁小时候有更多的日光浴经历时，觉察到回忆偏倚的可能性。他们发现患有黑色素瘤的双胞胎比对照双胞胎更多地报告了日光暴露经历，而对照双胞胎报告他们的日光暴露情况与病例双胞胎相似。我们不可能知道双胞胎中哪个人是正确的，但他们不同的回答表明关于童年期日光暴露的回忆是存在问题的[1]。

如果研究者担心 24 小时食物频率问卷无法准确反映日常红肉摄入量，可以在病例和对照的亚组人群中使用更详细（但耗时）的 7 天食物日记来确定其与 24 小时食物频率问卷的一致性。同样，如果研究者担心红肉非但不会导致结肠癌，反而会增加结肠癌患者的生存率（这可能导致结肠癌幸存者样本中红肉膳食者比例过高），那么病例对照研究可以纳入确定死亡的结肠癌患者，并调查其存活的配偶来了解患者生前的饮食习惯。

分析阶段

一旦完成数据收集，目标就从尽量减少偏倚转向评估偏倚的可能严重程度。首先分析为预先设定的证伪检验所收集的数据。例如，预计人们无法准确回忆红肉摄入量的研究者，可能会询问病例和对照对其答案的确定性。然后，根据对红肉摄入量回忆的确定性进行分层，再评估红肉摄入与结肠癌之间的关联，以此来判断更确定其暴露史的亚组人群中是否存在更强的关联。

研究者也可对比其他研究的结果。如果结论一致，关联不太可能是由于偏倚造成的。尤其是在其他研究采用不同设计时，这种关联更真实，因为不同研究不可能存在同样的偏倚。关于用多大成本收集额外信息，以及在报告研究结果时如何更好地讨论这些问题取决于研究者的判断，为此征求同行建议是十分有益的。

---

1   我们不知道这是回忆偏倚，通常会导致病例比对照高估暴露，还是仅仅是回忆不准确，一种对病例和对照产生类似影响的测量误差。

■ 确保方向正确：因果倒置

偶然性和偏倚是基于样本所测量变量估计的关联无法反映目标总体中所关注现象之间的真实关联的原因。但即使你估计的关联是真实的，它也不一定就代表因果效应。

一种可能是先有车后有马，即结局变量导致了预测变量（表 10.3）。在横断面研究和病例对照研究中，因果倒置是老生常谈的问题：久坐的生活方式导致肥胖，还是相反？因果倒置在病例交叉研究中也是一个问题。例如，在第 9 章提到的使用手机与机动车事故的研究[9]，了解拨打电话和车祸发生的具体时间尤为重要，因为车祸可能使司机打手机报告事故，而并非由于司机（在打手机时）的疏忽大意导致了车祸。

因果倒置在关于病因研究的队列研究中不是经常发生的问题，因为可以在参与者尚未患病时测量危险因素。但是，如果疾病潜伏期长且不能在基线调查时识别其亚临床状态，即便在队列研究中，也可能发生因果倒置。例如，2 型糖尿病与其后患胰腺癌风险存在关联。这种关联有时可能是由于因果倒置导致的，因为胰腺癌会影响胰岛细胞分泌胰岛素，从而引起糖尿病。与这种因果倒置的效应一样，胰腺癌的发生风险在刚确诊糖尿病时是最高的[10]。这种关联会随着糖尿病病程延长而减弱，但胰腺癌超额风险在糖尿病确诊 4 年或更久后仍然存在[10-12]，提示至少有部分关系可能是因果关系。

这个例子说明了排除因果倒置的通用方法：观察假定的因果关联是否会随时间推移而减弱。当然，对于快速产生效应的短期暴露而言，因果效应也会随着时间推移而消失，因此这一策略更适用于慢性暴露，因为其累积暴露量会随着时间推移而增加（如糖尿病），从而会导致因果关系成立时，关联理应随着时间推移而增加而非减弱。

第二种方法是评估因果倒置与因果效应的生物学合理性。在本例中，因果倒置是合理的，因为胰腺癌可以损伤胰腺，但观察糖尿病患者达 10 年以上时，会发现其患有胰腺癌和其他各种癌症的风险均增加[12]，这一发现增加了糖尿病导致胰腺癌的生物学合理性。

表 10.3　观察性研究中正确判断因果方向的策略

设计阶段（如何避免失真）	分析阶段（如何评价失真）
● 开展纵向研究以揭示哪个变量发生在先 ● 获得变量的历史发生顺序数据 ●（最终解决方法：开展随机试验）	● 考虑生物学合理性 ● 将暴露于预测因子后即刻发生的关联强度与一段时间后的关联强度进行比较 ● 与其他不同设计的研究结果进行比较

■ 混杂

总体中的关联不同于因果效应的另一个原因是混杂。如前所述，当第三个因素（如男性）同时导致红肉摄入和结肠癌时，混杂就会发生[1]。对男性的关注是合理的，因为吃红肉与某些男性的男子气概有关[13]，而男性具有更高的年龄别结肠癌发病率[14]。如果这是事实，目标总体中红肉摄入与结肠癌的关联可能并不完全代表因果效应。附录 10B 给出了一个带有数据的案例，说明红肉和结肠癌之间存在关联的部分原因可能是混杂导致的。

如果吃红肉改变肠道菌群，从而导致结肠癌，又该如何解释呢[15]？在这种情况下，菌群是吃红肉导致结肠癌的这一因果效应的**中介变量**（mediator）而非混杂变量。通常情况下，本章稍后介绍的混杂变量应对策略并不适用于处在预测变量和结局因果路径上的因素（即中介变量）。

除了偏倚，混杂通常是对因果效应另一种解释的唯一可能，也是我们需要尽力排除的最重要的一种解释。这同样也是最具挑战的，本章剩余大部分内容将重点介绍处理混杂变量的策略。但值得注意的是，所有这些策略都涉及判断，而且再复杂的流行病学或统计学都无法替代对生物学机制的理解。

■ 在设计阶段处理混杂变量

大多数处理混杂变量的策略均需要研究者测量混杂变量，因此首先列出可能导致暴露（或与暴露具有共同原因）又导致结局的变量（如年龄和性别）是有帮助的。然后，研究者必须在设计和分析策略中选择能控制潜在混杂变量影响的策略。

表 10.4　设计阶段处理混杂变量的策略

策略	优点	缺点
限制	● 容易理解 ● 聚焦于与研究问题相匹配的参与者样本	● 限制外推性和样本量
匹配	● 可以消除像年龄和性别这类强背景混杂变量产生的影响 ● 可以消除难以测量的混杂变量的影响 ● 可以通过均衡每个分层中病例和对照的数量来提高精确度 ● 可能是一个抽样便利，使得病例对照研究的对照选择更简单	● 可能较为耗时且成本较高；相对于增加研究参与者数量而言，效率较低 ● 必须在研究开始时就决定是否匹配，并且对分析产生不可逆的效应 ● 需要尽早决定哪些变量是预测变量和混杂变量 ● 无法将匹配变量作为预测变量或中介变量进行研究 ● 需要删除无法被匹配的病例 ● 造成过度匹配的危险（将不是混杂变量的因素进行匹配，从而降低统计效能） ● 仅适用于病例对照和多重队列研究
"机会性"研究设计	● 可以提供较强的因果推断 ● 研究成本低，类似于随机试验	● 只有在特定环境下才可能开展，即预测变量是随机或近似随机分布，或存在工具变量

---

[1]　我们在这里做了一些简化。如果混杂变量与暴露有共同的原因，则它不需要导致暴露。例如，结肠癌筛查不会导致人们少吃红肉，但它可能与红肉摄入有共同的原因（健康意识）。更有健康意识的人会更好地坚持结肠癌筛查，同时也不太可能吃红肉。在这个例子中，控制结肠癌筛查以避免其混淆红肉对结肠癌发病率的影响是非常重要的。一个对混杂（和中介）更严格的理解取决于有向无环图（附录 10A）。

设计阶段的前两个策略（表 10.4），**限制**（specification）和**匹配**（matching），涉及抽样方案的改变。病例和对照（在病例对照研究中）或暴露和非暴露（在队列研究中）的参与者可以采用使其混杂变量测量值可比的方式来进行抽样。这样做，在对观察到的预测变量和结局之间的关联进行解释时，可以将混杂因素排除在外。设计阶段的第三个策略，采用**机会性研究设计**（opportunistic study design），仅适用于特定条件下的特定研究问题。但是，适用时，该设计可以像随机试验一样，有能力减少或消除已测量及未测量变量产生的混杂。

限制

最简单的策略是采用入选标准限制潜在混杂变量的值，并排除具有其他值的个体，这一方法即为限制。例如，避免性别混杂的方法是限制研究仅纳入女性。如果在采取限制策略后，仍可观察到红肉和结肠癌之间的关联，那么该关联就不会是由于性别的混杂效应导致的。

限制是一种有效的策略，但是，当抽样方案中存在各种限制时，同样存在缺点。首先，即便红肉不会导致女性患结肠癌，但可能在男性或非二元性别人群中会导致结肠癌。红肉对结肠癌的效应存在性别差异时，这种现象被称为**效应修饰**（effect modification）；详见"量化因果效应的其他误区"部分和附录 10B。因此，限制会影响研究结果的外推性，在本例中影响我们将结果外推到非女性人群中。第二个缺点在于限制必然会减少样本量。当采用限制策略控制太多混杂变量或将研究参与者范围控制得过窄时，这些缺点会更加严重。例如，如果将研究限制在低收入、不吸烟、70～74 岁女性时，研究的样本量和可外推性均会成为主要问题。

匹配

匹配是通过在设计阶段选择具有相同或相似混杂变量值（"匹配"）的病例和对照（或暴露和非暴露）来控制混杂[1]。匹配和限制都可以通过仅比较具有相似水平混杂变量的病例和对照来避免混杂。但是，与限制不同的是，匹配可以研究在所有混杂因素水平下的参与者。

匹配通常在个体水平上进行，即**配对**（pairwise matching）。例如，为了控制年龄和性别在红肉消费与结肠癌研究中的混杂效应，将每个病例（结肠癌患者）在个体水平上匹配一个或多个相同性别和处于相同年龄组（如 55～59 岁女性）的对照。然后比较每个病例与匹配对照的红肉摄入情况。

另一种方法是频数匹配，即基于每个关注亚组中的病例和对照个数来进行匹配。例如，针对年龄和性别的频数匹配将在每个亚组中纳入相同（或成倍，适用时）数量的病例和对照。如果研究需要每个病例匹配两个对照，现有 20 个病例为 55～59 岁女性，那么研究者将选择 40 个 55～59 岁的女性对照与之匹配。甲型肝炎的病例对照研究（例 9.1）就采用了宽泛年龄组的频率匹配。

匹配最常用于**病例对照研究**（case-control studies），但也可用于**多重队列设计**（multiple-cohort design）。例如，为调查参加 1990—1991 年海湾战争对男性退伍士兵生育能力

---

[1]　匹配通常是一个设计阶段的策略，但是，正如后文讨论的那样，它同样可以在分析阶段的倾向性评分中使用。

的影响，Maconochie 等[16]将战争期间在海湾地区部署的士兵，与按照服役类型、年龄、部署适合度、服役状态，以及军衔进行频数匹配的未参战士兵进行比较。发现参与海湾战争的退伍士兵报告的不育风险更高，而且他们的伴侣需要更长的时间才能受孕。

匹配的优点

● 匹配是避免背景混杂因素的有效方法，如年龄和性别是结局的重要决定因素，又不受干预影响，而且不太可能是因果路径上的中间环节。

● 匹配可用于控制无法测量且无法用其他方法控制的混杂变量。例如，同胞对匹配（或者，更好的双胞胎匹配）可以控制那些无法测量的遗传和家庭因素。在多中心研究中，临床中心的匹配可以控制不同地区间人群或研究人员的不确定性差异。

● 匹配可以通过均衡混杂变量在每个水平下的病例和对照数量来提高组间比较的精确度（因此可以提高研究发现真实关联的效能）。这在病例可获得数量有限或开展研究花费高昂时十分重要。然而，匹配对精确度产生的效应是中等程度的，并不总是最佳选择［见下文提到的**过度匹配**（overmatching）］。通常，相对于控制混杂的需求，提高精确度的愿望并不是实施匹配的最重要原因。

● 最后，可将匹配作为便利抽样来应用，降低对潜在对照的大量需求。例如，在研究大麻使用是睾丸生殖细胞肿瘤的危险因素的研究中[17]，研究者要求病例（患睾丸癌的男性）推荐与他们年龄相近但未患肿瘤的朋友作为对照组。然而，这种便利也会带来过度匹配的风险。

匹配的缺点

● 匹配通常需要额外的时间和花费。例如，在病例对照研究中，匹配条件越多，为了给每一个病例都配上对照，就需要在越大的对照源人群中寻找对照。因此，必须在匹配增加的统计学效能与是否能基于相同花费纳入更多病例之间进行权衡。

● 将匹配用作抽样策略时，必须在研究开始时就决定是否匹配。因此这个过程是不可逆的。这样就预先排除了进一步分析匹配变量对结局影响的可能性。同时，当匹配变量不是像年龄或性别这样的背景变量，而是预测变量和结局之间因果路径上的中间变量时，也会产生严重的错误。例如，深入思考研究父母孕期吸烟影响婴儿猝死综合征发生风险的病例对照研究。如果研究者将婴儿出生时的胎龄作为匹配因素，将忽略母亲吸烟导致早产风险增加进而引起的不良效应。尽管在分析阶段的策略中也会出现同样的错误，但匹配以一种无法消除的方式将错误构建到研究中；而使用分析阶段策略时，可以通过改变分析来避免错误。

● 正确的配对数据分析需要特殊的分析方法（配对分析），即每个研究对象仅与其对子进行比较，而非与其他有不同水平混杂变量暴露的参与者进行比较。这意味着必须排除那些无法成功匹配的病例。例如，在研究大麻使用与生殖细胞肿瘤时，187 名病例中有 39人因无法提供朋友作为对照而不得不被排除[17]。对配对数据使用非配对分析方法，会因为违背了组间样本独立的假设而可能导致不正确结果（通常偏向无效）。1

1　只要将匹配变量作为协变量纳入，频率匹配的队列数据可以采用多因素分析方法，而不考虑匹配。

- 匹配的最后一个缺点是存在过度匹配（overmatching）的可能性，当匹配变量与暴露相关，但与结局无关，而被证明不是混杂变量时，就会发生过度匹配。过度匹配会降低病例对照研究的效能，因为它使得病例和对照更为相似。事实上，在配对研究中，分析丢弃了"一致"的（具有相同暴露水平的）病例-对照集，因为它们并不提供信息：重要的是不一致病例-对照集的数量，即病例有暴露因素，而对照没有，反之亦然（附录9A）。例如，在大麻与生殖细胞肿瘤的研究中，采用朋友对照可能由于增加了病例及其匹配对照间暴露的**一致性**（concordance）而降低了效能：病例和他们的朋友可能倾向于具有相似的大麻使用情况。

机会性研究

偶尔，一些机会允许我们即使不测量混杂变量，也可以在研究设计阶段控制它们；我们称其为"机会性"设计，因为它们利用不常见的机会来控制混杂。所有这些研究的共同点在于提供了一个估计反事实结局的机会，也就是说，实际暴露的那些人，如果没有暴露会发生什么，反之亦然。

自然实验

自然实验（natural experiment）是一种特殊的机会性设计，研究对象通过某种"准随机"过程暴露或非暴露于特定的危险因素，实际上是随意发生的[18]。例如，Lofgren 等[19]利用下午 5 点后入院的患者要么被分配给高年资医生，由他们给患者以持续的诊疗，要么在第二天早晨转诊到其他组的事实，研究了住院治疗中断所产生的效应。他们发现，转诊患者预约的实验室检查比同队未转诊患者增加了 38%（$P=0.01$），且中位住院时间延长了 2 天（$P=0.06$）。在这个案例中，用保留在同队中未转诊患者的结局，来估计转诊患者的反事实结局（即如果被转诊患者没有被转诊会发生什么）。

相似地，Bell 和 Redelmeier[20]通过比较选择周末入院或工作日入院的急诊患者的结局来研究护理人员配置的效果。他们发现 3 种预期受周末人员配置减少影响的疾病（腹主动脉瘤破裂、急性会厌炎和肺栓塞），周末死亡率都更高。因此，在这项研究中，工作日入院的患者为因相同疾病在周末入院的患者提供了反事实结局的估计。作者还预先设计了一个证伪检验：他们假设一些疾病不会受人员配置差异的影响，发现急诊住院患者的周末死亡率并未升高。

孟德尔随机化

当我们要阐明造成暴露，或（特别是）导致对特定暴露易感的遗传差异时，应用**孟德尔随机化**（Mendelian randomization）[21]开展研究的机会就出现啦。它之所以有效，是因为对于常见的遗传多态性，每个人携带的等位基因在家系内（以及，在具有相似血统的人群中，只是确定程度略低）¹是随机决定的，因此与大多数混杂变量无关。如果与更多的危险因素暴露相关的等位基因，与我们认为由该危险因素引起的疾病也独立相关时，孟德尔

---

　　¹　在涉及人群而非家庭的孟德尔随机化研究中，容易出现一种被称为人群分层的混杂，即祖先的差异影响所研究的基因型和疾病。当研究不同人群，因此病例和对照的祖先可能不同时，这种情况最有可能发生。

随机化则可以提供令人信服的因果证据。例如，$CHRNA5$ 编码基因是尼古丁受体的一个亚基；该基因的 $rs16969968$ 等位基因与更严重的尼古丁成瘾相关，表现为更重的吸烟[22]和更困难的戒烟[23]。该等位基因还与一系列吸烟相关的疾病独立相关，例如肺癌[23-24]、慢性阻塞性肺疾病[25]和低出生体重[26]。

孟德尔随机化还可以更定性地研究暴露易感性。例如，对于红肉摄入与结肠癌之间关联，至少部分关联的机制是红肉高温烹饪产生的杂环芳香胺在体内转化为致癌物质[27]。N-乙酰转移酶 2（NAT-2）的活性促进了这一转化，可以基于基因决定的活性将人分为快速、中等或慢速乙酰化者。多项研究[27-28]发现，在快速乙酰化者中，红肉摄入与结肠癌之间存在更强的关联，这不仅与红肉和结肠癌之间的因果关联一致，而且与上述机制一致。

孟德尔随机化确实有一些局限性。遗传变异只能解释危险因素易感性水平的一小部分变异。此外，遗传变异可能会影响多个生物学通路，这些通路可能会通过所研究暴露之外的其他方式而影响结局。最后，孟德尔暴露通常在出生时就发生了，这与生命后期发生的暴露相比，可能具有不同的生物学意义。

工具变量

自然实验和孟德尔随机化与在观察性研究中增强因果推断的更通用方法密切相关，即工具变量（instrumental variables）。工具变量与研究所关注暴露相关，但与结局不存在独立关联。例如，某人是否在周末入院与医护人员的级别相关，但人们并不认为周末入院与死亡风险存在关联（对于研究的诊断而言），因此可以将周末入院视为一个工具变量。

工具变量分析与自然实验的不同之处在于，它涉及在工具变量的不同水平上明确测量研究所关注的暴露（例如，工作日和周末入院时，每 100 名患者的护士人数），然后，试图量化该暴露（而不仅是工具）对结局的影响。因此，在本案例中，他们应该估计每 100 名患者增加 3 名护士可以防止的额外死亡人数。

临床研究中常见的一种工具类型是特定治疗或诊断试验的使用频率，这一工具可能在提供者、医院或地区间存在差异。例如，可以采用动脉夹闭（一种神经外科手术）或线圈（一种放射性介入干预，将线圈放置在动脉瘤中）治疗颅内动脉瘤。Belekis 等[31]报告，在 306 个医院转诊地区，未破裂脑动脉瘤的医疗保险受益人采用线圈而非夹闭治疗的比例差异非常大，从加利福尼亚州莫德斯托的 35% 到华盛顿州塔科马的 99%。使用区域内线圈治疗的比例作为比较两种手术结局的工具，发现死亡率相似，但夹闭导致住院时间显著延长，且出院后需要到康复机构的可能性更大。

断点回归设计

在随机试验中，暴露由研究者随机分配。在工具变量研究中，暴露由与结局无关的外部因素决定。在**断点回归**（regression discontinuity）研究中，暴露由某个潜在连续变量（称为"驱动变量"）是否高于导致暴露的阈值决定。

例如，Bor 等[32]研究了早期开始抗逆转录病毒治疗与延迟治疗对 HIV 的效果。如果病情较重的患者更有可能得到早期治疗，那么简单比较早期与延迟治疗患者的死亡率很容易引入混杂。研究者使用了南非的大型队列数据，在该队列中，当患者的 CD4 细胞计数（驱动变量）低于 $200/\mu l$ 时将被首次确认适合接受抗逆转录病毒治疗。研究仅纳入 CD4 细胞计数在 $50\sim350/\mu l$ 的患者，发现 CD4 细胞计数刚刚低于 $200/\mu l$ 的患者与那些刚刚高于 $200/\mu l$ 的患者（那些 CD4 细胞计数刚刚低于 $200/\mu l$ 的患者接受了抗逆转录病毒治疗，而

细胞计数刚刚高于 $200/\mu l$ 的患者未接受抗逆转录病毒治疗）相比，全因死亡的危险比为 0.65（95％置信区间为 $0.45\sim0.94$），强烈表明早期治疗是非常有益的。

是否可以应用断点回归设计取决于是否存在连续驱动变量，这一变量完全决定（"精确"断点回归）或强烈影响（"模糊"断点回归）暴露。驱动变量的案例[33]包括年龄（可能决定参与某项项目的资格或参与某些活动的合法性，这些都可能影响健康），像 CD4 细胞计数、出生体重、血铅水平，以及收缩压等临床指标，所有这些指标在高于或低于某个阈值时可以启动干预，以及通常用于划分政策或事件变化前/后的日历时间，我们将在下一节对此进行讨论。

对于因果效应估计而言，断点回归设计是最强的随机试验替代方案之一，但是在临床研究中可能未得到充分应用[34]。其主要假设是，所研究暴露是唯一影响结局的因素，而这一因素在阈值两侧的分布是不同的[1]。随着断点更精确、样本量更大，这种假设变得更有可能，因此对分布在阈值两侧极窄范围内的人群进行比较可以获得足够的精确度。当样本量非常有限，且需要纳入远离阈值的人来估计反事实结局时，研究者可以在阈值的每一侧分别对驱动变量与结局之间的关系进行建模，并用两个模型间的差异（一个从下方接近，一个从上方接近）来估计阈值处的因果效应。

中断时间序列设计

时间是断点回归设计的常用驱动变量：一些事件发生，例如实施新的政策或程序后，研究者希望比较实施前/后的变化，也就是说，使用事件发生前的人时来估计如果没有发生该事件会发生什么。这被称为**中断时间序列设计**（interrupted time series design）（见第 12 章）。针对阈值事件前后结局随时间的变化分别建模（如结局随时间发生的线性增加或减少），并且在事件发生的时间点对基于事件前模型与事件后模型的估计进行比较。该设计可以将效应表示为：阈值事件发生时，前后模型截距或斜率的变化，或两者兼而有之。例如，即便术后感染率在干预之前已经开始下降了，但某干预可能会加快术后感染率的下降。

然而，时间是一个极具挑战性的驱动变量，因为研究者无法控制的事情可能与正在研究的事件或干预几乎同时发生变化。例如，孕期健康计划为英国孕 25 周的孕妇提供 190 英镑（约 1 723 元）的无条件补助，该计划针对的人群为预产期在 2009 年 4 月 6 日或以后的孕妇[35]。研究者对该计划生效前后苏格兰的新生儿出生结局进行比较，发现干预期间新生儿死亡的比值比（OR）为 1.84（95％置信区间为 $1.22\sim2.78$）。他们认为这一出人意料（而且令人深感失望）的结果可能是由于 2009 年的猪流感暴发或全球金融危机。

双重差分设计

针对单组人群，仅使用某事件或干预前的一段时期来估计反事实结局的另一种方法是，与同一时间没有暴露于该事件或干预的人群进行比较。可以基于该对照人群来估计暴露人群在没有暴露的情况下，其结局将会如何随时间变化。例如，如果猪流感或全球金融危机是 2009 年苏格兰新生儿死亡率上升的原因，那么如果没有孕期补助的话，新生儿死亡率上升幅度可能会更大。在研究期间，有同样暴露于猪流感、全球金融危机，以及其他事件，但没有收到孕期补助的比较人群，将允许我们检验如下假设：可以比较干预暴露人

[1]　译者注：如低于阈值时实施干预，高于阈值时不实施干预

群新生儿死亡率和其他结局在干预前后的差异与无干预暴露人群的前后差异，故命名为"双重差分"（difference in differences）。对照人群结局与研究人群干预前结局的时间趋势越接近，使用该对照人群来估计干预后治疗组或暴露组的反事实结局就越合理。

■ 在分析阶段处理混杂因素

设计阶段采用限制和匹配的策略要求在研究开始时即确定哪些变量为混杂变量，并且研究者在此后无法估计这些混杂变量对结局的效应。相对而言，分析阶段的策略可以使研究者自由选择，允许他们在分析时改变自己关于控制哪些变量的想法。

有时，有数个预测变量，每个预测变量对其他变量而言都可能是混杂因素。例如，尽管红肉摄入、缺乏锻炼，以及吸烟均与结肠癌存在关联，但是它们彼此之间也存在关联。研究的目的通常是同时估计多个预测变量的因果效应。我们将在本节讨论在观察性研究中评价预测变量**独立**（independent）因果效应的分析方法。这些方法总结见表 10.5[1]。

分层

就像限制和匹配，**分层**（stratification）确保只对具有相似潜在混杂变量水平下的病例和对照（或暴露和未暴露参与者）进行比较。分层涉及按照潜在混杂变量的水平将研究对象划分到不同层（亚组）中，然后分别在每层中评估预测变量与结局的关系。附录 10B 对分层进行了举例说明。通过分别考虑男性和女性（"根据性别分层"），可以控制性别在红肉摄入与结肠癌关联中的混杂效应。

附录 10B 同时说明了**交互**（interaction）或**效应修饰**（effect modification）[2]，即分层揭示了预测变量与结局之间的关联因第三个变量的水平而发生了变异（也就是说，第三个因素修饰了预测变量对结局的效应）。交互带来额外的复杂性，因为单纯的关联测量不再能概括预测变量与结局之间的关系。仅仅是偶然性的话，不同层间的关联估计很少会完全相同，只有不同层间的估计变化非常明显或研究样本量非常巨大时，效应修饰才会有统计学意义。多个亚组分析增加了至少有一个交互有统计学意义的可能性，但这种可能性是由于偶然性而导致的。任何情况下，都应该审视看似明显的交互是否能在另一个人群中得以重复。具有或缺乏生物学合理性也有助于人们对交互的解释。临床试验的亚组分析同样存在交互的问题（第 11 章）。

分层的优点是具有灵活性：通过多次分层分析，研究者可以确定哪些变量可能是混杂因素并忽略其他变量。实现这一目的需要将可能的因果关系方向［标识在有向无环图

---

[1] 相似的问题也可能出现在诊断试验研究中（第 13 章），但在那些情况下，研究目的并不是确定因果效应，而是确定研究的实验是否实质性地增加了实验完成时已有信息的预测效能。

[2] 虽然"效应修饰"和"交互"这两个术语经常互换使用（包括本书作者），但它们之间存在细微差别。效应修饰意味着原因 X 和结果 Y 之间的关联估计（如风险比）因第三个变量 C 的水平而异。如果该现象的原因 C 也是 Y 的原因，则存在交互。但即使 C 不是 Y 的原因，效应修饰也可能存在。例如，如果红肉对结肠癌的风险比在男性和女性中不同，是因为红肉摄入和男性都会导致结肠癌，则存在交互。但也可能由另一个受性别影响，但不是结肠癌病因的变量导致效应修饰。有关更详细的解释，参阅 Vander Weele（36）。

（DAG）中，见附录 10A〕和分析（即确定分层分析结果是否显著不同于未分层分析结果）进行综合考虑（见附录 10B）。分层另一个优点则是可逆性：不需在研究开始时做选择，以免之后后悔。

　　分层分析的主要缺点是只能同时控制有限的几个变量。变量越多，意味着针对每个变量的层数就越多，每层的样本量就越少，就像切洋葱一样。例如，红肉和结肠癌研究中潜在的混杂变量可能包括年龄、体重指数、纤维摄入、结肠癌筛查频率，以及吸烟。如果根据这五个变量进行分层，每个变量仅分为 3 层的话，将需要分为 $3^5 = 243$ 层！在这么多层中，可能每层的样本量都很少，很多层没有病例或对照，从而根本无法进行分析。

表 10.5　分析阶段处理混杂变量的策略

策略	优点	缺点
分层	● 易于理解 ● 灵活而且可逆，允许在数据收集后选择将哪些变量作为分层因素	● 每层所需样本量会限制分层数 ● 仅能考虑有限的协变量 ● 仅能对每个协变量进行有限的分层，将导致无法完全控制混杂 ● 相关协变量必须被准确测量
统计模型（对结局建模）	● 可以同时控制多个混杂变量 ● 可以充分利用连续变量的信息 ● 灵活且可逆	模型可能并不适用： ● 无法完全控制混杂（如果模型不适用于混杂变量-结局关系） ● 效应强度估计不准确（如果模型不适用于预测变量-结局关系） ● 结果难以理解（许多人不能轻易理解回归系数的含义） ● 相关协变量必须被准确测量
倾向性评分（对暴露建模）	● 可以同时控制多个混杂变量 ● 可以充分利用连续变量的信息 ● 当暴露比结局更普遍时，可以提高控制混杂的能力 ● 特别适用于研究治疗，因为治疗的决定因素通常比结局的决定因素更容易理解 ● 如果使用分层或匹配分析，不需要模型假设 ● 灵活且可逆 ● 倾向性评分不重叠的部分可以找出混杂难以或无法控制的亚组	● 结果难以理解 ● 相关协变量必须被准确测量 ● 每次仅能评价一个暴露 ● 暴露必须是二分类变量 ● 增加了不透明度，提供了更多"P 值操控"的机会 ● 似乎被一些研究者、审稿人和读者灌输了神奇的"混杂校正"属性

　　为保证每层中有足够数量的参与者，通常将变量划分为比较宽的层。但是，当分层太宽时，混杂变量可能无法得到充分控制。例如，如果之前的研究将年龄仅分为两层（如，<50 和≥50 岁），若每个年龄层中吃红肉的人年龄偏大或偏小，因此处于不同水平的结肠癌风险时，则仍可能存在部分残余混杂。

多因素建模

　　采用多因素统计模型来调整混杂因素，是通过对变量间的关联属性建模，分离预测变量与混杂变量的效应而实现的。例如，在针对儿童铅暴露水平对智商（IQ）影响的研究中，可能要将父母教育水平作为潜在混杂变量进行评估。统计模型可能将父母的受教育年限与儿童智商进行线性拟合，发现父母受教育年限每增加 1 年，儿童智商会呈现固定幅度的增长。使用附录 10C 中描述的方法可以排除父母教育水平的影响而对不同铅暴露水平下的儿童智商予以调整。

通常，研究者想同时调整多个潜在混杂变量，如年龄、性别、种族/民族，以及教育水平。这时就需要使用多因素模型技术，如多因素线性或 logistic 回归，或 Cox 比例风险分析。这些技术还有其他优点：它们可以利用连续变量的所有信息。例如，采用多因素模型很容易以 1 年为单位调整父母的教育水平，而不需要将其仅仅分为几层。此外，可使用交互项（interaction terms）对变量间的效应修饰进行建模。

然而，多因素建模也存在缺点。最重要的是，模型可能并不适用。计算机统计软件包使建模容易实现，从而使研究者不会停下来去考虑他们使用的模型是否适用于所研究的预测变量和结局变量。以附录 10C 为例，研究者应该评价父母受教育年限与儿童智商之间是否确实存在线性关系。如果模型不同（如随着受教育年限增加，儿童智商增长的直线斜率降低直至不在变化），那么尝试用线性模型调整父母教育水平对儿童智商的影响将是不恰当的，并会错误估计铅暴露的因果效应。

再者，除了二分类预测变量的线性模型，其系数简单反映了均值之间的预期差异，其他统计结果通常难以理解。比值比（由 logistic 回归产生 OR 值）和风险比（由 Cox 模型产生的 HR）都比风险比或风险差异更难理解和解释。当预测变量是连续变量时，系数依赖于测量单位，从而增加了误解的可能性。当使用了变量转换（如父母教育水平的平方）或交互项时，结果的可解释性是尤为突出的问题。研究者需要花足够的时间与统计师沟通（或学习必要的课程），以确保他们能解释系数所代表的含义或他们计划报告的其他高度衍生统计数据。出于安全考虑，比较好的方法是从简单的分层分析开始，如果更复杂的分析产生了明显不同的结果，寻求帮助以理解为何会发生这种现象。

倾向性评分

对于旨在评价治疗、政策或其他干预效力的观察性研究，**倾向性评分**（propensity scores）尤其有用。此类研究真实性面临的主要威胁是指示混杂（confounding by indication），其问题在于有治疗指征（以及给开药）的患者通常具有更高风险，或者在其他方面不同于那些没有获得治疗的患者[37]。回想一下，之所以为混杂因素，这一变量必须引起预测变量和结局或与预测变量和结局具有相同的原因。采用倾向性评分并不是要调整可以预测结局的所有因素，而是建立多因素模型来预测接受治疗的可能性。然后，可以给每位参与者分配一个可预测的治疗概率，即"倾向性评分"。该评分可作为分层分析（如倾向性评分的五分位数）或多因素分析的唯一混杂变量。

此外，接受或未接受治疗的参与者可以按倾向性评分进行匹配，并比较匹配对之间的结局。不同于设计阶段关于抽样使用的匹配策略，倾向性匹配与其他分析阶段的策略一样是可逆的。但是，必须排除无法成功匹配的参与者（也就是说，那些在相反暴露组中找不到具有相似倾向性评分的人）。这通常发生在倾向性评分接近 0 或 1 的参与者身上，他们具有非常低或非常高的暴露倾向；因此，在相反暴露组中，也很少有人具有同样的评分。尽管倾向性匹配减少了样本量，优点依然存在，因为计算倾向性评分识别出了一个问题，即无法匹配的参与者间缺乏可比性，该问题在其他分析方法中并不明显。倾向性分析中无法匹配的人们与临床试验中符合排除标准的人相类似：这些人要么有治疗禁忌症，要么几乎是强制接受治疗，因此将他们随机分配到另一组是不符合伦理的。很难在这些人中估计暴露的因果效应，而这些效应通常也没有太大临床意义。

例 10.1　倾向性分析

Gum 等[38]研究了 6 174 名连续纳入的接受负荷超声心动图的成年人，其中 2 310（37％）人服用阿司匹林，276 人在 3.1 年的随访期间内死亡。在未调整的分析中，使用阿司匹林与死亡率无关（两组均为 4.5％）。但是，将 1 351 名服用阿司匹林的患者与 1 351 名具有相同倾向服用阿司匹林但未服用的患者进行匹配后，服用药物组的死亡率比未服用药物组低了 47％（$P=0.002$）。

使用倾向评分的分析有许多优点。因为接受治疗的人数通常远大于发生结局的人数（例 10.1 中 2 310 人接受治疗，仅 276 人发生结局），所以可作为干预的预测变量用于建模的潜在混杂变量个数通常也大于作为结局的预测变量用于建模的变量个数（如果针对结局建模的话，为了避免过度拟合，发生结局人数应是纳入模型预测变量个数的 10～20 倍，因此，发生结局人数较少时，可纳入的预测变量个数是相对有效的；相反，如果治疗人数较多时，可将更多的潜在混杂变量作为预测治疗概率的预测变量纳入建模[1]）。另一个可以纳入更多混杂变量的原因在于倾向性模型不存在"过度拟合"的危险，可以包括交互项、二次项、以及多个指示变量。也就是说，应该排除已知与结局无关的变量[2]。最后，相对于识别结局相关决定因素，研究者通常要更有把握识别治疗相关决定因素，因为通常是临床医生基于有限的患者特征来做出治疗决策。问临床医生为什么一个人得到治疗比问神（或找一个神来问！）一个人为什么患病要容易得多。

当然，像其他多因素分析方法一样，使用倾向性评分同样需要识别和测量潜在的混杂变量。该方法的局限性在于它不提供任何混杂变量和结局之间是何关系的信息，唯一的结果关乎预测变量（通常为某种治疗）的选择。然而，由于这是分析阶段的策略，因此并不妨碍研究者实施其他传统多因素分析方法。

这引出了倾向性评分的最后一个问题：它们为分析增加了一层不透明性和可操作性。因为有很多方法可以创建倾向性评分，并将其纳入分析，所以研究者更有可能以多种方式进行分析，并选择性地发表或强调那些对研究者而言最具吸引力的结果，这个过程称为"P 值操控"[39]。根据我们的经验，这个问题很复杂，因为一些研究者和读者倾向于认为倾向性评分具有近乎于神奇的混杂控制能力，仅仅因为可能用数百个预测变量来创建倾向性评分。但是，正如将在第 16 章中讨论的那样，数据的数量无法替代数据的质量：避免垃圾入，垃圾出。

1　译者注。

2　与暴露相关但与结果无关的变量称为工具。不将它们纳入倾向性评分的原因是，它们的纳入对控制混杂没有帮助。然而，纳入它们会减少暴露与未暴露组间倾向性评分的重叠，但只有在重叠的区域内才可以估计因果效应。

量化因果效应的其他误区

限定共享效应（碰撞分层偏倚）

碰撞（collider）这一概念是应用有向无环图（附录 10A）衍生出来的最重要观点之一：即一个变量是两个原因的共同效应（在有向无环图中，有两个箭头指向这一变量）。如果我们基于碰撞变量进行分层（"限定"），可能会导致一种棘手的偏倚。我们不会直接进行复杂的解释，将先举几个例子来说明它是如何产生的，然后尝试解释其含义。

我们先审视一项针对过去 1 年体重至少减轻 15 磅（1 磅＝0.45 千克）的人开展的研究。研究者发现节食的人患癌症的风险比未节食者低。你会认为节食能预防癌症吗？

如果静下来想一想，你的回答也许是否定的，因为癌症也会引起体重减轻。可以想象，如果有人无缘无故地发生体重减轻，那他们比节食减重的人更有可能意味着癌症。因此，在体重减轻的人中，如果不是由于节食引起的体重减轻，则更有可能是由于其他不良原因所致。由于癌症和节食这两个箭头共同指向体重减轻，因此体重减轻就是一个碰撞变量。研究者通过**限定**（conditioning）（将注意力限制在）碰撞变量（由节食和癌症导致的体重减轻，图 10.3 A），建立了节食和癌症的反向关联。

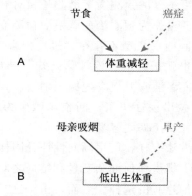

图 10.3　碰撞变量示例的有向无环图
依照惯例，用方框围住变量意味着对其进行限定。

这里还有另外一个例子。在低出生体重婴儿中，孕期吸烟的母亲相对于不吸烟发生早产的可能性更小。我们应该鼓励更多的母亲在孕期吸烟吗？当然不是！得到这个观察结果的原因是，吸烟导致低出生体重，但是也可以引起其他事情，尤其是早产。因此，在低出生体重婴儿中，如果低出生体重不是由于吸烟引起的，则更有可能是由于早产导致的。研究者通过限定（将注意力限制在）碰撞变量（即低出生体重，因为吸烟和早产均可导致低出生体重；图 10.3B），在吸烟和早产之间建立了反向关联[1]。

1　在这两个例子中，碰撞变量的共同原因都与它呈正相关。在这种情况下，限定碰撞变量倾向于在共同原因之间建立相反关联。但如果指向碰撞变量的一个箭头来自降低风险的因素，限定碰撞变量将倾向于在共同原因之间建立正向关联。

碰撞分层偏倚的可能性阐明了传统的、基于人群的流行病学和临床流行病学之间的重要差异。因为临床流行病学研究通常只包括具有某种特定疾病或症状的患者，他们研究该疾病或症状发生原因的能力有限，意味需要未患病人群的代表性样本。例如，Newman等[40]研究了 3 个月以下发热婴儿发生尿路感染（UIT）的预测因素。患病婴儿的家庭成员生病是降低尿路感染风险的一个关联因素。也就是说，有一个患感冒的哥哥或姐姐可以预防婴儿尿路感染，这不太可能。相反，作为研究的入选标准，发热是感冒和尿路感染的共享效应。因此，任何能使婴儿更容易感冒的因素都能降低其尿路感染的可能性。

临床人群适用于研究诊断实验和治疗效果。但仅使用临床样本而不是基于人群的样本来研究疾病病因是有风险的。

效应修饰和交互

词如其名：效应修饰（交互）指一个变量修饰了另一个变量的效应。例如，如果我们使用风险比来测量红肉摄入对结肠癌的因果效应，性别的效应修饰意味着男性和女性的风险比将存在差异（附录 10B）。

效应修饰取决于用来量化暴露效应的尺度。只要暴露对结局有影响，如果效应修饰不是相乘（使用风险比、危险比或比值比来量化效应），那么就是相加（使用风险和率差来量化效应），反之亦然。例 10.2 对此进行了说明。

是否基于相乘或相加模式（或两者都有）来量化关联，取决于研究者的模型，即暴露如何导致（或预防）疾病，以及如何使用研究结果。很多暴露（有利的和不利的）非常适用于乘积模型，风险比和其他乘法测量离 1 越远，为因果关系提供的证据就越强。另一方面，对于临床和公共卫生决策而言，风险差异更为重要（例 10.2）。

例 10.2　加和与乘积交互的示例

考虑导致致命车祸的两个危险因素——饮酒和发短信——假设我们可以把司机分为以下几类：习惯边开车边发短信的，酒后驾车的，两者都有的，或两者都没有的。以下部分填写的 2×2 表格显示了每 10 万人年的假设车祸死亡率：

	每 10 万人年的车祸死亡率	
	不发短信	**发短信**
不饮酒	10	30
饮酒	40	?

如果没有交互，在"?"中我们期望的数字是什么？我们询问了 3 位交通安全研究员。

Ada（加和尺度）：我看到在不饮酒组中，发短信会使每 10 万人年的死亡人数增加 20，因此如果没有交互，应该在饮酒-不发短信组 40 的基础上加 20，得到饮酒-发短信组的死亡率为 60/10 万人年。或者，对于那些不发短信的人来说，饮酒会增加 30/10 万人年的风险，所以我可以在发短信-不饮酒组 30 的基础上加 30，又得到 60！我用了两种方法，每次都得到 60，所以我一定是对的！

Ada 的表格	每 10 万人年的车祸死亡率	
	不发短信	发短信
不饮酒	10	30
饮酒	40	60

Mia（乘积尺度）：我看到在不饮酒组中，发短信会使每 10 万人年的死亡人数翻 3 倍，因此如果没有交互，应该在饮酒-不发短信组 40 的基础上乘 3，得到饮酒-发短信组的死亡率为 120/10 万人年。或者，对于那些不发短信的人来说，饮酒会使风险翻 4 倍，所以我可以在发短信-不饮酒组 30 的基础上乘 4，又得到 120！我用了两种方法，每次都得到 120，所以我一定是对的！

Mia 的表格	每 10 万人年的车祸死亡率	
	不发短信	发短信
不饮酒	10	30
饮酒	40	120

Sophie（加和与乘积尺度的巧妙结合）：Ada 和 Mia 都是对的！在加和模型下，风险差保持不变（即每 10 万人年中有 20 起事故因发短信导致，有 30 起事故因饮酒导致），但风险比却会改变。相反，在乘积模型下，风险比保持不变（即发短信导致事故增加 3 倍，饮酒导致事故增加 4 倍），但风险差却会改变。

这就是为什么在谈论或描述交互时，必须明确模型是加和尺度还是乘积尺度。

由于临床和公共卫生决策通常应基于加和模型，加和交互更为相关。例如，如果 Mia 的表格为实际数据，有人会说："没有交互，所以发短信的影响在饮酒者和不饮酒者中是相同的。"但事实上，发短信对饮酒者的影响是不饮酒者的 4 倍：如果饮酒者不发短信，将能在每 10 万人年中避免 80 起事故，而如果不饮酒者不发短信，将只能在每 10 万人年中避免 20 起事故！因此，需要记住的是，每当有人发现一个没有乘积交互的效应，就意味着存在加和交互，并且该交互可能非常重要。

因果效应的低估

尽管人们通常认为混杂会夸大风险比，使暴露看起来好像是比实际效应更强的危险因素，其实混杂也可导致真实关联的减弱。这种类型的混杂有时被称为**抑制**（suppression），此时有益因素的效应被它与导致结局发生的原因之间的关联所掩盖[41]。对于评估治疗的观察性研究而言，这是一个常见问题，因为通常是那些具有较高风险发生不良结局的患者被指示给予**治疗**（treatments）。如前所述，结果就是：除非能控制指示混杂，否则一种有益的治疗可能看起来是无效（如例 10.1 中的阿司匹林所起的效果），甚至是有害的。

■ 选择策略

在决定是否在设计或分析阶段处理混杂因素时，有哪些一般性指导原则，以及如何能做到最好？使用限制来控制混杂最适用于以下情形，即研究者主要对人群中的某一特定亚组感兴趣；这只是建立研究参与者选择标准的常规过程的一种特殊形式（第 3 章）。然而，对于以因果推断为目的的研究，需要额外注意避免将你希望研究的预测变量作为入选标准（即避免限定共享效应）。

研究设计阶段需要做出的一个重要决定是是否进行匹配。匹配最适用于病例对照研究，并针对年龄和性别这样的固定背景因素。因样本量小而不能满足控制已知混杂因素所需的分层数量，以及匹配混杂变量比测量更容易时，匹配也非常有用。然而，由于匹配可能会永久性损伤研究者发现真实关联的能力，因此应谨慎使用，尤其对于那些可能处于因果链上的变量。很多情况下，分析阶段的策略（分层、建模，以及倾向性评分）也是控制混杂的好办法，并且具有可逆的优点，即允许研究者增加或减少协变量以探讨不同的因果模型。

尽管机会性研究设计不适用于所有的研究问题，依然值得考虑其可能性。如果你不停下来思考（并咨询你的同事）这些研究，你可能会失去开展研究的好机会。

直到完成数据收集后，才需要针对分层、建模或使用倾向性评分来做出最终决定；多数情况下，研究者希望使用上述所有方法。然而，重要的是，你应该在研究设计时就考虑哪些因素将在后续的多因素模型中使用，以便了解需要测量哪些变量。此外，由于不同的分析阶段混杂控制策略并不总能产生相同的结果，最好预先确定主要分析计划。这么做可以帮助研究者抵御诱惑，避免选择能获得最符合预期结果的研究策略。

■ 支持因果关系的证据

到目前为止，增强因果推断的方法大部分是反向的，即如何排除表 10.1 中提到的 4 种竞争性解释。补充策略是寻找能为因果关系提供正向证据的关联特征，其中最重要的是关联的一致性和关联强度、有剂量反应关系，以及生物学合理性。

当不同设计的研究结果一致时，由于偶然性或偏倚导致关联的可能性较小。然而，人们也能一致地观察到由于因果倒置或混杂导致的真实关联。这种情况下，在多个研究者、研究设计，以及混杂控制方法之间表现出来的一致性可以加强因果关系的证据。

关联强度也同样重要。一方面，越强的关联将得到越有统计学意义的 P 值和越是远离无效的置信区间，使偶然性成为不太可能的解释。同时，通过降低混杂，越强的关联会提供越好的因果关系证据。混杂所致的关联是间接的（即是通过混杂因素导致的），因此通常比直接的因果关系要弱。

剂量反应（dose-response）关系提供了因果关系的正向证据。以吸烟和肺癌的关联为例：中度吸烟者较不吸烟者有更高的肺癌发病率，而重度吸烟者的肺癌发病率更高。只要有可能，预测变量应该使用连续测量或多分类测量，以便可以观察到任何存在的剂量反应关系。然而，再次说明，剂量反应关系同样可以由于因果倒置或混杂同样被观察到。

最后，生物学合理性是做出因果推断需要重点考虑的，如果可以提出有生物学意义的病因机制，因果关系的证据就会得到加强，而根据我们目前对生物学的理解，没有意义的关联不太可能代表因果。例如，研究大麻使用是生殖细胞肿瘤的危险因素时，每天使用大麻不足一次相对于不使用大麻有更低的风险[17]。很难解释其生物学意义。然而，重要的是不必过度强调生物学合理性。研究者似乎能为几乎任何关联提出合理的机制，而且一些原本看似没有生物学合理性的关联，例如消化道溃疡的细菌病原学，最终被证明是真实的。

■ 小结

1. 很多研究的目的是估计因果效应。在总体中观察到的关联可能与因果效应不同，主要由于以下 4 个原因：偶然、偏倚、因果倒置和混杂。

2. 可以通过设计一个具有足够样本量和精确度以降低随机误差影响的研究，来尽量减少偶然性（随机误差）的作用。一旦研究结束后，潜在随机误差可以通过 95％置信区间的宽度以及结果与已有证据的一致性来估计。

3. 当研究问题所确定的总体和现象与研究中实际的研究对象和测量存在差异时会产生偏倚（系统误差）。可以通过判断这些差异是否会导致针对研究问题的错误答案以进行设计决策，来尽量减少偏倚，还可以通过预先设计证伪检验来评估偏倚。

4. 可以通过设计一个允许时序评估的研究并考虑生物学合理性，来降低因果倒置的可能性。

5. 当第三个变量是关注的预测变量的原因（或与之具有相同的原因），同时也是结局的原因时会产生混杂。通过以下策略可以降低混杂的可能性，所有这些策略需要潜在混杂变量被预判并准确测量：

a. 在设计阶段进行限制或匹配，通过改变抽样策略来保证只有混杂变量具有相似水平的组可以被比较。这些策略需要谨慎使用，因为它们会不可逆地限制研究可获得的信息。

b. 分析阶段的策略旨在完成相同的目标，且为研究因果路径提供选择：

● 分层，除了控制混杂外还可以揭示效应修饰，即预测变量–结局的关联强度取决于第三个变量。

● 多因素模型，允许同时控制多个预测变量的影响。

● 倾向性评分，尤其适用于在比较治疗或其他干预效果的观察性研究中处理指示混杂。

6. 研究者需要注意机会性观察研究设计，包括自然实验、孟德尔随机化以及其他工具变量和断点回归设计，这些设计可以提供接近随机临床试验的因果推断强度。如果有一个对照组没有暴露于正在研究的变化，则间断时间序列设计的因果推断可以得到加强；在这种情况下，可以计算双重差分。

7. 研究者应该避免限定共享效应，在设计阶段不要根据可能受到预测变量影响的协变量选择研究对象，并且在分析阶段不要控制这些协变量。

8. 正向证据可以增强因果推断，尤其是关联强度和一致性、剂量反应关系和生物学合理性。

参考文献

1. National Cancer Institute Surveillance, Epidemiology, and End Results Program. *Cancer stat facts: common cancer sites*. Published 2020. https://seer.cancer.gov/statfacts/html/common.html.

2. Tilman D, Clark M. Global diets link environmental sustainability and human health. *Nature*. 2014;515(7528):518-522.

3. Bacchetti P. Current sample size conventions: flaws, harms, and alternatives. *BMC Med*. 2010;8:17.

4. Newman T, Kohn M. *Evidence-Based Diagnosis: An Introduction to Clinical Epidemiology*. 2nd ed. Cambridge University Press; 2020:292-295.

5. Hernan MA, Sauer BC, Hernandez-Diaz S, Platt R, Shrier I. Specifying a target trial prevents immortal time bias and other self-inflicted injuries in observational analyses. *J Clin Epidemiol*. 2016;79:70-75.

6. Newman TB. Antibiotic treatment for inpatient asthma exacerbations: what have we learned? *JAMA Intern Med*. 2021;181(4):427-428.

7. Newman TB. Possible immortal time bias in study of antibiotic treatment and outcomes in patients hospitalized for asthma. *JAMA Intern Med*. 2021;181(4):568-569.

8. Prasad V, Jena AB. Prespecified falsification end points: can they validate true observational associations? *JAMA*. 2013;309(3):241-242.

9. McEvoy SP, Stevenson MR, McCartt AT, et al. Role of mobile phones in motor vehicle crashes resulting in hospital attendance: a case-crossover study. *BMJ*. 2005;331(7514):428.

10. Magruder JT, Elahi D, Andersen DK. Diabetes and pancreatic cancer: chicken or egg? *Pancreas*. 2011;40(3):339-351.

11. Huxley R, Ansary-Moghaddam A, de Gonzalez Berrington A, Barzi F, Woodward M. Type-II diabetes and pancreatic cancer: a meta-analysis of 36 studies. *Br J Cancer*. 2005;92(11):2076-2083.

12. Bosetti C, Rosato V, Polesel J, et al. Diabetes mellitus and cancer risk in a network of case-control studies. *Nutr Cancer*. 2012;64(5):643-651.

13. Love HJ, Sulikowski D. Of meat and men: sex differences in implicit and explicit attitudes toward meat. *Front Psychol*. 2018;9:559.

14. Abotchie PN, Vernon SW, Du XL. Gender differences in colorectal cancer incidence in the United States, 1975-2006. *J Womens Health (Larchmt)*. 2012;21(4):393-400.

15. Song M, Chan AT, Sun J. Influence of the gut microbiome, diet, and environment on risk of colorectal cancer. *Gastroenterology*. 2020;158(2):322-340.

16. Maconochie N, Doyle P, Carson C. Infertility among male UK veterans of the 1990-1 Gulf war: reproductive cohort study. *BMJ*. 2004;329(7459):196-201.

17. Trabert B, Sigurdson AJ, Sweeney AM, Strom SS, McGlynn KA. Marijuana use and testicular germ cell tumors. *Cancer*. 2011;117(4):848-853.

18. Bor J. Capitalizing on natural experiments to improve our understanding of population health. *Am J Public Health*. 2016;106(8):1388-1389.

19. Lofgren RP, Gottlieb D, Williams RA, Rich EC. Post-call transfer of resident responsibility: its effect on patient care [see comments]. *J Gen Intern Med*. 1990;5(6):501-505.

20. Bell CM, Redelmeier DA. Mortality among patients admitted to hospitals on weekends as compared with weekdays. *N Engl J Med*. 2001;345(9):663-668.

21. Davey Smith G, Ebrahim S. 'Mendelian randomization': can genetic epidemiology contribute to understanding environmental determinants of disease? *Int J Epidemiol*. 2003;32(1):1-22.

22. Ware JJ, van den Bree MB, Munafo MR. Association of the CHRNA5-A3-B4 gene cluster with heaviness of smoking: a meta-analysis. *Nicotine Tob Res*. 2011;13(12):1167-1175.

23. Chen LS, Hung RJ, Baker T, et al. CHRNA5 risk variant predicts delayed smoking cessation and earlier lung cancer diagnosis-a meta-analysis. *J Natl Cancer Inst*. 2015;107(5):djv100.

24. Zhou W, Zhu W, Tong X, et al. CHRNA5 rs16969968 polymorphism is associated with lung cancer risk: a meta-analysis. *Clin Respir J*. 2020;14(6):505-513.

25. Pillai SG, Ge D, Zhu G, et al. A genome-wide association study in chronic obstructive pulmonary disease (COPD): identification of two major susceptibility loci. *PLoS Genet*. 2009;5(3):e1000421.

26. Yang Q, Millard LAC, Davey Smith G. Proxy gene-by-environment Mendelian randomization study confirms a causal effect of maternal smoking on offspring birthweight, but little evidence of long-term influences on offspring health. *Int J Epidemiol*. 2020;49(4):1207-1218.

27. Doaei S, Hajiesmaeil M, Aminifard A, Mosavi-Jarrahi SA, Akbari ME, Gholamalizadeh M. Effects of gene polymorphisms of metabolic enzymes on the association between red and processed meat consumption and the development of colon cancer; a literature review. *J Nutr Sci*. 2018;7:e26.

28. Wang H, Iwasaki M, Haiman CA, et al. Interaction between red meat intake and NAT2 genotype in increasing the risk of colorectal cancer in Japanese and African Americans. *PLoS One*. 2015;10(12):e0144955.

29. Greenland S. An introduction to instrumental variables for epidemiologists. *Int J Epidemiol*. 2000;29(6):1102.

30. Rassen JA, Schneeweiss S, Glynn RJ, Mittleman MA, Brookhart MA. Instrumental variable analysis for estimation of treatment effects with dichotomous outcomes. *Am J Epidemiol*. 2009;169(3):273-284.

31. Bekelis K, Gottlieb DJ, Su Y, et al. Comparison of clipping and coiling in elderly patients with unruptured cerebral aneurysms. *J Neurosurg*. 2017;126(3):811-818.

32. Bor J, Moscoe E, Mutevedzi P, Newell ML, Barnighausen T. Regression discontinuity designs in epidemiology: causal inference without randomized trials. *Epidemiology*. 2014;25(5):729-737.

33. Hilton Boon M, Craig P, Thomson H, Campbell M, Moore L. Regression discontinuity designs in health: a systematic review. *Epidemiology*. 2021;32(1):87-93.

34. Moscoe E, Bor J, Barnighausen T. Regression discontinuity designs are underutilized in medicine, epidemiology, and public health: a review of current and best practice. *J Clin Epidemiol*. 2015;68(2):122-133.

35. Leyland AH, Ouedraogo S, Nam J, et al. *Evaluation of Health in Pregnancy grants in Scotland: A Natural Experiment Using Routine Data*. Public Health Research; 2017.

36. VanderWeele T. On the distinction between interaction and effect modification. *Epidemiology*. 2009;20(6): 863-871.

37. Braitman LE, Rosenbaum PR. Rare outcomes, common treatments: analytic strategies using propensity scores. *Ann Intern Med*. 2002;137(8):693-695.

38. Gum PA, Thamilarasan M, Watanabe J, Blackstone EH, Lauer MS. Aspirin use and all-cause mortality among patients being evaluated for known or suspected coronary artery disease: a propensity analysis. *JAMA*. 2001;286(10):1187-1194.

39. Bruns SB, Ioannidis JP. p-Curve and p-hacking in observational research. *PLoS One*. 2016;11(2):e0149144.

40. Newman TB, Bernzweig JA, Takayama JI, Finch SA, Wasserman RC, Pantell RH. Urine testing and urinary tract infections in febrile infants seen in office settings: the Pediatric Research in Office Settings' Febrile Infant Study. *Arch Pediatr Adolesc Med*. 2002;156(1):44-54.

41. Katz MH. *Multivariable Analysis: A Practical Guide for Clinicians*. 2nd ed. Cambridge University Press; 2006:xv, 192 p.

附录 10A
使用有向无环图表示变量间关联

有向无环图（directed acyclic graphs）增强了使用观察性数据对变量间关联进行建模的能力。有向无环图是研究者如何理解其研究中变量相互关联的示意图。有向无环图背后的数学原理能够估计因果效应。

有向无环图使用单向箭头来表明两个变量间的因果方向。因此 A→B 表明研究者认为预测变量 A 导致了结局 B；例如，过量饮酒会导致髋部骨折。有向无环图之所以如此命名，是因为它涉及一个由非循环的（不能包含圆环）有向箭头连接的变量网络，并以图形表示。

尽管当连接 10 个或更多变量时，有向无环图会变得非常复杂，但当只有 3 个变量时，它相对容易理解：一个预测变量，一个研究者认为由该预测变量导致的结局，和可能与上述两个变量相关的第三个变量。例如，研究维生素 D 水平低是否会导致髋部骨折时可能会考虑户外运动的混杂效应，因为户外运动会增加维生素 D 水平并改善力量和平衡。当然，研究者可能还对许多其他因素感兴趣，如跌倒史、营养状况和居住地。尽管如此，基本方法还是直截了当的。创建因果模型（即绘制有向无环图）后，研究者必须决定哪些变量（如果有）会影响研究对象的筛选方式，以及哪些变量——除了预测变量和结局——需要测量，以便在数据分析时将它们包括在统计模型中。

正如我们在第 1 章介绍临床研究时所做的那样，我们将首先讨论有向无环图的解剖学（结构），说明并命名它的不同形式。然后我们将介绍其生理学（应用）——使用有向无环图如何帮助进行因果推理和样本选择。

■ 有向无环图示例

在研究预测变量是否导致结局时，只有 8 种方式（图 10A.1 到 10A.8）可以使第三个变量与之关联。我们将回顾所有这八种可能性，并始终将预测变量用黑色（实线）表示，结局变量用灰色（虚线）表示。然而，应密切关注第三个变量（用方框点线表示）的位置以及连接到灰色（虚线）箭头。在每个示例中，其位置和箭头都是不一样的，有时差异非常微妙。我们遵循了箭头指向因果方向的惯例，并尽可能从上指到下和（或）从左指到右。

■ 未连接所有 3 个变量的有向无环图

其中两个示例（图 10A.1 和 10A.2）为第三个变量导致预测变量而不导致结局，或第三个变量导致结局而不导致预测变量。在这两个有向无环图中，第三个变量与预测变量是否导致结局的问题无关。

例如，假设你正在研究预测变量（严重头部外伤史）是否会导致结局（帕金森病，图10A.1）。第三个变量（骑车时未佩戴自行车头盔）导致了预测变量（因此从佩戴自行车头盔到头部外伤有一个箭头）。但是因为你不认为佩戴（或不佩戴）自行车头盔会直接导致帕金森病，所以它们之间没有箭头。因此，你不必考虑佩戴自行车头盔会如何影响预测变量（头部外伤）对结局（帕金森病）的因果效应。

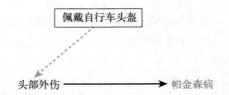

图 10A.1   一个不连接所有 3 个变量的关联示例；在估计头部外伤对帕金森病的因果效应时，无需考虑佩戴过自行车头盔史。注意，这是一个工具变量分析的有向无环图，佩戴自行车头盔是工具。

现在考虑一项关于 A 型血是否会增加新型冠状病毒肺炎住院风险的研究（图10A.2）。男性患新型冠状病毒肺炎住院的风险比女性高（因此从男性到新型冠状病毒肺炎住院有一个箭头），但性别与 A 型血无关，因为 A 型血在两种性别中同样常见，所以它们之间没有箭头。因此，无需考虑男性是否能解释 A 型血对新型冠状病毒肺炎住院的因果关系（在分析模型中包含性别可能会提高血型对住院估计效应的精确度，也会对探索性别是否有效应修饰作用有帮助）。

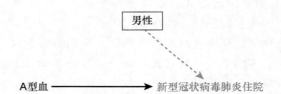

图 10A.2   一个不连接所有 3 个变量的关联示例；男性不能解释 A 型血和新型冠状病毒肺炎住院之间的关联。

接下来的两个例子，第三个变量是由预测变量引起但与结局无关（图 10A.3），或者是由结局引起但与预测变量无关（图 10A.4）。

假设你想要确定男性雄激素水平升高是否是肾癌的原因，并考虑男性秃顶的可能影响。尽管雄激素水平较高的男性更有可能秃顶，但没有理由认为秃顶会导致肾癌。因此你不需要考虑它的影响，甚至不需要询问它（图 10A.3）。

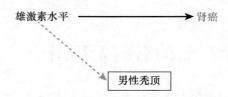

图 10A.3   一个不连接所有 3 个变量的关联示例，男性秃顶不会影响雄激素水平对肾癌的因果效应。

在另一种情况下，第三个变量（镇痛剂使用）是由结局（退行性关节疾病）引起的，但不是由预测因素（铅暴露）引起的，除非铅暴露会导致关节疾病（图 10A.4）。同样，在研究铅暴露与关节疾病之间的关联时，无需考虑镇痛剂的使用。

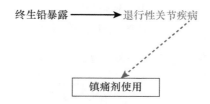

图 10A.4　一个不连接所有 3 个变量的关联示例，镇痛剂使用不会改变铅暴露对关节疾病的因果效应估计。

连接所有 3 个变量的有向无环图

有 4 种方式可以使第三个变量同时连接到预测变量和结局（图 10A.5 到 10A.8）。这些情况需要额外注意，因为研究者必须在分析数据时决定——有时甚至在选择研究的筛选标准时——是否包括第三个变量，正如稍后将在"使用有向无环图进行因果推断"和"有向无环图与抽样"中讨论的那样。

展示中介的有向无环图

在这四种情况中，中介（mediation）最容易理解（图 10A.5）。当预测变量（血清低密度脂蛋白胆固醇水平）导致另一个因素（颈动脉狭窄）进而导致结局（卒中）时，就会出现这种情况。之所以称之为中介，是因为低密度脂蛋白胆固醇对卒中的部分或全部效应可能是通过颈动脉狭窄来介导的。

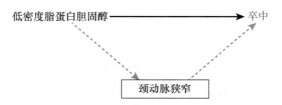

图 10A.5　一个中介的示例。低密度脂蛋白胆固醇对卒中的部分因果效应可能是通过其对颈动脉狭窄的效应来介导的。

展示共享效应的有向无环图

下一个有向无环图（图 10A.6）展示了共享效应（shared effect）现象，箭头相遇的点（节点）通常称为碰撞变量（collider）。当预测变量和结局都导致第三个变量时，就会出现这种情况。考虑一项关于低热量饮食是否会导致胃癌的研究。低热量饮食和胃癌都会导致体重减轻，因此这是一种共享效应。

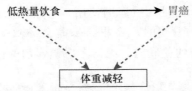

图 10A.6　一个共享效应的示例。根据体重减轻分层可能会使低热量饮食对胃癌的因果效应估计产生偏倚。

　　共享效应可能会带来问题：当碰撞变量作为入选标准或包含在统计模型中时，它可能会导致偏倚，甚至使真正的因果关联消失。在这个例子中，一项仅纳入体重减轻者的研究会在低热量饮食和胃癌之间建立反向关联，因为具有其中一个减重原因的人就不再需要另一个原因来解释体重减轻。这可能使低热量饮食看起来对胃癌具有保护作用，或掩盖它们之间真正的正向关联。

展示混杂的有向无环图

　　最著名的有向无环图（图 10A.7）展示了混杂（confounding），当第三个因素同时导致预测变量和结局时，就会出现这种情况。例如，如果您想要确定吸食大麻是否会导致肺癌，吸烟是一个潜在的混杂变量，因为它会导致肺癌并增加吸食大麻的可能性。

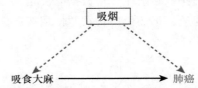

图 10A.7　一个混杂的示例。吸烟可能会促成吸食大麻与肺癌之间的关联。

　　如果吸食大麻对肺癌的效应完全由吸烟来解释，那么在分析模型中调整吸烟将消除吸食大麻对肺癌的影响。也可能存在部分混杂，对其进行调整（adjustment）会降低效应。甚至还可能存在反向混杂［称为抑制（suppression）］，对其进行调整将使关联更强（参见"因果效应的低估"部分）。

并非"有向无环图"

　　最后一种情况发生在因果图中包含循环时（图 10A.8），这意味着预测变量（肥胖）导致结局（骨关节炎）进而导致第三个因素（久坐的生活方式），第三个因素又影响预测变量（肥胖）。

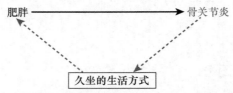

图 10A.8　一个循环图的示例，有向无环图的原则并不适用。

　　这种情况实际上并不是有向无环图，因为它不是非循环的——因此有向无环图的规则不起作用。有一些特殊的方法可以处理这种情况，如随着时间的推移对变量进行重复测量，以解开哪个变量是因、哪个是果的"鸡和蛋"的问题。

使用有向无环图进行因果推断

一旦绘制了有向无环图并确定了适用于哪种情况，你接下来必须决定要对第三个变量或变量组做些什么（如果要做的话）。答案取决于该有向无环图展示的情况。

有向无环图可以指导你如何设计研究和分析数据以估计预测变量对结局的因果效应。将有向无环图中的箭头视为管道（或路径），因果信息通过这些管道从一个变量流向另一个变量。无论箭头指向哪个方向，管道都允许信息流动，因此它们通常被称为"开放的"。

有一个重要的例外：当来自两个不同变量的箭头指向同一个变量时，这两个变量之间的路径被称为"关闭的"（例如，在图 10A.6 中，从低热量饮食通过体重减轻到胃癌的路径是关闭的）。要记住这条规则，可以将指向彼此的箭头视为相互阻碍。随着使用有向无环图经验的增加，您将能更好地识别哪些路径是开放的，哪些是关闭的——以及它为什么重要。开源软件（如 daggity.net）可以提供帮助。

在规划数据分析时，模型中应包含哪些变量（在分析模型中包含某个变量与对其进行调整含义相同，此过程有时也被称为对该变量进行限定）？首先，应包含从预测变量到结局的直接路径（预测变量→结局）：毕竟这是你试图估计的因果效应。因此，应始终在模型中包含预测变量和结局。

但你不希望在涉及共享效应或混杂的路径上存在"因果流"（表 10A.1）。所幸有一种方法可以避免这种情况发生，即通过使用有向无环图的重要规则：调整开放路径上的变量会关闭该路径，而调整关闭路径上的变量会开放该路径。具体来说，你将希望通过在调整模型中包含混杂路径上的某个变量来关闭该混杂路径。相反，你将希望保留共享效应路径：它已经关闭了，而你不希望再开放它。

表 10A.1　保持路径开放或关闭路径的指导

情况	示例	点线箭头所示路径的当前状态	点线箭头所示路径的期望状态	处理方法	应用该处理方法的问题
中介	LDL→卒中 颈动脉狭窄	开放	保持路径开放	不在模型中包含颈动脉狭窄，以确定低密度脂蛋白胆固醇的总效应	低密度脂蛋白胆固醇对卒中风险的因果效应是怎样的，包括它对颈动脉狭窄的效应
中介	LDL→卒中 颈动脉狭窄	开放	关闭	在模型中调整颈动脉狭窄，以确定低密度脂蛋白胆固醇的直接效应[a]	低密度脂蛋白胆固醇对卒中风险的因果效应是怎样的，除去它对颈动脉狭窄的效应
混杂	吸烟 吸食大麻→肺癌	开放	关闭	在模型中调整吸烟	吸食大麻对肺癌的因果效应是怎样的，考虑吸烟的效应
共享效应	低热量膳食→胃癌 体重减轻	关闭	保持路径关闭	不在模型中包含体重减轻	低热量膳食对于胃癌的因果效应是怎样的

[a] 涉及中介的分析有时会引入一个微妙的问题。如果中介变量-结局关系中存在混杂变量（如高血压可能是颈动脉狭窄和卒中关联的混杂），包含中介变量可以开放一条先前关闭的路径（因为中介变量同时被混杂变量和预测变量"指向"）。如果在模型中包含混杂变量，则这不是问题，因为路径被重新关闭了。

LDL，血清低密度脂蛋白胆固醇水平。

涉及中介变量的路径可以进行选择。如果你想确定预测变量对结局的总效应，不要在分析模型中包含中介变量。如果你想确定预测变量的直接效应（不是其对中介变量效应的部分），则应在模型中包含中介变量——以及中介变量-结局关联的混杂变量。

■ 有向无环图与抽样

有向无环图还可以阐明研究的抽样方案是否会导致选择偏倚。例如，接受绝经后激素替代治疗的女性是否更有可能患子宫内膜癌曾经一度饱受争议[36]。研究者面临的问题是如何处理绝经后子宫出血，这既是激素替代治疗的结果，又是子宫内膜癌的症状。

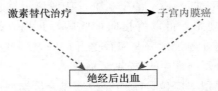

图 10A.9   一个共享效应的示例（碰撞变量是绝经后出血），如果它影响研究对象的选择，或者被（不恰当地）纳入分析模型，则会使绝经后激素替代治疗对子宫内膜癌的因果效应估计产生偏倚。

将样本仅限于有（或没有）绝经后出血的患者会将该症状作为共享效应引入（图 10A.9）。预测变量和结局（使用激素替代治疗、子宫内膜癌）都会增加出血的风险，因此仅针对那些有（或没有）绝经后出血的人进行的研究可能会给出错误的结果。当预测变量和结局都影响研究对象被纳入研究的可能性时，就会出现该问题。

■ 共享原因

此前我们指出，作为混杂变量，必须导致关注的暴露——或共享原因，同时也导致结局。我们现在将通过使用有向无环图来说明"共享原因"的含义。

考虑一项关于吃红肉是否会导致结肠癌的研究。结肠癌筛查是一个混杂变量吗？尽管癌症筛查与结局有因果关系——大多数结肠癌病例是通过筛查发现的，有些甚至可能不通过筛查就不会被发现——它可能不会导致一个人吃（或不吃）红肉。然而，癌症筛查与（不）吃红肉有一个共同的原因，即遵循"健康生活方式"。因此，有一条混杂路径——从吃红肉经过健康生活方式和癌症筛查到结肠癌——需要关闭。尽管可能无法测量健康生活方式本身，但可以通过调整癌症筛查来关闭路径（图 10A.10）。

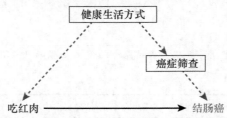

图 10A.10   一个共同原因的示例（健康生活方式），它会使吃红肉和结肠癌之间的关联产生混杂，因为路径（吃红肉→健康生活方式→癌症筛查→结肠癌）是开放的。可以通过在分析模型中包含癌症筛查来关闭路径。

这个例子说明了有向无环图的另一点。连接两个变量的箭头——尽管它的方向应该总是从原因指向结果——但可以表示该结果可能性的增加或减少。在这个例子中，健康生活方式被认为可以减少吃红肉的可能性。有时，箭头旁边的加号用于表示研究者认为原因会增加结果的可能性，减号表示原因降低了这种可能性。

■ 说明这些原则的示例

所有这些都是相当抽象的东西，即便是经验丰富的流行病学家也会感到困惑。让我们举个例子，回到食用红肉是否会增加结肠癌风险的问题，也许是通过其对肠道微生物组的影响。假设你可以访问数千名患者的电子健康记录，这些患者接受了作为健康维护计划一部分的营养评估，也包括在基线和之后建议的时间间隔内进行结肠镜检查（正如之前的例子中讨论的那样，通过只纳入做过结肠镜检查的人，你可以关闭从吃红肉经过健康生活方式和癌症筛查到结肠癌的路径）。自最初的评估以来，已有 20 多年的随访。此外，研究参与者的血液甚至粪便样本都被冷冻保存。

你计划进行一项回顾性队列研究，纳入所有基线时结肠镜检查正常的人。预测变量为营养师对患者每周红肉食用量的基线评估，结局变量是后续诊断为结肠癌。你将提取有关基线膳食纤维食用量和粪便潜血试验的数据（以及其他我们将忽略的协变量）。在巢式病例对照研究中，你将比较结肠癌病例和未患癌人群的粪便微生物组，并查看与胃肠道肿瘤相关的各种基因多态性。

回想一下，你想观察吃红肉是否会导致结肠癌。所以，你在研究结束时要做的第一个分析是看吃更多红肉的研究对象是否确实有更大的患结肠癌的风险。然而，你还需要决定如何解释其他变量——如癌症基因的多态性和膳食纤维食用量——这些变量可能可以解释吃红肉与患结肠癌之间的非因果关联。我们将首先分别讨论这些其他变量；它们都被绘制在一个有向无环图中（图 10A.11）。

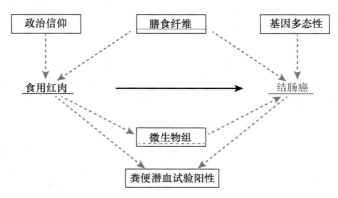

图 10A.11　一个包含多个关系的有向无环图示例。分析模型中只应包含有下划线的变量，以估计吃红肉对结肠癌的因果效应。政治信仰和基因多态性与预测变量（食用红肉）或结局（结肠癌）不相关，因此不需要包含在模型中，尽管包含与结肠癌有强烈关联的基因多态性可能会提高模型的精确度。膳食纤维是有向无环图中的混杂变量，因此应包含在模型中以关闭该开放路径。微生物组的特定成分是中介变量：下划虚线表示研究者必须决定是否纳入模型。大便潜血试验阳性是共享效应，不应包含在分析模型中，以免开放该关闭路径。

与食用红肉或结肠癌无因果关联的变量

癌症基因的多态性虽然可能会影响癌症风险，但不太可能与某人的饮食选择相关，因此在估计食用红肉对癌症的因果效应时无需纳入模型（可以肯定的是，很容易进行分析以验证多态性与饮食无关）。但是，如果多态性确实与结肠癌有强烈关联，将其纳入分析模型将提高精确度；它还可以帮助人们寻找多态性、吃红肉和结肠癌之间的交互作用。

同样，虽然政治观点（假设你已经测量过！）可能与吃红肉相关，但不太可能影响患结肠癌的风险；该假设也很容易验证。

与食用红肉和结肠癌均有关联的变量

微生物组的成分。该研究问题提出了为什么饮食可能会影响癌症风险的解释，即通过其对肠道微生物组成分的影响（如脆弱拟杆菌或具核梭杆菌的比例增加），因此微生物组是潜在的中介变量。分析可以确定有关微生物组的信息是否以及如何影响食用红肉与结肠癌之间的关联。关于是否在调整模型中包含微生物数据取决于你是想确定吃红肉对结肠癌的总效应，还是仅仅通过微生物组介导（或不介导）的效应。

另一方面，膳食纤维食用量是潜在的混杂变量。吃大量膳食纤维的人（如素食者）不太可能吃红肉；由于这个或其他原因，他们患结肠癌的风险可能也较低。该混杂路径需要通过在模型中包含纤维来关闭（请注意，高水平的红肉食用量也可能导致膳食纤维减少；因此，箭头可能指向另一个方向。在这种情况下，将膳食纤维纳入分析模型中将能够确定食用红肉对结肠癌的直接效应）。

粪便潜血试验（FOBT）是共享效应：食用红肉和患癌均会导致试验阳性（以及随后的其他检查）。该路径已经关闭（箭头在粪便潜血试验处碰撞），你不希望开放它，因此模型中不应包含粪便潜血试验结果。

■ 有向无环图的局限性

使用有向无环图并不是因果推断问题的完美解决方案。尽管图往往很容易绘制，但确定潜在的因果模型具有挑战性：并非每个 3 向关系都是直截了当的，更不用说 4 向、5 向甚至 10 向关系。有时，箭头的方向可能并不明显，或者不清楚是否应该连接两个变量。或者似乎箭头应该是双向的：抑郁症是否会导致缺乏运动，反之亦然？我们已经看到了一个例子，变量之间的关联似乎是循环的（肥胖导致关节炎，关节炎导致缺乏运动，又会导致肥胖等）。

当考虑其他变量时，追踪路径——并确定变量间关系——变得更加复杂。事实上，绘制有向无环图可以帮助识别哪些变量不相关，因此不需要考虑！最后，另一个局限性是有向无环图没有一种直接的方法来表示或处理交互和效应修饰。

好消息是，不必在研究设计时就确定最终的有向无环图，但必须确保潜在的碰撞变量不会影响抽样计划以避免限定共享效应。尽管最终的有向无环图可以等到结果分析完成后进行因果推断时再确定，但重要的是测量你认为可能出现在因果模型中的变量，即便不确定它们的最终角色。

附录 10B
混杂和效应修饰的假设示例

表格中是一项虚构的病例对照研究的研究对象人数，该研究将吃红肉作为结肠癌的危险因素。结肠癌＋表示病例；结肠癌－表示对照。红肉＋表示病例或对照吃红肉；红肉－表示病例或对照不吃红肉。

面板 1. 左：如果我们看整组研究对象，吃红肉和结肠癌之间的关联具有 2.25 的比值比。右：指导我们分析的有向无环图。

	男性和女性		
	结肠癌＋	结肠癌－	合计
红肉＋	90	60	150
红肉－	60	90	150
合计	150	150	300

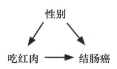

$$OR = \frac{90 \times 90}{60 \times 60} = 2.25$$

面板 2. 然而，根据我们的有向无环图，这可能部分是由于混杂（confounding）所致，如性别分层的下表所示：

	男性					女性		
	结肠癌＋	结肠癌－	合计			结肠癌＋	结肠癌－	合计
红肉＋	78	42	120		红肉＋	12	18	30
红肉－	32	28	60		红肉－	28	62	90
合计	110	70	180		合计	40	80	120

$$OR = \frac{78 \times 28}{32 \times 42} = 1.63 \qquad OR = \frac{12 \times 62}{28 \times 18} = 1.48$$

分层特异性比值比远低于 2.25：男性为 1.63，女性为 1.48。我们可以看到，性别与结肠癌 [73％（110/150）的结肠癌病例和 47％（70/150）的结肠癌对照是男性] 和吃红肉 [67％（120/180）的男性和 25％（30/120）的女性吃红肉] 均有关联。在本例中，按性别分层减少但并未消除红肉与结肠癌之间的关联。

面板 3. 效应修饰

如果男性和女性中红肉摄入与结肠癌之间的关联（明显）不同，则面板 1 中红肉与结肠癌之间的关联将被性别修饰 [效应修饰（effect modification）]。当然，在分层特异性效应测量中存在微小差异是可以预料的，如面板 2 所示。在下表中，交互作用非常显著：面板 1 中的总比值比为 2.25，而男性的比值比为 4.70，女性的优势比仅为 0.73：

	男性		
	结肠癌＋	结肠癌－	合计
红肉＋	78	42	120
红肉－	17	43	60
合计	95	85	180

	女性		
	结肠癌＋	结肠癌－	合计
红肉＋	12	18	30
红肉－	43	47	90
合计	55	65	120

$$OR = \frac{78 \times 43}{17 \times 42} = 4.70 \qquad OR = \frac{12 \times 47}{43 \times 18} = 0.73$$

当存在效应修饰时，不同层的比值比是不同的，需要单独报告。

当然，当数据来自实际研究而不是虚构时，这些数字可能并不明确。在这种情况下，将研究之外的知识与统计学检验相结合，以判断观察到的明显混杂或效应修饰的量是否可以通过数据的偶然变化来合理解释是有帮助的。

附录 10C
模型的简化示例

假设一项研究发现儿童智商的两个主要预测变量：父母教育水平和儿童血铅水平。考虑下面正常和高血铅水平儿童的假设数据：

	父母平均受教育年限	儿童平均智商
高血铅水平	10.0	95
正常血铅水平	12.0	110

注意父母教育水平与儿童血铅水平也存在关联。问题是"正常和高血铅水平儿童间的智商差异是否更多地归因于父母教育水平的差异？"为了回答这一问题，我们需要考虑智商差异在多大程度上是由父母教育水平差异导致的。我们通过绘制正常血铅水平儿童父母教育水平和智商的相关图对此进行解释（图 10C.1）[1]。

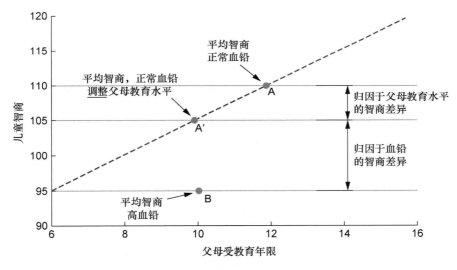

图 10C.1 假设儿童智商是父母受教育年限的线性函数（虚线）

图 10C.1 中的对角虚线展示了正常血铅水平儿童智商与父母教育水平之间的关系；父母受教育年限每增加 2 年，儿童的智商增加 5 分。因此，我们可以将 A 点沿直线下移到 A′ 点，以调整正常血铅组儿童的智商，来解释平均父母教育水平带来的差异（因为正常血

---

[1] 协方差分析的描述被简化了。事实上，在正常和高血铅组均绘制了父母教育水平和儿童智商的相关图，并使用了在两个图中拟合最佳的斜率。因此，这种形式的调整模型假设在正常和高血铅组中父母教育水平和智商均存在线性关系，且斜率相同。其他更复杂的"回归调整"模型允许组间斜率（和截距）不同。

铅组的父母受教育年限平均多 2 年，我们将其智商水平下调 5 分，使其父母的平均受教育水平与高血铅组可比）。这样在 A 点和 B 点间仍然存在 10 分的智商差异，说明血铅对智商存在独立效应。因此，在正常和高血铅水平儿童智商的 15 分差异中，5 分归因于父母的教育水平不同，其余 10 分归因于铅暴露。

附录 10D
第 10 章练习题
基于观察性研究估计因果效应

1. 研究者拟采用病例对照研究回答以下研究问题："多吃水果和蔬菜是否会降低患冠心病风险？"假设此研究发现蔬果摄入量高于中位数的人比值比为 0.6。

a. 为什么在蔬果摄入量较高的人群中观察到的冠心病风险降低可能不代表因果效应？特别注意吃蔬果与冠心病之间的关联可能会受到运动的混杂影响（如果多吃蔬果的人也多运动，那么这是其冠心病发病率较低的原因）。

b. 你可以使用哪些方法来处理运动这种可能的混杂变量，以及每个计划的优缺点是什么？

2. 一项由儿科医生 PROS（办公室环境下的儿科研究）开展的研究发现，在因发热被带到儿科医生处就诊的小婴儿（<3 个月）中，未割包皮的男孩患尿路感染的风险大约是割包皮的男孩的 10 倍[39]，在许多研究中都可以看到类似关联。有趣的是，该研究中未割包皮的男孩似乎患耳部感染的风险较低（风险比＝0.77，P＝0.08）。解释在这项只包含发热的婴儿的研究中如何在包皮环切术与耳部感染之间引入关联，而该关联在小婴儿的一般人群中并不存在。

3. 在第 2 章的练习题 2 中，我们要求你设计一项研究来回答对乙酰氨基酚是否会导致哮喘的问题。该关联的一种机制是对乙酰氨基酚诱导的谷胱甘肽消耗，可以保护肺部免受可能导致哮喘的氧化损伤。简要描述你如何利用母体抗氧化剂基因型的变异来增强母体对乙酰氨基酚使用与后代哮喘之间的因果推断。

第 11 章

随机盲法试验的设计

Steven R. Cummings，Deborah G. Grady，Alison J. Huang

吕亚奇　彭晓霞　唐　迅　译

在临床试验中，研究者往往通过施加某个**干预措施**（intervention）以观察一个或多个结局事件（outcomes）的效应。临床试验相较于观察性研究的主要优势在于：当它应用**随机化**（randomization）和**盲法**（blinding）时，就具备了阐明因果关系的能力。随机分配干预可以使**混杂变量**（confounding variables）的影响最小化，而采用盲法可尽可能减少由于**安慰剂效应**（placebo effect）、其他联合干预（cointerventions）的差异性使用，或者有偏倚地报告或判定结局而产生的明显效应。

本章主要关注随机盲法试验设计：选择干预或对照（control）措施，定义并测量结局和不良反应，选择研究参与者，以及确定随机化和盲法的实施方法。我们也阐明了开展临床试验和结果分析以及**预实验**（pilot study）价值等相关问题。下一章我们将介绍其他试验设计。

■ 选择干预和对照措施

"经典"随机试验涉及的参与者是那些被随机分配至待评估干预组或对照组（可以是无效的安慰剂或不同治疗方法）的研究对象。理想状况下，这些分配是设盲的，如研究人员、参与者，以及研究团队成员均不知道参与者被分配到干预组还是对照组。研究者执行阳性和对照干预，对参与者随访一段时间，并比较两组之间的结局（图 11.1）。该类研究设计时有时会添加"平行组"一词来描述设计，表明该试验同时对干预组和对照组实施招募和随访。

干预的选择

设计临床试验时，关键的第一步是选择干预。各种类型的干预（如药物、行为过程，以及手术方案）都涉及类似考虑，包括发放方法、剂量或强度，以及干预频率和持续时间。选择干预时必须均衡考虑几个目标，即效力（efficacy）和安全性、参与者接受性，以及实施的难易程度。

在设计干预性试验时，干预的效力，即干预对疾病的治愈程度，是首要考虑因素，以确保干预可以治疗严重疾病或降低残疾或死亡风险。在此情形下，最好选择治疗的最高耐受剂量、频率和治疗持续时间。对于影响不严重的疾病，尤其是针对健康人群的预防性干预，研究者必须更加重视安全性；因为如果干预有效，干预只会预防或改善某些人的健康状况，而每一个接受该干预措施的人都将面临不良反应的风险。

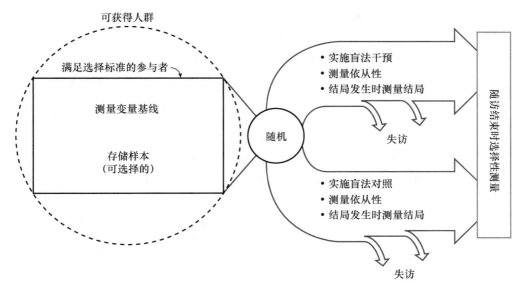

图 11.1　随机盲法试验　步骤如下：

- 从有必要实施干预且安全的可获得人群中选择参与者组成样本。
- 测量预测变量的基线水平，如果可行，同时测量结局变量的基线水平。
- 考虑为了之后的分析所进行的额外测量，以及储存样本的选择。
- 随机分配设盲的干预和对照措施（如安慰剂）。
- 随访参与者一段时间，减少失访并评估干预和对照的依从性。
- 随访结束时，测量发生结局者的结局变量。

有时，研究者可能会决定将多个剂量或多个持续时间的干预与一个对照组进行比较。这么设计有时是一种合理的选择，但需要开展更大规模的试验。有时候，最好对干预进行设计，调整阳性药物或行为治疗的剂量以优化效力。为了保持盲法，对照组参与者的安慰剂"剂量"也应进行相应的调整。

对单一干预进行评价的试验相对于联合干预措施的试验更容易计划和实施。评估联合干预措施（如锻炼和膳食干预）时，其最重要的不足之处是研究结果无法针对干预中的每一个元素提供清晰的结论。例如，在女性健康行动项目（Women's Health Initiative）的一项研究中，对绝经后雌激素联合孕酮治疗与安慰剂进行比较，发现有几个结局的风险都升高了，包括乳腺癌；但是，是雌激素还是孕酮导致了这一效应尚不清楚[1]。

研究者应该考虑参与者对干预的接受程度，是否实行盲法，以及干预在临床实践中的适应性。参与者更愿意加入且能更好地依从不太复杂繁琐的试验干预。由难以标准化的要素组成的复杂干预，如将旨在改变行为的多方面咨询整合到日常实践中可能不具有可行性，因为这些干预难以重复、而且耗时、成本还高。因此，即使试验证明这些干预有效，它们也不太可能在公共卫生领域产生影响。

对照的选择

最佳的对照组是能通过设盲的方式实施的"治疗",对药物而言,通常需要与试验药物难以区分的安慰剂或替代药物。这一策略控制了阳性药物所导致的安慰剂效应(即通过暗示或期望产生的效应),从而使研究组间的结局差异可归因于干预产生的特定效应。然而,对于教育、行为训练或医疗程序等干预来说,很难或不可能构建可以盲法实施的对照。

在一些试验中,要求研究对象在试验期间避免接受其他可能影响结局的治疗是合理的。例如,在一项关于骨质疏松症新疗法的研究中,要求参与者不应服用治疗该病的其他药物。但通常不太可能停止类似治疗,如旨在降低已确诊冠心病患者发生心梗风险的药物试验,不可能禁止或劝阻参与者停止针对临床指征的治疗,如他汀类药物。一种解决方案是给试验的所有参与者提供标准(或常规)治疗,对干预组辅以研究治疗,并给对照组安慰剂。这一方法可以检验高度相关的临床问题,即在标准治疗基础上,加载新的干预是否能改善结局,但这种设计将降低整体事件发生率,从而增加所需样本量。

联合干预

联合干预是除研究干预外的治疗或行为,他们会改变结局发生风险。如果联合干预更倾向于在某一组实施而另一组不实施,那么将存在严重的问题。例如,在一项旨在改善帕金森患者运动功能的力量训练试验中,对照组的参与者会因为没有接受干预而发生补偿性行为,可能开始走更多的路。当实施有效的联合干预(如锻炼)的参与者在治疗组和对照组之间存在差异时,研究结果会产生偏倚。

正如本章后面所讨论的,盲法可以将组间联合干预的差异最小化。如果无法设盲,研究方案必须包括数据采集计划,如针对运动的定期客观测量,以便对组间实施联合干预存在的差异进行统计调整。但是,联合干预的测量可能是困难的,应该将这种随机化之后的差异调整视为二次分析或解释性分析,因为它违背本章稍后将讨论的**意向性治疗**(intention-to-treat)的分析原则。

■ 选择结局测量指标

试验特定结局的选择和定义会影响试验设计的其他要素,也会影响试验的成本和可行性。试验通常包括几个终点事件,以丰富研究结果并增加次要分析的可能性。但是,我们总是应该设定一个主要结局以反映主要研究问题,指导样本量估算,并明确研究实施的优先方向。只有在试验规模和持续时间能为一个有意义的结局提供足够统计学效能时,才应考虑次要结局事件。

临床结局(如卒中和骨折)发生风险或参与者健康状况、功能,以及生存质量的变化为评估干预的价值提供了最佳证据。但是,许多临床结局(如新发痴呆)并不常见,拟寻找有效治疗方法的试验必须是大样本、长时间,且昂贵的。正如第6章所提到的,结局测量指标为连续变量时,如采用标准工具测量认知功能的变化,研究所需的参与者人数可以比采用二分类结局时要少一些。

生物标志物（biomarkers）是与临床结局相关的中间测量指标，通常是基于生物样本的测量。例如，升高的白细胞计数降低与肺炎得到成功治疗相关。然而，只有在以前同类治疗试验中证实治疗导致的标志物变化可以一致地预测临床结局时，才可以考虑应用生物标志物作为临床结局的替代指标[2]。例如，治疗导致的股骨颈骨密度的变化可以预测治疗在多大程度上降低了骨折风险，因为骨密度是骨强度的主要决定因素和骨折风险的预测因素，而且基于既往试验的 meta 分析表明股骨颈骨密度的改善预示着髋关节和非脊柱骨折的减少[3]。很少有**中间标志物**（intermediate markers）能满足这些条件。甚至那些可预测临床结局的生物标志物可能对试验终点结局产生误导[2,4-5]。例如，高水平的高密度脂蛋白（high-density lipoprotein，HDL）胆固醇和低水平的低密度脂蛋白（low-density lipoprotein，LDL）胆固醇预测心血管疾病和死亡风险的减低。然而，一项临床试验发现，尽管托彻普（torcetrapib）对改变 HDL 和 LDL 胆固醇水平都有非常好的效果，但却增加了总死亡率和心血管事件发生风险[6]。

结局变量的个数

人们常常期望采用多个结局变量来测量所研究现象的不同方面。这意味着，设计很多次要结局会使试验的实施复杂化并增加实施成本。

例如，在一项试验中，将因 COVID-19 感染而住院治疗的成年患者随机分配到接受羟化氯喹治疗组或安慰剂组，主要结局是随机分组后 14 天的临床状态。这使得研究者能够确定研究的样本量和持续时间，同时避免了解释**多重假设**（multiple hypothese）检验的问题。研究者还测量了 12 个次要结局，如恢复时间和不良事件。当研究者发现主要结局或任何次要结局都没有改善时，他们可以得出一个更明确的结论，即治疗无效[7]。

复合结局

一些试验采用包括多个相关事件的结局，如心肌梗死、冠状动脉重建术以及脑卒中。如果每一个结局都有重要的临床意义且受到干预的影响相似，这么定义可能是合理的。这么做的话，采用**复合结局**（composite outcome）将会导致更多的事件发生，从而能比单一结局提供更高的效能。但是，将具有不同生物学机制或频率的事件组成复合结局可能会导致误导性的结论。例如，如果冠状动脉重建术比其他事件更常发生，那么它将在复合结局中起主导作用——使得似乎能够降低"心血管事件"发生风险的干预实际上只是降低了血管重建的风险而已。此外，治疗可能有不同的生物学效应，比如冠状动脉重建术和出血性卒中，因此，"心血管事件"的减少可能并不意味着治疗可以改善以上两种结局。

不良事件

研究者还应明确可能由于干预或试验的其他方面导致的**不良事件**（adverse events），如为了评估动脉粥样硬化进展而实施的冠状动脉造影。揭示干预的有利影响是否大于不利影响是大多数临床试验的主要目标，即使是那些像健康教育项目或癌症筛检这类看起来无害的干预。不良事件可能从轻微的症状，如上呼吸道感染，到严重甚至致命的并发症，如复发性肺结核。由于发现罕见不良事件（如肾功能衰竭）需要很大的样本量，因此大多数试验没有足够的效能去检测类似结局风险的增加。如果有的话，类似不良事件一般是在干预在临床广泛应用后，通过分析大型医疗数据库或病例报告而发现的。

在一种新的干预措施评估的早期阶段，这时潜在的不良事件尚不清楚，研究者应当针对是否发生任何不良事件设计开放式问题。此外，针对由于前期研究或临床经验而觉得预期发生的重要不良事件，应该设计特定的查询。

为了进行分析，应将不良事件分类。标准的术语词典，如 MedDRA （www.ich.org/products/meddra.html） 和 SNOMED （https://www.nlm.nih.gov/research/umls/），即通过症状、诊断和器官系统几种方式对不良事件进行分组。不良事件也通常根据它们与研究干预相关的可能性或严重性进行分类；严重不良事件是指致命或危及生命的事件，需要延长住院时间或临床治疗的事件，导致残疾、永久性损伤的事件，或出生缺陷（www.fda.gov/Safety/MedWatch/HowToReport/ucm053087.htm）。在特定的疾病领域，如癌症，已经建立了不良反应事件分类的方法 （http://ctep.cancer.gov/protocolDevelopment/electronic_applications/ctc.htm）。可能与试验干预相关的严重不良事件或非预期的严重不良事件均应及时上报机构审查委员会 （institutional review board，IRB） 和试验申办方。当试验数据是为了新药注册审批时，试验设计必须满足不良事件报告的监管要求（http://www.fda.gov/Drugs/InformationOnDrugs/ucm135151.htm）。

■ 选择参与者

第 3 章讨论了如何明确定义与研究问题相适应的目标总体的**选择标准** （selection criteria），如何设计高效且科学的参与者选择方法，以及如何招募参与者。下面我们将讨论与临床试验相关的问题。

临床试验的选择标准

一项试验必须招募并随访足够多的参与者，他们有足够多发生主要结局的风险，从而确保有足够的效能来发现干预的重要效果（第 5 章）。选择标准在研究的需求与目标之间实现平衡，即需要纳入最可能从干预受益的人，但同时实现招募到期望样本量和最大化研究结果可外推性这一目标。例如，如果预期结局并非常见事件，如新发乳腺癌，通常有必要招募高危参与者，从而减少样本量并缩短随访时间使研究具有可行性。然而，将纳入标准 （inclusion criteria） 缩小到高危女性则会限制结果的可外推性，并使得招募足够的受试者更加困难。

为了计划样本量，研究者必须估计主要结局发生风险，或终点事件改变率，这些指标在没有接受干预的潜在参与者中也会发生。可基于人口统计数据或纵向观察研究的数据来估计以上指标。例如，基于登记数据估计胰腺癌预期死亡率。然而，研究者应该记住，有资格并同意参加临床试验的志愿者会比普通患病人群更健康；因此，参与者的事件发生率往往低于目标人群，而且终点事件的变化率可能会有所不同。更可取的方法是，参考入选标准与拟设计试验相似的研究，基于未治疗组的结果来估计主要结局的发生风险。

虽然目标人群的概率抽样在观察性研究中具有优势，但对于随机试验而言，此类抽样通常是不可行或不必要的。纳入不同特征的参与者将会增加试验结果被广泛应用的信心，只要有足够数量的重要群体 （如妇女和少数民族） 来确定干预效应是一致的。然而，如果人群间不存在影响干预效果的生物学或遗传学差异时，一般来说，基于方便样本（如对广告做出回应的冠心病女性患者）的试验结果与基于合格人群（如所有冠心病女性患者）概率抽样的结果是相似的。偶尔，干预效应取决于其他协变量，如年龄或性别；这被称为**效应修饰**（effect modification）（第 10 章）。

根据某一特征（如至少 80 岁）对研究参与者进行分层抽样，可能会影响干预效应或其可外推性，但可确保招募到指定数量的某一特征参与者。当达到目标时即可结束该层的招募。但是，如果试验没有设计充分的效能检验亚组与其他参与者之间的显著差异，这种策略的实用价值可能是有限的。

我们应当审慎地设计排除标准（exclusion criteria），因为不必要的排除会使招募到所需数量的参与者更加困难，削弱结果的可外推性，并增加招募的复杂性和成本。一般来讲，临床试验排除研究对象会考虑以下几方面原因（表 11.1）。

如果阳性干预或对照措施对参与者是不安全的，应当排除这部分潜在参与者。例如，在针对经肾排泄的药物开展临床试验时，通常会排除晚期肾病患者，同样，在抗抑郁新药安慰剂对照试验中，也不应该纳入严重抑郁症患者。还应排除那些对阳性干预可能无效的人，以及不太可能依从干预或完成随访的人。有时，实际问题证明排除是合理的，如对于精神状态异常或语言障碍的参与者而言，很难让他们听从指令。然而，研究者应权衡针对许多人（如糖尿病或年龄上限）的潜在排除标准是否会对招募的可行性和成本以及结果的可外推性产生重大影响。

表 11.1　临床试验排除对象的原因

原因	举例：低剂量甲氨蝶呤（MTX）预防动脉粥样硬化事件[8]
1. 研究的治疗可能有害	
● 如果分配给阳性治疗，存在不可接受的伤害风险	有酗酒史，不愿将每周饮酒量限制在 4 杯以下（MTX 与酒精会产生不良的交互作用）
● 如果分配给对照治疗，存在不可接受的伤害风险	患者需要服用改变叶酸代谢的药物
2. 阳性治疗不太可能有效	
● 结局发生风险低	冠心病发生风险极低的年轻成年人
● 疾病类型不太可能对治疗有反应	在发生心肌梗死或手术短期内（<60 天），更有可能复发
● 施加了可能与干预产生不良交互作用的治疗	需要用皮质类固醇治疗或其他免疫抑制治疗
3. 不太可能依从干预措施	在 MTX 导入初期，依从性就不好
4. 不太可能完成随访	试验结束前计划搬迁，并且无法获得最终结局的测量 期望寿命<3 年（没有足够的时间随访到结局）
5. 不适合参加研究的实际问题	因认知功能受损而不能准确回答问题

确定足够的样本量并制定相应招募计划

设计时没有包括足够的参与者，而导致试验不能观测到重要的效应时，毫无疑问是浪费且不符合伦理的，因为这样的试验可能产生误导性结论。样本量估算是试验计划早期最重要的环节之一。在估算样本量的过程中应该意识到，由于健康志愿者的偏倚，临床试验的实际结局发生率常常低于估计值。此外，试验的参与者招募通常比观察性研究更困难，因为参与者必须同意被随机分配给安慰剂治疗或"实验性"治疗，并要依从这些干预。由于这些原因，研究者应该计划从大范围可获得的符合条件人群中招募参与者，并且有足够资源招募到预期数量的参与者，但事实证明，做到这些面临的障碍远大于预期。

■ 测量基线变量

描述参与者

除了收集参与者相关的可靠联系信息外，研究者还应收集结局风险因素相关信息以及其他可能影响干预有效性和风险的特征。这些基线测量结果也为评估随机分组的基线可比性，以及评估研究结果的可外推性提供了一种途径。描述参与者的目标在于确保基线特征的差异不会超出偶然性导致的差异，从而提示在随机化实施过程中出现的技术错误或偏倚。在小样本试验中，单纯由于偶然性就容易造成随机分配组间的基线特征存在明显的分布不均衡，测量重要的结局预测因素可以让研究者对这种不均衡分布实施统计学调整。测量结局预测因素还可以让研究者检验干预效应在不同的亚组之间是否存在差异（效应修饰，见第 10 章）。

测量结局变量的基线值

如果将结局定义为某一变量的改变，那么必须在研究开始与研究结束时用相同的方式进行测量这一变量。当研究结局变量为连续变量（如疼痛严重程度评分）时，最好的测量是一直测量该变量在研究过程中的变化。这种方法通常比在试验结束时的比较测量值能够提供更大的效能。在二分类结局研究中（如肺癌发病率），通常有必要使用临床病史、检查和诊断测试来证明研究结局在试验开始时并未发生。

额外的测量

虽然基线测量有很多用途，但随机试验的设计并不要求测量所有的变量，因为随机化会将研究开始时出现的因素导致的混杂问题最小化。额外的测量供研究者回答额外的问题，但实施更多的测量会增加研究复杂性和费用。当一项随机试验预算有限时，最好将时间和经费用在试验的关键要素上，如保证足够的样本量，确保随机化和盲法的成功实施，以及完整的依从性和随访。

样本库

如果参与者在基线测量时留存了血液、组织样本或其他生物标本，那么存储这些样本将使得对治疗引起变化进行后续测量成为可能，如预测结局的标志物，以及类似基因分型等因素，这些因素可能将对治疗反应好或不好的人区分开来。存储的样本也是用来研究与主要结局不相关的其他研究问题的丰富资源。

■ 随机化和盲法

任何试验的关键步骤都是将受试者随机分配至两个（或更多）组。在最简单的设计中，一组接受阳性干预，另一组接受无药物活性的安慰剂或其他干预。随机化确保了基线特征在随机分组间的均匀分布（偶然变异除外），这些特征（甚至包括那些未知或未测量的特征）可能对观察到的关联产生混杂效应。欲将安慰剂效应差异最小化，保证试验过程中研究组间的可比性，并保证无偏倚的结局确认，盲法至关重要。

随机化

每位参与者完成筛选评估，被确认符合纳入标准，在随机分组前知情且同意参加研究是非常重要的。然后将参与者随机分配至各研究组。

简单的试验使用计算机算法生成治疗分配方案。可以在研究场所或由分配干预或对照治疗的研究药房实施随机分组。准备对合格的参与者实施随机分配时，大部分多中心试验使用中心随机装置供临床研究中心联系。有时，当计算机随机化不可行时，简单的试验可能会使用不透明信封密封治疗分配方案，在纳入参与者时才打开信封。随机化必须是不可篡改的，因为研究者发现自己可能会迫于压力去影响随机化过程（例如，在安慰剂对照试验中遇到看起来特别适合阳性治疗的个体）。

考虑特殊的随机化技术

通常，会以相同的比例将参与者随机分配到每个干预组。如果采用特殊的随机化方法来平衡每组参与者数量，即**区组随机化**（blocked randomization）并平衡能预测结局的基线变量的分布，即**分层区组随机化**（stratified blocked randomization），那么小到中等规模的试验将会获得较小的检验效能。

在盲法试验中，在预先确定好大小的"区组"中进行区组随机化是为了确保参与者数量在研究组间得以均衡分布。例如，如果区组大小为 6，对每个区组内的 6 个人进行随机分配直到 3 个人被随机分配到其中一组，此后其余参与者自动分配到另一组，直到区组中的 6 个人全部被分完。这意味着在 30 名参与者的研究中，每个组正好分配 15 人，而在有 33 个受试者的研究中，不均衡分配的比例也不会超过 18∶15。固定区组大小的区组随机化不太适用于非盲法研究，因为对每个组最后的参与者而言，干预的分配是可以预见并被操纵的。根据研究者不了解的程序，随机改变区组大小（例如，区组大小的范围为 4～8）可将此问题造成的影响最小化。

分层区组随机化确保了结局的重要预测变量在研究组间的分布比偶然性本身造成的分布更具有更好的均衡性。在一项通过锻炼干预达到预防糖尿病进展效果的试验中，肥胖是结局的强预测因子，因此最好能够确保每组中分配了相似数量的肥胖人群。可以通过分别在"层"内（那些有和没有肥胖的人中）实施区组随机化。分层区组随机化可以通过减少重要的基线预测变量由于偶然分布不均匀导致的结果变异，略微提高小样本试验的效能。在大型试验中，因为随机化分配确保了几乎所有基线变量的均匀分布，分层区组随机化其实没什么获益。

分层区组随机化的重要局限在于使用该技术仅能平衡仅有的几个基线变量（最多 2 个

或 3 个）。解决这一局限的方法是适应性随机化，即使用"偏币法"来改变每一个新参与者被分配的概率。使用这种方法，具有高风险评分（基于任意数量的基线预测变量）的研究参与者，更有可能被随机分配至平均风险较低的研究组。这种方法需要计算机交互系统，它可以重新计算每一次随机化的概率。

通常，最好的决策是给每一个研究组分配相同数量的参与者，从而在既定样本总数前提下获得最大效能。然而，即使两组比例为 2∶1 的不等比例时，效能的衰减是中等的[9]，并且有时将研究对象不均衡地分配到治疗组和对照组可能更恰当[10]：

● 增加分配至阳性治疗的参与者比例可以使试验对潜在研究参与者更具吸引力，比如那些希望如果进入试验后，可以有更多机会接受阳性治疗的人。
● 增加干预治疗组的比例可以扩大样本量以在这一组内探索中间变量的效应，正如在通过饮食和锻炼减少尿失禁的试验项目中，将 2/3 的超重或肥胖参与者随机分配到强化行为减重组[11]。
● 干预措施非常昂贵时，减少接受干预治疗的比例可以确保研究者能够负担得起，正如在女性健康行动（Women's Health Initiative）中的低脂膳食试验一样[12]。
● 在几个干预治疗组共用一组对照的研究中增加分配到对照组的比例，可通过增加对照组估计的精确度而提高每一次比较的效能，正如冠心病药物项目试验那样[13]。

配对随机化（randomization of matched pairs）是另一种平衡基线混杂变量的策略。这种方法要求按照重要特征（如年龄和性别）匹配成对的研究参与者，然后将每对中的参与者随机分配到每一个研究组。然而，这种方法使招募变得复杂，因为合格的参与者必须等到合适的对子后才能被随机分配。此外，在随机分配可以平衡各组的大型试验中，匹配是不必要的。然而，当条件允许对同一个体的两部分（如眼睛、双侧双臂皮肤[1]）进行治疗和对照的效果比较时，这种设计很有吸引力。例如，一些亚洲人有饮酒后面部潮红的遗传倾向。一项试验将患面红综合征的亚洲参与者随机分配到溴莫尼定（一种肾上腺素能受体激动剂）凝胶或安慰剂组，将凝胶或安慰剂涂抹到一侧或另一侧脸颊[14]。研究通过比较同一个人双侧脸颊的变化表明，溴莫尼定凝胶减少了参与者饮酒后脸红的程度。

盲法

当结局评估可能因知晓干预分配结构而受到影响，设盲便至关重要。只要有可能，研究者、参与者、与参与者有互动的工作人员、实施测量的人员，以及那些确定和判断结局的人都不应该知道分配方案。当不可能对以上所有人员设盲时，对参与者和判定结局的人设盲便尤为重要。盲法最大限度减少了有差别的安慰剂和联合干预效应，以及对结局确定和判断的偏倚，尤其针对那些主观结局，如自我报告的症状。例如，在一项评估新干预是否能降低疲劳的试验中，如果参与者知道他们的治疗分配，那么参与者由于相信新干预有提高力量水平的潜在效果（安慰剂效应），影响了他们对疲劳的感知。也必须对判断报告结局的人设盲。例如，如果试验结局是心肌梗死，研究者可能会收集临床症状、心电图结果，以及心肌酶等数据。然后由不知道干预分组的专家使用这些数据和明确的定义来判断

---

1   译者注。

参与者是否发生了心肌梗死。

加拿大多发性硬化症协作组的试验结果说明了设盲对无偏倚结局判断的重要性[15]。将多发性硬化症患者随机分配到使用或不使用环磷酰胺和泼尼松的血浆置换组，或分配到使用安慰药物的伪血浆置换组。试验结束时，由不知道治疗分配的神经科医生采用结构化评估工具来评估多发性硬化症的严重程度，并且由未设盲的神经科医生进行再次评估。被设盲的神经科医生评估结果显示治疗无效，但未被设盲的神经科医生评估结果则显示治疗有效。未被设盲的神经科医生并非有意影响试验结果，但有强烈的个人意愿希望看到患者在治疗后得到改善，尤其是治疗很痛苦或存在潜在危害时。设盲可以最小化类似的结局判断偏倚。

如果试验结局采用类似死亡或类似自动测量的血糖水平这样的"硬"指标，那么不太可能发生对结局评估或报告偏倚。然而，大多数结局，如死亡原因、疾病诊断、体格测量、问卷量表以及自我报告状况，都容易发生确认和判断偏倚。

试验结束时，通过询问参与者和研究者他们猜测的治疗分组，来评估其是否知晓分配方案是个好主意。猜测自己被分配到阳性干预组的参与者比例在各组间应该是相似的。如果情况并非如此，那么研究结果讨论部分应该包括对未设盲可能导致的潜在偏倚进行评估。

设盲存在困难或无法设盲时做什么

设盲并不总是可能实施，比如将运动干预与收到小册子的对照组进行比较时。手术干预可能对设盲也是一种挑战，因为在对照组中实施假手术似乎是不道德的。然而，有创的治疗（如手术）总是与一些风险相关，因此，在向公众推荐之前，确定这些治疗是否有效是非常重要的。手术也可能影响参与者接受联合干预以及对其健康的看法，因此未设盲的手术试验容易因联合干预的有差异使用以及结果报告偏倚而受到影响。例如，接受冠状动脉成形术和支架植入术的患者可能期望其胸痛症状得到改善。但是，将有症状冠状动脉疾病患者随机分配给予血管成形术或一样的假手术（未治疗动脉病变）的试验显示，患者报告的症状没有差异[16]。在这种情况下，需要用严格的证据来证明这种常见治疗的效力远大于对照组参与者面临的风险。类似的考虑也适用于许多行为干预，在这些干预试验中，伪干预仅仅让参与者参与非导向性治疗（不起决定性作用的治疗[1]），而省略了治疗的关键步骤。

如果不能对干预分配设盲，研究者应该确保对判断结局的个人设盲，并采取积极措施来限制使用联合干预。例如，评估瑜伽项目缓解背痛效果的研究者可能会告知瑜伽组和对照组参与者都不要在试验结束之前开始新的背痛治疗。此外，收集疼痛严重程度信息的研究组工作人员也不应该为参与者提供瑜伽训练，因为他们很可能记住哪些研究参与者在阳性治疗组。

即使干预本身使我们不可能对参与者设盲，但提高组间的**均衡性**（equipoise），并将参与者对干预效果的期望差异控制到最小是有可能的，以上措施反过来会将差异性安慰剂效应、联合干预的使用，或结局报告偏倚对试验结果的影响控制在最小范围内。例如，在瑜伽干预背痛的试验中，对照干预可能是需要参与者投入相似的时间和注意力的体育锻炼

1　译者注。

项目。这将避免参与水平的组间差异。对照组还可为参与者提供其他合理的健康获益项目，从而使研究者能够招募到并留住那些可能期望获益的参与者，他们将在研究中投入时间。

■ 预实验

有时，为计划更大的临床试验而开展小规模研究来收集信息，以确定，例如招募参与者的最佳方法和临床随访所需的时间，是非常有价值的。预实验不适合用来估计预期干预的效力，因为规模较小，容易产生不精确的估计。附录 11A 描述了预实验的用途。

■ 嵌入卫生保健服务的临床试验

大多数临床试验是在临床环境中开展，包含个人访视、测量，以及收集数据。然而，一些其他环境也可以支持随机试验。例如，目前可能的途径是，使用电子医疗记录系统推行干预并收集实施卫生保健服务时产生的数据。人们最常用这些"嵌入式"试验来研究临床程序的质量改进。其中一些试验是经典的随机、盲法试验，而另一些则采用**前后**（before-after）或**中断时间序列设计**（interrupted time series design）（第 12 章）。

■ 为获得监管批准的新干预试验

许多试验是为了在获得美国食品和药品管理局（FDA）或其他监管机构的批准上市之前，评估新疗法的效力和安全性。也有试验是为了确定 FDA 批准用于某一种疾病的药物是否在治疗或预防其他疾病时也可能有效。这些试验的设计和实施与其他试验相同，但必须考虑监管要求。

FDA 发布了一系列如何开展此类试验的指导原则。对于以获得 FDA 新药或新器械审批为目标而开展试验的研究者和工作人员而言，应该寻求关于常规指导原则的特定培训，它被称为**药物临床试验质量管理规范**（Good Clinical Practice）。此外，FDA 为某些特定结局的研究提供指导原则。例如，针对更年期女性潮热治疗，为获得 FDA 审批而设计的研究，现在必须包括每天至少 7 次潮热发作或每周至少 50 次潮热发作的参与者。FDA 指导原则会定期更新，国际监管机构也会发布类似指南。

我们将为新疗法获得监管机构批准而开展的试验进行分期描述，指的是评估新疗法的有序进程，从基于动物、人类细胞培养，或组织开展的**临床前研究**（preclinical study）开始；到针对少数人体志愿者进行不设盲、无对照治疗来评估安全性的 **Ⅰ 期试验**（Phase Ⅰ trial）；然后基于小样本随机试验或时间序列试验来检测某剂量范围的药物对副作用、生物标志物或临床结局的效应，称为 **Ⅱ 期试验**（Phase Ⅱ trial）；接着基于足够样本的随机试验来验证假设，即治疗是否能改善目标健康状况（如血压）或降低疾病风险（如脑卒中），且具有可接受的安全性，即为 **Ⅲ 期试验**（Phase Ⅲ trial）（表 11.2）。FDA 通常为获得新药上市批准所必需的Ⅲ 期试验定义终点指标。**Ⅳ 期试验**（Phase Ⅳ trial）涉及大样本研究，可能是随机对照试验，但通常是药品获批后才实施的大样本观察性研究，以评估药物在大样本人群中使用时的严重不良反应发生率或检验测试药物的其他用途。

表 11.2　评估新疗法的几个阶段

临床前	基于细胞培养、组织，以及动物开展的研究
Ⅰ 期	为评价安全性而基于少量志愿者开展的未设盲、无对照研究
Ⅱ 期	以测试干预耐受性，以及不同强度或剂量的干预对生物标志物或临床结局所产生效应为目标的相对小样本随机试验或时间序列试验
Ⅲ 期	旨在确定性地评估治疗对临床结局和不良事件产生效应的相对大样本的随机盲法试验
Ⅳ 期	在获得美国食品和药物管理局（FDA）审批后开展的大样本试验或观察性研究，以评价罕见严重副作用的发生率，以及其他治疗用途

■ 实施临床试验

随访和方案依从性

为了使试验实现其确定干预效果的目标，研究参与者必须依从研究方案并提供随访数据。因此，计划开展试验的研究者必须仔细考虑整个流程，使依从性和随访最大化，以确保试验最终不会出现效能不足或存在偏倚的结果（表 11.3）。

表 11.3　最大化随访和方案依从性

原则	实例
选择可能依从干预和方案的参与者	需要在随机分组前完成两次或以上访视 排除那些在随机分组前的导入期不依从的参与者 排除可能搬迁或不依从的参与者
使干预简单	如果可以，采用每次一片、每日一次的口服药
使研究访视方便且愉悦	与参与者建立良好的人际关系 使用电话、电子邮件或远程电子设备收集信息 考虑居家而不是在门诊收集测量数据和实施治疗 在晚上或周末安排诊疗访视 有足够且组织完备的工作人员以避免参与者等待 报销交通费和停车费
使研究测量方法无痛苦，且有趣	首选无创检测 如果适当的话，向咨询或转诊的参与者提供检查结果
鼓励研究参与者继续完成试验	不要中止对方案违背者、发生不良事件、停止干预的参与者的随访 发送简报和 e-mail 信息 强调依从和随访的重要性 给参与者发送生日和假日贺卡
找到失访的参与者	询问参与者的密切联系人 使用追踪服务

阳性干预效果降低到参与者无法接受的程度。如果可以，研究者应设计易于实施且耐受良好的干预。人们最容易记住且愿意接受的药物是那种每日一次或更低频率药物。需要参与者练习数小时的行为干预，依从性可能较低。方案应包括提高依从性的条款，如指导参与者在上午某固定时间常规服用研究药物，为他们提供标记每周各天用药的药物容器，或将提醒信息发送到他们的手机上。在行为干预的案例中，这些措施可能包括强化或鼓励参与者参加相关培训课程。

也需要考虑如何更好地测量干预的依从性，使用方法像自我报告、药片计数、使用带传感器的可记录打开时间的药物容器、写干预实践日记或日志，以及与测量干预相关的血清或尿代谢水平。这些信息可以识别不依从的参与者从而制定提高依从性的方法，并可使研究者恰当地解释研究发现。

提高参与者对研究访视和测量的依从性可以采用以下策略：在获得知情同意前与参与者讨论研究相关内容，将访视安排在方便的时间而且有足够的工作人员避免参与者等待，在每次访视前一天给参与者打电话或发送电子邮件，以及报销交通费、停车费和其他自付费用。正如下一节所讨论的，对参与者进行入户评估可以消除他们到临床场所就诊的障碍和不便而提高依从性[17]。让参与者感觉到自己被重视是很重要的。参与者经常说，他们与研究工作人员的个人关系是他们继续参加研究访视并坚持治疗的最重要原因之一。

无法随访参与者并测量其研究结局可能导致研究结果发生偏倚，削弱结果的可信度，降低统计学效能。例如，使用降钙素鼻喷雾剂减少骨质疏松性骨折风险的试验显示治疗可以降低36％的骨折风险[18]。然而，大约60％的参与者在随机分组后失访，而且无法了解这些参与者是否发生了骨折。因为发生骨折的总数很小，所以失访的参与者中，即使仅有少数人发生骨折，也可能改变试验结果，而这种不确定性削弱了研究结果的可信度[19]。

即使参与者有方案违背或中止了试验干预，也应该对他们进行随访以便将其结局用于意向性治疗分析（见本章后面的"结果分析"部分）。在很多试验中，会将违背方案的参与者（如参加另一项试验、错过研究访视、中断研究干预）从随访中移除；这可能导致结果产生偏倚或产生无法解释的结果。例如，考虑一种引起副作用的研究药物，由于副作用导致参与者频繁停药。如果不继续随访停药参与者，在副作用与主要结局或严重不良事件存在关联时就会使研究结果发生偏倚。

在研究开始时，研究者应该告知参与者随访的重要性并记录一个或两个家庭成员或与参与者关系密切的熟人（他总能知道参与者住哪里）的姓名和联系信息。除了提高研究者评估参与者生存状态的能力，与参与者通过电话或电子邮件联系的能力可以让研究者从研究结束时拒绝参加访视的参与者那里，获得替代结局的测量信息。

试验设计特有的两个方面可以提高依从性和随访：在随机分组前和导入期进行筛查访视。要求参与者在随机分组前参加1~2次筛查访视以排除那些无法完成类似访视的参与者。这一技巧在于将试验的进入标准设置得足够高从而排除那些在随后试验中不依从的参与者，但没有高到会排除那些会依从性较好的参与者。

导入期对提高研究参与者依从干预并完成随访过程的比例是有用的。在基线测量期间，给所有的参与者以安慰剂。一定时间后（通常为几周），仅将那些依从干预的参与者（如将分配的安慰剂至少服用了80％的人）进行随机分配。用这种方式在随机分配前排除不依从的参与者，可以增加研究效能并且允许对干预的整体效果进行更好的估计。然而，导入期会延迟试验入组时间，被排除的参与者比例通常很小，而且被随机分配到阳性药物组的参与者可能会注意到他们的药物随着随机分配而发生变化，从而导致无法设盲。关于安慰剂导入是否比在随机分组前要求参与者完成一次或多次筛查访视对提高依从性更有效也并不清楚。在缺乏可以质疑研究依从性不好的特定理由时，可能没有必要设计导入期。

一种变通的方法是在导入期使用阳性药物。除了增加纳入参与者的依从性，阳性导入还可以选择对干预耐受且有反应的参与者：即将没有不良事件或在与结局相关的生物标志物上表现出治疗的预期效应的参与者作为实施随机分配的标准。例如，采用安慰剂对照试验检验持续硝酸甘油治疗控制潮热的效果时，研究者采用阳性导入期排除了因头疼而停止服用硝酸甘油的女性[20]。这种方法通过增加干预组中可以耐受药物并可能依从的比例，使研究效能最大化。然而，使用这种策略所得的试验结果将不可能外推到被排除的人群中。

使用阳性导入也可能低估不良事件发生率，正如研究卡维地洛对死亡影响的试验一样，该试验纳入 1 094 名充血性心衰患者。在为期 2 周的阳性导入期间，17 人充血性心衰加重，7 人死亡[21]。这些人在试验中没有参与随机分配，因此没有将这些药物治疗导致的不良事件包括在结局中。

传统临床现场以外的临床试验

一些试验，有时称为"虚拟试验""远程试验"或"散布试验"，至少部分内容是在临床现场之外实施的，例如，在线招募参与者并在家中实施试验[17]。这种形式通常用于在线行为干预试验，如减少体重项目。然而，药物和补充剂的试验也可以不在临床现场开展，或更少的现场访视，使用在线知情同意并评估是否符合纳入标准，向居家参与者分发并开展治疗，由静脉采血医生到家里或在当地实验室获取生物样本，并通过自我报告和医疗记录来评估结局。没有实体临床现场的试验可以在没有地理限制的情况下在任何时候招募参与者，这可能比基于临床现场的试验能招募到更多的人。如果要在没有临床现场研究工作人员帮助下开展试验，研究方案必须简单，必须将登记和随访系统设计成直观、且可以在没有帮助或很少帮助的前提下即可完成。

监查临床试验

即使研究者相信试验程序不会对参与者带来过度风险且不会剥夺其固有利益，但这一信念会随着试验进程而发生改变。来自其他研究的新数据可能会改变期望的利益-风险比，甚至回答了该试验提出的研究问题。虽然希望有不止一项研究针对既定的研究问题提供证据，但在试验过程中出现了明确的有利或有害的证据时，再继续下去可能是不符合伦理的。

试验的早期趋势也可能表明，相对于预期，干预是更有害还是更有利。在招募、依从性或结局评估方面的挑战可能会降低试验将能够为其研究问题提供明确答案的可能性。研究者必须确保参与者既没有不适当地暴露于有害干预，拒绝有利干预，也没有在不可能回答研究问题时继续试验。在试验过程中必须监查这三点考虑中的每一点以判断是否应及早终止试验。

● 由于伤害而停止。临床试验监查最迫切的原因是确保干预不会产生非预期的伤害。如果判定伤害大于获益，则应该停止试验。

- 由于获益而停止。如果干预远比设计试验时所估计的有效，那么在试验早期能观察到具有统计学意义的获益。当证明获益存在时，继续试验并向安慰剂组参与者以及可能获益的其他人延迟提供干预可能是不符合伦理的。

- 由于无意义而停止。如果招募额外的受试者将改变研究问题答案的可能性极低，那么继续一项试验是不符合伦理的。例如，如果一项临床试验预期持续 5 年，但 4 年后发现干预组和对照组的结局事件发生率几乎没有差异，那么"条件效能"（按照现在的结果，在剩余时间内拒绝无效假设的可能性）会非常小，这时，应考虑停止试验。有时，如果研究者不能招募或保留足够多参与者，并且维持足够的治疗依从性来提供足够的效能回答研究问题，那么应尽早停止试验。

　　附录 11B 提供了提前终止试验的案例。

　　大多数临床试验应包括**期中监查**（interim monitoring）计划；实际上，一些资助试验的机构，如美国国立卫生研究院（NIH），可能会要求类似监查。在干预可能安全的小样本试验中，试验的研究者应该自己监查安全性或指定一个独立的数据和安全监查员。在大样本试验和干预相关不良事件未知或存在潜在危险时，通常由一个委员会进行期中监查，即数据和安全监察委员会（Data and Safety Monitoring Board，DSMB），该委员会包括研究涉及疾病的临床专家、生物统计学家、临床试验人员、伦理学家，有时包括被研究患者团体的代表。这些专家不参与该试验，而且在试验进程中不应该有私人或经济利益。DSMB 指南和流程应在试验开始前以书面形式详细说明。

　　试验的期中监查计划可能包括一个定期、周期性中期效应评估计划（包括：干预对主要结局的影响和干预的安全效应）以发现有利、有害或无效的早期证据。期中计划应采用统计学方法来补偿多次观察研究结果造成的 α 损耗。有很多统计学方法可以监查试验的期中分析结果。重复分析试验结果（"多次窥视"）是**多重假设检验**（multiple hypothesis testing）的一种形式，会增加**第一类错误**（type I error）的可能性。例如，如果每一次期中假设检验均采用 $\alpha=0.05$ 的统计学检验水准，那么在试验过程中做了 4 次试验分析，结束时再做 1 次，那么犯第一类错误的概率便由 5% 增加到 14%[22]。为了解决这一问题，通常针对期中监查的统计学方法是降低每次期中检验的 α 值，使整体 α 值接近 0.05。

　　终止试验应该是谨慎的决定，要权衡对参与者的伦理责任与科学知识的进步。我们应该对干预产生的明显的中期效应趋势进行评估，以确保其在试验过程中的一致性以及在亚组间的一致性。与其完全终止试验，不如修改试验，例如延长随访时间、终止对低危亚组的干预（不可能观察到结局）。无论何时，一旦提前终止试验，将失去提供更多结论性结果的机会，尤其是那些长期使用才可能发生的不良事件。提前终止也会对研究结果的可信度以及回答重要的次要问题的能力产生消极影响（附录 11B）。

　　贝叶斯试验（Bayesian trial）采用了不同的监查方法。其不是在指定的时点检验统计学意义，而是随着数据的积累而持续更新治疗的可能效果（附录 12A）。因此，没有基于 P 值的试验终止规则。

分析结果：意向性治疗分析、符合方案分析，以及接受治疗分析

　　对干预组和对照组人群的结局进行比较是针对临床试验主要假设的统计学分析。人们

因"一旦随机化，始终要分析"和**"意向性治疗分析"**（intention-to-treat analysis）的注释而熟知这一方法，因为这种分析是基于参与者被随机分配到的组来进行比较的，即使他们（在随机分组后）从未接受过干预或对照。无论参与者是否依从干预，一旦随访测量完成，就只能按照意向性治疗原则来分析结果，因此即使参与者早期中止干预或对干预的依从性不佳，研究者也必须收集他们的结局数据。

意向性治疗分析保留了随机化的主要优点，即潜在混杂变量在被比较的组间将有相似的分布。这有助于确保干预本身是观察到的结局存在组间差异的唯一因果解释，而不是由于参与者的基线差异（测量或未测量的）导致的（见第 10 章"理解因果关系的反事实框架"部分）。只有由于偶然因素（如种族/民族和性别）导致潜在混杂分布不可比时，干预与结局之间的因果关系才会受到潜在混杂效应的影响，这一现象并不常见，尤其在大型临床试验中。

在意向性治疗分析中，对于发生**交叉**（cross over）干预的参与者，即被分配到阳性干预组，但没有获得或不依从干预的参与者，以及那些被分配到对照组却最终接受了阳性干预的参与者，依然按照其随机分配组（原计划如何对参与者治疗）进行分析。意向性治疗分析可能低估了干预的总体效应，但可以防止混淆。

相比之下，**"符合方案"分析**（"per-protocol" analysis）仅包括依从方案的参与者。可以采用多种方式来定义，但通常指只将两组中依从被分配研究干预，完成一定比例的访视或测量，并且没有其他方案违背的参与者纳入分析。（符合方案分析会将没有依从方案的研究参与者排除。）另一种方法是**"接受治疗"分析**（as-treated analysis），即针对接受干预或对照的参与者均按照其实际接受的治疗进行分析，即使他们是被随机分配到另一组的（在这种情况下，没有接受干预或对照的参与者将被排除）。这些分析似乎是合理的，因为参与者只能受到他们所接受干预的影响。但是，依从研究治疗和方案的参与者与那些不依从的参与者通常会在一些重要方面存在差异，而这些差异可能会对干预与结局之间的因果关系产生混杂效应。

采用意向性治疗方法估计干预效应时，会纳入那些未接受被分配干预的参与者。因此，较大比例的中止干预或治疗交叉将导致意向性治疗分析低估治疗效应的大小。基于此原因，通常同时采用意向性治疗分析和符合方案分析来评估试验。如果意向性治疗分析和符合方案分析的结果不同，则应将意向性治疗来估计效力，因为其保留了随机化的价值。此外，与符合方案分析不同的是，意向性治疗分析只能使干预的估计效应偏向保守的方向（支持无效假设）。然而，对于风险估计，接受治疗分析或符合方案分析则提供最谨慎的估计：干预只会在接受的人中造成伤害。

以针对老年髋关节骨折，比较两种治疗方案的随机对照试验为例：内固定（用螺钉将髋关节结合在一起）和髋关节置换术（用人工髋关节）[23]。在该试验中，229 例被随机分配到髋关节置换术的患者中有 5 名接受了螺钉治疗，因为医生认为他们病情太重，不适合进行髋关节置换术，它的手术时间更长、风险更高（图 11.2）。

图 11.3 展示 3 种方法，来处理如何针对未接受指定治疗患者进行分析。在**意向性治疗分析**（intention-to-treat analysis）（版块 A）中，保留随机化，按照患者被分配的组别对进行分析。如前所述，这么做保留了随机化，但可能导致结果偏向组间无差异。在接受治疗分析（as-treated analysis）中，按照患者接受的治疗进行分析（版块 B）。你可能发现，接受方案分析对螺钉组非常不公平，因为这一组现在包括了一些被随机分配到髋关节

置换组的高危患者。最后，即使采用符合方案分析（per-protocol analysis）（版块 C），对螺钉组也是不公平的，因为这么做就将高危患者从髋关节置换组排除出去，而将他们保留在螺钉组。

当然，在其他临床情况下，交叉可能向两个方向发生，或者是较低风险的患者发生交叉，而不是较高风险的患者。但是基本原则仍然存在：因为那些从分配的治疗交叉到另一种治疗的人并不是随机样本，根据他们接受的治疗将他们纳入分析或排除在分析之外均可能产生偏倚。

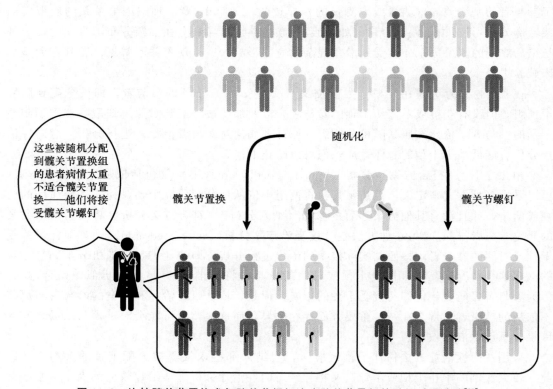

图 11.2   比较髋关节置换术与髋关节螺钉治疗髋关节骨折的随机对照试验[23]

患者并不总是接受随机分配给他们的治疗。如果未按照分配方案治疗的患者在某些方面（如病情更严重，如图所示的深色）与接受分配方案治疗的患者存在差异，问题就尤其突出。注：为更易于区分，以右侧髋关节表示接受置换，左侧髋关节表示接受螺钉。（Illustration by Martina Steurer. From Newman TB and Kohn MA：Evidence－Based Diagnosis, An Introduction to Clinical Epidemiology, 2nd edition（2020）reprinted with permission from Cambridge University Press.）

亚组分析

亚组分析（subgroup analyses）是在参与者的不同亚集内（如性别）比较干预组和对照组。实施亚组分析的主要原因是为了寻求效应修饰（"交互作用"），例如，所研究治疗方法的效应在男性和女性间是否存在差异。因为亚组分析容易被误用而可能导致错误结论，因此毁誉参半。但是，审慎应用，亚组分析能提供有用的信息，从而扩展从临床试验中获得的推断。

　　为了保持随机化价值，应使用实施干预前完成的测量指标来定义亚组。例如，在发现地诺单抗将非椎体骨折的总体风险降低了 20% 的试验中，事先计划的亚组分析显示治疗针对基线骨密度低的女性有效（骨折风险降低 35%），而在基线骨密度较高的女性中无效（存在效应修饰，$P=0.02$）[24]。基于随机化后才测量的因素（如对随机分配治疗的依从性）进行亚组分析，并不能保持随机化的价值，而且经常产生误导性的结果。

　　然而，即使基于随机化前 就测量的因素进行亚组分析，可能还是有问题的。首先，亚组比较比试验主体纳入更少的参与者，因此，当研究结果可能反映出没有足够效能来发现一项重要差异时，研究者应该避免发布药物在亚组内"无效"的声明。其次，研究者经常检验多个亚组的结果，导致在一个亚组内发现不同干预效果的机会增加，这可能是由于偶然性导致的。为了解决这个问题，应该在试验开始前确定计划的亚组分析，并报告拟分析的亚组数量[25]。关于亚组中不同效果的声明应该有证据支持，即不同特征亚组的治疗效果存在有统计学意义的差异，并在下结论之前单独开展一项研究以确认存在效应修饰。

A

意向性治疗
按照随机化分组的结果，将所有患者纳入统计分析，而不管其实际接受的治疗情况

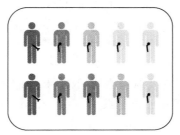
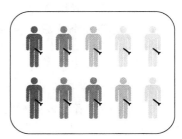

B

接受治疗
根据患者实际接受的治疗进行分析

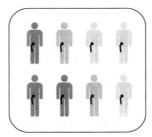
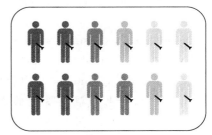

C

符合方案
只分析按照研究方案接受治疗的患者

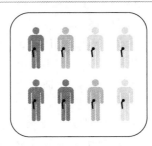
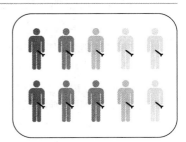

图 11.3　A-C 针对不完全依从分配治疗的随机试验的 3 种分析方法

（Illustration by Martina Steurer. From Newman TB and Kohn MA：Evidence-Based Diagnosis，An Introduction to Clinical Epidemiology，2nd edition（2020）reprinted with permission from Cambridge University Press.）

■ 小结

1. 设计和实施恰当的随机盲法试验，为循证医学和实践指南提供了最明确的因果推断（the most definitive causal inference）。

2. 干预的选择和剂量对于权衡有效性和安全性来说是一个困难的决定（choice and dose of intervention is a difficult decision）。其他考虑包括与临床实践的相关性、设盲的适用性，以及是否联合用药。

3. 在可能的情况下，对照组应该是允许参与者、研究者，以及研究工作人员被盲的安慰剂对照或替代药物（placebo control or alternate medication）。

4. 临床相关结局（clinically relevant outcomes），如疼痛、生活质量、癌症的发生，以及死亡，都是最有意义的试验结局。中间结局（intermediary outcomes），如骨密度的变化，是临床结局的有效替代标志物，因为治疗导致的标志物变化程度可以预测临床结局的变化。

5. 测量多个结局变量可能是有帮助的，但将它们合并为一个复合结局（composite outcome）需要仔细考虑。应该定义单一的主要结局（single primary outcome）来检验主要假设。

6. 所有临床试验都应包括对干预潜在不良反应（potential adverse effects）的测量，包括开放性测量和确保将严重不良事件及时报告给 IRBs 和发起者的程序。

7. 研究参与者应该有可能从治疗中最大化获益（the most benefit）并最小化伤害（the least harm），并依从治疗和随访（adhere to treatment and follow-up）方案。在结局高危人群中选择参与者将减少必需的样本量，但可能使招募更困难并降低研究结果的可外推性。

8. 基线变量（baseline variables）应描述参与者的特征，并测量影响结局的危险因素（以及结局的基线值），以便后续在选定的亚组中评估干预的效果。考虑储存生物样本（storing biologic specimens），以备后续分析。

9. 随机化将基线混杂变量的影响最小化（randomization minimizes the influence of baseline confounding variables）。随机化方案应该是防篡改的。在小型试验中，分层区组随机化可以减少由于偶然性导致的关键预测因子的错误分布。

10. 盲法干预有助于控制有差异的安慰剂效应、合并干预，以及对结局确定和判断的偏倚（blinding the intervention serves to control differential placebo effects, cointerventions, and biased ascertainment and adjudication of the outcome）。

11. 预实验（pilot study）可以测试可行性，并估计试验的时间和成本，但其样本量太小，无法提供对干预效果的精确估计。

12. 鼓励研究参与者完成随访并依从治疗是有必要的（encourage participants to complete follow-up and adhere to treatment）：随访不完整和依从性差可能会导致干预有效性和安全性差异消失或发生偏倚。

13. 导入期（run-in period）可能排除潜在的不依从或容易对治疗产生即时不良反应的参与者。

14. 试验应由 DSMB 定期对治疗的安全性和有效性进行不设盲分析（unblinded analyses of the safety and efficacy）。如果不良反应或效力存在重要差异，或继续试验也不可能证明差异，则可以尽早停止试验。

15. 基于原始随机分配（意向性治疗）的疗效分析保留了随机化的价值［analysis of efficacy based on the original randomized assignment（intention-to-treat）］。符合方案分析是评估不良反应的一种更为保守的方法。

16. 对参与者亚组（subgroups）的分析可以揭示治疗在不同亚组患者中的疗效差异。亚组分析可能会产生误导性，因为这些分析发现差异的统计学效能较弱，而明显的差异可能是偶然显现的。

参考文献

1. The Women's Health Initiative Study Group. Design of the women's health initiative clinical trial and observational study. *Control Clin Trials*. 1998;19:61-109.
2. Califf R. Biomarker definitions and their applications. *Exp Biol Med*. 2018;243:213-221.
3. Black DM, Bauer DC, Vittinghoff, E, et al. Treatment-related changes in bone mineral density as a surrogate biomarker for fracture risk reduction: meta-regression analyses of individual patient data from multiple randomised controlled trials. *Lancet Diabetes Endocrinol*. 2020;8(8):672-682.
4. Nissen SE, Wolski K. Rosiglitazone revisited: an updated meta-analysis of risk for myocardial infarction and cardiovascular mortality. *Arch Intern Med*. 2010;170(14):1191-1201.
5. The Action to Control Cardiovascular Risk in Diabetes Study Group. Effects of intensive glucose lowering in type 2 diabetes. *N Engl J Med*. 2008;358:2545-2559.
6. Barter PJ, Caulfield M, Eriksson M et al. Effects of torcetrapib in patients at high risk for coronary events. *N Engl J Med*. 2007;357:2109-2122.
7. Self WH, Semler MW, Leither LM, et al. Effect of hydroxychloroquine on clinical status at 14 days in hospitalized patients with COVID-19: a randomized clinical trial. *JAMA*. 2020;324:2165-2176.
8. Ridker PM, Everett BM, Pradhan A, et al. Low-dose methotrexate for the prevention of atherosclerotic events. *N Engl J Med*. 2019;380(8):752-762.
9. Friedman LM, Furberg C, DeMets DL. *Fundamentals of Clinical Trials*. 4th ed. Springer; 2010.
10. Avins AL. Can unequal be more fair? Ethics, subject allocation, and randomised clinical trials. *J Med Ethics*. 1998;24:401-408.
11. Subak LL, Wing R, West DS, et al. Weight loss to treat urinary incontinence in overweight and obese women. *N Engl J Med*. 2009;360(5):481-490.
12. Prentice RL, Caan B, Chlebowski RT, et al. Low-fat dietary pattern and risk of invasive breast cancer: the women's health initiative randomized controlled dietary modification trial. *JAMA*. 2006;295:629-642.
13. CDP Research Group. The coronary drug project. Initial findings leading to modifications of its research protocol. *JAMA*. 1970;214:1303-1313.
14. Yu WY, Lu B, Tan D, et al. Effect of topical brimonidine on alcohol-induced flushing in Asian individuals: A randomized clinical trial. *JAMA Dermatol*. 2020;156(2):182-185.
15. Noseworthy JH, Ebers GC, Vandervoort MK, et al. The impact of blinding on the results of a randomized, placebo-controlled multiple sclerosis clinical trial. *Neurology*. 1994;44(1):16.
16. Al-Lamee R, Thompson D, Dehbi HM, et al. Percutaneous coronary intervention in stable angina (ORBITA): a double-blind, randomised controlled trial. *Lancet*. 2018;391(10115):31-40.
17. Cummings SR. Clinical trials without clinical sites. *JAMA Intern Med*. 2021;181:680-684.
18. Chesnut CH 3rd, Silverman S, Andriano K, et al. A randomized trial of nasal spray salmon calcitonin in postmenopausal women with established osteoporosis: the prevent recurrence of osteoporotic fractures study. PROOF Study Group. *Am J Med*. 2000;109(4):267-276.
19. Cummings SR, Chapurlat RD. What PROOF proves about calcitonin and clinical trials. *Am J Med*. 2000;109(4):330-331.
20. Huang AJ, Cummings SR, Schembri M, et al. Continuous transdermal nitroglycerin therapy for menopausal hot flashes: a single-arm, dose-escalation trial. *Menopause*. 2016;23(3):330-334.
21. Pfeffer M, Stevenson L. Beta-adrenergic blockers and survival in heart failure. *N Engl J Med*. 1996;334:1396-1397.
22. Armitage P, McPherson C, Rowe B. Repeated significance tests on accumulating data. *J R Stat Soc*. 1969;132A:235-244.
23. Parker MJ, Pryor G, Gurusamy K. Hemiarthroplasty versus internal fixation for displaced intracapsular hip fractures: a long-term follow-up of a randomised trial. *Injury*. 2010;41(4):370-373.
24. McClung MR, Boonen S, Torring O, et al. Effect of denosumab treatment on the risk of fractures in subgroup of women with postmenopausal osteoporosis. *J Bone Mineral Res*. 2012;27:211-218.
25. Wang R, Lagakos SW, Ware JH, et al. Statistics in medicine—reporting of subgroup analyses in clinical trials. *NEJM*. 2007;357:2189-2194.

附录 11A
预 实 验

很多研究，尤其是大型队列研究和临床试验，得益于既有经验和从预实验中获得的数据，预实验在主体研究开始之前，或甚至在为了申请更大研究的经费而撰写标书之前就开展。预实验通常是获得实验信息的最佳渠道，包括干预的类型、剂量，以及干预持续时间，招募、随机化和维护参与者的可行性，实施特定测量的障碍，依从可能性，潜在不良事件，研究费用估算。预实验可大可小，小到在少数志愿者中通过简短测试来评估测量的可行性，大到对数百名参与者进行更长时间的研究，为多中心、多年投资做准备。

一些预实验的重要目标是确定临床试验的最佳干预，同时最小化不良反应的发生机会。例如，预实验可以比较几种治疗剂量对中间标志物的影响。当为了获得 FDA 审批而开展一系列试验中的部分试验去评价治疗时，通常称其为 II 期试验。如果预实验的目的仅限于证明计划的测量、数据收集工具，以及数据管理系统具有可行性；估计主体试验的成本；获取连续结局测量的变化数据，那么可能不需要对照组。

人们有时用预实验为样本量计算提供参数估计，如安慰剂组的结局发生率（或平均值）和干预的预期效应大小和统计学变异。然而，在大多数情况下，获得这些估计的最佳途径是已发表的、在可比的参与者中完成的类似干预研究。在此类数据缺乏时，开展预实验可能会有所帮助。尤其是，试验的主要终点是连续测量变化的标准差时，通常情况下无法从前期研究中获得，可以在一个类似主体试验预期参与者的小样本中，在一段时间内进行重复测量。但是，预实验并不是关于预期效应大小的可靠数据来源；毕竟，如果预实验有把握确定精确估计的效应大小，它其实就达到了主体试验的目的！

好的预实验将需要切实的时间和资源，但开展预实验也会增加主体试验获得资助并成功完成的机会。大型试验的预实验应该有一个简短但完整的方案（经伦理审查委员会批准）、数据收集表格，以及分析计划，以上资料将确保启动试验时可以节省时间。预实验测量可能包括预期的预测因素和总体试验的结局、可招募参与者的数量、对不同招募技术应答的参与者比例、符合条件但可能拒绝随机分配的比例、招募和随机化的时间和成本、干预依从性估计，以及包括研究访视等方案的其他方面。预实验结束后，询问参与者和工作人员以获得他们对如何改进试验方法的建议通常是有帮助的。

附录 11B
3 个提前终止试验的案例

下面，我们描述了导致终止试验决策的证据和早期终止试验的影响。

- 联合抗生素治疗耐甲氧西林金黄色葡萄球菌菌血症：早期终止危害[1]。

该研究比较针对耐甲氧西林金黄色葡萄球菌（MRSA）菌血症住院患者的两种抗生素治疗方法。这项开放标签随机试验旨在确定在标准抗生素治疗基础上添加抗葡萄球菌β-内酰胺类抗生素是否比单独使用标准抗生素治疗更有效。研究者的目的是随机分配440 位参与者，将复合结局（死亡率、5 天后持续菌血症、微生物复发和微生物治疗失败）发生风险降低 12.5%（绝对减少）。试验招募并随访 343 位参与者后，期中分析发现主要结局差异无统计学意义，联合抗生素治疗组主要结局发生率为 35%，标准治疗组则为 39%（率差异为 −4%，95%CI 为 −14%～6%，$P = 0.42$）。从试验预先设定的 7 个次要结局中选取 5 个进行分析，包括全死因死亡率，也显示差异无统计学意义。然而，一个次要结局，急性肾功能损伤，在联合治疗组（23%）比标准治疗组（6%）更常见（差异为 17%，95% CI 为 9%～25%），而另一个次要结局，5 天后持续菌血症，在联合治疗组（11%）少于标准治疗组（20%）（差异为 −9%，95% CI 为 −17%～−1%）。急性肾功能损伤的差异首先是 DSMB 在之前对 220 名参与者进行期中分析时注意到的；在增加 123 名参与者的数据进行进一步分析后显示，联合治疗组的肾功能损伤率更高，并且 90 天死亡率没有下降，因此 DSMB 建议停止招募。研究者解释为，尽管可以将持续菌血症减少作为联合治疗更有效的证据，但他们认为肾功能损伤相关的潜在危害抵消了这一获益。但是，他们也承认，样本量可能不足以发现支持联合抗生素治疗的其他重要的临床差异。

- 他莫昔芬后使用来曲唑治疗早期乳腺癌：因为获益而早期终止[2]。

在开展这项研究时，已知激素受体阳性的早期乳腺癌的女性如果服用他莫昔芬（一种雌激素调节剂）5 年，会有更好的无疾病生存和总生存情况。于是，为了确定额外服用来曲唑（另一种非甾体芳香化酶抑制剂药物）5 年，是否可以改善已完成 5 年他莫昔芬治疗女性的无疾病生存，研究者启动了一项双盲、随机、安慰剂对照试验。第一次期中分析是在纳入 5 157 名研究对象时进行的，中位随访时间仅为 2.4 年。当时，来曲唑组 75 名女性发生了乳腺癌复发或对侧乳腺癌新发，而安慰剂组有 132 名。来曲唑组的 4 年无疾病生存率为 93%，安慰剂组为 87%（$P < 0.001$）。基于这些期中结果，DSMB 建议公布研究结果，将相应的治疗分配告知参与者，并让那些接受安慰剂的参与者有机会接受来曲唑治疗。这一决定符合最初的统计期中监查计划和试验早期终止原则。然而，一些学者认为在仅仅 2.4 年的中位随访时间时结束研究，当时没有一名参与者随访满 5 年，降低了研究结果的有用性[3]。早期终止试验也限制了通过该试验评估来曲唑潜在远期不良反应的能力。在早期终止时，来曲唑组比安慰剂组有更多自我报告的骨质疏松诊断趋势（$P = 0.07$），但早期终止阻碍大家获得更明确的证据。

- 胰腺切除术伴或不伴常规腹腔引流：由于亚组危害而导致试验早期终止[4]。

本试验旨在研究胰腺切除手术后在腹腔放置引流管（即腹腔内引流管）的常规做法。尽管许多外科医生在术后使用引流管排出血液或胰液，但其他医生担心引流管会导致更严重的术后并发症，如胰瘘（通过未愈合的引流伤口持续引流液体）。启动一项随机非盲法试验，以确定腹腔引流对成人胰腺切除术后并发症发生频率和严重程度的影响，成人胰腺切除术包括胰十二指肠切除术（PD，或胰头切除）或远端胰腺切除术（胰腺尾部或胰体切除）。研究者计划从美国 9 个学术外科中心招募 750 名成年患者，以验证引流组和非引流组之间 2 级或更高级别并发症（需要干预或延长住院时间的具有潜在生命威胁的并发症）发生率存在 10% 的差异。但是，当试验纳入 18% 的目标纳入人数时（N＝282，包括 196 名行 PD 的患者）进行期中监查，发现无引流管的 PD 患者中有 8 例（12%）死亡，有引流的 PD 患者中有 2 例（3%）死亡（P＝0.10）。DSMB 建议中止成人行 PD 的试验，研究者继续招募接受远端胰腺切除术的参与者。当其他临床科学家对因为少数死亡而做出的这一决定表示惊讶，并要求提供更多关于期中监查计划的信息时，研究者解释到，虽然试验有预先建立的期中统计监查计划来指导针对主要结局的早期终止，但并没有死亡监查计划[5]。然而，研究者注意到，DSMB 成员了解了新发表回顾性分析，对 1 000 余例胰腺切除术患者的回顾性分析报告没有腹腔引流的 PD 患者有更高的死亡率。由于没有腹腔引流的 PD 患者的死亡率存在增加趋势，研究者在试验中增加了一项新的针对死亡率的停止计划。随访结束时，344 名接受远端胰腺切除术的参与者中，死亡率、2 级或更高级别并发症发生率并未发现差异[6]。

参考文献

1. Ton SY, Lye DC, Yahav D, et al. Effect of vancomycin or daptomycin with vs without an antistaphylococcal β-lactam on mortality, bacteremia, relapse, or treatment failure in patients with MRSA bacteremia: a randomized clinical trial. *JAMA*. 2020;323(6):527-537.
2. Goss PE, Ingle JN, Martino S, et al. A randomized trial of letrozole in postmenopausal women after five years of tamoxifen therapy for early-stage breast cancer. *N Engl J Med*. 2003;349(19):1793-1802.
3. Bryan J, Wormack N. Letrozole after tamoxifen for breast cancer—what is the price of success? *N Engl J Med*. 2003;349(19):1855-1857.
4. Van Buren G 2nd, Bloomston M, Hughes SJ, et al. A randomized prospective multicenter trial of pancreaticoduode-nectomy with and without routine intraperitoneal drainage. *Ann Surg*. 2014;259(4):605-612.
5. Van Bruen G 2nd, Fisher WE. Pancreaticoduodenectomy without drains: interpretation of the evidence. *Ann Surg*. 2016;263(2):e20-e21.
6. Van Bruen G 2nd, Bloomston M Schmidt CR, et al. A prospective randomized multicenter trial of distal pancreatec-tomy with and without routine intraperitoneal drainage. *Ann Surg*. 2017;266(3):421-431.

附录 11C

第 11 章练习题
随机盲法试验的设计

1. 一种草药提取物，石杉碱，在中国被用于治疗痴呆，动物和人体的初步研究显示其很有前景。你想验证这种新疗法是否可以减缓阿尔茨海默病的进展。研究发现，血浆淀粉样 β 蛋白 1-40（Aβ40）含量是阿尔茨海默病的生物标志物：其升高水平与显著升高的痴呆发生风险相关，而且 Aβ40 水平随着痴呆的进展而增加。在计划一项试验来验证石杉碱可以预防老年轻度认知障碍患者发生痴呆的效力时，请你考虑两种潜在的结局测量：Aβ40 水平的变化或临床诊断痴呆的发病率。

　　a. 列出使用 Aβ40 水平变化作为你试验主要结局的一个优点和一个缺点。

　　b. 列出使用新诊断痴呆作为试验主要结局的一个优点和一个缺点。

2. 你开展石杉碱试验的主要目的在于检验这种草药提取物是否能降低患轻度认知障碍老年男性和女性进展为临床诊断痴呆的概率。请描述为实现以下每个目标而在基线测量时应收集的信息类型（针对每个目标列出两个潜在变量）：

　　a. 将你研究团队随访和保持参与者能力最大化；

　　b. 让临床医生和其他研究人员能够评估你的研究样本是否具有可外推性；

　　c. 确定石杉碱是否能有效减缓阿尔茨海默病的进展；

　　d. 在未来实施亚组分析以评估治疗效应在某些组的潜在差异；

　　e. 拥有数据，供你用来解决试验主要问题之外的其他问题。

3. 携带 *ApoE*4 等位基因的人患痴呆的风险增加。你怀疑石杉碱的作用在携带 *ApoE*4 等位基因和未携带的人群中可能存在差异。

　　a. 你将如何设计你的[1] 筛选和纳入程序和[2] 随机化策略来解决这一问题？

　　b. 在石杉碱的初步试验中试图回答这一问题的潜在优势和缺点是什么？

4. 研究人员正在针对石杉碱计划一项相对大型的随机、安慰剂对照试验，对参与者随访 2 年。石杉碱可能引起胃肠道症状，包括腹泻、恶心和呕吐。你更喜欢用以下哪种方法来监测石杉碱的潜在胃肠道副作用？为什么？

　　a. 在试验结束时询问参与者，研究治疗是否引起腹泻、恶心或呕吐。

　　b. 在试验开始时告诉参与者，他们应该自由地报告研究治疗相关的任何潜在副作用，并等待观察他们是否报告胃肠道症状。

　　c. 每次随访访视时，询问参与者是否有过胃肠道症状，使用包括腹泻、恶心，以及呕吐在内的清单进行记录。

　　d. 每次随访访视时，询问参与者一个开放式问题，如："自上次访视以来，你是否经历过任何新的症状或健康状况？"

5. 一些研究对象因为出现胃肠道症状而停止使用石杉碱。你是一名中期监查员，正在考虑是否根据胃肠道不适、恶心或呕吐的报告频率，建议提前终止试验。关于胃肠道症状，什么信息可能有助于你的决定（除外以上情况的发生频率）？你会考虑哪些潜在方案来替代试验的早期终止？

6. 在石杉碱试验期间，20%的随机参与者没有返回接受1年的随访访视，40%的参与者在2年后停止服用研究药物。列出采用严格的意向性治疗方法分析胃肠道副作用的一个优点和一个缺点。

7. 在2年后实施意向性治疗分析时，随机分配到石杉碱治疗的参与者比随机分配到安慰剂治疗的参与者被诊断为痴呆的可能性更小，但差异无统计学意义（$P=0.08$）。但是，另一项分析显示，在60岁以下的参与者中，石杉碱治疗组诊断痴呆的可能性比安慰剂组降低了25%（该亚组的$P=0.01$）。做出石杉碱在60岁以下人群中预防临床痴呆有效的结论时，有什么潜在问题？

其他干预性研究设计

Deborah G. Grady，Steven R. Cummings，Alison J. Huang

彭晓霞　唐　迅　译

在上一章，我们讨论了经典的个体水平、随机、盲法、平行组临床试验。在其他几种试验设计中，研究者引入干预措施，但改变或遗漏了经典随机对照试验的某些方面。我们在本章描述了在适用情境下常用或具有独特优势的其他干预性研究设计。

■ 其他随机化设计

析因设计

析因设计（factorial design）旨在用一项试验回答两个（或更多）独立的研究问题（图 12.1）。例如，研究者设计 VITAL 试验来检验维生素 D_3 和 Ω-3 脂肪酸添加物对心血管事件和癌症风险的影响。将参与者随机分配为 4 组，从而检验 4 种假设。研究结束时，将维生素 D_3 干预组中参与者的心血管事件和癌症发生率与安慰剂组的发生率进行比较，不管另一半接受 Ω-3 脂肪酸添加物的参与者。接着，将 Ω-3 脂肪酸添加物干预组中参与者的心血管事件和癌症发生率与安慰剂组的发生率进行比较，此时，则不管另一半接受维生素 D_3 干预的参与者。研究者用一项临床试验研究了两种干预（和两种结局）的关系。不幸的是，两种干预都无获益[1-2]。

然而，析因设计的局限性是可能存在**效应修饰**（effect modification），例如，维生素 D_3 对心血管事件风险的效应有别于那些同时给予 Ω-3 脂肪酸添加物的人群。如果这是事实，将不得不分别针对接受 Ω-3 脂肪酸添加物的参与者和没有接受的参与者计算维生素 D_3 的效应。这么做将降低比较的效能，因为在每次统计分析中，仅包含了一半的参与者。可以使用析因设计研究效应修饰，但为此目的而设计的试验更难实施和解释，且需要更大的样本量。析因设计的另一个局限性在于相同的目标人群必须适用于两种干预，而且多种治疗可能会感染招募和干预依从性。

阳性对照试验：等效和非劣效

在**阳性对照试验**（active control trial）中，对照组也接受对疾病有效的干预。已知某一疾病有标准治疗方案时，因为要比较两种治疗方法，阳性对照试验〔有时称为"**效果比较试验**"（comparative effectiveness trial）〕可能是最理想的选择。

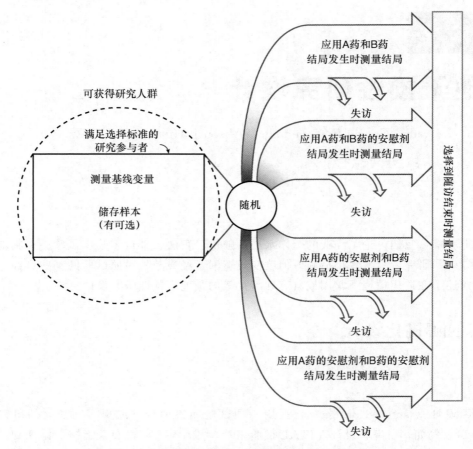

图 12.1 析因随机试验。 析因随机试验步骤如下：

● 从适合接受干预（本案例指药物）的人群中选择参与者组成样本。

● 测量预测变量基线，以及结局变量的基线水平（如果可行的话）。

● 考虑为后续分析进行其他测量和储存样本的选项。

● 将两种（或更多）阳性药物及其安慰剂对照随机分配到 4 个（或更多）组中。

● 随着时间的推移随访参与者，减少失访，并评估干预组和对照组的依从性。

● 测量结局变量。

● 分析结果，首先比较两个 A 药的干预组（合并的）与合并的 A 药的安慰剂组，然后比较两
  个 B 药的干预组（合并的）与合并的 B 药的安慰剂组。

　　在某些情形下，阳性对照试验的目的是为了显示新疗法优于现有治疗方法。此时，研
究设计与方法与安慰剂对照试验是相似的。然后，研究者通常想证实新疗法相对现有疗法
在效力相当的同时，还有某些优势——因为它更易于使用、微创、更安全（很难证明一项
试验能验证具有相似疗效的治疗不具有以上优点）。在这种情况下，**等效**（equivalence）
或**非劣效**（noninferiority）试验是更适用的。例如，几项研究发现，基于个体的女性盆底
肌肉训练治疗尿失禁症状是有效的[3]。一项拟比较基于个体的训练与小组训练效果的试验
发现，小组训练效果并不劣于基于个体的治疗[4]，但小组训练可以惠及更多患者。

　　等效或非劣效试验的统计方法不同于哪些为了证明一种疗法优于其他疗法而设计的试
验。对于旨在表明治疗优效的试验，标准分析通过统计学假设检验来拒绝无效假设，即组

间无差异。不同的是，旨在表明新治疗方法等效于标准治疗时，目标则在于发现没有差异。但是，拟证明治疗组间无差异（哪怕是微小的差异）将需要无限大的样本量。可行的解决方案是采用将新治疗效应的置信区间与标准治疗进行比较的方法来设计样本量和统计分析。研究者定义两种治疗的效力差值，也称为**非劣效界值**（noninferiority margin），用"Δ"表示，如果新治疗效果比标准治疗的效果差，差值大于"Δ"时，研究者可做出标准治疗效果更好的结论[5-6]。另一方面，等效或非劣效是基于新疗法相比现有疗法的效力差值的置信区间是否包含"Δ"而做出的判断（图 12.2）。通常情况下，研究者感兴趣的是表明新疗法非劣于标准治疗，并使用单侧置信区间，这么做的优势在于可以使用更少的样本量来完成研究（第 6 章）。

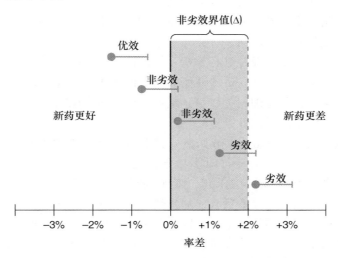

图 12.2　假设非劣效界值设定为＋2％，比较新药相对于华法林治疗房颤患者以减少卒中风险的非劣效试验的可能结果。华法林和新药治疗患者的卒中率差的单侧 95％可信区间图示说明了优效、劣效，以及非劣效的结果。

非劣效界值是基于统计学考虑和新疗法的优势及其潜在效力而确立的[7]。设置"Δ"的一种方法是对前期试验（将治疗与安慰剂进行比较的试验）进行 meta 分析，在疗效的置信区间下限与 0 之间按一定比例取值。另一种方法则是，由于 meta 分析纳入的试验往往存在研究质量的差异，最好的方法可能是基于质量最好的随机对照试验结果来确定"Δ"，该试验与即将开展的试验有相似的参与者纳入标准、阳性对照治疗剂量，以及结局测量。考虑到所有的获益与风险，设置"Δ"是至关重要的，以确保新疗法优于安慰剂[6,8]。非劣效试验通常比安慰剂对照试验需要更多的样本，因为新疗法与标准治疗之间可接受的疗效差异通常小于新疗法与安慰剂之间的预期差异。

非劣效并不意味着现有疗法和新疗法一定有效，他们可能是无效甚至是有害的。为了确保在非劣效试验中评价的新疗法有效性远大于安慰剂，应该有强有力的前期证据证明现有治疗有效。这也意味着非劣效试验的设计应该与确证标准治疗有效的试验尽可能相似，包括参与者选择标准、现有治疗的剂量和依从性、标准治疗的依从性、随访时长、失访等[6,8]。任何降低标准治疗效力的问题（如纳入不可能获益的参与者、不依从、失访）都更有可能导致新疗法无法呈现非劣效结果，因为标准治疗的效力被削弱。当研究设计、实施质量欠佳时，新疗法即使疗效不佳，也可能显示为非劣效。

适应性设计

经典的临床试验是按照研究方案实施的，该方案在研究过程中不可改变。然而，对于某些治疗和疾病，**适应性设计**（adaptive design）可能更可取，因为它允许根据研究结果的期中分析来改变研究方案[9]。例如，一项评估新疗法的多个剂量治疗非溃疡性消化不良的试验。初步设计计划纳入 50 名参与者分别到安慰剂组，各 50 名参与者分别到 3 个剂量组接受 12 周治疗，试验募集期持续 1 年。在每组前 10 名参与者完成 4 周治疗后进行结果评价，显示仅在最高剂量组存在消化不良缓解的趋势。更高效的做法是停止分配研究参与者到两个较低剂量组而仅仅继续随机分配到最高剂量组和安慰剂组。如果期中分析结果显示效应大小或结局发生率不同于原始假设，那么可以根据期中结果改变试验的其他方面，包括修改样本量，或试验持续时间。

只有针对可以及早测量结局并进行分析，使设计变成可能的干预措施，适应性设计才具有可行性。为防止偏倚，应该在试验开始前制定设计变更的规则，并应该由独立的数据监查委员会开展中期分析并考虑相关变更。统计分析必须考虑到期中分析，以增加由于偶然性导致的发现有利结果的可能性。

平台型试验（platform trials），诸如篮式试验或伞式试验等变体，属于适应性试验，该试验有唯一的主要方案，同时允许对多项干预进行评估，无论是同时评估还是序贯评估[10]。平台型试验通常评估联合的干预、亚组间干预效果的差异，或多个系列的干预。适应性平台允许宣布一项或多项干预（或剂量组）由于其他干预的同时，继续评估其他干预措施、因无效（或伤害）而放弃干预，以及在试验过程中，使用相同的主流方案和试验设备基础上增加新的干预。与传统策略，即每次试验研究分析一项干预相比，适应性试验可以用更少的资源更快地确认更有效的干预。此外，不需要为每一项研究的干预提供新的试验设施。例如，由国家变态反应和感染疾病研究所发起的 COVID-19 适应性治疗试验（Adaptive COVID-19 Treatment Trial，ACTT-1），是针对一系列治疗严重急性呼吸综合征冠状病毒 2 型（SARS-CoV2）或 COVID-19 的药物开展的平台型试验。研究的第一种药物，瑞德西韦（Remdesivir）与安慰剂相比缩短了患者康复时间。该平台型试验旨在在确定有效治疗后放弃安慰剂治疗组，但继续研究与其他抗病毒治疗以及免疫反应调节剂相比有益的治疗[11]。

贝叶斯试验（Bayesian trial）不同于标准的试验，有时被称为**频繁试验**（frequentist trial），该研究将诸如相同或相似干预的前期研究证据整合到研究设计与分析中（附录12A）。例如，一项频繁试验在 $\alpha = 0.05$ 水准下检验治疗是否能至少降低 25% 的结局风险。如果试验发现风险降低了 20%，p 值为 0.09，则该结果不会有"统计学意义"。相反，贝叶斯方法将治疗有效的先验概率应用到试验的分析（及设计）中来。例如，如果前期研究显示可以降低 25% 的风险，那么对相同结果的**贝叶斯分析**（Bayesian analysis）可能会估计出，治疗至少降低 20% 结局风险的概率为 99%。

贝叶斯试验通常需要灵活的参与者招募人数，而不需要固定的样本量或预算。没有基于因为观察数量而调整的 p 值而停止试验的规则。采用前期研究结果来计划下一项研究的适应性试验中，有时会应用贝叶斯方法。

交叉设计

在**交叉研究**（crossover study）中，一些参与者开始时被随机分配到阳性干预组，然后转换到对照干预组；其他参与者则在开始时接受对照干预，然后转换到阳性干预（图12.3）。这种方法允许进行**组间**（between-group）分析（比较阳性干预组与对照组），也允许**组内**（within-group）分析（比较每一位参与者在接受干预和接受对照时的结果）。优势是明显的：因为每位参与者充当自身对照，配对分析增加了统计学效能；交叉试验相对于平行组试验需要较少的参与者。但是，缺点也同样明显：研究期限翻倍，在每一个阶段的开始和结束时均测量结局会增加费用，而且由于潜在的**延滞效应**（carryover effects）增加了分析和解释的复杂性。延滞效应是在停止干预后的一段时期内，干预的残留影响——例如，采用利尿剂治疗一段时间后，血压在几个月内不会回复到基线水平。为了减少延滞效应，研究者可以在两次治疗之间采用无治疗的**"洗脱期"**（washout period），希望在开始下一次干预前使结局变量回复到基线水平，但很难知道是否会消除所有的延滞效应。总的来说，在研究参与者数量有限，并且结局对干预措施反应迅速且可逆时，交叉研究是一种好的选择。

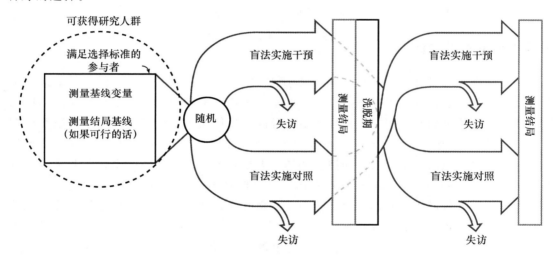

图 12.3　交叉试验。交叉随机试验步骤如下：

- 从适于接受干预的可获得人群中选择参与者组成样本。
- 测量预测变量基线和结局变量的基线水平（如果可行的话）。
- 随机分配到盲法干预组合对照组。
- 随访参与者一段时间，减少失访并评估干预和对照的依从性。
- 测量结局变量。
- 中止干预和对照，必要时，经过一段洗脱机以减少延滞效应。
- 对前一阶段的对照组施加干预；对前一阶段的干预组施加对照，然后随访参与者一段时间后测量结局。

延迟干预对照组

当无法对拟研究干预措施设盲以及参与者更希望接受干预而不是对照时（如新的无创

治疗方法），交叉设计的衍生类型可能更合适。在这种情况下，很难找到愿意接受随机分配的合格参与者。最好的替代方法可能是将其随机分配到立即干预组或**延迟干预对照组**（wait-list control），延迟干预对照组的参与者将在确定时期结束后接受干预。另一种适合采用延迟治疗对照组的情况是，尽管效力证据有限，但医院、社区、学校、政府或类似团体处于政治或公平性考量，决定让所有成员接受干预。在这种情况下，随机分配到延迟干预组可能是可以接受的（为了便于理解，此处没有直译 wait-list control 为等待列表对照[1]）。

延迟干预设计（wait-list-design）提供了针对立即干预组和延迟干预对照组进行随机化比较的机会。此外，可以通过整合两个干预期（一组进行立即干预，另一组进行延迟干预）以提高针对干预前后进行组内比较的效能。例如，将有症状的子宫肌瘤女性随机分配到新疗法组（如子宫动脉栓塞）或延迟干预对照组（6 个月后行子宫动脉栓塞术）。随后，将最初随机分配到子宫动脉栓塞组的患者的子宫症状评分变化与最初被随机分配到延迟干预对照组的患者进行比较，同时可以合并所有接受干预的参与者比较子宫症状评分的组内变化。

延迟干预设计需要结局在足够短的时期内发生，避免延迟干预组等得太久。此外，在试验末期为对照组实施干预会延长随访时长并增加试验费用。

单病例随机对照设计

单病例随机对照设计（N-of-1 design，其中 N 为样本量的缩写）类似于只纳入一个人的交叉试验。它也只作单病例试验旨在回答对于单个患者的疗效或不良反应的临床问题。在最简单的单病例试验中，将患者随机分配到盲法实施治疗时期或使用安慰剂时期（或另一种阳性治疗），然后交叉到另一个组实施相同时间的干预。也可以进行多轮交叉，从而提供更强的关于结局的证据。例如，如果频繁发作偏头痛的患者及其医生认为加巴喷丁（gabapertin）可以减少头疼发作频次（但是不确定），他们可能会同意试一下单病例试验。试验可能纳入几个治疗时间段，患者在每个时间段被随机分配接受加巴喷丁或安慰剂。患者在实验开始时记录头痛发作频次，然后定期记录。由患者按照最烦人的症状来选择有代表性结局，并使用简单的里克特量表（Likert scale）进行评分。按计划终止试验时（通常在 2～5 轮交叉干预后），揭盲并对数据进行评估。有时，确定最佳治疗只需简单地数据审查，但也可以使用像配对 t 检验或时间序列分析等统计方法。

相较于基于一组参与者回答临床问题的试验（其中一部分人获益，而其他人则没有获益）而言，单病例试验的优势在于可以获得某位具体患者的问题。但是，单病例试验最适用于慢性病或症状复发疾病，针对这些疾病，治疗反应迅速，结局出现快，而且所有效应在停止治疗后会迅速消失。与交叉试验一样，可以设置洗脱期，尽量减少治疗的遗留效应，但是洗脱期要多久，通常并不清楚。患者必须理解试验的要求，并愿意接受盲法治疗。如果不对治疗设盲，试验结果可能还不如临床判断。如果没有研究药房或"单病例随机对照设计服务"支持，单个临床医生通常无法进行单病例随机对照设计[12]。

---

1   译者注。

整群随机化设计

整群随机化设计（cluster randomized design）要求研究者将自然存在的几组或几群参与者，而非个体，随机分配到干预组中（图 12.4）。一个好的例子是从 120 个大学篮球队招募运动员的试验，将其中一半的篮球队随机分配到干预组鼓励其戒烟，发现被干预大学中 35％的运动员戒烟，而对照组中仅有 16％[13]。

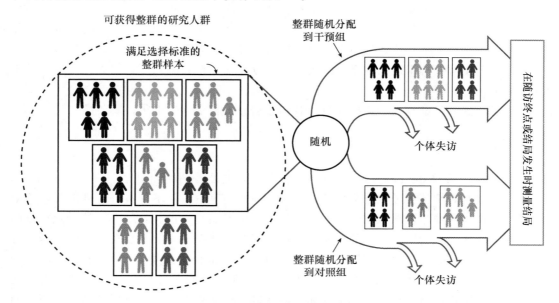

图 12.4 整群随机试验。整群随机试验步骤如下：

- 从适合接受干预的可获得人群中选择整群组成的样本。
- 测量预测变量基线，和整群成员结局变量的基线水平（如果可行的话）。
- 将整群随机分配到盲法干预组或对照组。
- 随访参与者一段时间，减少失访并评估对干预和对照的依从性。
- 测量结局变量。

对几组人随机分配干预可能比将个体一次性随机分配更具可行性且更符合成本效果，并能够更好地回答公共卫生项目在人群中的效果这一研究问题，以及在卫生保健提供系统内，质量改善干预的效果。一些干预措施，如低脂饮食，很难仅针对家庭中的一个成员实施干预。对一个自然组的参与者逐一进行随机分配时，那些接受干预的参与者可能与被分配到对照组的家庭成员、同事、团队成员、熟人讨论或分享关于干预的信息。因此，对照组可能接触到干预，这种**沾染**（contamination）会削弱干预所示的效力。质量改进干预，如电子决策支持或临床流程变更，在个体层面实施随机分组尤为困难，因为同一位临床医生、同一个诊室或临床单元会同时接收到被随机分配到干预组，以及对照组的患者，从而导致干预沾染。

区分整群随机试验和分组干预试验至关重要。例如，在研究瑜伽或太极时，通常在个体水平实施随机分配，但可以以小组训练形式实施干预。这需要统计调整来确认同一组练习瑜伽或太极的参与者之间是否有潜在的干预效应聚集性，但这种设计不是整群随机试验，因为随机化是在个体水平上实施的。

在整群随机化设计中，随机化单元是群组，而非个体。有效样本量小于个体参与者数量，取决于群组中参与者之间干预效应的相关性，并且处于群组数量和参与者总数之间[14]。一般情况下，如果有更多的群组，相对于每组样本量较大的较少群组而言，效能会更好[15]。

整群随机试验的另一个潜在问题是干预组之间的基线特征不平衡。有许多随机化单元时，随机化可以很好地获得基线特征平衡；整群随机却减少了随机化单元。例如，一项试验纳入 4 个地理区域，包含上千人，其中一个区域与其他 3 个有明显差异，将导致随机化分组之间的不平衡。分层或匹配后随机（如按人数多少、男性所占比例、共存疾病的患病率）可能有助于解决群组之间在重要的混杂因素方面存在差异的问题，但无益于解决此案例中提到的问题。

整群随机的其他缺点在于其样本量估算和数据分析较个体随机化要复杂得多[9]。

阶梯楔形试验

阶梯楔形试验（stepped wedge trial）是整群随机设计的衍生试验，其中，一个群，一组群，或参与者个体被随机分配到开始接受干预的顺序中，而不是被分配到干预组或对照组[16-17]。试验从收集基线数据开始，这时没有一个群接受干预。随后，开始向随机分配到设定时间间隔（成为阶梯）中的群实施干预直到试验结束。一旦干预在一个既定群中开始实施，将持续到试验结束。到试验结束时，所有的群都会受到干预（图 12.5）。因为所有的群都经历了对照和干预两种状态，因此既可以在群之间又可以在群内对结局进行比较。对同一时间段内被随机分配到干预和对照的群进行比较可以控制时序和队列效应，而且，群内结局变化的比较可以减少由于群组间差异导致的潜在混杂。这类试验设计示意图看起来像"阶梯型楔子"（图 12.5），故此得名。

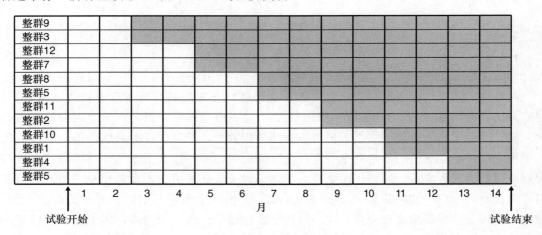

图 12.5　阶梯楔形试验

在阶梯楔形试验中，试验开始时所有的整群（本例共 12 个）均接受对照组干预。一些整群（本例中为 2 个）在固定的时间点（本例为每两个月）被随机分配到干预组（蓝色）。整群一旦开始接受干预，将持续到试验结束。该设计因为如图所示图形，被称为"阶梯楔形"。

阶梯楔形设计最常用于临床程序、公共卫生干预、质量改进的研究。除了之前描述的整群随机的好处，从政治或文化的角度，阶梯楔形设计可能是最容易被接受、可行，且符合伦理的。正如在延迟干预对照设计一样，阶梯楔形设计可能最适用于医院、社区、学校，或政府已决定应该让所有小组成员接受干预的情境，尽管效力证据有限。此外，有限的资源或逻辑上的复杂性可能导致无法对整个卫生系统立即实施大规模的复杂干预。这种情形下，逐步推行干预可能是最可行的方法。例如，在 Mesita Azul 干预研究中，加州大学伯克利分校的研究人员与当地一家非营利组织合作，开展了一项阶梯楔形试验，以确定紫外线消毒水处理系统在南下加利福尼亚州 24 个农村社区中的功效。将此干预措施按随机顺序分入 6 个群中，降低了饮用水被大肠杆菌污染家庭所占的百分比，但并没有降低腹泻的患病率[18]。

像所有整群随机试验一样，阶梯楔形试验的样本量取决于群中成员的相关性，并介于群数与参与者数量之间。因此，阶梯楔形试验相较基于个体的随机试验可能需要更大的样本量。阶梯楔形试验通常是大规模且复杂，需要与卫生系统或政府领带人密切合作。平均而言，在阶梯楔形试验中，针对对照的数据收集要早于针对干预的数据收集。因此，那些与干预无关的卫生保健或数据收集的时序变化可能会对结果造成混杂。阶梯楔形试验的分析很复杂，因为它既要考虑整群设计对结果的影响，又要考虑时间趋势对结果的影响。阶梯楔形试验通常使用有证据支持且旨在提高常规照护质量的干预措施。在这些情形下，尤其是可以采用公共数据或常规卫生保健过程中收集的数据来验证结果时，伦理审查委员会基于个体的知情同意可能会同意豁免。

■ 非随机干预设计

由于伦理、政治、社会，或法律限制而不可能采用随机试验时，通过非随机试验来比较不同组间干预的效果可能更具可行性，这种研究设计通常也被称为类实验或准-随机设计。关于此类设计，我们在第 10 章做了一些介绍，称之为"机会主义者"，因为他们依赖于某种机会（也许是由于政策改变而产生的机会）来估计结局改变的效应。**"机会主义设计"**（opportunistic designs）是观察性的，即研究者不参与设计或实施他所研究的干预。相反，我们在本章所阐述的非随机干预研究设计中，研究者设计并实施干预，只不过没有对干预进行随机分配。

人们通常采用此类试验来评估政策、卫生保健实践变化，或循证实践实施所产生的效果。然而，在控制混杂变量方面，非随机试验远不如随机试验有效。例如，一项旨在比较冠状动脉旁路术与经皮血管成形术效果的试验，如果允许由临床医生，而不是通过随机分配来决定哪些患者接受手术，那么最终被选择到旁路术组的患者可能不同与那些被选择到血管成形术组的患者。分析方法可以调整两个研究组中已测量基线因素的不可比，但该策略无法处理未测量混淆的问题（见第 10 章）。当对同一研究问题的随机研究和非随机研究的结果进行比较时，即使对基线变量的差异进行统计学调整后，往往在非随机研究中显示出更大的干预获益[19]。

有时，采用模拟随机化机制将参与者分配到不同研究组中。例如，每个具有偶数医院记录编号的参与者可能被分配到治疗组。此类设计可能具有某些逻辑优势，但伪随机不能保证研究组的基线可比性，当我们可以预测下一名参与者将被分配到哪一组时，可能导致研究人员或研究组工作人员去人为改变下一个参与者的入组顺序或入组资格。例如，如果知道下一个参与者将被分配到阳性治疗组，那么研究人员可能会优先纳入那些健康状况好于平均水平的潜在参与者。

有时人们会错误地认为非随机干预设计比随机干预更合乎伦理，因为非随机设计允许参与者或临床医生选择干预措施。我们认为，只有当研究有合理的可能性得出研究问题的正确答案时，研究才符合伦理，而非随机研究相对随机干预设计而言更不可能得到正确结果。此外，任何试验的伦理基础都是基于干预有益还是有害的不确定性。这种不确定性，术语称之为**均衡**（equipoise），意味着不可能针对干预做出循证选择，因此有理由进行随机分配。

非随机化组内设计

前后试验设计

应用**前后试验设计**（before-after trial designs or pre-post trial design）比较干预前后的结局（图 12.6）。前后研究设计相当于不设立对照的单臂干预性试验。前后试验设计应用广泛，尤其是研究政策、流程和指南改变效果，以及评估临床质量改善的研究中。它的主要优势在于可以克服随机化设计相关的伦理学问题，而且，一般来讲，实施成本低且易于实施[20]。

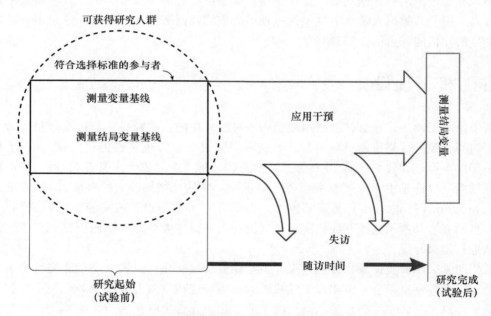

图 12.6　前后试验。前后试验设计步骤如下：

- 从适合接受干预的可获得研究人群中选择参与者组成样本。
- 测量预测变量和结局变量基线。
- 对所有样本实施干预。
- 随访一段时间，减少失访并评估干预依从性。
- 在干预一段时间后测量结局。

如果在干预前后对相同的参与者进行测量，每个人都作为自己的对照，年龄、种族和遗传因素等个体特征不仅是平衡的（正如同组间随机化研究一样），而且作为混杂变量被消除。例如，在评价培训效果的研究中，针对高年级医学生在干预前后准确解释心电图的能力进行比较。然而，许多前后试验评估的是不同干预人群的结果。如果干预措施旨在降低医院获得性艰难梭菌感染的发生率，那么干预前后的发生率可能会在不同患者中进行测量。在这种情况下，比较容易受到典型混杂变量的影响，例如年龄和疾病严重程度的差异。

前后研究设计的因果推断也因时间效应、**均值回归**（regression to the mean）以及**成熟效应**（maturation effects）的潜在影响而被大大削弱。无论采取何种干预，疾病发病率或临床照护随时间或季节发生的变化都可能影响结局。在前后研究中，结局会随时间的推移而有所改善，因为随着干预的实施，疾病报告、病例定义，以及许多其他改变都会发生。例如，在采用新型洗手液以降低院内感染发生率的效果研究中，感染率的变化可能是由于人员配置、员工教育、个人防护设备使用的增加，或季节性暴发而导致的。

干预前后的变化也可能是由于均值回归导致的，即测量值向均值回归（靠近均值）的趋势。由于自然生物变异和测量精确度缺乏，大多数测量值会随着时间推移而发生变化。如果将纳入标准设定为变异的高值（或低值），那么后续测量可能更趋近于总体均值。例如，如果某人收缩压在 $130 \sim 160$ mmHg 之间随机变化，试验招募研究参与者要求血压 > 150 mmHg，那么在参加试验后测量的血压值可能低于入组标准，这单纯是由于均值回归现象，而与任何干预效应无关。如果因为最近研究结局发生频率的升高而实施干预的话，同样会出现类似问题。例如，院内感染率的随机变异可能促使院感管理人员在观察到较高的感染率时实施干预。干预效果可能显示有效，事实上，是由于均值回归导致的。

患者、员工和临床医生倾向于在没有任何干预的情况下学习并随着时间的推移而不断长进（称为成熟效应）。例如，在一项旨在减缓阿尔茨海默病患者认知水平减退的无对照组前-后试验中，参与者可能有一种自然倾向，即通过增加对测试的熟悉程度来提高他们的认知功能测试成绩。最后，许多前-后研究没有持续足够长的时间来确定干预的效果是否可持续。

有时，可以在干预前对结局进行多次测量，以确保结局发生率的稳定性，从而将时间变化、均数回归和成熟效应的影响控制在最小范围内。例如，在使用 β 受体阻断药降低偏头痛发作频率的前后试验中，实施干预前对一组患者连续测量几个月，然后计算每周头痛次数的均数。加强因果推断的另一种方法是增加一项预先指定的**证伪检验**（falsification test），以证明干预会影响研究结局，但对那些不会受干预影响的结局不产生影响。例如，在研究预防性使用抗逆转录病毒新药是否可以预防 HIV 病毒感染的前后研究中，研究参与者可能同时测量其他性传播疾病（sexually transmitted disease，STD）的发病率，这些疾病的发病率应该不会受到抗逆转录病毒药物的影响。如果在开始治疗后，HIV 和其他性病的发病率呈现类似的下降，则表明研究显示的药物获益可能是由于危险性行为的减少而导致的。

中断时间序列设计

中断时间序列设计（interrupted time series design）与前后设计相似，只是它们需要多次测量来估计干预前的结局变化趋势（或斜率），然后，这种趋势会被干预所"中断"。然后，对干预后结局进行多次测量来确定在实施干预后，结局水平（在第一个干预后时间点观察到的结局水平与预测结局水平之间的差异）或趋势是否发生变化（图 12.7）。该设计的假设是：如果干预无效的话，干预前的结局趋势将保持不变[21]。

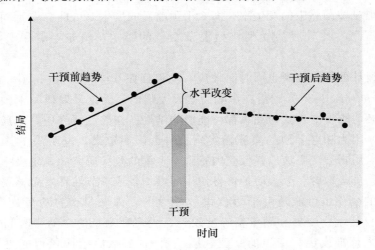

图 12.7   中断时间序列

在中断时间序列设计中，在干预前多次测量结局以建立结局在干预前的变化趋势或斜率（实线）。在干预后，再多次测量结局以确定随着干预而发生的结局水平的突然改变（大括号），从而建立干预后的结局趋势（虚线）。也就是说干预使一系列结局测量发生"截断"。

中断时间序列研究需要明确区分干预前后的时间段。干预后结局变化相对较快时，这种设计是最适用的。按照惯例，在干预前后至少需要三次测量来计算结局变化趋势（测量次数越多，效能越高）。在实际研究中可能很难实现这一要求。

像前后研究一样，中断时间序列通常用于评估政策、过程或实践变化的影响，而且不可能实施随机试验。其优势在于考虑到干预前结局发生趋势。然而，中断时间序列容易受以下混杂因素影响：即因季节性、数据采集或分类方法、疾病暴发、其他同时发生的政策或实践变化产生的变化。正如在下一节所讨论的那样，可以通过增设一个与干预组类似的对照组来解决其中一些问题。

非随机化组间设计

无论是前后研究，还是时间序列研究，都可以包含一个非随机对照组。**设立对照的前后研究**（controlled before-after study），有时被称为非等效对照的前后研究，在干预前后同时测量两组参与者的结局。从与干预组来源相似的人群、地区或门诊选择未接受干预的参与者组成对照。主要结局是干预组与对照组之间结局改变的差异，通常称为**"双重差分"**（difference-in-differences）分析。如果两组都经历了相同的季节、政策和程序变化，那么干预导致了两组之间的结局差异这一结论就更可信了。如果需要的结局测量很少，而且可以从相同的来源（如电子病历记录）获得，那么这种设计通常是可行的。同样，设立对照的中断时间序列设计增加一个非随机对照组时，其结局就成为各组间结局水平或趋势变化的差异。

在设立对照的前后研究中，均值回归仍然是一个主要问题，尤其是由于疾病暴发或发病率处于高水平而被选为干预组，而对照组无类似现象时。在这两项研究设计中，缺乏随机化可能会导致干预组和对照组之间的差异（如季节性、程序、数据采集方式变化）对干预效果产生混淆效应。

■ 小结

经典的基于个体水平、随机、盲法、平行组试验可能适用于以下情境：

1. 析因随机试验设计旨在在一项试验中通过将参与者随机分配到多个干预组来分别回答两个（或多个）研究问题，允许通过相同的试验回答多个研究问题。然而，一项干预与另一项干预的效应修正可能降低试验的效能，而且每一项干预必须适用于研究人群才可以。

2. 人们有时采用非劣效试验来比较新的干预相对于已有治疗之间的效力差异没有大于事前确定且具有临床意义的效力差值。当已经有标准治疗方案，但新干预与标准治疗方案对比所需样本量远大于新干预与安慰剂对比时，可能适合采用非劣效试验。

3. 适应性设计允许根据研究中期分析结果改变试验方案，可能是研究某些干预的有效方法。设计了唯一主要适应性试验方案（允许评估多种干预）的平台型试验，相较于传统试验设计而言，可以基于更少的资源、更快地确定有效的干预。

4. 在交叉设计中，将一些参与者随机分配到一开始接受阳性干预组，而将另外的参与者分配到一开始接受对照干预组；然后每一组研究对象交叉接受另外一种干预。因此，每位参与者同时是其自身对照，从而通过配对分析提高统计效能，这么做比平行组试验需要更少的参与者。

5. 在延迟干预试验中，将参与者随机分配到一开始即接受干预组，或在试验开始后定好的一段时间后再接受干预的对照组。这类设计的优势是，在参与者都希望获得干预的时候，使招募更具可行性，可以在确保所有参与者最终都能获得干预的情形下，实施随机比较。

6. 单病例随机对照试验是只纳入一个人的交叉试验。此类试验旨在基于患者个体的回答关于有效性或不良反应的临床问题。

7. 在整群随机试验中，将几组、几群参与者而不是一个一个的参与者随机分配到干预组。将干预随机分配给几组人比分配到个人身上可能具有更好的可行性和成本-效益。

8. 在阶梯楔形试验中，将个人、一群、几群参与者随机分配，按顺序开始干预。在试验结束时，所有的参与者都将接受干预。当出于政治、文化、或公平性考虑而决定所有人员都应该接受干预时，阶梯楔形设计是最适用的。

9. 由于伦理、政治、社会、法律限制而不可能开展随机试验时，非随机组内设计（在非随机化分配的组间比较干预效应）可能是适用的。这类设计包括：

a. 应用前后设计，基于个体测量干预前后的结局水平或结局频率（如体重）来评估干预后结局是否发生了变化。基于人群的前后设计则是测量人群在干预前后的结局频率。

b. 中断时间序列设计需要在干预前后对结局进行多次测量，来估计干预后结局水平的变化或结局趋势（斜率）的变化。相较于前后研究，中断时间序列设计的优点在于考虑了干预前的结局趋势，

10. 非随机化组间设计。前后研究或中断时间序列研究可以纳入一个非随机对照组。设立对照的前后研究同时测量两组参与者在干预前后的结局。主要结果是双重差分，即

干预组与对照组之间，结局随时间变化的差异。纳入对照组可以解释季节、政策以及程序变化对结果的影响，从而可以加强因果推断。

参考文献

1. Manson JE, Cook NR, Lee I-M, et al. Vitamin D supplements and prevention of cancer and cardiovascular disease. *N Engl J Med.* 2019;380:33-44.
2. Manson JE, Cook NR, Lee I-M, et al. Marine n–3 fatty acids and prevention of cardiovascular disease and cancer. *N Engl J Med.* 2019;380:23-32.
3. Dumoulin C, Cacciari LP, Hay-Smith EJC. Pelvic floor muscle training versus no treatment, or inactive control treatments, for urinary incontinence in women. *Cochrane Database Syst Rev.* 2018;10(10):CD005654.
4. Dumoulin C, Morin M, Danieli C, et al., for the Urinary Incontinence and Aging Study Group. Group-based vs individual pelvic floor muscle training to treat urinary incontinence in older women: a randomized clinical trial. *JAMA Intern Med.* 2020;180(10):1284-1293.
5. Piaggio G, Elbourne DR, Altman DG, et al. Reporting of non-inferiority and equivalence randomized trials. An extension of the CONSORT Statement. *JAMA.* 2006;295:1152-1160.
6. Piaggio G, Elbourne DR, Pocock SJ, et al. Reporting of non-inferiority and equivalence randomized trials. An extension of the CONSORT 2010 statement. *JAMA.* 2012;308:2594-2604.
7. D'Agostino RB Sr., Massaro JM, Sullivan LM, et al. Non-inferiority trials: design concepts and issues—the encounters of academic consultants in statistics. *Statist Med.* 2003;22:169-186.
8. Kaul S, Diamond GA. Good enough: a primer on the analysis and interpretation of non-inferiority trials. *Ann Intern Med.* 2006;145:62-69.
9. Chang M, Chow S, Pong A. Adaptive design in clinical research: issues, opportunities, and recommendations. *J Biopharm Stat.* 2006;16:299-309.
10. Berry SM, Connor JT, Lewis RJ. The Platform Trial: an efficient strategy for evaluating multiple treatments. *JAMA.* 2015;313:1619-1620.
11. Beigle JH, Tomashek KM, Dodd LE, et al., for the ACTT-1 Study Group Members. Remdesivir for the treatment of Covid-19—final report. *N Engl J Med.* 2020;383:1813-1826.
12. Guyatt G, Sackett D, Taylor DW, et al. Determining optimal therapy—randomized trials in individual patients. *N Engl J Med.* 1986;314:889-892.
13. Walsh M, Hilton J, Masouredis C, et al. Smokeless tobacco cessation intervention for college athletes: results after 1 year. *Am J Public Health.* 1999;89:228-234.
14. Donner A, Birkett N, Buck C, et al. Randomization by cluster: sample size requirements and analysis. *Am J Epidemiol.* 1981;114:906-914.
15. Cook AJ, Delong E, Murray DM, et al. Statistical lessons learned for designing cluster randomized pragmatic clinical trials from the NIH health care systems collaboratory biostatistics and design core. *Clin Trials.* 2016;13:504-512.
16. Hemming K, Haines TP, Chilton PJ, et al. The stepped wedge cluster randomised trial: rationale, design, analysis, and reporting. *BMJ.* 2015;350:h391.
17. Ellenberg SS. The stepped-wedge clinical trial. Evaluation by rolling deployment. *JAMA.* 2018;319:607-608.
18. Gruber JS, Reygadas F, Arnold BF, Ray I, Nelson K, Colford JM. A stepped wedge, cluster-randomized trial of a household UV-disinfection and safe storage drinking water intervention in rural Baja California Sur, Mexico. *Am J Trop Med Hyg.* 2013;89(2):238-245.
19. Chalmers T, Celano P, Sacks H, et al. Bias in treatment assignment in controlled clinical trials. *N Engl J Med.* 1983;309:1358-1361.
20. Sedgwick P. Before and after study designs. *BMJ.* 2014;349:g5074.
21. Bernal JL, Cummings S, Gasparrini A. Interrupted time series regression for the evaluation of public health interventions: a tutorial. *Int J Epidemiol.* 2017;46:348-355.

附录 12A
贝叶斯临床试验

大多数临床试验，例如关于双膦酸盐是否能降低帕金森病患者髋部骨折风险的研究，都是为了检验一种治疗是否具有特定的效果，例如在给定的统计显著性水平（α）下，结局风险降低 20%。这项研究的样本量估计，以及招募、随访计划和预算都是根据相应的假设制定的。研究完成后，研究者比较干预组和对照组的髋部骨折风险，确定统计假设检验的 P 值，判断研究结果是否达到统计学意义（如果有中期分析，则可以将 α 除以中期分析次数，或以其他方式对 α 进行划分）。这种所谓的研究设计和数据分析的**频率学派**（frequentist）方法的基础是，如果无效假设在目标人群中为真，那么在样本中能观察到的研究结果（或更极端的结果）所发生的频率是多大（见第 5 章）。这种分析有考虑关于双膦酸盐对髋部骨折影响的任何先验信息。

相比之下，针对同一研究问题的**贝叶斯方法**（Bayesian approach）[1-3] 将考虑许多先前的研究，这些研究表明，双膦酸盐在非帕金森病患者中可降低髋部骨折风险（表 12A.1）。该方法首先确定了帕金森病患者在每种治疗效果水平下的**先验概率**（prior probability）。作为一个简化的例子，双膦酸盐治疗无益（甚至有害）时，先验概率可能为 0.2；髋部骨折风险降低不超过 20% 时，为 0.3；髋部骨折的风险降低 20% 或更多时，为 0.5（这些比例之和必须为 1.0）。当研究期间发生髋部骨折时，将观察到的数据与这些先验概率相结合，从而产生新的可能性，称为**后验概率**（posterior probability）。临床试验的贝叶斯方法类似于临床医生将疾病的验前概率与诊断测试结果相结合以确定该疾病验后概率时所做的工作[4]。

表 12.1 频率学派与贝叶斯方法与临床试验的比较

概念	频率学派	贝叶斯
试验结果	治疗效应，表达为点估计值与置信区间（confidence interval）	治疗效应的后验分布、后验均值或中位治疗效应、可信区间（credible interval）
先验证据的考虑	如果有的话，主观应用来解释 P 值	分析需要效力的先验概率分布。任何证据的缺乏常常意味着平淡无奇或充满怀疑的先验（参见正文）
统计学意义或充分的效力证据	拒绝无效假设的 P 值小于预先定义的阈值（通常为 0.05）	效力较高的后验概率；当监管部门旨在批准新的疗法时，要求可能更严格
专家关于效力的临床建议的作用	无	设置先验概率分布。通常包括确定哪一项先前研究结果适用于当前研究，及其适合程度
主观决策	将 P 值转化为有治疗效果的可能性。明确样本量估算所需参数。制定数据监查规范。选择分析模型	选择先验概率分布。选择分析模型

（续表）

概念	频率学派	贝叶斯
样本量	根据效应大小、α、β 所预先确定的，效应大小通常取最佳的估计值	可能不做指定；参与者累积，直到效力达到一定概率（或损害、缺乏效力）。有时通过得到充分证据所需的预期样本量来设定
预算	固定的样本量允许做出固定预算	完全的序贯贝叶斯设计需要灵活的预算
监查和停止原则	在指定时间点分析数据。基于 P 值的停止原则会因为中期分析的次数而受到惩罚	在没有惩罚的状况下可以持续更新结果，新的后验概率会取代之前的概率

治疗效果的先验概率不仅仅是一个数字，甚至不是前面示例中的几个数字。相反，它是一种先验分布（prior distribution），通常为正态（钟形）曲线，作为连续变量估计疗效的可能性（图 12A.1）。当对治疗效果有大量了解时，先验分布是狭窄的；而证据有限时，先验分布是宽的。理想状况下，先验分布是基于之前对类似研究问题的高质量研究结果建立的，但有时必须依赖专家意见和主观判断。

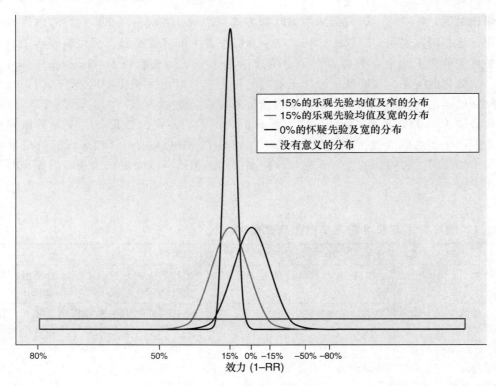

图例：
— 15%的乐观先验均值及窄的分布
— 15%的乐观先验均值及宽的分布
— 0%的怀疑先验及宽的分布
— 没有意义的分布

X轴刻度：80%　50%　15% 0% −15%　−50% −80%

效力 (1−RR)

图 12A.1　先验分布实例

X轴代表治疗效力；Y轴，即治疗疗力的先验概率，定义为 1−RR，其中 RR 是治疗组比对照组的风险比。红线显示平均效力为 15%的窄的先验分布；绿线显示平均效力同样为 15%，但较宽的先验概率；蓝线表示怀疑先验，平均效力为 0%；紫色线显示了一个平均效力为 0、扁平、且无意义的先验。每条线下的面积等于 1.0。

如何确定先验分布？例如，考虑一种新的治疗方法，它涉及对现有药物的微小修改，在几项做得很好的试验中，显示可以产生约15％的结局事件发生风险。在这种情况下，新的治疗方法可能有类似的效果，这个结果可能使用了一个**乐观的**（optimistic）位于疗效两侧的**先验分布**（prior distribution），例如从7.5％上升到22.5％的获益。另一方面，如果之前对类似药物的研究非常有限，例如，仅限于其对生物标志物的影响，那么以零为中心的**怀疑性先验分布**（skeptical prior distribution）将是适用的，即治疗产生较大获益（或危害）的可能性很小。先验分布通常是钟形的，但**缺少信息支持的先验分布**（uninformative priors）可能是扁平的（即在所有合理的获益和危害水平上均匀分布），以反映信息的不足。

通常情况下，基于先前研究结果获得的先验分布会通过将其与怀疑性或缺少信息支持的先验混合来对其进行修正。基于专家对先前研究适用于当前临床情境的概率的判断而确定的混合比例将生成新的先验分布。

当需要分析数据时，贝叶斯试验不会检验试验结果的统计学意义。相反，将该研究结果与先验分布相结合，生成**后验分布**（posterior distribution），即可能的治疗效果范围，通常总结为置信区间或**最高后验密度区间**（highest posterior density interval）。例如，假设研究所选的先验分布是有效的，那么治疗效果落在90％置信区间内的概率为0.9。换一种说法，结果可以表示为一个既定治疗效果的概率，例如，假设选择的先验分布成立，治疗将结局风险降低至少30％的概率为0.94。

贝叶斯方法可能会得出与频率学派不同的结论。例如，Brophy[5]重新分析了一项研究的结果，该研究将左主干冠心病患者随机分配到经皮冠状动脉介入治疗（PCI）组或冠状动脉旁路手术（CABG）组。研究发现，虽然PCI组患者中主要结局（死亡、心肌梗死，以及5年内卒中）比CABG组患者更常见，但风险增加的95％可信区间（−0.9％～6.5％）包含了0。因此，采用频率学派的方法，研究结论为PCI和CABG之间的结局差异没有统计学意义，几乎没有传达什么有价值的信息。相比之下，贝叶斯方法（该方法考虑先前类似研究问题的试验结果）估计出PCI增加试验终点风险的可能性为0.96。

设计贝叶斯试验与经典随机试验有几点不同。贝叶斯试验的样本量有时可以根据提供充分证据所需的预期参与者数量来进行估计（该样本量可以生成"足够窄"的后验分布），但不需要预先确定。相反，在序贯方法中，随着结局数据的收集，研究人员会更新治疗有效或有害的概率；由于贝叶斯方法不依赖于P值和α，因此无需多次调整即可实现[6]。当概率超过预设的有效性、危害或无效性阈值（意味着结果不可能回答研究问题）时，可能结束纳入参与者。当然，贝叶斯试验的研究人员必须确定治疗效果的先验分布，他们将如何决定是否对其进行修订（如将怀疑的先验与之混合），以及他们是否并如何计划在研究期间更新这些决定。

不设计固定的样本量（有时称为"全序列"设计）就需要灵活的筹资方法，因为研究开始时可能不知道样本量和随访时间。不仅仅是分配固定的预算，研究的资助者必须接受一个事实，尽管贝叶斯研究可能比预期更早地得到结论，但研究可能会比预期持续更长的时间，从而花掉更多的经费。

总之，贝叶斯试验在设计和分析时，考虑了干预疗效相关的先验数据。当有足够的先前数据来支持先验分布时，贝叶斯方法可能是适用的。当观察结果与先前的预期一致时，贝叶斯试验具有需要更少样本量的潜在优势。此外，将研究结果表达为治疗效果的概率范

围可能比单个 P 值或置信区间能提供更丰富的信息。然而，贝叶斯方法依赖于对先验分布的主观判断，包括既有数据适用于目标人群和治疗的程度。贝叶斯试验还需要预算的灵活性，这可能是美国国立卫生研究院（NIH）等传统资助机构所无法做到的。

参考文献

1. Harrell FE, Jr. Introduction to Bayes for Evaluating Treatments. http://hbiostat.org/doc/bayes/course.html
2. Diamond GA, Kaul S. Prior convictions: Bayesian approaches to the analysis and interpretation of clinical megatrials. *J Am Coll Cardiol.* 2004;43(11):1929-1939.
3. Berry DA. Bayesian clinical trials. *Nat Rev Drug Discov.* 2006;5:27-36.
4. Browner WS, Newman TB. Are all significant P values created equal? The analogy between diagnostic tests and clinical research. *JAMA.* 1987;257:2459-2463.
5. Brophy JM. Bayesian interpretation of the EXCEL trial and other randomized clinical trials of left main coronary artery revascularization. *JAMA Intern Med.* 2020;180:986-992.
6. Gelman A, Hill J, Yajima M. Why we (usually) don't have to worry about multiple comparisons. *J Res Educ Effective.* 2012;5:189-211.

附录 12B
第 12 章练习题
其他干预性研究设计

1. 非那雄胺，一种 5-α 还原酶抑制剂，是美国食品药品监督管理局（FDA）唯一批准的治疗男性脱发的药物。每天使用，这种药物在促进头发再生方面有一定的效果，但如果停止使用，6 个月后效果就会消失。人们发现另一类药物他汀，通过与非那雄胺不同的生物学路径，可以促进啮齿动物的毛发生长。想象一下，一家刚创立的公司想要收集关于一种新的局部使用他汀类药物（HairStat）治疗男性典型脱发的疗效证据。为此目的开展试验的话，请针对下列方法列出至少一个优点和一个缺点。

a. 随机分配典型脱发的男性，使用 HairStat 或安慰剂，两组均未给非那雄胺。

b. 针对 HairStat 和非那雄胺开展随机试验，以比较这两种治疗的效力。

c. 随机分配男性，使用 HairStat 或安慰剂，但只纳入非那雄胺治疗无获益或耐受的患者。

d. 设计析因实验，将男性随机分配到以下 4 组：①同时使用 HairStat 和非那雄胺；②非那雄胺和 HairStat 安慰剂；③非那雄胺安慰剂和 HairStat；④HairStat 安慰剂和非那雄胺安慰剂。

e. 开展交叉试验，随机分配男性，一组入组后开始服用非那雄胺，3 个月后换服 HairStat，另一组与之相反。

2. 你任职于一家大型多部门公司，该公司致力于减少员工肥胖，并促进健康饮食习惯。医生建议实施综合饮食干预，包括分发营养宣传册、工作场所自助餐厅开展营养宣传、公共区域张贴教育海报，以及在轮班时举办膳食知晓研讨会。你感兴趣的是评估干预是否会使体重下降的超重或肥胖员工增多。以下实施和评估该干预的方法有何潜在优点或缺点？

a. 将公司所有员工，以个人为单位随机分配至参与膳食支持干预组或不参与组，并评估他们在 6 个月间的体重变化。

b. 公司所有办公室同时实施干预 6 个月，并评估员工体重在干预前后的变化。

c. 开展阶梯楔形试验，使公司下属所有办公室按照随机顺序依次接受 6 个月膳食干预。

d. 开展整群随机试验，将公司下属的不同办公室随机分配到膳食支持干预组或空白干预组。

医学检验的研究设计

Thomas B. Newman，Michael A. Kohn，Warren S. Browner，Mark J. Pletcher

聂晓璐 彭晓霞 唐 迅 译

医学检验是临床研究一个重要方面，如通过医学检验来筛选危险因素、诊断疾病或评估患者预后。其中，还包括由多项基本测量构建的风险测试评分。当人们研究是否，以及在什么人群中应该开展一种特定的检验时，可以采用本章讨论的研究设计。

大多数医学检验的研究设计类似于第 8 章和第 9 章提到的观察性研究设计，但也存在一些重要差异。最重要的是，大多数观察性研究的目的是为了确定有统计学意义的关联，这种关联代表某种因果关系。相对而言，证明一项检验结果与特定疾病存在统计学关联远不足以决定该检验在临床上是否有用，并且大多数医学检验研究通常不涉及因果关系。因此，关联的测量、统计学意义，以及混杂控制针对医学检验研究而言，是次要考虑因素，而更为关注描述性参数，如**灵敏度**（sensitivity）、**特异度**（specificity）、**受试者操作特征曲线**［receiver operating characteristic（ROC）curves］、**似然比**（likelihood ratios，LRs），及其置信区间（confidence interval，CI）。最后，医学检验研究几乎都是在患者间开展，我们将在本章全章使用这一术语。

■ 决定某项检验是否有用

一项检验是否有用，需要依次解决一系列难度递增的问题，以阐明这项检验的可重复性（reproducibility）、准确性（accuracy）、可行性（feasibility），而且，最重要的是其对临床决策（effects on clinical decisions）和结局（outcomes）的影响（表 13.1）。为了确信一项医学检验是值得开展的，有必要对所有这些问题提供令人满意的答案。毕竟，如果一项医学检验由于实施检测的人或地点的不同而给出差异很好的检验结果时，这项检验不可能有用。如果检验很少提供新的信息，那么就不可能影响临床决策。即使它能影响决策，如果这些决策不能在合理的风险和成本水平上改善患者的临床结局，那么检验依然是没用的。

如果采用一项医学检验可以改善被测患者的结局，可以推断出其他问题的答案便是令人满意的。然而，研究一项检验是否可以改善患者结局是最难做到的。相反，人们通常会通过比较新的检验相对于已有检验的准确性、安全性、成本来推断新检验对结局的潜在影响。当开发一项新的诊断或预后检验时，对我们有帮助的是，需要考虑检验结果会指导哪些决策，以及当前实践中哪些方面是最需改善的。例如，现有检验是否不可靠、不准确、昂贵、危险或难以实施？

表 13.1 决定医学检验是否有用的问题，回答这些问题的可能设计，以及报告研究结果的统计学指标

问题	可能的设计	结果的统计学指标*
检验的可重复性如何？	研究观察者间和观察者内，以及实验室间和实验室内的变异程度	一致率、kappa 值、变异系数、均值和差值的分布、Bland-Altman 图（避免使用相关系数）
检验用以诊断疾病的准确性如何？	横断面、病例对照、基于检验结果的抽样设计，对检验结果与金标准结果进行比较	灵敏度、特异度、阳性和阴性预测值，受试者操作特征（ROC）曲线，以及似然比
检验或预测模型预测结局的准确性如何？	基于队列设计，采用检验结果来估计结局发生概率	危险比、风险比、绝对风险、ROC曲线、校准图和净获益计算
检验的可行性和成本如何？	基于前瞻性或回顾性研究将检验与现有照护标准进行比较	平均费用、不良反应比例、愿意接受检验的比例
检验结果如何影响临床决策？	诊断收益研究、检验前后的临床决策比较研究	异常比例、检测呈阳性患者所做的额外检查、检验结果导致临床决策发生改变的比例、每一例异常结果或决策改变所需成本
检验是否改善了临床结局或是否有不良反应？	随机试验、队列或病例对照研究、决策或成本–效果分析、在这些研究中预测变量为是否接受检验，结局变量包括发病率、死亡率、或与疾病诊断及其治疗相关的费用	风险比、比值比；风险比；绝对风险、需治疗人数；预期的和非预期结局的发生率和比例，如每避免一例不良结局所需的成本或产生的不良反应

* 表中大多数统计指标应该给出相应的置信区间。

医学检验研究的常见问题

在讨论表 13.1 中所描述的不同研究设计的具体问题之前，讨论以下几个适用于研究医学检验的通用问题是有帮助的。

疾病严重程度谱和检验结果

由于大多数医学检验研究的目标是基于样本的测量来推断总体，因此样本选择方法对推断的真实性有重大影响。当样本的疾病（或非疾病）谱与检验实施的预期临床人群中的患者存在差异时，会产生**疾病谱偏倚**（spectrum bias）。在开发一项诊断试验的早期，调查这项检验是否可以将明确的、疾病晚期的研究对象与健康对照组区分开来可能是合理的；如果答案是否定的，研究者可以重回实验室对检验进行修订或开发另一项检验。然而，当研究问题涉及某项检验的临床效用后，疾病或非疾病谱应该是该检验预期应用的人群的代表。例如，根据已知胰腺癌患者与健康对照的比较而开发的一项检验，在后期评估中需要在更难以区分但具有临床实际意义的样本中进行，比如连续收集的因不明原因腹痛或体重减轻而就诊的病例。

疾病谱偏倚也可来源于不合理的检验结果分布。例如，以研究影像学医师阅读乳腺 X 线检查结果的观察者之间的一致性为例。如果研究者选择明显异常的"阳性"影像图片和

完全没有异常的"阴性"影像图片，要求影像学医生将以上图片判读为正常或异常，那么他们的一致性将会相当高。

盲法的重要性

尽管许多检验是客观的，如自动化学分析仪所做的检验，但其他一些检测，如体格检查和X线成像，则涉及主观解释。只要有可能，研究者都应该对那些解读主观测试结果的人设盲，不让其了解被测试患者的其他信息。例如，在评价超声检查诊断阑尾炎价值的研究中，不应让阅片人了解患者病史和查体结果[1]。相似地，尽管有些**金标准**（gold standards）（检验结果与其进行比较）是客观的（如死亡），但其他检测是主观的，如病理学家判断谁患有阑尾炎或谁没有患。当金标准是主观判断时，应用金标准的人不应知道被评估检验的检测结果。对测试者实施盲法可预防偏倚、先入为主，并避免其他来源信息对检验结果的影响；对实施金标准的人设盲，可以防止检验结果影响其对是否发生结局的决定。

变异来源

对于一些研究问题，患者间的差异是检验结果的主要变异来源。例如，阑尾炎患儿中白细胞计数较高患者的比例并不会因为由哪个实验室完成血细胞计数而产生较大的变化。另一方面，许多检验结果会受到实施检测的人或检测环境的影响。例如，超声诊断阑尾炎的灵敏度、特异度和观察者间可靠性取决于实施超声扫描者的技术、阅片人的技术和经验，以及设备的质量。当检测结果的准确性因阅片人不同、检测机构不同而存在变异时，评价不同阅片人和机构之间的检验结果一致性将很有帮助。

金标准的缺点

一些疾病有普遍接受的金标准可用于诊断是否患目标疾病，如阑尾炎的病理检查。其他疾病有人为定义的金标准，如冠状动脉疾病定义为冠脉造影可见一条或多条主动脉出现（至少）50％的阻塞。还有一些情况，如许多风湿性疾病，需要患者具备特定数量的体征、症状或异常实验室检查结果。当然，如果体征、症状或实验室检验是金标准的一部分，那么以上指标将是预测患者的好的预测因素。人们称之为**合并偏倚**（incorporation bias），是因为被研究的检验，通常称为指示检验（index test），被合并到金标准中而导致的。可以使用不包含指示检验的金标准来避免合并偏倚；如果这无法做到，那么研究者可以确定检验结果可以多大程度预测预后或治疗反应，而不是评估指示检验预测金标准的程度。

考虑金标准是否为真正的金标准也同样重要。如果金标准不完美，可以使某项检验看上去比实际情况差（如果事实上指示检验优于金标准[1]）或比实际情况好（如果指示检验和金标准有同样的问题）[2]。

过度拟合的危险

检验是通过研究开发出来的，而研究本身并不完美。当不可避免的随机变异和抽样或测量误差产生的噪声被检验开发人员过度解释，并整合到检验流程中时，就会发生**过度拟**

---

1   换言之，可以将单独的病史和查体诊断阑尾炎的准确性与病史、查体结果加上超声诊断的准确性进行比较。

合（overfitting）。过度拟合导致在开发研究中表现的检验性能在实际应用时要差很多，这是必须基于独立人群验证检验性能的一个重要原因。

例如，一项研究纳入 5 名卵巢癌女性和 95 名未患卵巢癌的女性，使用血液化验来测量血清中 500 种不同代谢物的水平。多种代谢物仅仅由于偶然在患卵巢癌女性的体内含量稍高一些；而且几乎可以肯定的是，有可能从这 500 种代谢物中找出特定的模式，5 名女性均符合该模式，而在对照患者中均未出现该模式。然而，这种模式作为筛检试验可能是无用的，因为它是随机变异的结果。尽管统计方法对于偶然性的作用评估是有用的，但严格的假设检验往往跟不上检测开发的迭代过程，也不能克服多重假设检验这一严重问题。

正如前述案例所示，当使用多变量模型将多种基础测量整合为检验流程时，通常会发生过度拟合。其实，在简单检验中也可能发生过度拟合，如针对连续变量的检验结果，确定特定的截点值（如血清铁蛋白水平）。当使用这类检测方法时，研究者可能会倾向于观察那些发生结局的患者（如缺铁性贫血）和未发生结局的患者（其他类型的贫血）的所有检测结果，然后选择表观最佳的截点值来定义阳性检测结果。然而，这是一种过度拟合。更好的方法是基于其他研究获得的临床或生物学知识来确定截点值，或将连续检验结果划分为几个区间，然后计算每个区间的似然比（见后续内容）。为了最大限度减少过度拟合，应该预先指定用于定义区间的截点值，或取相近的合理的整数。将在本章稍后的临床预测模型部分讨论模型验证研究，即为了评估独立于模型开发的性能而设计的研究。

■ 检验可重复性的研究

在被测量现象本身没有真的变化的前提下，如果检验结果不因实施检验的时间、地点或人的变化而发生变异，那么检验就是**可重复的**（reproducible）。观察者内可重复性描述了同一观察者或同一实验室在不同时间对同一标本实施检测的结果一致性。例如，如果在两个时点给影像学医生呈现同一张 X 线胸片，假设他不清楚自己之前做出的解释，那么在多大程度上他会和自己之前的解释保持一致？观察者间可重复性描述了两个或多个观察者之间的一致性：如果将相同的影像图片呈现给另一位影像学医师，那么他与第一位影像学医师判读结果一致的可能性有多大？

通常，可重复水平（或缺乏程度）是主要的研究问题。在其他情形下，可重复性研究的目标旨在改进临床照护或研究项目质量。当可重复性较差时，无论是观察者内还是观察者间变异较大时，该测量不可能有用，只能改进或舍弃。当然，可能所有的观察者意见都一致，但仍然是错误的。

设计

评价检验可重复性的基本设计涉及对多个观察者间、多个场景下的检验结果进行比较。对于涉及多个步骤的检验而言，其中任何一个步骤的差异均可影响可重复性，研究者需要决定研究所关注的范围。例如，基于一个实验室测量病理医生诊断一组宫颈涂片的观察者间一致性，可能会高估宫颈涂片的总的可重复性，因为无法获得标本采集和涂片准备过程中产生的变异。

研究者需要在何种程度上去除那些可能会导致观察者间不一致的步骤，部分取决于研究目的。大多数研究应该估计整体检测过程的可重复性，因为这是决定该检验是否值得使用的依据。也就是说，正在开发或改进某项检验的研究者可能想关注那些会引起问题的具体步骤。无论在何种情况下，研究者应当在操作手册（第 18 章）中列出获取检验结果的准确过程，然后报告研究结果时在方法学部分给予描述。

分析

分类变量

最简单的观察者间一致性测量是观察者们结果判断完全一致病例所占的比例。然而，当观察结果在不同分类间不是均匀分布时（如，当二分类试验的"异常"比例不接近 50％时），一致性比例很难解释，因为它并不能解释由于两个观察者对异常率的认知而产生的一致性。例如，如果 95％的检验结果正常，两个观察者随机选择 5％的检验结果，称其为"异常"，他们对"正常"结果判读的一致率将达到 90％。当一项检验有两种以上具有内在顺序（如正常、临界、异常）的可能结果时，一致性比例也是一种欠佳的测量指标，因为它对部分不一致（如正常/临界）和完全不一致（正常/异常）的计数是相同的。

Kappa 值是较好的观察者间一致性测量指标（见附录 13A），kappa 值衡量的一致性程度超出了观察者对异常患病率的估计[1]，并可为部分一致性提供依据。Kappa 取值范围在 −1（完全不一致）～1（完全一致）之间。Kappa 值为 0 意味着基于观察者对每个异常水平下的患病率估计，不可能期望更大的一致性。Kappa 值大于 0.8 通常被认为一致性非常好，0.6～0.8 之间表示一致性较好。

连续变量

当研究旨在测量两种机器或方法之间的一致性时（例如，用两种不同温度计针对一系列患者获得的配对体温测量结果），描述此类数据的简单方法是计算两种测量之间的差异（几乎相同时间对同一个人进行两次测量），并简单描述这些差异（如计算均差及其标准差）。也可以绘制两次测量的均值函数图对其进行描述，称为 Bland-Altman 图，它提供了在不同测量值范围内可重复性（或缺乏重复性）存在差异的信息[3]。另外，研究者可以报告两次测量之间的差异超过临床相关阈值的频率。例如，如果有临床意义的体温差异是 0.3℃，一项研究针对非接触式红外体温计和电子腋窝体温计的温度进行比较时，可以估计两种仪器间均数及其标准差，并报告两种测量差异超过 0.3℃所发生的频率[2]。

测量的变异通常随着测量值升高而增大。例如，血压约为 120/80 mmHg 时，其变异程度可能为 ±4 mmHg；血压约为 180/120 mmHg 时，变异程度可能为 ±6 mmHg。这种关系清晰地体现在 Bland-Altman 图中。在这种情况下，可以使用变异系数（cofficient of

---

1   Kappa 值通常描述为超出偶然性造成的预期的一致性程度，但是估计偶然性造成的预期的一致性则是根据以每个观察者所了解的异常率来计算的，好像异常率是固定且已知的，但通常并不是这样。

2   尽管相关系数常常被使用，但在研究实验室检的可靠性时最好避免使用，因为它很容易受到离群值的影响，而且读者无法判断两次测量间存在差异的频率为多大时才具有临床意义。也应避免使用均差的置信区间，因为置信区间取决于样本量大小而存在误导可能。两次测量的均差的置信区间较窄并不意味着通常意义上的高度一致，仅仅提示两次测量的均差测量比较精确。关于这点的更多讨论见 Bland 和 Altman[3]或 Newman 和 Kohn[4]的观点。

variation，CV）来总结测量结果，即基于单个样本获得的所有测量结果的标准差除以其平均值（第 4 章）。人们常用这种可重复性的度量方法针对大批不同技术人员、实验室或仪器存在的实验室间、观察者间或仪器间的变异进行评估。通常情况下，对两个或多个实验室或仪器的变异系数进行比较；变异系数越小，检验结果越精确（尽管可能不是最准确的）。

■ 检验准确性的研究

这部分研究关注以下问题，"检验结果反应正确诊断的程度？"当然，其前提假设为有可获得的金标准来揭示正确答案。

设计

检验准确性的设计取决于检验的目的是诊断疾病（旨在诊断已发生的疾病，即已患疾病）还是预测预后（旨在预测尚未发生的结局，即新发结局）[1]。**诊断试验研究**（diagnostic test study）具有横断面时间框架，旨在测量检验是否能很好地识别目标疾病或结局（经独立金标准确定的）。预后试验研究具有纵向时间框架，旨在测量检验如何区分那些发生结局的人和那些不会发生结局的人，即**区分度**（discrimination）；以及如何准确预测不同组患者的结局发生风险，即**校准度**（calibration）。

抽样

大多数诊断试验准确性研究具有类似于病例对照或横断面研究的设计特征。在采用病例对照设计的诊断试验中，分别针对患病和未患病人群进行抽样，然后比较两组的检验结果。

如前所述，病例对照抽样可能仅适用于诊断试验开发早期，这时的研究问题是该检验是否值得进一步研究，尤其是目标疾病非常罕见时。之后，当研究问题涉及检验的临床效用（clinical utility）时，患病和非患病人群的疾病谱应该类似于该检验在临床推广应用的目标人群，也就是说，尚不知晓诊断的人群。采用病例对照抽样很难实现这一目的，因为病例已经被诊断，而且可能很难找到考虑过诊断但随后被排除诊断的对照。基于病例对照抽样的诊断试验研究也容易受到检验结果测量偏倚或报告偏倚的影响，因为实施和（或）解释检验结果的人可能已经知道其诊断结果，这也是需要设盲的原因。

如第 3 章所述，连续抽样是获得代表性样本的好办法。正在接受检查以确定某一特定诊断患者的连续纳入样本一般来说，可以提供患病和非患病参与者的代表性疾病谱。例如，Tokuda 等[5]发现，在急诊科的发热成年患者中，寒战程度（如感觉冷 vs. 盖着厚毛毯还全身发抖）是菌血症的强预测因素。因为研究对象被纳入前并不清楚他们是否患菌血症，因此，患者的疾病谱理论上应该可以代表所有因发热到急诊科就诊的相似病例。

正如后面所讨论的（见"差异性证实偏倚"一节），对指示检验为阴性的人应用有创性金标准可能是不符合伦理，也不可行的。即使金标准不是有创的，但是在阴性检验结果较普遍时，将金标准用来证实研究中每个人的诊断，可能也是低效的。在此情形下，类似于第 8 章提到的双重队列设计，即分别针对测试结果为阳性和阴性的人采样，也称为**基于**

1　检验类型之间的另一个区别是诊断试验和筛检试验之间的区别，后者用于那些没有目标疾病的已知体征或症状的人。为了简化讨论，本章使用的"诊断试验"通常包括筛检试验。

检测结果的抽样（test-result-based sample）。例如，研究者可以对所有检验结果阳性的患者应用金标准，针对检验结果为阴性的患者仅对其中一个随机样本应用金标准即可。然后就能应用简单代数来估计检验的灵敏度、特异度和似然比。

有时，应用相对有效的抽样方案，我们称之为串联检验（tandem testing），对两项检验（可能是不完美的）检验进行相互比较。针对有代表性的患者样本同时实施两种检验，然后在一项检验结果为阳性或两项检验结果均为阳性的患者中选择样本来进行金标准诊断。也可以针对两项试验结果均为阴性的患者的随机样本进行金标准诊断，以确认他们确实没有患病。人们已经采用这种设计来比较不同宫颈细胞学检测方法的诊断准确性，这种设计允许研究者不对所有检验结果阴性人群实施金标准诊断，从而节约研究成本[6]。

预后检验准确性研究需要队列设计。在前瞻性设计中，基线时完成检验，然后随访队列以观察谁发生了研究所关注的结局。如果可获得之前建立队列的已保藏血样，当出现新的检验时，例如将血清神经丝轻链（sNfL）水平作为多发性硬化症的早期体征[7]，可以采用回顾性队列研究或巢式病例对照设计。随后即可测量储存血样中的神经丝轻链以观察其是否能够预测多发性硬化症的发生。如果研究结局罕见且检验成本昂贵，巢式病例对照设计（nested case-control design）（第 9 章）便尤其适用。

预测变量：检验结果

尽管将检验结果判断为阳性或阴性是最简单的，但许多检验结果是分类、有序或连续变量。为了利用在检验中得到的所有信息，研究者通常情况下应该报告检验的有序或连续结果，而不是将其二分为"正常或异常"。对于大多数检验而言，明显异常的检验结果相对于轻度异常的检验结果，更可能提示患病，并且存在临界范围，在此范围内检验结果并没有提供太多信息。

结局变量：疾病（或其结局）

诊断试验研究的结局变量是患病或未患病，最好由金标准确定。只要有可能，结局评估不应受正在研究的诊断测试结果的影响。最好的做法是对实施金标准检验的研究者设盲，不让他们了解正在研究检验的结果。

有时，尤其是在筛检试验中，统一使用金标准是不符合伦理或不可行的。例如，Smith-Bindman 等[8]对乳腺 X 线检查的准确性进行研究。X 线检查阳性的女性被转诊，接受进一步检查，最终通过活检组织的病理学评估作为金标准将**真阳性**（true-positive）与**假阳性**（false-positive）检查结果区分开来。然而，对于 X 线检查阴性的女性做活检是不合理的。因此，为确定这些女性的 X 线检查结果是否为**假阴性**（false-negative）或者**真阴性**（true-negative），作者将她们的乳腺 X 线检查结果与当地肿瘤登记系统链接，以确定她们在完成乳腺 X 线检查后的 1 年内是否被诊断乳腺癌。这种解决方法假设所有在接受 X 线检查时已患乳腺癌的患者在之后 1 年内都能得到诊断，并且 1 年内确诊的乳腺癌患者都在 X 线检查时有影像学表现。根据检验结果采取不同的金标准测量会导致潜在的偏倚，但有时是唯一可行的选择，更详细的讨论见本章结尾部分。

预后检验研究（prognostic test study）的结局变量涉及某一疾病的患者发生了什么，比如存活多长时间，发生了何种并发症，或需要何种额外治疗。同样，盲法是非常重要的，尤其是照顾患者的临床医生可能基于被研究的预后因素进行决策时。

有一个问题是，糟糕的预后可能会成为自我实现的预言，使预后检验看起来好像是较强的结局预测因素，其实不然。例如，Rocker 等[9] 发现由主治医生而不是管床护士对预后进行估计，与重症监护室死亡率相关。这可能是因为主治医生更擅长于评估疾病严重程度，但也可能因为主治医生对预后的估计比护士的估计对撤除生命支持这一决策具有更大的影响。从主治医生那里获得预后估计，而不是从那些参与制定或规划撤除生命支持决策的人那里获得预后评估更有助于区分这些可能性。

另一方面，如果预后检验或评分的结果导致了医护人员的担忧，导致治疗决策改变，从而改善了预后的话，那么预后检验或评分对结局的预测性就会降低。例如，如果患者能够获得有效的抗逆转录病毒治疗，那么人类免疫缺陷病毒检测阳性对 10 年死亡率的预测能力将大大降低。

分析

灵敏度、特异度、阳性和阴性预测值，以及准确度

比较二分类检验结果与二分类金标准结果时，可以汇总为 2×2 列联表（表 13.2）。检验的**灵敏度**（sensitivity）定义为在患病人群中检验结果也正确判断为阳性的研究对象所占比例，**特异度**（specificity）是在未患病人群中检验结果也正确判断为阴性的研究对象所占比例。如果患者样本可以代表该检验拟推广应用的人群时，可以计算另外两个参数。**阳性预测值**（positive predictive value）是指检验结果为阳性的研究对象中确实患病的人所占比例，**阴性预测值**（negative predictive value）是指检验结果为阴性的研究对象中确实未患病的人所占比例。

诊断测试有时使用的另一个评价标准是**准确度**（accuracy）：在所有患者中，检验判定正确的患者所占比例。因此，准确性是灵敏度和特异度的平均值，是由样本中患病比例加权获得的。正是由于这一原因，准确度并不是一个非常有用的统计数据：对于患病率 <1% 的疾病而言，一项毫无价值的检验，只要其结果总是阴性，便可达到 >99% 的准确度。

表 13.2　二分类检验的研究结果总结为 2×2 列联表

检验		金标准			
		患病	未患病	总计	
	阳性	a 真阳性	b 假阳性	$a+b$	阳性预测值* = $a/(a+b)$
	阴性	c 假阴性	d 真阴性	$c+d$	阴性预测值* = $d/(c+d)$
	总计	$a+c$	$b+d$	$a+b+c+d$	
		灵敏度 = $a/(a+c)$	特异度 = $d/(b+d)$		准确度 = $(a+d)/(a+b+c+d)$

* 只有疾病患病率为 $(a+c)/(a+b+c+d)$ 时才可以根据 2×2 表计算阳性和阴性预测值。不适用于分别从患病和未患病研究对象中实施抽样的研究（如每组样本为 100 例的病例对照研究）。

受试者操作特征曲线

许多诊断试验的结果为有序或连续变量。在此类检验中，根据定义阳性结果时选择的

截点值，可能计算出多个灵敏度和特异度值。应用源自点资源开发的绘图技术：即**受试者操作特征曲线**［receiver operating characteristic（ROC）curves］来展示灵敏度与特异度之间的权衡。研究者选择多个截点值并计算每个截点值对应的灵敏度和特异度。然后，以灵敏度（真阳性率）为 Y 轴，1－特异度（假阳性率）为 X 轴绘图。例如，图 13.1 上方的红线显示了针对年龄≥4 小时新生儿，考虑采用白细胞计数阳性（/μL）作为诊断感染的截点值，及其在 ROC 曲线上的对应点（白细胞计数值截点值越低，越表明此年龄段发生了感染）。

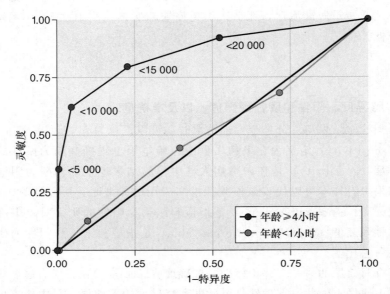

图 13.1　白细胞计数（/μL）作为新生儿感染预测因素的受试者操作曲线[10]
每个点代表不同的截点值，超过该截点值时称为诊断试验异常。当年龄≥4 小时，检验价值较好，但当年龄<1 小时时，检验价值较低。

准确度理想的检验是 ROC 曲线逼近图形左上角（100％真阳性而不存在假阳性）。没有价值的检验接近从左下角到右上角的对角线：取任一截点值时的真阳性率均等于假阳性率。图 13.1 还显示，与新生儿年龄≥4 小时这一情景不同，针对年龄<1 小时的新生儿，白细胞计数对感染预测是没有价值的。

ROC 曲线下面积（缩写为 AUROC，也称为 C 统计量）可提供检验**区分度**（discrimination）的总体估计，即检验将患病和未患病人群加以辨别（区分）的能力，可用 ROC 曲线下面积来比较两项或多项检验的准确度[1]。取值范围从 0.5（无意义的检验）到 1.0（理想的检验）。（如果面积<0.5，意味着您需要改变定义，即什么方向的结果（更高或更低）更意味着患病）。针对年龄≥4 小时的新生儿，白细胞计数判断感染的 AUROC 为 0.86，而针对年龄<1 小时的新生人，AUROC 为 0.51。

1　AUROC 仅当斜率单调递减时，即检验结果越高（或越低，当斜率较低时检验越异常），疾病发生的可能性越高时，才能很好地衡量检验的区分度。当检验结果在中等范围是正常的，低和高的结果都可能提示疾病时，AUROC 曲线不是一个很好的区分方法。对于斜率单调递减的 ROC 曲线，AUROC 也可用于比较诊断试验；AUROC 越大，该检验就能更好地区分患有和未患疾病的人。

似然比

尽管针对连续性或有序诊断试验，可以基于选好的一个截点值用灵敏度和特异度来总结其准确度，其实还有更好的方法。**似然比**（likelihood ratios，LR）允许研究者利用检验的所有信息。对应每一个检验结果，似然比是指患者出现检验结果的可能性与非患者出现结果的可能性之比。

$$似然比 = \frac{P（结果｜患病）}{P（结果｜未患病）}$$

P 指的是"概率"，"｜"指在某种条件下。因此 P（结果｜患病）是指在已知患病的条件下出现结果的概率，而 P（结果｜未患病）是指在已知未患病的情况下出现该结果的概率。似然比是这两个概率的比值[1]。采用缩写 WOWO 是记住它的一种方法，代表患病（With）对比（Over）未患病（WithOut），相当于患病人群存在某一特定结果的概率与未患病人群中该结果的概率之比。

表 13.3　基于白细胞计数预测新生儿重度感染风险研究计算的似然比[10]

白细胞区间（个/μL）	区间内感染的人数	区间内结果阳性且发生感染的比例（%）	区间内未感染的人数	区间内结果阳性患儿中未发生感染的比例（%）	区间（LR）
0～<5 000	32	36	104	0.44	82
5 000～<10 000	24	27	980	4.1	6.5
10 000～<15 000	16	18	4 305	18	1.0
15 000～<20 000	11	12	7 060	30	0.4
≥20 000	7	8	11 376	48	0.2
总计	90	100	23 825	100	

注：LR，似然比。

如果检验结果在患病人群中相对非患病人群更可能发生，那么 LR 将大于 1；LR 越高，检验结果则更利于判定（ruling in）疾病。相反，如果在患病人群中出现结果的可能性相对非患病人群发生可能性更小，那么 LR 将小于 1；LR 越低（越接近于 0），检验结果将更利于排除（ruling out）疾病。似然比为 1 意味着检验结果根本不可能提供患病可能性的信息，似然比接近 1（如 0.5～2.0）时则几乎不能提供有帮助的信息。

表 13.3 展示的似然比案例，显示了用于绘制图 13.1 最上面一条 ROC 曲线的数据。在年龄≥4 小时的新生儿中，重度感染的婴儿中白细胞计数<5 000/μL 者较其他婴儿更常见。似然比的计算简单量化为：年龄≥4 小时的感染婴儿中，36% 患儿的白细胞计数<5 000/μL，相对于没有感染者的婴儿，白细胞计数<5 000/μL 者仅占 0.44%。因此，基于白细胞计数（<5 000/μL）这项检验诊断感染的似然比为 36%/0.44%＝~82[2]（第一个

1　对于二分类检验结果，阳性似然比为 $\frac{灵敏度}{1-特异度}$，阴性似然比为 $\frac{1-灵敏度}{特异度}$。

2　为了得到确切的 LR，你可以计算 32/90÷（104/23825）＝81.453。这里之所以选择四舍五入，是因为我们认为更多的人想要理解这个计算方法，只需要将百分比除以即可：36%/0.44%＝81.8。

LR 对应图 13.1 中上面一条 ROC 曲线的第一个线段，即从原点到<5 000 这一点，其中灵敏度为 36%，1−特异性为 0.44%。事实上，ROC 曲线上每条线段的斜率对应于基于截点值定义的区间似然比）。

将检验用于临床时，应用贝叶斯定理整合检验结果的 LR 与先验信息，也称为验前或**先验概率**（prior probability），即考虑检验结果来估计患病概率，也成为了验后或**后验概率**（posterior probability）。公式如下：

$$验前比值×LR＝验后比值$$

此处的比值与概率有关，即比值＝$P/(1−P)$，$P＝$比值/(1＋比值)。例如，新生儿发生重度感染的验前概率为 1%（验前比值为 1%/99%=0.0101），如果白细胞计数<5 000/μL，则感染的验后比值为 0.0101×82＝0.83，验后感染的概率＝比值/(1＋比值)，即为 0.83/1.83＝0.45＝45%。

查阅 Newman 和 Kohn[11] 的文献或其网站（www.ebd-2.net），可以获取更多关于计算和应用 LRs 的内容。

绝对风险、危险比、风险化，以及风险比

预后检验研究的分析类似其他队列研究。如果在预后检验研究中对每个人随访一段时间（如 1 年），并且几乎没有失访，那么可以按简单队列来分析结果，计算绝对风险、危险比和风险差。尤其是随访时间短且完整时，可以像诊断试验那样分析预后检验研究的结果，计算灵敏度、特异度、预测值、LRs，以及 ROC 曲线。另一方面，研究对象随访时间不同时，可以用生存分析技术来估计风险比更合适，因为可以考虑随访时间的长短。

校准度

对旨在通过估计在确定时间内发生结局的概率来为决策提供信息的预后检验，该检验必须有良好的区分能力（即在检验后发生结局和没有发生结局的人中，检验结果存在差异，由 ROC 曲线下面积来测量）。它还必须有良好的校准能力：即预测的结局发生概率应该接近真实概率。对校准能力进行量化，要求将研究样本划分成若干组（例如，十分位分组），每组有相似的事件预测概率。然后将每组的预测概率与同组人群中已发生事件的概率进行比较。通常用校准图（calibration plot）来评估，在校准图中，观察到的概率被绘制为预测概率函数；若用十分位分组，这样的图将有 10 个点。校准能力较好时，接近对角线（斜率＝1）。参见 Newman 和 Kohn 对其他校准能力测量方法的综述，包括平均偏差、平均绝对误差、Brier 评分，以及净收益计算[12]。

■ 建立临床预测模型的研究

开发预测模型

建立**临床预测模型**（clinical prediction model）的研究目标在于应用数学方法开发新的（复合的）检验算式以改善临床决策，该检验算式将整合多项基础测量。临床预测模型（许多过于乐观）的激增已推动了相关结果报告规范[13]和偏倚风险评估工具[14]的开发；FDA 已将其纳入"医疗设备软件"模块下进行监管[15]。考虑开展此类研究的研究者应该

参考这些指南，同时考虑下述简要讨论的内容。

　　参与模型开发的患者应该与该模型将要应用的人群类似。临床预测模型，以及由该模型产生的任何"规则"，在试图指导具体临床决策时可能是最有用的，比如是否开始他汀药物治疗（人们常常采用美国心脏病学会/美国心脏协会的风险预测工具来回答这一问题[16]）。因此，参与模型开发的患者应该类似于为其制定某临床决策的人群，包括那些当下很难做出决策或不明确的患者[17]。基于多中心数据开发的临床模型可能更具有可外推性。

　　创建临床预测规则的数学方法通常会涉及多变量技术来筛选候选预测变量，并综合其测量值来做出预测。候选变量应该包括所有已知和合理的预测变量，这些变量的测量简单易行、准确可靠，且费用不高。多变量模型，如 logistic 回归或 COX（比例风险）模型，可以量化候选预测变量对结局预测的独立贡献。那些始终存在，且与结局强相关的变量可能被纳入模型中。例如，Puopolo 等[18]基于母亲分娩时的电子医疗记录获得数据，使用 logistic 回归模型创建了早发性新生儿脓毒血症的预测评分。然后，将预测评分作为感染的先验概率与客观的新生儿临床发现相整合，修正感染概率估计，从而指导治疗决策[19-20]。

　　递归划分（recursive partitioning），或分类回归树（classification and regression tree，CART）分析是另外一种可选择的方法，这种方法不需要基础模型就可以生成具有较高灵敏度的规则。该技术可创建一个树状结构，由一系列只需回答是/否的问题组成，根据答案将用户划归到不同的分支上。在每个分支的最后是对结局发生概率的估计。通过设置软件，使其对假阴性的惩罚高于对假阳性的惩罚，可以设计出具有高灵敏度的分类回归树。例如，旨在针对小于 60 天婴儿开展的儿科急诊照护应用研究网络（PECARN）[21]研究中，设定假阴性与假阳性的惩罚比为 100∶1，创建了一项预测规则，以识别那些发生严重细菌感染风险极低的婴儿（图 13.2）。

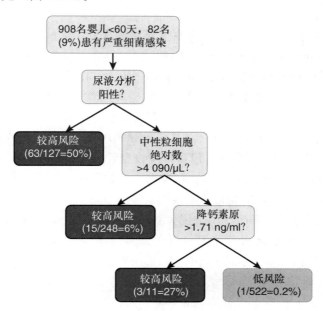

图 13.2　分类回归树示例，旨在识别小于 60 天发热婴儿中，发生严重细菌感染的低危患儿。带有问题的方框将婴儿分为细菌感染风险较高组和低风险组，数字显示了"严重细菌感染"在树的"末端分支"中的比例。Data from Kuppermann N，Dayan PS，Levine DA，et al. A clinical prediction rule to identify febrile infants 60 days and younger at low risk for serious bacterial infections. JAMA Pediatr. 2019；173（4）：342-351.

多变量模型和递归划分都具有透明性的优点。使用者可以查看模型或决策树,看看哪些变量对特定患者的概率估计有贡献。一些用于预测的机器学习技术则不具备这种特征,包括随机森林和神经网络[22]。正如更透明的方法那样,人们基于区分度和校准度来评估这些"黑箱"方法。然而,它们的不透明性可能会使人们更难发现数据生成过程中由于结构性种族主义(结构性种族主义是指在美国的人口健康研究中,不同种族人群的数据所存在的结构性差异1)引起的偏倚[23]。这些方法的使用者必须明确,通过使用这些方法而获得的任何预测性能改进,是否能够抵消他们无法理解预测模型如何得出预测以及容易存在哪些潜在偏倚影响所导致的局限性。

模型验证

无论选择何种方法开发预测模型,都必须在一组不同于参与预测模型开发的患者中进行验证。这避免了由于**过度拟合**(overfitting)导致的对模型性能的过度乐观估计,正如前面所讨论的,过度拟合涉及对样本随机变异的过度解释[24]。图 13.2 所示 PECARN 研究的分类树正说明了这一点:中性粒细胞绝对计数和降钙素原水平的特定截点值(分别为 4 090/μl 和 1.71 ng/ml)可能是采用递归划分软件确定的,因为采用基于截点值四舍五入的数字来进行分类并没有同样好的表现。

分割样本验证(split sample validation)是最简单的方法,通过将队列随机划分为派生(derivation)(通常为样本的 50%~67%)和验证数据集(validation data set),并基于验证队列对基于派生队列开发的规则进行检验,以此来估计过度拟合程度。在 PECARN 研究中,采用单独 50% 的样本对临床预测规则进行验证。令人印象深刻的是,预测模型在验证数据集的表现仅比派生数据集稍差:灵敏度从 98.8% 下降到 97.7%,特异度从 63.1% 下降到 60.0%。

分割样本验证为保留一个独立的验证数据集而牺牲了样本量。相比之下,**K 折交叉验证**(K-fold cross validation)有效地利用了样本中的所有观察来创建并验证模型。将研究样本划分为 k 组,使用一个方式(如逐步 logistic 回归)来筛选变量,基于这些组中的 $k-1$ 个组创建最佳模型,然后利用剩余一组进行检验。这就是所谓的 k 次重复试验。例如,将 1 000 名患者随机分为 5 组,每组 200 人。对这 5 组中的每一组,均可以使用其他 4 组构建模型,并为剩余 1 组生成预测值(总共 5 轮建模和测试)。最终的模型是使用完整数据集的过程获得的,但 ROC 曲线下面积和其他模型性能是基于 k 个不同分割组的预测值和观测值估计获得的,k 个不同分割组一起构成了完整的样本。如此估计的模型性能应该比基于整个样本获得的过于乐观的估计更接近真实。

分割样本和 K 折交叉验证都应该被视为内部验证(internal validation),因为它们使用相同的总体研究样本来验证关于模型性能的估计[25]。为了阐明模型的外部真实性,要确定预测规则在不同时间、不同场景或不同人群中的表现同样重要,即"前瞻性或外部验证"。许多临床预测模型在这个阶段都失败了。

---

1 译者注。

■ 检验结果对临床决策影响的研究

检验可能是准确的，但如果疾病非常罕见，检验可能很少出现阳性结果以致于检验几乎是不值得开展的。其他一些检验可能不会影响临床决策，因为它们不能提供超出已知背景（如病史和体格检查）的新信息。这部分的研究设计旨在阐述诊断试验的收益（yield）及其对临床决策的影响（effects on clinical decisions）。

诊断收益研究

诊断收益研究关注以下问题：

● 针对一种特定指征的检验，检验结果异常的频率是多少？

● 可以根据检验时获得的其他信息来预测异常结果吗？

● 异常检验结果会导致临床医生对进一步评估或治疗做出不同的决策吗？

诊断收益研究旨在估计具有某种特定指征的患者接受检验后呈阳性结果的比例。但是，一项检验结果常常为阳性并不足以支持应该实施该项检验。事实上，它的意思可能恰恰相反！例如，Tarnoki 等[26]对 22 名健康成年志愿者（18 名男性，年龄 47±9 岁，"主要是经理、律师、会计师、首席执行官和公司董事"）进行了全身磁共振成像。他们报告说："偶然发现在泌尿科医生（17 个病变）、风湿科医生（15 个病变）、内科医生（13 个病变）、耳鼻喉科医生（6 个病变）、胸肺科医生（6 个病变）、外科医生（5 个病变）、妇科医生（4 个病变）和皮肤科医生（1 个病变）那里得到诊断检查。"这是一个相当大的诊断收益：总共有 67 个病变需要进一步评估，每个患者（想必有充足的医疗保险）平均有＞3 处的病变。

另一方面，诊断收益研究显示几乎总是阴性的检验，可能足以质疑其在该适应证诊断中的应用。例如，Siegel 等[27]对腹泻住院患者的粪便培养收益进行研究。尽管不是所有腹泻患者均接受粪便培养，但是假设那些接受了粪便培养的患者（如果一定要这么做的话），比那些没有接受粪便培养的患者更有可能出现阳性培养结果似乎是合理的。总体来看，1 964 份粪便培养中仅有 40 例（2％）为阳性，而 997 例住院超过 3 天的患者中没有一例阳性结果。作者得出结论认为对于住院超过 3 天的腹泻患者进行粪便培养几乎没有价值，因为粪便培养结果阴性不可能影响他们的治疗。最近，对 22 种胃肠道病原体的分子诊断测试[28]证实，针对住院≥3 天的患者进行粪便病原体诊断的诊断收益是很低的。

临床决策开展前 /后的研究

这些设计直接关注的是检验结果对临床决策的影响。设计通常针对临床医生在获得诊断试验结果之前和之后的行为（或者说他们将要采取的措施）进行比较。例如，Lam 等[29]前瞻性地研究了床旁即时超声（point-of-care ultrasound，POCUS）对儿童急诊科治疗决策的影响，涉及 209 例儿童急诊科皮肤和软组织感染患者。他们发现，床旁即时超声改变了近 1/4 的患者的最初治疗计划。

当然（如后讨论所述），改变临床决策并不能保证患者获益，而且有些改变的决策可能是有害的。当疾病自然史和治疗效果明确或者可获得结局数据时，旨在揭示决策效果的研究才是最有用的。在刚刚描述的研究中，研究者将接受床旁即时超声儿童与 90 位有相似病变和共存病但未接受床旁即时超声的儿童的结局进行比较。他们没有发现 7 天内治疗失败，其他结果也均未发现差异[29]。

■ 检验的可行性、成本和风险研究

临床研究的另一个重要领域涉及诊断试验的适用性。例如，如果你寄给患者一个粪便隐血检验试剂盒，能寄回有效粪便样本的人所占比例是多少？针对低剂量计算机断层（CT）扫描筛查肺癌结果异常的人进行随访，需要做哪些额外的检查，以及它们导致并发症的频率有多高？胎儿超声扫描的假阳性结果会如何影响胎儿母亲？接受结肠镜检查的人发生结肠穿孔的比例有多大？

设计

针对检验可行性、成本和（短期）风险的研究通常是描述性的：其目标旨在估计事情发生的频率及其不良影响程度，而不是研究以上问题是否是检验所导致的。由于开展检验的人或机构，以及接受检验的患者常常不同，因此抽样方案是非常重要的。

最直接的选择是研究每个接受检测的人，就像研究家庭粪便潜血检测试剂盒一样。或者，对于一些问题，研究可能只包括那些阳性或假阳性结果的人。例如，Viaux-Savelon 等[30]研究了 19 名在胎儿超声扫描中有假阳性"软标记"的婴儿的母亲，这些发现如肠回声或颈透明，可能使严重畸形的风险升高，但通常被证明是假预警。他们发现，与匹配的对照组相比，假阳性扫描结果的女性发生有临床意义的焦虑和抑郁的风险要高得多，甚至持续到健康婴儿出生后 2 个月。

不仅假阳性结果可以产生不良反应（adverse effects），检验本身也可以产生不良反应。例如，Thulin 等[31]基于瑞典 593 308 例结肠镜检查病例研究肠穿孔的风险。他们发现，各个县的肠穿孔发生率为 2～28 例/10 000 例结肠镜检查，不同县之间的风险相差约 14 倍。

不良反应有时是延迟的（如放射检查引起的癌症），在这种情况下，检查与结局之间的联系可能不太明显，这将在下一节（检验对结局影响的研究）讨论。

分析

通常可以用简单的描述性统计来总结这些研究结果，如平均值和标准差、中位数、全距以及频率分布。二分类变量，如不良反应是否发生，可以总结为比例及其 95% 置信区间。例如，在前面提到的瑞典结肠镜检查研究中，最低的穿孔风险是 3/15 908（2/10 000，95% CI 为 0.4～6/10 000），最高为 37/13 732（28/10 000，95% CI 为 19～38/10 000）[1]。

---

1   作者没有计算这些置信区间，但他们提供了分子和分母，所以也很容易计算。在 sample-size. net 网站上有一个计算构成比置信区间的计算器。

■ 检验对结局影响的研究

决定医学检验价值的最好方法是判断接受检验的患者相对于未接受检验的患者是否有更好的临床结局（如生存期更长或有更好的生活质量）。随机对照试验是做出以上判断的理想设计类型，但针对诊断试验的随机试验很难实施。因此，通常基于观察性研究来估计检验的价值。有时，开展规范的决策分析（或成本-效果分析，如果成本是研究所关注的问题）是有用的，允许研究者综合不同来源的信息（例如，不同设计类型的观察性研究）来预测对检验对结局的净影响，并认真考虑潜在的权衡。在任何情况下，本节描述的设计与本书其他地方讨论的设计之间的关键区别是，本节的预测变量是实施检验，而不是治疗、风险因素或检验结果。

结局选择

检验本身不可能对患者健康产生直接获益。除非检验结果可以使患者获得能使患者获益的有效预防或治疗干预[32]。因此，检验结局研究的一个重要条件是实际研究的预测变量不仅仅是一项检验（如粪便潜血试验），而且还包括检验之后的所有医疗照顾（如结肠镜检查、手术等）。

此类研究的结局变量应该包括发病率或死亡率的测量，而不仅仅是疾病的诊断或分期。例如，显示接受前列腺癌筛查的男性中处于早期癌症的比例更高，并不能确定筛检的价值：许多所谓的癌症如果没有被发现，就不会造成任何问题，我们称之为**过度诊断**（overdiagnosis）[33-34]。

测量的结局也应当包括检验和治疗可能导致的合理的不良反应，如检验导致的心理和医学效应。例如，研究前列腺特异抗原筛查对前列腺癌的价值，除了包括肿瘤相关的发病率和死亡率之外，还应包括治疗相关的阳痿或尿失禁。当接受检验的人超过预期获益的人数时（事实通常如此），在未患病人群中，即使发生轻微的不良结局也可能是重要的，因为它们将会更频繁地发生在患病人群中。尽管阴性检验结果可能使一些患者放心和舒服[35]，但对于其他人产生的影响，如由于阳性或假阳性结果导致的心理效应、保险损失，以及预防性治疗或手术产生的麻烦的（但非致命的）副作用，可能会多于不常见的获益[33]。

观察性研究

观察性研究相较于临床试验，通常实施起来更为快速、简易且花费少。然而，它们也存在重要的缺点，尤其是因为接受检验的患者与未接受检验者相比在一些重要方面趋于不同，而这些差异可能与疾病风险或其预后有关。例如，因为自愿接受检验或治疗的人倾向于比一般人更健康，所以获得检验的人发生不良健康结局的风险相对较低。另一方面，接受检验的人可能有相对较高的风险，因为发生某种指征的患者更可能接受检验，这些指征导致他们或其医生去关注某种疾病，这也是检验研究中存在的指示混杂（confounding by indication）案例（第 10 章）。

针对检验的观察性研究存在另一个问题，在于应对阳性结果做出的照护改变可能缺乏标准和文件记录。如果一项检验不能在特定环境下改善结局，可能是因为对异常结果的随访较差，或因为患者不能依从计划的干预，抑或是因为该研究采用的特定干预是由并不擅长的人员实施的。

正如第 10 章所讨论的，在设计和评估针对检验的观察性研究时，考虑目标临床试验是有帮助的。在这样的试验中，应从检验时间（或在对照组中不开展检验）开始测量结局，并随访所有患者，而不仅仅是随访那些被诊断患有疾病的患者。

临床试验

临床试验是评估诊断试验获益的最严谨设计，即将研究参与者随机分配到接受或不接受医学检验组，基于医学检验结果指导后续疾病管理。可针对两组患者测量一系列结局并进行比较。随机试验可最小化或消除混杂和选择偏倚，对检验和干预过程的标准化则可保证其他研究者能重复研究结果。

遗憾的是，针对诊断试验的随机试验通常是不可行的，尤其是那些已经在使用的诊断试验。对于可能应用于大量表观健康人群的检验，如新的筛检试验，随机试验通常更具可行性与重要性。

随机试验中拒绝应用有潜在价值的检验，可能带来伦理问题（ethical issues）。将伦理顾虑最小化的一种方法是将部分研究参与者随机分配到干预组，在此干预组中会增加使用检验的机会，比如频繁使用明信片提醒研究参与者并协助其确定日程安排，而不是将研究参与者随机分配至要或不要做检验。主要分析仍然需要遵循"意向性治疗"原则，即必须将随机分配到干预组（鼓励研究参与者做检验）的整组研究参与者与对照组全部进行比较。然而，"意向性治疗"原则倾向于产生保守偏倚（conservative bias）：人们观察到基于检验实施干预所产生的效力会低估检验的实际效力，因为对照组的一些研究参与者会接受检验，而干预组的一些研究参与者则未接受检验[1]。

分析

评估检验对结局产生效应的研究，适用于特定设计，如病例对照研究比值比，以及队列研究或临床试验的风险比、危险比和风险度差异均适用于此类研究的分析。将检验过程的结果设计到一个队列或临床试验的结果中（如每 1 000 名患者中），并列出开展检验组和未开展检验组（在队列研究中）或治疗组（在随机试验中）的初始检验、后续检验、治疗人数、治疗副作用、费用和死亡人数等。

决策分析

估计接受检验对结局影响的另一种方法是决策分析，借助决策分析，研究者可以模拟检验对后续决策的影响[36]。决策分析模型通常基于各种假设（这些假设或多或少是基于证据建立的），整合多项信息来源的结果来模拟随机试验的结果。成本-效益

---

[1]　可以在次要分析时关注这一问题，包括两组接受检验的率，并假设两组间结局差异是由于检验率不同所导致的。然后，可以使用工具变量方法对检验的实际获益（干预的结果）进行算术估计，其中工具是指随机分配的旨在鼓励接受检验的干预措施。

模型和成本-效果模型整合了成本信息和价值的过程估算（如每改善一个单位健康水平所需成本）。例如，当研究人员将测量冠状动脉钙以提高他汀治疗的达标率这一决策的潜在获益与检测的直接危害、不必要的随访检验导致的间接危害，以及成本进行比较时，他们发现，只有他汀治疗昂贵或会显著降低生活质量时，冠状动脉钙筛查才具有成本-效益[37]。

■ 诊断试验研究设计或分析的陷阱

与其他类型的临床研究类似，诊断试验研究在设计上的折衷可能会威胁结果的真实性，而分析的错误则可能妨碍对结果的解释。下文将概述最常的陷阱及其严重性，以及如何避免其发生的步骤。

样本量不足

当疾病或结局罕见时，评估一项检验可能需要大量的研究参与者。例如，许多实验室检验并不贵，即使做检验的人中仅有 1% 或更少的人获益，也是值得做的，尤其是其能诊断可治愈的研究疾病时。例如，Sheline 和 Kehr[38] 对常规入院实验室化验进行评估，包括由性病研究实验室（Venereal Disease Research Laboratory，VDRL）的梅毒检验，在 252 名精神病患者中，实验室化验确认了 1 名之前从未被怀疑的梅毒患者。如果该患者的精神症状确实是由于梅毒感染所致，很难说在性病研究实验室花 3 186 美元来诊断梅毒是不值得的。但是，如果疑似梅毒感染人群中真正的感染率接近本研究中的 0.4%，那么这个样本量很难轻易发现病例。

不恰当排除

当计算比例时，仅从分子排除患者，而不在分母中将相似患者排除是不恰当的。例如，针对在急诊科就诊的新发癫痫患者开展常规实验室化验的研究中[39]，136 例患者中有 11 例（8%）的癫痫发作原因与可纠正的实验室异常（如低血糖）有关。然而，11 例患者中有 9 例的异常是基于病史或体格检查发现其可疑的。因此作者报告 136 例中仅有 2 例（1.5%）存在疑似异常。但是，如果从分子中排除所有疑似异常患者，那么也应该从分母中将相似患者排除。

放弃处于临界或无法解释的结果

有时，一项检验可能根本无法给出结果，比如试剂失效、检验标本变质，或检验结果落在非阳非阴的灰色地带。我们不应该忽略这些问题，但如何处理则取决于特定的研究问题和研究设计。在昂贵或不易开展的检验研究中，失败的检验尝试显然也是重要的结果。针对"无法诊断的"的影像学研究患者，或检验结果落于临界区域的患者，需要按特殊的检验结果进行计数，将二分检验结果（阳性、阴性）转换为有序的检验结果，如阳性、不确定和阴性。然后可以绘制 ROC 曲线，并计算"不确定结果"，和阳性和阴性结果的似然比。

部分证实偏倚：单一金标准的选择性应用

医学检验研究的常用抽样策略是只选择那些为诊断疾病而接受医学检验，同时接受金标准诊断的人。然而，如果基于拟研究的检验来决定谁接受金标准，则会产生一个问题。例如，以评价尿液分析诊断尿路感染的准确性研究为例，该研究针对排尿疼痛儿童，采用尿培养阳性为金标准诊断尿路感染。如果尿液分析阳性的患者更有可能进行尿培养，那么尿液分析结果为阴性的患者在研究中的代表性则会不足。从而导致假阴性（因此灵敏度升高）和真阴性（从而降低特异度）降低。通过制定金标准应用的严格标准（不包括化验或正在开展研究的发现）可以避免**部分证实偏倚**（partial verification bias）。如果这么做不现实，采用基于检验结果的抽样，即对所有检验结果阳性患者和检验结果阴性患者的一个随机样本进行金标准诊断，就有可能估计并校正部分证实偏倚。

差异性验证偏倚：对于检验阳性和阴性的患者采用不同的金标准

对进行尿液分析的每一个人实施尿培养并不困难，但如果金标准是比尿培养更昂贵的检查，或者是有创检查，那么对指示检验结果为阴性的所有人开展金标准检验可能是不可行或不符合伦理的。我们在本章关于诊断试验准确性研究的结局变量部分曾提到过这一问题，当时我们意识到，尽管乳腺 X 线检查阳性的人适合进行乳腺癌活检，但将这个金标准应用于乳腺 X 线检查阴性的人并不合适。相反，对于那些乳腺 X 线检查呈阴性的人，将其在第二年随访中诊断的乳腺癌作为金标准[8]。

然而，这可能导致**差异性验证偏倚**（differential verification bias），也称为双重金标准偏倚[2,40]。只要对阳性和阴性检验结果的患者采用不同的金标准（假设这两种金标准并不总是得出相关的结果），差异性验证偏倚就会发生。例如，让我们假设过度诊断的 Olga 有一个乳腺病变，如果她做了活组织检查，就会被诊断为乳腺癌；但如果她没有做，就不会有任何问题。如果 Olga 的乳腺 X 线检查呈阳性，她就会做活组织检查，结果就会呈阳性，看起来乳腺 X 线检查的结果是正确的。如果 Olga 的乳腺 X 线检查呈阴性，她明年就不会被诊断出乳腺癌，她的随访结果也会呈阴性，这样一来，似乎乳腺 X 线检查的结果也是正确的。对于自发恢复或极其惰性的病变，如果使用乳腺 X 线指导金标准的选择，它永远不会错！

避免差异性验证偏倚，可以对每一个人采用相同的金标准或采用基于检验结果的抽样，即对所有检测结果阳性的患者和检验结果阴性患者的一个随机样本应用金标准诊断。当上述设计均不可行时，研究者应该尽力估计过度诊断的可能性和意义，以及疾病自愈的可能性。例如，基于时间趋势来判断是否存在过度诊断，即诊断检查增加的同时，死亡率并未发生变化[41]，或尸检报告显示存在较高比例的之前未诊断和无症状的病理改变[42]。

■ 小结

1. 医学检验是否有用可以通过设计来评价，这些设计阐述了一系列日渐迫切的问题

（表 13.1）。

2. 应该在具有适合研究问题的疾病和未患病谱（spectrum of disease and nondisease appropriate for the research question）患者中研究诊断性检验，从而反映检验在临床实践中的预期使用。

3. 如果可能，研究者应该对参与检验结果解释和确定金标准结果的人设盲（blind those interpreting the test results and determining the gold standard），防止他们了解患者的其他信息。

4. 检验的可重复性测量（measuring），包括观察者内和观察者间变异（intra- and inter-observer variability），通常是评估一项检验的首要步骤。

5. 检验准确度（accuracy）研究需要采用金标准（gold standard）来确定患者是否发生，所研究的疾病或结局。

6. 诊断试验准确性研究的结果可以概括使用灵敏度、特异度、预测值、ROC 曲线和似然比及其置信区间（sensitivity，specificity，predictive value，ROC curves，and LRs and their CIs）来评估。

7. 预后试验的研究结果可以使用风险比（risk ratios）、风险比（hazard ratios）和风险差异及其置信区间，以及 ROC 曲线（ROC curves）和校准图（calibration plots）来评估。

8. 开发新的*临床预测模型*（clinical prediction models）的研究容易发生过度拟合和缺乏可外推性等问题，需要在单独的样本中*验证*（validated）新规则。

9. 最严谨的诊断试验效用研究设计是临床试验（clinical trial），即将参与者随机分配到接受或不接受检验（randomized to receive the test or not）组，随后观察死亡率（mortality）、并发症发生率（morbidity）、成本（cost）和生活质量（quality of life）等结局。

10. 如果临床试验不符合伦理或不可行，采用观察性研究（observational studies）和决策分析（decision）和基于获益（benefits）、危害（harms）和费用（costs）的成本-效果分析（cost-effectiveness analyses），并适当关注可能的偏倚，可能是有帮助的。

参考文献

1. Limmathurotsakul D, Turner EL, Wuthiekanun V, et al. Fool's gold: why imperfect reference tests are undermining the evaluation of novel diagnostics: a reevaluation of 5 diagnostic tests for leptospirosis. *Clin Infect Dis.* 2012;55(3):322-331.

2. Newman T, Kohn M. *Evidence-Based Diagnosis: An Introduction to Clinical Epidemiology.* 2nd ed. Cambridge University Press; 2020:89-91.

3. Bland JM, Altman DG. Statistical methods for assessing agreement between two methods of clinical measurement. *Lancet.* 1986;1(8476):307-310.

4. Newman T, Kohn M. *Evidence-Based Diagnosis: An Introduction to Clinical Epidemiology.* 2nd ed. Cambridge University Press; 2020:110-137.

5. Tokuda Y, Miyasato H, Stein GH, Kishaba T. The degree of chills for risk of bacteremia in acute febrile illness. *Am J Med.* 2005;118(12):1417.

6. Sawaya GF, Washington AE. Cervical cancer screening: which techniques should be used and why? *Clin Obstet Gynecol.* 1999;42(4):922-938.

7. Bjornevik K, Munger KL, Cortese M, et al. Serum neurofilament light chain levels in patients with presymptomatic multiple sclerosis. *JAMA Neurol.* 2020;77(1):58-64.

8. Smith-Bindman R, Chu P, Miglioretti DL, et al. Physician predictors of mammographic accuracy. *J Natl Cancer Inst.* 2005;97(5):358-367.

9. Rocker G, Cook D, Sjokvist P, et al. Clinician predictions of intensive care unit mortality. *Crit Care Med.* 2004;32(5):1149-1154.

10. Newman TB, Puopolo KM, Wi S, Draper D, Escobar GJ. Interpreting complete blood counts soon after birth in newborns at risk for sepsis. *Pediatrics.* 2010;126(5):903-909.

11. Newman T, Kohn M. *Evidence-Based Diagnosis: An Introduction to Clinical Epidemiology.* 2nd ed. Cambridge University Press; 2020:16-22.

12. Newman T, Kohn M. *Evidence-Based Diagnosis: An Introduction to Clinical Epidemiology.* 2nd ed. Cambridge University Press; 2020:144-167.

13. Moons KG, Altman DG, Reitsma JB, et al. Transparent reporting of a multivariable prediction model for Individual Prognosis or Diagnosis (TRIPOD): explanation and elaboration. *Ann Intern Med.* 2015;162(1):W1-W73.

14. Moons KGM, Wolff RF, Riley RD, et al. PROBAST: a tool to assess risk of bias and applicability of prediction model studies: explanation and elaboration. *Ann Intern Med.* 2019;170(1):W1-W33.

15. Food and Drug Administration. *Software as a Medical Device* (SaMD). https://www.fda.gov/medical-devices/digital-health-center-excellence/software-medical-device-samd

16. Goff DC Jr, Lloyd-Jones DM, Bennett G, et al. 2013 ACC/AHA guideline on the assessment of cardiovascular risk: a report of the American College of Cardiology/American Heart Association Task Force on Practice Guidelines. *Circulation.* 2014;129(25 Suppl 2):S49-S73.

17. Grady D, Berkowitz SA. Why is a good clinical prediction rule so hard to find? *Arch Intern Med.* 2011;171(19):1701-1702.

18. Puopolo KM, Draper D, Wi S, et al. Estimating the probability of neonatal early-onset infection on the basis of maternal risk factors. *Pediatrics.* 2011;128(5):e1155-e1163.

19. Escobar GJ, Puopolo KM, Wi S, et al. Stratification of risk of early-onset sepsis in newborns ≥34 weeks' gestation. *Pediatrics.* 2014;133(1):30-36.

20. Kuzniewicz MW, Walsh EM, Li S, Fischer A, Escobar GJ. Development and implementation of an early-onset sepsis calculator to guide antibiotic management in late preterm and term neonates. *Jt Comm J Qual Patient Saf.* 2016;42(5):232-239.

21. Kuppermann N, Dayan PS, Levine DA, et al. A clinical prediction rule to identify febrile infants 60 days and younger at low risk for serious bacterial infections. *JAMA Pediatr.* 2019;173(4):342-351.

22. Newman T, Kohn M. *Evidence-Based Diagnosis: An Introduction to Clinical Epidemiology.* 2nd ed. Cambridge University Press; 2020:175-200.

23. Robinson WR, Renson A, Naimi AI. Teaching yourself about structural racism will improve your machine learning. *Biostatistics.* 2020;21(2):339-344.

24. Steyerberg EW, Bleeker SE, Moll HA, Grobbee DE, Moons KG. Internal and external validation of predictive models: a simulation study of bias and precision in small samples. *J Clin Epidemiol.* 2003;56(5):441-447.

25. Steyerberg EW, Harrell FE Jr. Prediction models need appropriate internal, internal-external, and external validation. *J Clin Epidemiol.* 2016;69:245-247.

26. Tarnoki DL, Tarnoki AD, Richter A, Karlinger K, Berczi V, Pickuth D. Clinical value of whole-body magnetic resonance imaging in health screening of general adult population. *Radiol Oncol.* 2015;49(1):10-16.

27. Siegel DL, Edelstein PH, Nachamkin I. Inappropriate testing for diarrheal diseases in the hospital. *JAMA.* 1990;263(7):979-982.

28. Hitchcock MM, Gomez CA, Banaei N. Low yield of FilmArray GI panel in hospitalized patients with diarrhea: an opportunity for diagnostic stewardship intervention. *J Clin Microbiol.* 2018;56(3).

29. Lam SHF, Sivitz A, Alade K, et al. Comparison of ultrasound guidance vs. clinical assessment alone for management of pediatric skin and soft tissue infections. *J Emerg Med.* 2018;55(5):693-701.

30. Viaux-Savelon S, Dommergues M, Rosenblum O, et al. Prenatal ultrasound screening: false positive soft markers may alter maternal representations and mother-infant interaction. *PLoS One.* 2012;7(1):e30935.

31. Thulin T, Hammar U, Ekbom A, Hultcrantz R, Forsberg AM. Perforations and bleeding in a population-based cohort of all registered colonoscopies in Sweden from 2001 to 2013. *United European Gastroenterol J.* 2019;7(1):130-137.

32. Zapka J, Taplin SH, Price RA, Cranos C, Yabroff R. Factors in quality care—the case of follow-up to abnormal cancer screening tests—problems in the steps and interfaces of care. *J Natl Cancer Inst Monogr.* 2010;2010(40):58-71.

33. Welch HG, Schwartz LM, Woloshin S. *Overdiagnosed: Making People Sick in Pursuit of Health.* Beacon Press; 2011.

34. Esserman LJ, Thompson IM, Reid B, et al. Addressing overdiagnosis and overtreatment in cancer: a prescription for change. *Lancet Oncol.* 2014;15(6):e234-e242.

35. Detsky AS. A piece of my mind. Underestimating the value of reassurance. *JAMA.* 2012;307(10):1035-1036.

36. Pletcher MJ, Pignone M. Evaluating the clinical utility of a biomarker: a review of methods for estimating health impact. *Circulation.* 2011;123(10):1116-1124.

37. Pletcher MJ, Pignone M, Earnshaw S, et al. Using the coronary artery calcium score to guide statin therapy: a cost-effectiveness analysis. *Circ Cardiovasc Qual Outcomes.* 2014;7(2):276-284.

38. Sheline Y, Kehr C. Cost and utility of routine admission laboratory testing for psychiatric inpatients. *Gen Hosp Psychiatry.* 1990;12(5):329-334.

39. Turnbull TL, Vanden Hoek TL, Howes DS, Eisner RF. Utility of laboratory studies in the emergency department patient with a new-onset seizure. *Ann Emerg Med.* 1990;19(4):373-377.
40. Kohn MA, Carpenter CR, Newman TB. Understanding the direction of bias in studies of diagnostic test accuracy. *Acad Emerg Med.* 2013;20:1194-1206.
41. Welch HG, Kramer BS, Black WC. Epidemiologic signatures in cancer. *N Engl J Med.* 2019;381(14):1378-1386.
42. Bell KJ, Del Mar C, Wright G, Dickinson J, Glasziou P. Prevalence of incidental prostate cancer: a systematic review of autopsy studies. *Int J Cancer.* 2015;137(7):1749-1757.

附录 13A
计算 Kappa 值测量观察者间一致性

以两个观察者在心脏检查中听诊 S4 奔马律心音（表 13A.1）为例。他们将其听诊结果记录为有或无。观察者间一致性最简单的测量指标是两者间观察一致的结果所占比例。这个比例的计算为将从左上角到右下角对角线的数字相加除以观察总人数。在本例的 100 名患者中，两名观察者均听到奔马律的为 10 名，两人都未听到的为 75 名，因此一致率为 (10＋75)/100＝85%。

表 13A.1　S4 奔马律的观察者间一致率

	观察者 1 听到奔马律	观察者 1 未听到奔马律	观察者 2 合计
观察者 2 听到奔马律	10	5	15
观察者 2 未听到奔马律	10	75	85
观察者 1 合计	20	80	100

当观察结局在各类间不是均匀分布时（如在二分类检验结果中"异常"所占比例远离 50%），或有两种以上分类时，有时使用另一种测量观察者间一致率的方法，称为 $kappa$ 值（κ）。在观察到"边缘值"（marginal valnes，即行和列的总计）的前提下，$kappa$ 值仅测量除外偶然性导致的预期一致性程度。$Kappa$ 取值范围从 −1（完全不一致）到 1（完全一致）。$Kappa$ 值为 0 表示一致性大小与行和列的期望一致性完全相同。κ 的估计为：

$$\kappa = \frac{观察一致率（\%）－期望一致率（\%）}{100\%－期望一致率（\%）}$$

每个单元格的"期望"比例是该单元行的比例（即该行合计数除以总样本数）乘以该单元列的比例（即该列合计数除以总样本数）。将表格对角线的单元格中各期望比例相加，即可得到观察者的期望一致率。

例如，表 13A.1 中两个观察者似乎做得很好：他们的判断有 (10＋75)/100＝85% 的情况一致。但他们与边缘总和的期望一致率是否吻合呢？仅由偶然性所致（给定观察到的边缘值），他们的一致率为 71%：(20%×15%)＋(80%×85%)＝71%。因为观察到的一致率为 85%，$kappa$ 值为 (85%−71%)/(100%−71%)＝0.48，虽然看起来还算不错，但比起 85% 的一致率，就低多了。

当有两种以上检验结果时，区别有序变量，即区分哪些本来是有序变量，哪些是名义变量，哪些不是有序变量或名义变量，非常重要。对于有序变量，如上计算 $kappa$ 值将无法获得数据的全部信息，因为它不能考虑相邻数据的部分效应。为了增加部分一致率的可信度，应该使用加权 $kappa$ 值（更详细讨论请参考 Newman 和 Kohn[1]）。

参考文献

1. Newman T, Kohn M. *Evidence-Based Diagnosis: An Introduction to Clinical Epidemiology*. 2nd ed. Cambridge University Press; 2020:110-137.

附录 13B
第 13 章练习题
医学检验的研究设计

1. 你有兴趣研究红细胞沉降率（ESR）在诊断腹痛女性是否患盆腔炎（PID）时的作用。

a. 为了回答以上问题，你需要召集两组患有和未患有 PID 的女性，那最好的抽样方法是什么？

b. 若使用 PID 的最终诊断作为金标准，并且参与诊断的人都了解患者的 ESR 检测结果，那么可能存在哪些偏倚？

c. 如果你发现 ESR≥20 mm/h 诊断 PID 的灵敏度为 90％，但特异度仅为 50％。另一方面，ESR≥50 mm/h 的灵敏度仅为 75％，但特异度为 85％。你应该用哪个截点值来定义 ESR 结果为异常？

2. 你有兴趣研究头颅 CT 扫描对急诊科颅脑损伤儿童的诊断收益。你使用放射科数据库，查找所有 18 岁以下、由急诊科预约的颅脑损伤 CT 扫描报告。然后检查所有 CT 扫描异常患者的急诊记录，以确定是否可以通过体格检查预测异常。

a. 在 200 次扫描中，20 次显示一处或多处异常。然而，你确定 20 名患者中有 10 名要么有局灶性神经症状，要么有精神状态改变。因为只有 10 名患者出现了无法从体检中预测到的异常扫描，所以你得出结论，在这种情况下，CT 扫描的"非预期"异常率仅为 10/200（5％）。这个结论有什么问题吗？

b. 将 CT 扫描"一处或多处异常"作为诊断收益研究的结局变量有什么问题吗？

c. 研究 CT 扫描对临床决策的影响，而不只是其诊断收益，将有什么优势？

3. 你现在希望研究局灶神经症状预测颅内损伤的灵敏度和特异度（由于这类损伤的样本量较小，于是将研究扩展到其他几个急诊科，以增加样本量）。当研究局灶性神经症状时，你会遇到一个问题，即有这些症状的儿童比没有的儿童更有可能进行 CT 扫描。请解释，在下列情形下，将如何影响局灶性神经症状预测颅内损伤的灵敏度和特异度，及其可能的原因是什么：

a. 只纳入做过 CT 扫描的儿童进入研究。

b. 纳入符合条件但未做 CT 扫描的颅内损伤儿童，假设如果他们在没有神经外科干预的情况下康复，即可认为没有发生颅内损伤。

临床研究中的定性方法

Daniel Dohan

蔡思雨　彭晓霞　译

在临床实践和研究的某些领域，可靠的检测、调查或其他定量测量方法尚不可能、无法实施，或未被开发时，访谈、**焦点小组**（focus groups），以及其他定性方法可以提供相关信息。它们还基于社会和背景的丰富性角度，为临床世界的复杂现实提供了一个整体视角——这是定量资料无法实现的一种特定**解释**（interpretation）方式。定性方法已被用于研究具有社会敏感性或被污名化的疾病或健康状况，包括在研究中代表性不足的弱势人口或群体，以及将研究产生证据转化为日常实践的混乱现实中[1-3]。

虽然定性研究使用常见的程序，如提出**开放式问题**（open-ended question）和观察临床互动，但其在健康相关研究中仍存在争议[4-5]。本章阐述了定性研究的假设、定性研究与定量研究的不同之处，并举例说明定性研究的用处，还讨论了定性研究在设计、实施和推广中的实际问题。

■ 什么是定性研究？

定性研究提供了对经验、意义，以及文化的见解，而不使用定量测量、预先设计的检验或封闭式调查。相反，研究人员与研究参与者一起收集数据，然后针对他们的叙述性回答给予解释。以下 3 个例子说明了研究人员是如何参与和塑造定性研究的。

例 14.1　试验知识：探索肿瘤患者对临床试验的了解

民族志（ethnography）是一种定性的社会科学研究方法，用于记录一个群体、团队、组织或社区的社会互动和行为。该研究方法通过收集定性资料来提供针对文化的详细、全面分析[6]。例如，一项民族志研究通过对 78 名肿瘤晚期患者进行深入访谈，探索肿瘤学家如何在临床研究的早期阶段招募患者[7]。研究团队首先观察肿瘤门诊的医患沟通，并与招募患者的临床医生交谈。研究小组了解到，早在临床医生要求患者签署同意书之前，非正式的试验招募就已经开始了。肿瘤学家报告说，他们甚至在讨论研究参与之前就已经考虑过谁会是一个"优秀的研究患者"[8]。这就引出了几个问题，比如患者是否意识到了这一点，以及他们在被要求参与研究之前对临床试验了解多少。

为了探讨这一话题，研究者制定了一套访谈方案。为了避免患者的回答产生偏倚，如果患者不提及参与试验的话题，访谈人员则不可以讨论这一话题。大多数患者在第一次访视时提起了参与试验。许多人描述了自己在疾病早期阶段参与研究的经历。一些患者表现得热衷于这些过去的经历，并期待参加未来的研究。另一些人则有更复杂的感受，或担心他们可能没有资格参加研究。研究小组还发现，患者自认为对试验的了解程度与其知识的准确度之间往往并不匹配。熟悉甚至掌握肿瘤学的专业用语并不等同于对临床试验有实质性的了解。

这些发现提醒人们，患者所说的和他们所理解的之间存在差异。患者可能会努力表现出知识渊博的样子，可能会让自己看起来像是适合参加临床试验的"优秀研究患者"。但只看表面价值可能会对患者和临床试验过程造成损害。

例 14.2　中止执行医疗之家：解释新的护理服务模式为什么被取消

关键人物访谈是一种定性研究方法，用于了解专家的见解和观点。这类访谈通常是开放式的，采用半结构化形式：访谈者就预先设定的话题构建自己的问题，并决定何时提出这些问题；受访者用自己的话回答。正如所有的定性研究那样，当有趣但非预期的议题出现时，访谈者可以自由地提出新问题去探讨。这种方法对于了解专家如何看待他们有深入了解的话题，以及探索领导者如何做出相应决策特别有价值。

对 38 位领导者、管理者、临床医生，以及工作人员的关键信息访谈有助于解释为什么一个大型医疗集团放弃了一项新的政策倡议，即以病人为中心的医疗之家[9]。对于政策制定者来说，他们的决定引发了一个令人担忧的问题：为什么医疗之家倡议没有实现其目的，即鼓励、激励，并支持以患者为中心的照护？

很明显，在组织内部，利益相关者从未将以病人为中心的照护与医疗之家政策联系起来。临床医生、领导者，以及工作人员认为，即使他们的医疗之家认证失效了，他们的医疗实践仍致力于实施以病人为中心的照护。在组织内部，一组管理人员负责确保以病人为中心的照护，而另一组管理人员负责获得正式的医疗之家认证。高级临床医生和领导者认为，以病人为中心的照护仍然是该组织的优先事项，但致力于获得认证的管理者却没有将他们的工作与这一核心目标联系起来。相反，他们认为该组织之所以寻求医疗之家认证是因为大型雇主集团激励他们去获得认证。当需要重新认证时，激励已经废除，所以管理者优先考虑了其他工作，导致认证失效。政策制定者有理由担心：医疗之家政策在组织内部从未获得认可。但未能更新认证并不表明该组织已偏离以病人为中心的初级保健这一优先次序。

例 14.3　EngageUC：不同社区对生物银行研究观点的比较

定性研究人员召集了一个由 4～10 人组成的焦点小组，测试社区就某一主题的关注热度。小组成员回答主持人提出的一系列问题（通常有两位主持人———一位保持沟通的连续性；另一位关注小组成员互动的非语言层面，以确保听到所有的声音）。当加州大学（UC）想要扩大其研究生物银行，使其包括加州更加多样化的人口时，他们召集了该州北部和南部的社区成员开展焦点小组，以评估他们的观点并征求他们的建议[10]。

该项目的目标是为加州大学找到途径来更好地响应该州人口的需求。总共有 51 名社区成员参加了焦点小组（他们是从数十个具有不同种族/民族历史和传统的社区中挑选出来的，代表了加州的人口多样性），采用英语和西班牙语进行访谈。生物银行专家向受访者介绍了生物银行操作的技术性问题，经验丰富的主持人则指导社区成员进行讨论。

虽然一次采访一群人似乎比采访一个人的效率更高，但焦点小组有其自身的复杂性，包括研究团队需要多次出行并为受访者提供交通、餐饮和补偿金等后勤保障。团队还必须解决记录、转录、翻译和分析大量定性数据所需要的技术问题。在最后一天，受访者被要求为 UC 生物银行的领导者提出建议并投票表决。23 项建议最终达成共识，另有 24 项获得支持但未能达成共识。

对于研究团队和加州大学生物银行的领导者而言，焦点小组深入了解了加州人是如何看待加州大学和加州致力的生物银行这项研究工作的。形形色色的非专业人员在一些重要领域达成共识：提供更广泛的生物银行宣教，大力支持免费的信息和数据共享，希望对更多的研究人员进行监督和问责，并倾向于为向生物银行提供样本的患者建立一种同意程序，在该程序尚未成为法律规定之前。

这些案例突出了定性方法在临床研究中的一些核心特征。在每一项研究中，不是随机选择研究受访者，而是采用**目的性选择**（purposeful selection）。研究团队与受访者密切合作收集数据，在肿瘤研究中甚至为每位受访者量身定制相关问题。医疗之家研究最初关注的是该政策的实施情况，随着数据收集方案被更改为要获得人们对这一政策实施的新见解时，该研究变成了对医疗之家被中止的原因研究。EngageUC 研究则试图挖掘受访者的日常观点，以了解加州不同社区对生物银行的看法。

定性研究的核心特征引发了一些棘手的问题：当研究者在研究中扮演如此亲密的角色时，如何保证研究不出现偏倚？用开放式问题提问的研究者可以像封闭式调查那样做到不偏不倚吗？对叙述性回答的解读怎能与临床测试的解读有可比性？

为了解决这些问题，定性研究人员首先要明确这种研究方法适用于回答哪些类型的问题[11]。一些定性研究人员追求客观、无偏倚的方法，就像大多数医学研究一样，采用实证主义研究范式。实证主义者相信宇宙是由科学能够确证的客观规律所支配的。实证主义研究项目试图使用精确、无偏的测量来解决假设驱动的问题。回答这些问题允许科学家去确证普遍规律。鉴于实证主义研究强调精确测量和假设检验，很少有定性研究人员采用这一范式。

一些定性研究人员认为宇宙受客观规律支配，但不相信科学可以确切地证实这些规律。后实证主义则认为科学，就像任何人类活动一样，是在特定的社会背景下进行的。因此，实证主义者声称的无偏倚测量必须受到质疑。后实证主义者认为，研究可以让我们更准确地理解世界，但假设驱动的设计并不是实现这一目标的唯一有用方式。后实证主义项目力求以客观态度无偏倚回答研究问题，同时认识到他们对研究发现的理解始终围绕着研究背景。

定性研究中的其他研究范式甚至更强调背景的重要性，甚至质疑研究是否应该聚焦于一系列普遍规律的发现。建构主义认为，个人和群体社会性地构建了客观现实的不同版本，而批判性理论研究则聚焦于客观现实的本质如何反映社会中的权力关系[12]。

在每一种范式中，定性研究都可以使用**演绎**（deduction）（研究假设规定了测量方法）和**归纳**（induction）（基于观察形成假设）的逻辑。定性研究经常基于研究过程中出现的数据来凝练新的想法和假设，甚至可以改变研究问题、方案，以及场所。定性研究不是试图用数字来定义变量，而是要提供丰富的描述，通常基于叙述性报告。定性研究的样本通常很小，取决于为了理解所研究的概念、议题，以及过程所必需的受访者数量。定性研究者有目的地选择样本并通过与受访者互动来收集数据，以实现研究的严谨性和可重复性。表 14.1 展示了定量研究和定性研究之间的重要差异。

表 14.1　定量研究与定性研究的比较

	定量研究	定性研究
研究焦点	（见第 2 章） 研究问题是预先建立的	研究问题可能会在研究过程中发生变化，甚至在研究过程中才被发现
研究参与者	（见第 3 章） 定义：定义谁适合参与研究的选择标准（纳入和排除） 抽样：目标人群的代表	设计灵活的纳入和排除标准保证研究的包容性，在研究期间可能发生改变 目的性抽样、滚雪球抽样，样本可能不具有代表性
设计	（见第 8～12 章） 横断面研究 队列研究 病例对照研究 随机临床试验	观察性 探索性 描述性 比较性
样本量计算	（见第 5～6 章） 根据估计的效应量及其变异程度，α 和 β	足以充分理解概念和过程
测量与数据	（见第 4 章） 采用标准化数据收集表格设置流程 结构化的问卷 体格检查 实验室/影像学检查 结果确定 预测变量和结局变量，以及协变量	灵活的、互动的现场笔记、录音或录像 人类学观察 深度访谈 焦点小组 手书/电子文档分析 数据收集场景和过程的备忘录
数据管理	（见第 19 章） 标准化数据库软件 编程 数据清洗	标准化数据格式 编码方案 编码数据
分析	预先计划的基于统计推断的假设检验	反复审查编码结果和备忘录以确定调查结果和反例

定性研究通过深入了解个体经历、组织动态和结构化健康决定因素的性质来推进临床研究。

● 个体层面，定性数据对于理解患者、照顾者和临床医生们如何经历疾病和照护是至关重要的。这些理解是产生以下想法的核心要素，即如何在不同或弱势群体中制定或解释健康、疾病和照护的量化措施。

● 组织层面，定性方法深入了解了医疗保健提供组织的复杂动态，这将帮助帮助临床研究人员实施改进医疗提供的策略。

● 社区参与的研究，定性方法捕捉那些受卫生服务和临床研究影响的人的观点。使用定性方法，临床研究人员可以了解社区成员健康如何反映文化和制度。这些见解可能会提高研究人员概念模型的有效性及其建立假设的合理性。他们还可以提出关于疾病病因和结局的想法，并提出调整健康促进干预措施的策略和方法（见第 15 章）。

定性研究的 3 种方法

区分 3 种定性研究类型的目标是有帮助的，每一种都需要些许不同的方法来研究设计和方法[13]。在定性研究背景下，这些术语相比它们在定量研究中的含义有着特定的意义。

探索性研究（exploratory study）：所有定性研究项目都在一定程度上具有探索性，但探索性研究所涉及的主题是没有任何前期研究的主题。探索性研究侧重于描述新的图景。研究者知道从哪里开始——也许是一个令人困惑的临床发现，或者是一个很有前景的干预措施的意外失败——但他们无法预测他们可能会发现什么。由于不确定他们的探索将把他们带向何方，研究方案充其量是试探性的；在研究过程中，研究方案将被修订、重新聚焦和扩展。对于一个未知的主题，不可能建立抽样框架，因此调查者依赖于滚雪球式数据收集（snowball data collection），这意味着他们需要请求研究参与者推荐其他参与者[14]。同样，研究也缺乏制定分析计划的基础，因此常常采用扎根理论（grounded theory），即一套归纳的数据分析方法来揭示新的理论和理解[15-16]。

描述性研究（descriptive study）：此类研究又迈进了一步。有足够的知识来聚焦于调查的特定领域，但还不足以提出一个全面的研究方案。当研究者希望将研究工具或方案用到新的目标人群时，这是一种常用的方法。研究者可能知道工具在一组参与者中的表现，并需要探索这些相同的经验和理解是否适用于社会或文化明显不同的群体。

比较性研究（comparative study）：就其研究逻辑而言，比较研究与定量研究最为接近。精心设计的比较研究旨在阐明研究场所或参与者是如何相似，并识别重要差异。因此，此类研究涵盖了演绎的逻辑元素，即允许研究者在研究开始之前确定研究地点、数据收集流程和分析方法。然而，与定量研究的相似之处仅此而已。比较性定性研究不提出假设或检验假设；非数值型数据不允许进行统计学显著性检验。此外，研究者仍然对发现新的归纳性结果持开放态度，这些结果可以改变研究问题、方案或场所，这种灵活性在定量研究几乎是不可能的。

探索性、描述性和比较性研究方法的比较

探索性、描述性和比较性研究可用于解决临床研究、实施科学和社区参与研究中的问题（表 14.2）。

表 14.2   不同研究设计在临床研究、实施科学和社区参与研究中的研究问题示例

研究设计	临床研究	实施科学	社区参与研究
探索性	患者如何明白其健康状况或医疗经历？ （参见例 14.1 中关于试验的知识）	诊所在实施干预时是如何进行的？	社区成员认为健康状况的哪些方面最重要，为什么？
描述性	关于受试者如何完成一项工具来提高其真实性和可靠性，研究者需要了解哪些内容？	什么原因让组织决定中止一项受欢迎的项目 （参见例 14.2 医疗之家）	一个社区的健康问题在其他社区是如何得到理解和回应？
比较性	患者和组织文化如何结合从而形成养老院住户的决策？	组织动态如何支持（或破坏）一组类似门诊的成功实施？	关于如何改进不同社区间的卫生科学实践，达成了哪些共识？ （参见例 14.3 参与 UC）

探索性研究有共同的模式和感觉。他们经常使用建构主义研究范式。问题宽泛，且是开放式的，反映了该设计的描述性和探索性研究目标；他们不建议研究者寄希望于在研究概念中发现特定的关联，无论是否是因果关系。

描述性定性研究经常在新的目标人群中检验已有发现，或者评估基于某人群开发的研究工具如何被另一个人群所接受。描述性研究可能会探讨一个社区如何理解其他地区出现的健康问题。在实施科学中，描述性研究可能会评估在具有不同临床结局（例如糖尿病控制）诊所中的医患沟通。

比较性设计对于哪些组值得比较，以及这些组可能有何不同具有一定的预期。此类设计通常是理论驱动的，并采用目的性抽样，例如，定性研究对随机试验中干预组和对照组所选择参与者进行比较时。他们的发现有助于解释什么原因导致两组人群的行为模式、信念和结果存在差异。

定性方法与定量技术的比较

所有定性研究都聚焦于解释健康及医疗保健，例如患者如何决定接受特定治疗，临床如何应对循证实践的变化，或者为什么一个社区不成比例地遭受特定疾病的折磨。因为这些问题存在于日常生活中，定性研究人员观察性地研究这些问题，从而对定量研究结果进行补充。他们经常提供个体水平的数据，以帮助理解群体水平的研究结果。定性数据通常为定量研究提供有价值的补充，无论是以混合方法研究（包括定性和定量方法）方式，还是付出更大努力的独立探索。相对较小的定性研究数据库能提供一些启发，从而提高定量研究的真实性或使主体研究避免意外的陷阱。

■ 何时使用定性方法

定性数据可用于开发测量、解释复杂概念，以及探索新的思路。

开发新的测量方法或改进现有测量方法

定性方法可以有助于开发**封闭式问题**（closed-ended questions）。在研究的早期阶段，通过半结构访谈获得的定性数据可以确认潜在受访者所关心的议题。访谈和焦点小组可以帮助判断每个条目对不同受访者的适宜性，发现条目可能被误解的方式，并指导研究人员凝练最终的条目。它们还可以为定量结果的解释提供信息。例如，分析日常文化的民族志数据可以解释为什么干预会产生这样的结果。因为制定和改进措施需要建立在现有知识基础上，所以描述性设计通常是适宜的研究工具，研究者试图通过这种方式加深对某一现象的理解。

解释难以定量测量的复杂概念

定量测量有时不适合测量临床研究人员感兴趣的一些概念。这些难以测量的概念可体现在 3 个维度上：

- 个体层面，临床研究人员可能对研究参与者行为的意义感兴趣。例如，在患者决策的研究中，探索患者如何做出决策的定性数据比决策本身更有意义。
- 很难采用定量测量捕捉二元互动的细微差别，例如患者和服务提供者之间或患者和家庭照顾者之间的互动。定性数据，特别是从处于关系中的双方收集到观点时，便可以构成**三角互证**（triangulated），通常是二元动力学研究的良好信息来源。
- 复杂的系统，如门诊、社区或卫生服务提供机构，形成并保持他们各自的文化。人们认为**民族志**（ethnography）和其他定性测量方法是此类工作的金标准，因为此类方法能够捕捉文化的丰富性和微妙之处。

探索新的思路

定性方法可以发现临床医学的新视角，以一系列开创性研究为例，如《白衣男孩》（*Boys in white*，医学院如何让学生融入医生的角色）[17]、《死亡意识》（*Awareness of Dying*，患者、护理人员和临床医生如何应对医院中的死亡经历）[18] 和《宽恕与回忆》（*Forgive and Remember*，外科医生如何处理错误）[19]。的确，临床医生可以在患者护理过程中以及他们作为教育者和卫生系统领导人的角色中使用定性研究工具，如观察和记笔记，或者提出开放式问题，并探究应答的意义。这样的研究可以为患者、学生和同事的经历提供新的视角，从而提升他们开展研究的能力，增强研究的严谨性、可重复性和影响力。

■ 研究设计与问题的匹配

定量研究的大多数常规并没有体现在定性研究中，如随机化和盲法的价值、测量和校正混杂因素的必要性，以及估计样本量的重要性。在缺少类似指导方针的情况下，研究人员必须通过反思和预期的迭代过程来指导研究设计，需要反复思考的问题包括研究问题、研究场所和参与者的情况、结果的预期受众，以及如何展示研究成果。

　　探索性研究调查的是新的和未知的事物，所以它的设计需要关注新颖性为什么重要以及如何重要。从研究设计之初，从事探索性研究的研究者必须考虑其结果的受众。以一项假设性研究为例，该研究要探讨弱势群体中未得到满足的医疗保健需求。其受众可能是那些已经熟悉这个问题并理解其重要性的人。对于此类受众，探索性研究应该收集数据来发现新的问题，使用归纳逻辑来管理和分析数据。这项研究可能包括对一小群关键线人的深入访谈，并根据第一组访谈中发现的信息扩大到包括其他人的调查。研究人员可能会强调通过团队会议对数据进行集体审查，并制定数据分析**备忘录**（memo），即识别正在出现的研究主题并指导下一步数据收集的短文。

　　相同的研究问题可能需要采用不同的探索性设计，当研究旨在为后续研究提供初步数据，从而改变临床实践时，需要说服那些对小型定性研究持怀疑态度的从业者。针对此类受众的设计可能需要包含更多的参与者，即使这意味着从每个参与者那里只能获得较少的数据。开放式调查问题或结构化开放式访谈方案，以及严格的数据管理和分析方法，可能比对单个诊所进行深入民族志研究效果更好。

　　旨在为以前未研究的主题提供新视角的探索性研究必须侧重于获得进入访问地点和接触参与者的权限。研究者可能需要利用现有的关系来进行研究，研究设计则应说明随着研究的进行，研究者将如何招募更多参与者。探索性设计重视研究过程，包括如何做出停止数据收集的决定。通常情况下，探索性研究会受到后勤或资金的限制；在这种情况下，研究人员必须认识到这些限制，并说明如何在可及的时间内完成既定研究目标。在其他情况下，研究将继续进行，直到研究人员发现**主题（或数据）饱和**［thematic（or data）saturation］，粗略地说，这时再收集更多的数据也不会产生新的发现。

　　比较性设计必须收集足够的数据来支持不同现场或不同参与者的分析，同时还要注意如何获得足够的参与者。为了实现这一目标，研究人员需要一个目的性抽样策略，从一个概念模型开始，说明每个现场（或参与者小组）如何满足项目分析需求。根据该模型所描述的需求，研究人员可以反思每个现场的调查结果可能如何引导项目的调查结果，从而针对不同场景调整数据收集和分析策略。

　　例如，比较性研究的研究者可能希望收集定性数据来了解高质量诊所的诊疗过程（如糖尿病和高血压的控制）与低质量诊所有何不同，其最终目的是从高质量团队中汲取经验。基于质量的定量测量，研究者可以从每组中挑选一个诊所并开始收集数据。但是，如果发现质量测量并不是全面评估诊所运行整体质量的适合指标时该怎么办？也许高质量诊所服务于更具优势的患者，或者更精通于如何记录与质量相关的数据，而不一定在于他们提供的照护有多好。这些发现提示，研究人员在开始这项研究时采用了错误的概念模型。之前的探索性或描述性定性研究数据应该已经使他们意识到社会优势是如何混淆质量测量的，并提醒他们考虑诊所可能会与质量测量系统进行博弈。这一认识也应该指导他们选择更好的方式来选择照护程序确实存在差异的诊所，可能选择处于医疗保健系统不同类型的诊所，或具有不同领导结构的诊所。整合这些发现将完善他们的概念模型，获得研究发现，即更高效地实现他们的目标，识别那些从高质量诊所凝练出来的照护过程。

■ 收集数据

　　一旦确定采用定性研究设计，研究人员将面临有关数据收集的组织和开展机制的决策。

决定样本量

"合适的样本量是多大？"是定性研究最常见的问题。研究的目标不是有足够的统计功效来检测特定的效应大小，而是理解特定的概念、问题和过程。许多从事定性研究的社会科学家都认为：由单个研究者实施的中等规模的定性研究，招募 30～40 人是较为明智的开始。最终，合适的样本量取决于研究问题、结果的预期受众，以及研究的组织工作，设计良好的定性研究的样本量要很好地平衡这三者。

问题：探索性问题一般使用小样本，扎根理论分析的经验法则是需要 20～25 次访谈。描述性和比较性研究从多个场所或人群中招募参与者，因此倾向于较大的样本量。重复多次的数据收集和分析允许研究人员调整他们的招募策略来解决新出现的问题。随着描述性和比较性研究的研究者对研究问题的深入了解，在第一个场所进行 15 次访谈，在第二个场所进行 10 次访谈，在第三个场所进行 5 次访谈可能就足够了。重复进行一系列确证性访谈，可能需要 10 人以上，总访谈次数相当于 30～40 人的最佳估计。

受众：定性研究的一个重要目标是说服政策制定者、临床医生、研究者，以及期刊编辑相信研究结果是真实的。因为这些受众习惯于更大规模的研究，小的选择性样本可能会引起他们的担忧。尽管增加样本量，或者在每一组中有相似数量的参与者，可能这也不是实现研究定性目标所必需的，但这样做可能是减少此类担忧并增加研究发表机会的实用方法。

组织工作：定性研究是劳动密集型工作。获取并维护对研究现场和参与者的权限需要花费时间。很多时候，定性研究仅由一位研究员独立完成，但即使是在团队项目中，主要研究者肩负建立研究现场并维持联系的责任。在实施定性研究时，研究者的时间通常是一个限速因素，因此应避免没有科学意义的、不必要的增加样本量。

访谈还是焦点小组

另一个经常被问到的问题是使用访谈还是焦点小组。焦点小组作为一种更高效的数据收集方式似乎很有吸引力，因为这个方式一次采访 6～8 个人。但访谈和焦点小组用于收集不同种类的定性数据，二者之间的选择应基于研究问题，而不是对研究效率和规模的追求。访谈用于揭示个人的观点、信念和经历，而焦点小组用于反映小组成员与彼此和主持人的互动和反应。

研究人员如果想了解来自不同社区或群体的个人的观点，最好的方法就是进行一系列个人访谈。焦点小组有其自身的内部互动，例如，频繁发言的参与者可能会塑造集体观点。一个熟练的主持人可以在一定程度上克服这些倾向，但是焦点小组适用于揭示群体互动，而不是探索个人观点。例如，例 14.3 中描述的生物银行研究旨在了解社区对生物银行的建议；因此，焦点小组是听取来自不同社区的个体如何讨论生物银行并达成一致建议的适宜方式。

管理研究现场和研究参与者

定性访谈需要参与者和研究人员投入大量时间。通常，收集数据的工作落在主要研究者身上，他可能是研究团队的唯一成员。此外，深入访谈研究不像收集生物标本或进行封闭式问卷调查那样的工作进行分工。每次访谈的实施方式都有所不同，访谈者需要具备完成半结构式访谈方案所需的能力和灵活性。即使一项研究的规模足够大，值得一个多人团队参与，也需要研究负责人亲自参与大量的培训和现场监督工作。

保护隐私

定性数据在资料匿名化和隐私保护方面带来独特的挑战。一些参与者可能很容易因为他们描述立场的方式或讲述的故事而被识别出来。定性研究者可能会问一些敏感问题，比如一组患者是否经历了不平等的对待，或者为什么质量改进计划失败了。因此，有必要制定相关方案，使团队在不泄露隐私的情况下与其他人交叉检查一次访谈的观点。

定性研究人员必须保护参与者的隐私。大多数研究人员都意识到不利用权力有限的参与者的重要性，但有效的定性研究也可能给拥有权力和社会特权的人带来潜在风险。在针对临床医生或卫生组织领导人开展的研究中，熟练的研究人员与享有特权的线人建立了信任关系，这些人可能会分享一些机密，而这是他们本应保密的不良行为或态度。如果这些数据被公开，对这些线人的声誉造成的负面影响可能是深远的。

访谈提纲

编写访谈提纲是一次提高项目执行能力，并预见和规避潜在陷阱的机会。通常情况下，研究者会开发一个初始的访谈提纲，并在整个项目实施过程中进行修改。该提纲确保访谈者可以探索主要的研究问题，同时不排除出现意外话题的可能性。

许多定性研究采用"枝干法"来设计访谈（和焦点小组）问题。主干代表核心研究问题，随后是枝叶，即问题、提示或陈述，以确保获得全面且深思熟虑的回答。例如，在研究肿瘤患者对临床试验的了解时（例 14.1），有效的主干问题为："请问您上次找肿瘤医生看病时发生了什么？"紧跟其后的枝叶问题是，了解患者听到肿瘤医生针对他们的诊断、预后和治疗选择说了什么，他们是否觉得自己有机会提出值得关注的话题，以及肿瘤医生是否听到并回答了他们的问题。

- 探索性研究提纲通常涉及少数几个研究者想了解的主题领域（10 个或更少）。主干问题无需是正式的问题，因为开展探索性研究访谈的理想方式是访谈者和受访者之间的对话。访谈者使用提纲来提醒自己覆盖所有相关话题，但探索性访谈通常会遵循其自身逻辑，而不是预设的结构。
- 描述性访谈结构性更强一些。该提纲可能会列出研究人员已优先考虑的"主干"问题，并通过"枝叶"问题来引导受访者扩展感兴趣的主题。
- 比较性研究通常包括一个结构化的提纲，重点关注受访者的经历与其他地区的人群是如何相似或不同。该提纲可能包括访谈者应该如何提出每个问题的说明，这样的提纲有助于聚焦数据分析。

研究开始前，访谈提纲可以向潜在的资助者和合作者说明研究方案。随着项目进入实施阶段，研究者在试点访谈中使用访谈提纲，并对访谈者进行培训。在此过程中，将对提纲进行修订和完善：会调整问题的长度，修改不清楚的问题，并改变问题的顺序。一旦进入正式访谈，可能会根据新发现进一步修订提纲，一些问题或主题会被判定为多余或没有意义而被搁置一旁。在撰写并修改论文草稿时，将使用最终版提纲来描述研究。

数据收集

定量数据收集策略力求获得目标人群的代表性样本，并在数据收集过程中使用各种方法消除偏倚（表 14.3）。相比之下，定性研究者通过选择目的性样本并主动参与数据收集来确保研究的严谨性和可重复性。代表性和偏倚是临床研究的常见原则，目的性和参与性则不那么重要。在目的性抽样中，研究者考虑的问题是，他们的研究场所和参与者将如何提供信息来解决研究问题。灵活的数据收集策略可以让研究者发现意想不到的结果，这些结果会对他们的理论形成挑战。

例如，在 EngageUC 研究（例 14.3）中，研究人员试图将西班牙语受访者纳入焦点小组，他们在之前针对基因组学研究的讨论中没有被充分纳入。从逻辑上讲，这意味着在整个研究过程中都要采用同声传译。这一决定导致研究团队内部讨论，应该按双语（有口译）还是单语（无口译）进行分组。

表 14.3　定量和定性研究中严格且可重复的数据收集

研究动作	定量研究	定性研究
选择研究参与者	代表性：对具有代表性的群体进行随机抽样	目的性：根据理论需要选择场所和参与者
获取数据	限制偏倚：规定数据收集程序，保证其不受研究者的影响	方便参与：灵活的数据收集策略，包括研究人员和参与者之间的互动

最终，当参与者表达他们希望通过单语来进行自由流畅的讨论时，他们自己做出了决定。

■ 数据管理、分析和研究报告

不管对于新的还是有经验的研究者来说，管理和分析定性数据都具有一种神秘感。习惯使用统计软件清理和分析定量资料的研究人员可能会发现，他们自己面对要分析的文本时一片茫然。有经验的研究者报告，置身定性数据和形成解释性分析时涉及难以形容的智力加工。

用于定性数据分析（qualitative data analysis，QDA）的软件有助于管理文本数据，但它实际上不能分析数据。相反，它是帮助分析人员组织数据（即使是中等规模的定性项目也能产生数百页的资料）和监督结果产生的工具。

定性分析的目标

定量研究和定性研究都通过数据分析来完成两项重要的科学任务：避免错误的发现，并以读者认为可信的方式交流发现（表 14.4）。定性研究者使用反复进行的数据审查和质询迭代过程来凝练结果并减少解释错误。这一过程从数据收集开始，并贯穿整个项目。关键步骤是开发数据编码（codes）。编码用于捕捉在分析过程中要评估的分析性和概念性问题。每个项目有一组唯一编码，编码数量及其如何定义的过程反映了项目的规模和目标，以及研究人员的研究范式和项目在多大程度上遵循演绎与归纳逻辑。一般来说，较小的项目，即经验性数据较少或概念上不复杂的项目，倾向于有较少的编码，正如后实证主义的传统编译方式。完整的编码包括具体的定义，用于界定概念上类似编码的相似性和有区别的纳入和排除标准；应用编码的数据示例（以及在必要或有用时，不应使用编码的数据）；以及数据备忘录，它会描述编码起源和开发历史，以及在数据收集和分析的迭代过程中的应用。

表 14.4   定量和定性研究中严格且可重复的数据分析

研究环节	定量研究	定性研究
避免偶然发现	统计学：使用统计推断的假设检验	过程：反复审阅数据（通常包括编码和备忘录）来凝练结果
说服他人接受研究结果	透明度：以标准、通用的格式呈现数据	背景：为结果解释提供充分的叙事背景

研究人员将编码整理成**编码本**（codebook）。与定量数据集的变量代码本类似，定性研究的编码本是编码定义、示例和其他信息的存储仓库。编码本还要说明项目编码之间的关系。它们通常有层次结构，更具体的编码分组呈现在较大的分析类别下。通常情况下，以树状结构展示编码本。编码本提供了项目概念模型的操作机制。概念模型的核心元素应该反映在编码本的结构中。随着新编码被发现和定义，以及研究团队在研究场所获得新的概念关系认识时，编码本被不断完善。当研究达到主题或数据饱和时，编码本就完成了。这时，无需再增加新的编码，并且研究概念间的关系应该允许团队发布最终的编码本，此编码本可用于对所有数据进行最终编码。这是所有定性研究的一个重要转折点。

有了编码和编码本之后，研究团队可以专注于编码数据。一些编码将识别关键的研究主题，而其他编码可能用于排序或组织数据，例如，一些研究可能应用特定的编码来记录所观察到的互动所发生的地点。当团队开始从编码的数据中探索模式时，这种组织性编码特别有用。团队将这些模式记录在分析备忘录中（在分析过程的早期，数据备忘录记录了编码的演变）。在这个分析阶段，分析备忘录记录了研究结果的演变。分析备忘录捕捉了研究分析人员的新见解和新想法。这些新想法中，有些可能不会产生结果。其他数据可能揭示，产生新想法的数据犹如昙花一现，或者与其他数据相矛盾。当其他团队成员讨论备忘录时，他们可能会认识到应该将新的见解整合到其他发现中，或者推论出新的见解代表了一位分析者的单一解释，但不是整个研究团队认可的解释。

一些分析备忘录将捕捉到演变为研究结果的核心思路。例如，在试验知识项目中（例14.1），一份访谈的分析备忘录指出，具有讽刺意味的是，一位熟悉临床试验研究药物的许多模糊技术的患者似乎并不清楚临床研究的基本目标，尤其是早期临床研究的基本目标。其他分析人员同意这种解释，据此分析人员对编码数据进行审阅，以探索其他患者是否表现出相似的临床试验知识模式。最终，这一见解成了该研究的核心发现之一，即晚期肿瘤患者对临床试验过程的理解是什么。

定性研究产生的文本和叙事数据不太符合可以提高透明性和可重复性的标准化报告格式。相反，定性分析人员会提供上下文细节来阐明他们的解释和发现，从而可以说服其人相信其结果的真实性。

使用定性数据分析（QDA）软件

计算机辅助的 QDA 已经很普遍，但它并没有改变管理定性数据的基本过程。在使用 QDA 之前，定性分析人员通过阅读、标记和结果排序来组织和理解数据，还通过撰写备忘录来记录这些思考过程并凝练他们的研究结果。这些步骤对于帮助研究人员避免武断地发现并说服其他人相信他们的发现仍然是必不可少的。有的研究人员用彩笔在打印出来的访谈记录空白处标注，有的则将访谈记录复印并分类，甚至使用 Microsoft Word、Excel 等通用办公软件来进行定性数据分析。

QDA 软件主要是存储定性数据的数据库，整合了注释、排序和筛选功能。大多数 QDA 软件基于扎根理论传统，设计 QDA 软件是为了方便探索性编码和分析主题内容数据。在具有这些目标的探索性项目中，QDA 软件是有效的工具：

- 当多个团队成员参与数据编码时，通过版本控制来维护数据完整性；
- 便于计算**编码员间可靠性**（intercoder reliability）的定量分数，以记录编码的有效性；
- 创建并维护探索性研究可能产生的主题编码，尤其是数据管理和分析过程中出现许多编码时；
- 生成编码本中记录的个别编码和编码组的报告；包括使用特定编码或从编码本的特定部分导出原始数据。

管理和分析定性数据的过程

数据管理方案解释了如何将访谈、焦点小组和其他现场数据转换为一致的分析格式。这些过程首先描述了研究人员将如何进入研究场所和联系受访者，获取并记录知情同意，采用数字记录仪（最好是两台，以避免一台设备故障导致信息丢失）或笔记收集叙述性数据。将这些原始数据处理成标准化格式，包括转录采访，描述如何在焦点小组中确定发言人的身份，以及阐明如何将现场记录从笔记本（或录音机）中转录成经过文字处理的文件。

建立 QDA 数据库还需要研究者决定如何组织和命名数据文件。最初的编码本包括激发描述性或比较性研究的演绎问题，也可能表明研究人员期望在探索性研究中发现的主题。然而，在每个项目中，编码本都会随着时间的推移而不断完善。最终确定编码方案通常是瓶颈环节。在积极的现场调查期间，研究人员可能会多次召开会议，审查数据并讨论编码方法。这些都是凝练分析概念并整合意外发现的机会。阅读、讨论和重读是必不可少的，基于纸质的手写编码和用白板来追踪概念、编码和想法的变化都是有用的。

有了数据管理方案和编码本，研究者就可以进入数据分析的核心，无论是采用 QDA 软件还是人工分析。研究人员需要做出关键决定：侧重归纳分析还是演绎分析。归纳分析在探索性研究中更常见，例如那些使用扎根理论分析的研究，即将数据归纳性编码直到发现主题，然后整合这些主题以提出新的理论。

比较性或描述性研究则吸收了演绎分析，至少在某种程度上是这样。从一组需要审查的概念或主题开始，它们类似于定量分析中的变量。例如，研究人员可能使用**框架分析**

(framework analysis) 来对案例研究进行相互比较，其中每一行代表一个研究概念，每个案例为网络的一列。将定性数据放入单元格中，如访谈引述或那些解释特定概念的其他数据[20]。

研究者应注意自己的研究是否更适合归纳或演绎，并选择与之匹配的分析策略。在定性分析中要避免的一个陷阱是使用归纳方法，例如扎根理论，来分析具有演绎特征的研究数据，例如，分析人员可以阐明预期结果的研究。在这种情况下，归纳分析可能（错误地）提示新的见解已经证实了研究人员的预期。在这种情况下，更合理的分析方法是认识到访谈提纲（或研究设计或流程的其他方面）可能会诱使受访者接受验证性结果。演绎性分析更强调发现和审查相互矛盾的数据，从而更有可能产生令人信服的研究结果。咨询导师和训练有素的定性研究者有助于识别一项研究何时可能容易出现此类错误，以及如何避免它。

■ 结果撰写与分享

数据管理方案和记录团队思考过程的备忘录可以作为研究手稿中方法部分的粗略草案，而数据管理和分析过程则是结果部分的核心。

- 在探索性研究中，结果包括归纳发现的主题。研究确认的结果比能报告的结果要更多，所以研究人员需要优先考虑报告那些与目标受众最相关的结果。选择最令人信服的范例没有任何不当之处，但如果有相互矛盾的结果，研究人员必须如实报告，以确保准确的解释。
- 在描述性研究中，结果应该包括研究人员认为他们会确定的主题，也包括其他意料之外的结果。归纳性发现还可能讨论在面对新产生数据的分析时，改进研究的方式。
- 比较性研究的结果主要集中在研究人员关注的研究场所之间的异同上，尤其是那些阐述研究主题的研究地点。意外发现也应包含在内。

定性研究者经常与研究的利益相关方分享研究结果，包括研究参与者，以及那些以其他方式支持研究的人。参与者通常希望听到研究者是如何理解他们的故事和观点，以及如何将他们的经历与其他参与者进行比较的。与这些听众分享研究发现时，必须对参与者身份保密：因为对于研究人员没有异议的发现可能在利益相关者中引起争议，参与者在一对一访谈或焦点小组中分享的观点可能会在公开发布时引发关注。

在可预见的未来，定性研究将继续代表被发表的临床研究的一小部分。大多数期刊限制文稿的最大字数，这使得传达叙事的丰富性和背景的特殊性变得非常困难，从而影响了定性结果的说服力。此外，期刊编辑和审稿人可能缺乏定性研究的相关经验和专业知识。克服这些障碍得益于创造性准备文稿。例如，一些期刊不将表格和文本框内文字计算在字数限制内，因此作者应该考虑将举例说明和其他支持性证据放在表格和文本框中。研究人员应该深思熟虑地选择表的标题。相关的一组主题的举例说明非常适用于探索性研究，描述性和比较性研究可以根据场所或研究结果是否为预期发现而对证据进行排序。当决定向哪本目标期刊投稿后，明智的做法是在投稿前向编辑咨询。编辑也可能会着重合格审稿人的建议。

最后，将定性稿件投稿给高影响力期刊时要注意以下问题：临床研究人员通常从顶级期刊开始投稿，如果不成功，再尝试排名稍后的期刊。然而，对于定性研究而言，为具有不同受众的新期刊修改论文稿件时，可能需要重写很多内容，尤其是期刊对最大字数要求不同时。从已经很简洁的稿件中再删去几页内容可能是痛苦且耗时的。通常情况下，更好的措施是将初次投稿目标锁定在更容易接受的期刊上。

■ 小结

1. 定性方法允许研究人员全面地研究复杂、与上下文相关，或敏感的话题。

2. 定性研究用于探索新的现象，描述现有概念或工具在新场景或人群中的应用，并比较复杂的社会过程和组织。

3. 定性研究需要自我反思，从选择适用的探索性、描述性或比较性研究设计开始。

4. 收集定性数据时，研究人员根据研究问题选择研究场所和参与者，并使用灵活的策略吸引参与者，以确保收集到丰富的数据。

5. 定性研究采用数据收集、评估和分析的迭代过程，并结合背景细节报告研究结果。

参考文献

1. Hoff TJ, Witt LC. Exploring the use of qualitative methods in published health services and management research. *Med Care Res Rev.* 2000;57(2):139-160.
2. Mays N, Pope C. Rigour and qualitative research. *BMJ.* 1995;311(6997):109-112.
3. Weiner BJ, Amick HR, Lund JL, Lee SYD, Hoff TJ. Review: use of qualitative methods in published health services and management research: a 10-year review. *Med Care Res Rev.* 2011;68(1):3-33.
4. Devers KJ. How will we know "good" qualitative research when we see it? Beginning the dialogue in health services research. *Health Serv Res.* 1999;34(5):1153-1188.
5. Greenhalgh T, Annandale E, Ashcroft R, et al. An open letter to the BMJ editors on qualitative research. *BMJ.* 2016;352:i563.
6. Reeves S, Kuper A, Hodges BD. Qualitative research methodologies: ethnography. *BMJ.* 2008;337:a1020.
7. Garrett SB, Koenig CJ, Trupin L, et al. What advanced cancer patients with limited treatment options know about clinical research: a qualitative study. *Support Care Cancer.* 2017;25(10):3235-3242.
8. Joseph G, Dohan D. Diversity of participants in clinical trials in an academic medical center: the role of the "good study patient?" *Cancer.* 2009;115(3):608-615.
9. Dohan D, McCuistion MH, Frosch DL, Hung DY, Tai-Seale M. Recognition as a patient-centered medical home: fundamental or incidental? *Ann Fam Med.* 2013;11(Suppl_1):S14-S18.
10. Dry SM., Garrett SB, Koenig BA, et al. Community recommendations on Biobank Governance: results from a deliberative community engagement in California. *PLOS One.* 2017;12(2):e0172582.
11. Teherani A, Martimianakis T, Stenfors-Hayes T, Wadhwa A, Varpio L. Choosing a qualitative research approach. *J Grad Med Educ.* 2015;7(4):669-670.
12. Brown MEL, Dueñas AN. A medical science educator's guide to selecting a research paradigm: building a basis for better research. *Med Sci Educ.* 2020;30(1):545-553.
13. Rendle KA, Abramson CM, Garrett SB, Halley MC, Dohan D. Beyond exploratory: a tailored framework for designing and assessing qualitative health research. *BMJ Open.* 2019;9(8):e030123.
14. Goodman LA. Snowball sampling. *Ann Math Stat.* 1961;32:148-170.
15. Charmaz K. *Constructing Grounded Theory.* Sage Publications; 2014.
16. Glaser BG, Strauss AL. *The Discovery of Grounded Theory: Strategies for Qualitative Research.* Aldine Publishing Company; 1967.
17. Becker HS, Geer B, Hughes EC, Strauss AL. *Boys in White; Student Culture in Medical School.* University of Chicago Press; 1961.
18. Glaser BG, Strauss AL. *Awareness of Dying.* Aldine Pub. Co.; 1965.
19. Bosk C. *Forgive and Remember: Managing Medical Failure.* University of Chicago Press; 1979.
20. Gale NK, Heath G, Cameron E, Rashid S, Redwood S. Using the framework method for the analysis of qualitative data in multi-disciplinary health research. *BMC Med Res Methodol.* 2013;13(1):117.

附录 14A
第 14 章练习题
临床研究中的定性方法

1. 在历史的和当代歧视的背景下，有充分证据表明，美国黑人不太信任医学和医学研究。一名研究者正在计划一项定性研究，以进一步了解不同黑人群体中不信任的本质和经历是否存在差异。该研究将包括近期从加纳来的移民、从多米尼加共和国来的第二代和第三代非裔加勒比人，以及在美国生活了好几代的非裔美国人。该研究问题适用于哪类定性研究设计（探索性、描述性、比较性）。

2. 例 14.3 描述了 EngageUC 研究，该研究采用焦点小组提出了以下建议，即加州大学如何更好地让不同社区参与生物银行研究。选择使用焦点小组开展本研究的最佳理由是：

a. 考虑到加州的大小，焦点小组允许研究者以高效的方式将更多的参与者纳入研究。

b. 焦点小组允许 EngageUC 的研究者去审查并了解不同社区的成员是如何理解生物银行的。

c. 焦点小组允许研究参与者更自由地发言，因为他们觉得在小组环境下自由发言更安全。

大多数定性研究同时涉及归纳和演绎分析。考虑例 14.1（试验知识）和 14.2（中止执行医疗之家）的研究。哪种分析方式更适用于试验知识研究？哪种分析方式更适用于中止执行医疗之家研究？这两项研究中，哪个研究同时使用了两种分析方式？并解释你的答案。

第三部分

方法与实施

社区参与研究

Alka M. Kanaya

刘雅莉　彭晓霞　唐　迅　译

　　大多数临床研究是在学术医学中心或其他研究机构完成构思并实施的。此类场所为实施研究提供了许多有利条件，包括拥有经验丰富的研究人员和提供技术支持的工作人员。此外，研究的既定文化、学术声誉以及基础设施有助于从事研究的每个人员实现从新手研究者到终身教授的转变。然而，这些有利因素可能是以较弱的可外推性并导致学术研究在社区传播不足为代价的；它们还可能带来加剧健康差距的意外后果。为了克服这些不足，通过 NIH 临床转化科学基金（Clinical Translational Science Awards，CTSA）和以病人为中心的结局研究所（Patient-Centered Outcomes Research Institute，PCORI）的资助，支持社区参与研究的联邦基金大幅增长。本章描述了涉及来自不同背景的利益相关方的研究，他们与社区合作一起完成研究的设计、实施、解释、传播，并将社区研究成果转化为实践。

　　我们将**社区参与研究**（community-engaged research）定义为，那些为了满足开展研究所在社区需求而设计的研究。社区的定义可以有多种方式，可以是生活在某一地理区域的个人、那些患某种疾病的人、具有某种性别或族裔身份的人、非营利组织或倡导团体、医疗系统内的卫生保健提供者和决策者，或这些团体的组合。基于社区的研究方法涉及社区利益相关方和研究中心的研究者之间的合作。这种合作对于解决当地健康问题和促进健康公平至关重要，可能是相互学习和能力建设的绝佳机会。然而，由于需要时间和精力来建立信任关系，管理时间和预期，并解决现有权力失衡问题，因此这些合作可能面临挑战。

■ 为什么开展社区参与研究

　　回答涉及特定背景、特定人群，以及新发或复发疾病的研究问题时，合作性研究通常是唯一可选的途径。学术型医学中心的研究倾向于关注不同于当地社区需求的优先问题。参与研究对社区和学术研究人员都有好处，这些获益远远超出他们在特定研究中收集的信息的价值。在关心和关注如何促进健康公平前提下开展的社区参与研究可能建立持久的关系、自豪感，以及经济和组织管理能力的发展。

当地问题和地方知识

开展社区参与研究可确保优先考虑当地重要和相关的问题，如表 15.1 中的示例。中心来源的国家或州一级数据或许无法反映当地的疾病负担或当地社区的危险因素分布。尤其是针对行为改变而设计的干预，可能在不同环境下产生不同的效果。例如，戒烟的公共卫生运动在吸烟率高的重点人口群体中可能无明显作用，如越南裔美国人。因此，使用社区参与研究的方法来了解哪些信息对戒烟最有效[1]，然后在最可能产生影响的社区内测试这些重点考虑文化因素的干预措施[2]。

表 15.1　需要社区参与研究的研究问题示例

在芝加哥低收入社区，青少年的吸烟率是多少？

有文化针对性的宣传活动能否改善亚裔美国人的结直肠癌筛查情况？

基于工作场所开展性病预防宣传对德克萨斯州的移民农场工人会产生什么影响？

社区卫生工作者的干预能否改善波多黎各社区的 2 型糖尿病管理？

掌握本土知识可以发现新的问题和更民主的解决方案[3]。不同社区对健康、医疗和疾病的理解和实践可能有明显不同[4]。例如，导致健康差异的社会、政治和经济原因的障碍可能会阻碍传统医疗环境中黑人男性接受最优的血压控制策略。学术和社区合作的案例是在一个值得信赖的环境建立的，即洛杉矶县黑人理发店。该研究将理发师作为发放研究干预的主要代理人，作为社区成员的理发师与他们的客户有长期的联系[5]。在一项整群随机试验中（理发店是随机分组单元），未控制高血压的患者顾客要么在理发店会见药剂师，由药剂师开药并监测他们的血压和电解质（干预组）；要么由理发师鼓励他们改变生活方式并预约医生（阳性对照组）。6 个月后，与对照组相比，干预组患者的平均收缩压下降幅度高达 22 mmHg，而且自我评估的健康状况和患者参与度也优于对照组。

更大的外推性

对于学术医学中心代表性不足的患者群体，社区内研究有助于产生更具**可外推性**（generalizable）的结果。例如，在转诊医院就诊的背痛患者非常不同于在初级卫生服务提供者那里就诊的患者。因此，在三级医疗中心开展的背痛自然病史或治疗反应研究对于社区临床实践而言，其作用可能是有限的。

为了从一定程度上解决这个问题，已经组织了一些基于实践的研究网络（practice-based research networks），在此研究网络下，来自社区的医生一起工作，针对相互感兴趣的问题开展研究[6]。对腕管综合征患者的治疗反应进行评价就是一个例子。根据在主要转诊中心治疗患者开展的研究，前期研究推荐针对腕管综合征进行早期手术干预。但是，但大多数在初级医疗保健中心接受治疗的患者经保守疗法或获得改善，很少需要转诊给专科医生或开展复杂的诊断试验[7]。

建设当地能力以及项目可持续性

与社区利益相关方合作、在社区环境中开展研究，确保优先考虑当地重要问题。社区参与研究的价值超出了在每项研究中收集的具体信息。它还提高了当地的学术标准，并鼓励创新性且独立的思考。每个项目都使当地研究者提高了技能并建立信心，使其能够将自己视为科学研究的合作者和领导者，而不仅仅是在其他地方产生知识的用户。这反过来会激励当地开展更多研究。此外，参与研究可以给社区带来智力和财政资源，有助于鼓励地方授权和自给能力。

社区参与研究还可以实施和测试在研究结束时间之后可以持续的项目。让社区合作伙伴为干预的内容、时间、方式以及由谁进行干预发表基本意见，从而使社区对项目拥有更多的自主权。这种方法可以给项目带来更大的认可，从而使其实现长期可持续性发展。

促进健康公平

开展社区参与研究的另一个重要原因是减少受影响社区的健康差距[8]。与社区合作的几个方面，从确定对他们最重要的问题、确定当地的解决方案，到为有效和可持续的项目建设自身能力，都有助于促进健康公平。当为社区内最紧迫的问题找到解决方案时，将会获得更多的信任和认可，从而产生更好的结果和更小的健康差距。最公正的方法涉及社区、学术界和其他利益相关者之间的合作努力，他们收集并使用研究和数据来开发社区优势和优先事项，从而改善健康和社会公平[9]。

在社区环境中开展研究可以带来更好的卫生政策。旧金山田德隆区（Tenderloin，旧金山市内最穷乱的区1）健康角落商店集团所产生的共同影响力就是一个例子。基于社区参与研究的发现，来自社区组织、当地企业、学术合作伙伴、卫生部门和倡导团体等利益相关方共同努力，以减少烟草和酒精广告和销售，并在城市最贫穷的社区提高食物（健康的、可负担且可持续）可及性[10]。

■ 社区参与研究的方法

潜在方法包括任何研究方法或研究设计，从定性访谈、焦点小组和民族志观察，到从流行病学调查或大型数据集收集的定量数据，再到临床试验。尽管在整个研究过程中利益相关方可以采用前面章节介绍的传统观察性和试验性研究设计，但通常也需要根据社区需求的评估结果来提出研究问题，而且需要开放式反馈以帮助解释研究结果。大多数社区参与研究采用混合方法，即在研究的某些阶段需要定性研究设计（第14章），而其他阶段需要定量研究设计。

理论上，启动此类项目的过程与任何其他研究都是相同的。实际上，对年轻的学术研究者而言，最大的挑战在于找到有社区关系的同事或导师，同他们交流学习。这种帮助可能无法在本地获得或通过学术中心获得。这往往导致未来的社区研究者尽早做出重要决定：是单独工作还是与更成熟的研究者进行合作，这些研究者可能与当地社区组织没有直接联系。

1　译者注。

启动

在缺乏经验丰富的同事帮助时启动社区参与研究就像自学游泳：这不是不可能，但是很困难，有时还充满不可预见的危险。遵循以下规则可以使这一过程容易一些。

- 人际关系网。正如第二章所讨论的，人际关系网对于任何研究者都是重要的。在社区开始研究的一个好方法是与更有经验的研究者进行合作，这些研究人员已在诚信基础上与目标社区建立了联系。新手研究者应该与正在解决类似研究问题或正在所关注社区工作的研究人员取得联系。参加自己感兴趣领域的学术会议是建立联系并在当地找到有相似兴趣同事的好方法。许多学术中心都设有社区参与办公室，作为其临床研究基础设施的一部分，社区参与办公室的工作人员可以帮助初级研究者与当地和区域社区合作伙伴建立联系。搜索在该主题区域工作过的团队或项目可以打开通向其他社区资源的途径。
- 从简单的开始。在社区用随机对照试验作为研究起点根本不是好主意。能产生有用的当地数据的小样本描述性研究可能更有意义，而且将为未来与社区合作伙伴的合作奠定基础。更雄心勃勃的项目可以留到后面来做。例如，芝加哥南亚移民关于心脏病知识的描述性研究[11]作为第一步，接着在该社区开展更大型的行为干预以预防心血管疾病[12]。
- 考虑当地优势。相比于其他地方，研究者在当地环境下回答哪些问题更好？对于年轻的研究者而言，最好的莫过于关注当地社区常见的健康问题或人群，获取他们的意见，以确定最有意义和最重要的问题。

合作研究的延续

应考虑社区参与的程度（图 15.1）[13]。

社区适度参与的研究是由学术中心发起、社区合作者参与研究参与者的招募。例如，当研究者与社区合作伙伴和工作人员合作制定符合当地语言文化特点的招募材料时，就会出现这种情况。在这一级别的社区参与中，学术研究者通常负责设计研究，然后获得实施研究所必需的经费和许可。让合作伙伴参与的方式包括成立**社区参与工作室**（community engagement studio），邀请合作者在研究规划阶段早期提供反馈（表 15.2）。为社区合作伙伴提供资金和资源，请他们帮助开展**社区宣传**（community outreach）和招募，并积累研究相关工作经验。

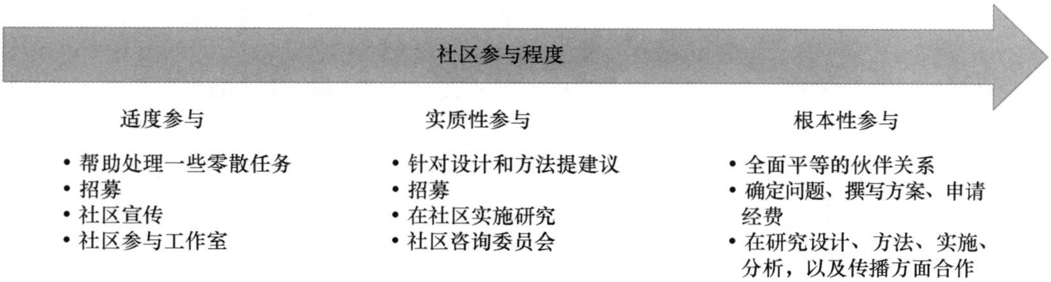

社区参与程度

适度参与	实质性参与	根本性参与
• 帮助处理一些零散任务	• 针对设计和方法提建议	• 全面平等的伙伴关系
• 招募	• 招募	• 确定问题、撰写方案、申请经费
• 社区宣传	• 在社区实施研究	• 在研究设计、方法、实施、分析，以及传播方面合作
• 社区参与工作室	• 社区咨询委员会	

图 15.1　社区参与研究的连续谱

社区实质性参与的研究会让利益相关方参与研究方案的设计和实施。在这种情况下，社区合作伙伴通常是经费的分包商，与学术研究团队协同工作，提供研究方案，比如在社区环境中开展教育或咨询干预。**社区咨询委员会**（community advisory broads）经常贯穿整个研究过程，就诸如研究方案和招募材料等研究要素给出意见。他们还参与结果传播及下一步合作关系的规划（表 15.2）。社区实质性参与的优势包括在社区中开展研究的内在科学价值、研究成果出版物的共同署名、建立协作社区-学术伙伴关系的满意度，并帮助社区提升自身研究能力。

表 15.2   社区参与研究方法

社区宣传	研究团队成员（包括社区和学术中心）可以举办讲座以提高对社区面临关键问题的知晓。这种方法可以吸引社区成员，帮助研究招募和维持研究对象，并产生关于未来研究的新想法
社区参与工作室	这是一个结构化的过程，可能是由研究机构提供的一项服务，以促进相关社区和患者利益相关方对项目的特定投入，从而加强研究设计、实施和传播[14]。研究者做一个简短的陈述，并向由社区成员组成的工作室小组提出几个问题。小组成员提供反馈，允许共同学习，并进行过程评估
社区咨询委员会	社区咨询委员会担任社区和研究人员之间的联络人。大多数社区咨询委员会包括来自不同社区成员的代表（社区组织的客户和员工、宗教团体成员、学校、媒体）。在研究早期召开社区咨询委员会；成员们对研究要素进行审查并提供意见，并在整个研究期间召开相关会议

社区适度参与的一个例子是"幸福生活"（Live Well Be Well）研究[15]，该研究包括由学术和社区组织组成的伙伴关系，他们共同治理并分工责任。社区合作伙伴是加州伯克利公共卫生部（department of public health，DPH）的工作人员，他们为糖尿病预防试验提供方法学建议，开展基于电话的干预，并协助传播研究成果。学术合作伙伴方是加州大学旧金山分校的研究人员，他们协助社区开展宣传和招募工作，并进行项目评估和数据分析。在这项随机对照试验中，基于电话的生活方式干预显著降低了社区糖尿病前期参与者的体重和甘油三酯水平，并改善了饮食[16]。由于公共卫生事务部从试验一开始就参与了该项目，因此，该项目旨在建设一项可持续发展，并与卫生部门常规提供的其他项目相辅相成，而且在试验完成后数年内仍继续被资助的项目。

当学术研究者与利益相关方合作，建立支持研究的基础设施，并确定互惠互利的机会时，就需要社区根本性参与。在最严格的模型中，社区参与研究的各个方面，从项目构思到研究结果的传播。**基于社区的参与性研究**（community-based participatory research，CBPR）是根据社区和学术研究者共同决策确定的社区优先事项开展的[9]。最终目标和回报是改善基于社区的结局和卫生公平。一些以长期、基于社区的参与性研究为导向的研究案例有：旨在提高癌症知晓与预防的旧金山亚裔美国人癌症知晓、研究和培训网络[17]，以及在北卡罗来纳州非裔美国人农村社区开展的 GRACE 项目，该项目最初关注 HIV 的知晓和预防，后来演变为心血管疾病的预防[18-19]。

许多由联邦患者为中心的结局研究所资助的研究都明确要求将患者、家庭、社区成员，以及医疗保健等利益相关方纳入研究开发、管理、实施和传播的各个方面[20]。例如，患者和医疗保健利益相关方（为初级保健诊所患者实施日常扩展服务的非临床人群健康管理人员）帮助一项三臂整群随机试验选择和改进针对患高血压或 2 型糖尿病的超重患者的减肥干预措施。该试验将常规护理与单独的在线体重管理程序，或包括在线程序和人口健康管理人员在内的联合干预进行了比较。他们发现，联合干预相比在线程序或常规护理导致更大幅度的体重下降[21]。这项试验的一个优点在于研究者与已经融入诊所日常护理的既有人口健康团队合作，利用工作人员的投入创建一个可以嵌入其工作流程的减重程序。这项试验表明，初级保健诊所的系统级变革是可行且有效的，可以加以扩展并持续下去，以改善患者健康。

■ 社区参与研究面临的挑战

尽管有精心的规划和先进的技术，但是如果没有深入了解一个社区的文化观点，许多研究还是会失败。研究者必须尊重当地对疾病的理解和实践，并制定符合当地文化的合作研究方法。缺乏频繁的沟通和对询问的延迟应答是合作可能陷入困境的迹象。

建立信任

学术和社区合作伙伴之间的信任是最基本的，而且应该是双向的。社区利益相关方和研究者必须相互信任，双方都需要相信他们的合作将带来互惠互利。在制定研究议程之前，应与合作伙伴建立关系。在个人、人与人之间、社会，以及结构层面都可能出现破坏信任的威胁。学术研究者以往对许多社区表现出的忽视、高人一等或利用，造成不信任后遗症[22]。学术研究者不得不有意识地努力修复和加强这些关系，承认过去的错误，诚实对话，谦逊，并尊重所有的声音和经验[23]。

学术研究者通常拥有权力和特权：他们来自资源充足的机构，拥有临床研究的经验和培训经历，以及其他切实的支持。为了在长期合作关系中建立信任，学术研究者承认这一特权并与社区合作伙伴分享知识、技能、机会和资金等资产是至关重要的。

与合作伙伴建立信任需要投入时间和精力。与已经和社区合作伙伴建立了信任关系的同事一起工作可能会有所帮助。然而，初级研究者也应该发展清晰且一致的独立沟通渠道，并向社区合作伙伴表明承诺。确保与社区合作伙伴良好沟通的一种方法是安排定期会议，最好准备点食物和茶点，以及社交时间，以供双方交流最新信息，并为面临的挑战和下一步计划提出意见。

管理时间表和期望值

与社区合作伙伴和利益相关方的规划会议可能很难安排；必要时通常在周末和晚上举行会议。项目一旦开始，社区合作伙伴需要找出时间和空间，将研究工作纳入组织的总体活动计划中。这些问题需要在规划期早期确定并达成一致，否则会破坏内部或资助方驱动的时间表。一般来说，好的办法是预设**研究启动**（study start-up）和招募会延期，并尽早从社区利益相关者那里获得持续反馈，即基于他们之前的经验认为最可行的时间表。

在学术界和大多数社区背景下都存在权力的等级结构。然而，有些社区可能没有官方组织或结构，从而导致很难找到合作伙伴。在这种情况下，研究者应寻找与社区有互动的宣传团体或其他社会服务团体。然而，与无法代表社区中最弱势群体利益的代表合作可能加剧不平等，而不是提高社区能力。

　　在任何新伙伴关系的规划过程中需要澄清的其他领域是各方的角色和期望。在大多数基于学术的临床研究中，每个分包点都有一个工作范围，包括任务和可交付成果。向社区合作伙伴明确传达研究者期望是非常重要的，尤其是在没有正式分包合同的情况下。在那种情况下，研究者应考虑制定一份理解备忘录（Memorandum of Understanding，MOU），该备忘录记录工作范围，包括可交付成果和一般时间表，并由双方起草和签署。

　　学术界奖励科学生产力，以研究基金、出版物和学术报告的数量和质量来衡量。相比之下，对非学术利益相关者的奖励是不同的，比如创建改善健康的可持续项目、创造就业机会、以及减少差距。那些将其优先事项和长期目标与社区合作伙伴绑定的研究者获得了最大的回报和个人成长，尤其是学术医学中心调整其内部文化为更灵活，对社区加入更具包容性时[24]。所有利益相关者都将通过加强合作和扩大研究机会而获益。

■ 小结

　　1. 社区参与研究有助于确定文化因素和其他当地因素，这些因素决定了哪些干预在特定社区最为必要，且将会有效。

　　2. 参与临床研究可以使社区合作伙伴获益，通过产生更适用的研究结果、建设当地能力和可持续性项目，和促进卫生公平。

　　3. 尽管研究设计和伦理问题类似于任何临床研究中的相关问题，但在社区环境中，诸如与社区建立合作伙伴关系并获得指导等实际问题可能更为困难。成功的要点包括建立人际关系网、从小的研究开始，以及确定当地的优势。

　　4. 学术中心和社区研究者之间的合作可以有不同程度的参与，从适度参与（社区研究者协助学术合作伙伴完成一些零散的任务），到实质性参与（社区研究者协助开展宣传和研究实施），到根本性参与（社区和学术研究者在研究的各方面平等合作）。

　　5. 具体办法包括社区宣传、社区参与工作室和社区咨询委员会。

　　6. 挑战包括建立信任关系所需的时间以及对时间表和期望的充分管理。

参考文献

1. Kenny JD, Tsoh JY, Nguyen BH, Le K, Burke NJ. Keeping each other accountable: social strategies for smoking cessation and healthy living in Vietnamese American men. *Fam Community Health*. 2021;44(3):215-224.
2. Tong EK, Saw A, Fung LC, Li CS, Liu Y, Tsoh JY. Impact of a smoke-free-living educational intervention for smokers and household nonsmokers: a randomized trial of Chinese American pairs. *Cancer*. 2018;124(Suppl 7):1590-1598.
3. Corburn J. Bringing local knowledge into environmental decision making: improving urban planning for communities at risk. *J Plan Educ Res*. 2003;22(4):420-433.
4. Griffith BN, Lovett GD, Pyle DN, et al. Self-rated health in rural Appalachia: health perceptions are incongruent with health status and health behaviors. *BMC Public Health*. 2011;11:229.
5. Victor RG, Lynch K, Li N, et al. A cluster-randomized trial of blood-pressure reduction in black barbershops. *N Engl J Med*. 2018;378:1291-1301.
6. Nutting PA, Beasley JW, Werner JJ. Practice-based research networks answer primary care questions. *JAMA*. 1999;281:686-688.
7. Miller RS, Ivenson DC, Fried RA, et al. Carpal tunnel syndrome in primary care: a report from ASPN. *J Fam Pract*. 1994;38:337-344.

8. Cooper L. Rethink how we plan research to shrink COVID health disparities. *Nature*. 2021;590:9.

9. Wallerstein N, Duran B, Oetzel J, Minkler M, eds. *Community-Based Participatory Research for Health: Advancing Social and Health Equity*. 3rd ed. Jossey-Bass; 2018.

10. Flood J, Minkler M, Hennessey Lavery S, et al. The Collective Impact Model and its potential for health promotion: overview and case study of a healthy retail initiative in San Francisco. *Health Educ Behavior*. 2015;42(5):654-668.

11. Kandula NR, Tirodkar MA, Lauderdale DS, et al. Knowledge gaps and misconceptions about coronary heart disease among U.S. South Asians. *Am J Prev Med*. 2010;38(4):439-442.

12. Kandula NR, Patel Y, Dave S, et al. The South Asian Heart Lifestyle Intervention (SAHELI) study to improve cardiovascular risk factors in a community setting: design and methods. *Contemp Clin Trials*. 2013;36(2):479-487.

13. Pasick R, Oliva G, Goldstein E, Nguyen T. Community-engaged research with community-based organizations: a resource manual for UCSF researchers. In: Fleisher P, ed. *UCSF Clinical and Translational Science Institute (CTSI) Resource Manuals and Guides to Community-Engaged Research*. Clinical Translational Science Institute Community Engagement Program, University of California San Francisco; 2010. http://ctsi.ucsf.edu

14. Joosten YA, Israel TL, Williams NA, et al. Community Engagement Studios: a structured approach to obtaining meaningful input from stakeholders to inform research. *Acad Med*. 2015;90(12):1646-1650.

15. Delgadillo AT, Grossman M, Santoyo-Olsson J, et al. Description of an academic-community partnership lifestyle program for lower-income, minority adults at risk for diabetes. *Diabetes Educ*. 2010;36(4):640-650.

16. Kanaya AM, Santoyo-Olsson J, Gregorich S, et al. A telephone-based lifestyle intervention trial to lower risk factors in ethnic minority and lower socioeconomic status adults at risk of diabetes: the live well be well study. A randomized controlled trial. *Amer J Public Health*. 2012;102(8):1551-1558.

17. McPhee SJ, Nguyen TT, Mock J, et al. Highlights/best practices of San Francisco's Asian American Network of Cancer Awareness, Research, and Training (AANCART). *Cancer*. 2005;104(12):2920-2925.

18. Corbie-Smith G, Adimore AA, Youmans S, et al. Project GRACE: a staged approach to development of a community-academic partnership to address HIV in rural African American communities. *Health Promot Pract*. 2011;12(2):293-302.

19. Corbie-Smith G, Wiley-Cene C, Bess K, et al. Heart Matters: a study protocol for a community-based randomized trial aimed at reducing cardiovascular risk in a rural, African American community. *BMC Public Health*. 2018;938.

20. Hickam D, Totten A, Berg A, et al. *The PCORI Methodology Report*. Patient-Centered Outcomes Research Institute; 2013.

21. Baer HJ, Rozenflum R, De La Cruz BA, et al. Effect of an online weight management program integrated with population health management on weight change. A randomized clinical trial. *JAMA*. 2020;324(17):1737-1746.

22. Pacheco CM, Daley SM, Brown T, et al. Moving forward: breaking the cycle of mistrust between American Indians and researchers. *Am J Public Health*. 2013;103:2152-2159.

23. Moreno-John G, Gachie A, Fleming CM, et al. Ethnic minority older adults participating in clinical research: developing trust. *J Aging Health*. 2004;16(5 Suppl):93S-123S.

24. Michener L, Cook J, Ahmed SM, et al. Aligning the goals of community-engaged research: why and how academic health centers can successfully engage with communities to improve health. *Acad Med*. 2012;87(3):285-291.

附录 15A
第 15 章练习题
社区参与研究

1. 一位新手研究人员想找到改善亚洲移民女性乳腺癌筛查的方法。他正处于这项研究的早期规划过程，并且正在考虑将社区合作伙伴纳入该研究的方式

a. 描述研究人员可以让社区适度参与或者实质性参与本项目的不同方法。

b. 在社区参与中，适度参与和实质性参与的优势和挑战是什么？

利用既有数据或样本进行研究

Mark J. Pletcher，Deborah G. Grady，Steven R. Cummings

刘雅莉　彭晓霞　唐　迅　译

使用事先收集的研究数据或样本可以快速、有效地回答许多研究问题。研究人员可以利用这些数据以进行**二次数据分析**（secondary data analysis）或将既有数据与新增的测量指标相结合开展**辅助研究**（ancillary study）。可利用既有数据源，持续随访参与者收集结局数据，从而开展新的前瞻性队列研究或随机对照试验。

除了研究，也会因为其他原因收集数据。例如，医疗保健服务产生了大量与健康相关的数据，而我们与互联网或智能手机等联网设备的所有互动都会被跟踪并记录。

虽然使用既有数据的研究有明显的优点，如快速且经济，但也有缺点。可获得的人群、样本和测量指标都是事先确定的。样本范围可能比预期的要窄（例如，只有 50～64 岁的女性），测量方法可能不是研究者最想要的（高血压病史代替实际血压值），并且数据质量可能较差（有许多缺失值或错误值）。可能没有充分测量重要的混杂因素和结局。所有这些因素都导致了使用既有数据的主要缺陷：缺乏对可用数据的控制。尽管如此，对于资源有限的研究新手而言，创造性使用既有数据和样本仍不失为一种快速有效回答重要研究问题的方式，同时也是某类研究的主要方法，如研究医疗保健服务和医疗产品的"真实世界"应用情况[1]。

在本章中，我们首先讨论涉及既有数据分析的研究，包括其优点和缺点（表 16.1）。然后，我们综述了使用和提高既有数据的创造性方法，包括 meta 分析、辅助研究、合并不同数据源，以及使用既往数据收集机制开展包括随机对照试验在内的前瞻性研究。

表 16.1　不同类型既有数据的应用、优势，以及缺陷

既有数据类型	应用/优势	缺陷
研究数据		
全国调查	● 全国范围 ● 抽样方法通常允许外推至美国人口 ● 文件齐全且易于获取	● 多阶段整群抽样需要特殊的分析方法 ● 有限的测量和参与者 ● 其他研究者可能正在进行类似研究并抢先发表
注册登记	● 来自特定目标人群（如特定疾病患者）的精选数据元素	● 将个人纳入登记并收集数据，通常依赖于参与者、卫生系统或其他机构的非随机参与
其他研究	● 可获得研究级别的测量，数据文件完整，而且已为统计分析做好准备	● 参与研究的志愿者和普通人群间存在差异 ● 在研究背景下开展的测量可能无法反映参与者的日常经历或生理状态 ● 研究者无法控制研究样本选择或测量

（续表）

既有数据 类型	应用/优势	缺陷
医疗保健服务数据		
EHR 数据	• 可获得关于医疗意外、手术、诊断、药物、实验室测量和结局的丰富信息 • 有利于研究医疗保健利用、卫生服务、医疗保健供给的差异	• 从复杂的 EHR 数据中提取有用的数据元素具有挑战性 • 患者因特殊原因（生病、需要特殊治疗、接受护理）而被纳入 EHR 数据库，且必须能够进入卫生系统 • 干预不是随机的，测量不是系统的，而是根据患者个人/健康特征而实施的，因此： • 干预效果评价容易受指示混杂影响 • 测量缺失很常见且难以填补 • 由于患者在多个医疗卫生服务系统接受治疗，因此经常发生不完全暴露和（尤其是）结局确认 • 数据敏感，受 HIPAA 保护，获得数据具有挑战性 • 不同的 EHR 系统的数据结构不同，很难合并
医疗保健理赔、账单和其他管理数据	• 可获得医疗诊断和治疗（包括预约的实验室检测）相关的丰富信息以及医疗意外相关的有限信息 • 有利于开展卫生服务利用、医疗服务、卫生服务供给差异的研究 • 相对完整的结局确认	• 无法获得临床测量数据（如实验室测量值或血压测量值） • 样本通常有局限性（如医保数据仅有大于65 岁的老年人群，私人健康计划数据库中则几乎没有贫困患者） • 数据敏感，受 HIPAA 保护，通常需要高额付费才能获得
互联网和设备数据		
智能手机数据	• 智能手机传感器通过全球定位系统收集位置数据，通过三轴加速计收集运动数据，通过摄像头收集图像数据，通过通话和短信收集社交互动数据，以及来自其他设备的蓝牙数据 • 智能手机的应用程序与用户交互，收集额外的主观信息（如膳食记录）、提供干预，并整合数据	• 不同智能手机的技术存在差异（iPhone vs. Android vs. 无互联网访问的纯文本格式），并与用户特征有关 • 测量的显示、准确性和频率取决于技术 • 用户通常只是短暂地接触应用程序
消费者电子数据	• 与互联网链接的消费者电子设备可以主动（血压或体重测量）或被动（步数、睡眠）地收集数据 • 技术发展迅速	• 技术和测量存在高度差异，与用户特征密切相关 • 通过专有的算法来实施测量，常常不经过验证 • 用户往往只是短暂使用设备，不给电池充电，或以其他方式和设备断开联系
社交媒体	• 结构化（朋友和团体关系）和非结构化（文本内容）数据的整合，包括用户兴趣、习惯、情绪、心情和社会关系相关的丰富信息	• 测量效用取决于用户的参与程度 • 可能是敏感的且难以获得

EHR，电子病历；HIPAA，健康保险流通和责任法案。

■ 既有数据来源

依赖既有数据的研究在很大程度上取决于这些数据是何处、何时、如何以及在谁身上收集的。这样的数据源有明显的优点和缺点。

为研究目的收集的数据

为研究收集数据需要大量的资源和时间。使用既有研究数据有助于研究者和资助者将他们的投资价值最大化，并向研究参与者奉献的时间和精力致敬。

全国性调查

所有研究人员都应该了解全国性调查或由政府收集的其他数据，并使这些数据可用于研究。这些调查要么是全民调查（如人口普查或登记），要么使用为获得全国代表性结果而设计的抽样方案。如此这般，它们具有很高的潜在研究价值。典型案例如下。

- 美国健康与营养调查（The National Health and Nutrition Examination Survey，NHANES）采用基于人群的整群随机抽样获得了美国人口的代表性样本，同时收集包括自我报告数据（如人口统计学、社会经济学、膳食，以及健康相关行为）、体格检查、实验室检测，以及其他测量数据。NHANES 数据可以提供基于人群的疾病患病率估计、危险因素，以及其他变量。NHANES 的数据和文件由国家卫生统计中心（NCHS，cdc.gov/NCHS）保存，该中心还开展其他基于人口的调查，如美国国民健康调查（National Health Interview Survey，NHIS）。

- 美国国家非卧床患者医疗护理调查（The National Ambulatory Medical Care Survey，NAMCS）是一项具有全国代表性的针对美国诊所门诊就诊的研究。NAMCS 从医疗记录中提取并编码信息，包括就诊原因、生命体征、是否有疼痛及其严重程度、开的处方药物，以及诊断。美国国家医院门诊医疗调查（National Hospital Ambulatory Medical Care Survey，NHAMCS）针对医院急诊科和诊所就诊的所有门诊患者开展了几乎相同的调查，NAMCS 和 NHAMCS 均由国家卫生统计中心协调和维护。

- 医疗费用小组调查（The Medical Expenditure Panel Survey，MEPS）旨在测量美国卫生保健服务的利用率、成本、支付方式，以及医疗保险的可获得性和成本。该项调查由美国医疗保健研究与质量局（Agency for Healthcare Research and Quality）负责，该机构还承担医疗保健成本和利用项目（hcup us. ahrq. gov）以提供对医疗保健数据库的访问，如国家住院患者样本（NIS）和国家门诊手术样本（NASS），以及一些州级数据。

- 美国人口普查局（The U. S. Census Bureau/census. gov）试图每 10 年针对美国每位居民收集一次调查数据，并通过美国社区调查对美国人口进行滚动抽样，以收集更详细的调查信息。

- 国家卫生统计中心还保存了美国人口的重要统计数据，包括所有出生和死亡记录。国家死亡指数（National Death Index，NDI）是一个集中的死亡证明数据库，包括死亡日期和原因。研究随访期间，如果参与者失访，可通过向 NDI 提交社会保险号码、姓名和

（或）出生日期来确认死亡。

● 疾病控制和预防中心所有的丰富的流行病学研究在线数据（The Centers for Disease Control and Prevention's Wide-ranging ONline Data for Epidemiologic Research，CDC WONDER）是一个基于网络的系统，用于获取重要统计数据和其他公共卫生数据，包括癌症和需上报的传染病（wonder. cdc. gov）。

国家调查数据可用于多种目的。例如，研究人员使用 NHANES 数据来描述美国人口髋关节骨密度的正常值，以将"骨质疏松症"定义为骨密度低于年轻成人均值的 2.5 个标准差[3]；使用 NHAMCS 数据证明美国急诊科关于镇痛的阿片类处方的差异[4]；并且在评价可穿戴除颤器预防心源性猝死的随机对照试验中，使用 NDI 数据完成生存状态随访[5]。

鼓励研究人员新手思考在他们感兴趣的领域，基于国家调查数据进行分析是否有价值。使用国家调查数据的一个挑战在于使用正确的统计方法来应对整群抽样方法，但这在统计支持下很容易解决。因为数据非常容易获取，也有可能被其他研究人员"挖空"。

注册

注册（registries）登记确认属于特定人群的人（如新诊断为乳腺癌的女性），并收集旨在用于未来研究分析的信息[6]。可以通过分析登记数据来回答某一特定研究问题，也可与其他数据源链接，或用于招募参与者。与全国性调查数据不同，注册登记不使用随机抽样方法，而是通过有意愿参与的卫生系统或其他机构来构建，或通过目标人群的直接参与来构建。

癌症登记（cancer registries）自从 1973 年以来，通过监测、流行病学、以及最终结局（Surveillance，Epidemiology，and End Results，SEER）项目基于人群收集了关于癌症发病率、治疗和结局的数据。SEER 登记覆盖美国多个州和地区，以及 3 个美国原住民人群（seer. cancer. gov/registries）。国家癌症登记项目帮助收集美国其他地区的数据（cdc. gov/oma/npcr）。研究者使用 SEER 登记数据显示，2001—2003 年间，在绝经后女性中，雌激素受体阳性的乳腺癌发病率下降，这一趋势与使用激素替代治疗的减少相一致，提示二者之间存在因果关联[7]。使用大湾区和洛杉矶的 SEER 登记数据招募并采访女性乳腺癌患者样本，她们在 5 年内完成了初步治疗。研究者发现，低文化适应的华裔女性比白人女性的身体功能差，但有更好的情感功能和较低的焦虑[8]。

心血管疾病登记（cardiovascular disease registries）在美国也做得很好。美国心脏病学会支持国家心血管数据登记项目（cvquality. acc. org/ncdr-home），该项目为有各种情况（如胸痛或心肌梗死和房颤）或接受过某些治疗［如经皮冠状动脉介入治疗（PCIs）、置入植入式心脏复律除颤仪，以及门诊预防］的患者进行登记维护。研究人员使用这些数据显示，尽管口服抗凝药物治疗房颤患者的适当治疗在不断增加，但是只有一半高危患者接收过处方[9]。

美国国立卫生研究院（NIH）保留了一份登记清单，其中包含网络材料和研究联系信息的链接[10]，但这只是有责任心的研究人员在其领域可能发现的一部分。以患者为中心的结局研究所（The Patient-Centered Outcomes Research Institute，PCORI）资助了一系列"以患者驱动"的注册登记，其中包括患者报告的信息和通过在线用户参与的结果[11]。例如，健康电子心脏研究（Health-eHearStudy.org）是一个面向对心脏健康和技术感兴趣的人所创建的大型在线注册中心，许多人通过智能手机和可穿戴设备贡献数据；Pride 研究（pridestudy. org）是面向自我认同为 LGBTQ＋[Lesbian，女同性恋者；Gay，男同性恋者；Bisexual，双性恋者；Transgender，跨性别者；Q，代表 Queer 和（或）对其性别认同感到疑惑的人[1]]的个体的注册平台，他们有兴趣为研究贡献数据并参与之后的研究。健康电子心脏研究使用智能手机 app 来收集数据，将手指放在照相机镜头上来测量脉搏，用这些数据开发一个与自我报告糖尿病状态相关的"数码生物标志物"，然后在几个外部人群中进行验证[12]。

英国生物银行（United Kingdom Biobank）招募了 50 万名志愿者，与调查问卷和电子病历（EHR）数据相链接，并发展成为广泛测量的数据库，包括全基因组测序、代谢组学，和脑、心、身体磁共振成像（ukbiobank. ac. uk）。使用这些数据，在基于设备测量的体力活动的全基因组关联研究中，研究者估计总的体力活动水平约有 20％是可遗传的[13]。美国国立卫生研究院（NIH）的全面健康研究项目（All of US Research Program）支持的一个注册登记（allfus. nih. gov）将从自我报告、电子病历、设备，以及包括大量队列参与者的遗传物质在内的生物样本中收集数据。

依赖于主动参与者参与的注册登记通常会招募到比实际人群更多的白人和高学历样本[14]，因此必须对分析结果进行相应的解释。

其他研究性研究

大多数研究性研究都会存储数据以备将来使用。NIH 和其他主要资助者要求被资助项目提供数据管理和共享计划，期刊也常常要求作者提供数据访问入口，以开展二次分析数据。对 NIH 资助的一些研究而言，其关键项目目标是为了支持二次数据分析。例如，年轻成人冠状动脉疾病研究（Coronary Artery Disease In Young Adults，CARDIA；详见 cardia. dopm. uab. edu）是由 NIH 资助的一项多中心队列研究，旨在调查冠状动脉疾病的发展和决定因素，该研究有申请数据并提出辅助研究的详细程序，并设立出版委员会来负责批准请求和由此产生的论文初稿，并在出版前由分析人员对研究结果进行验证。几十年来，CARDIA 研究收集了丰富、独特，且重复测量的数据，采用这些数据已发表 700 多篇论文，其中包括许多与冠状动脉疾病无关的论文，例如使用肺功能测试和调查数据的研究表明，与吸烟相比，在正常水平下吸食大麻对肺功能影响相似[15]。NIH 资助的骨关节炎公用数据库（Osteoarthritis Initiative）拥有一个广泛的在线资源，以供了解并访问包括骨关节炎影响在内的研究数据（nda. nih. gov/oai）。*阿尔茨海默病神经成像公共数据库*，收集了阿尔茨海默病患者以及其他患轻度认知障碍或无认知障碍患者的数据，包括影像学、遗传学、认知测试、脑脊液和血液生物标志物（adni. loni. usc. edu）。NIH 还拥有大量的基因组和表型数据索引库（见 ncbi. nlm. NIH. gov/gap 的 dbGaP）以及国家心脏、肺和血液研究所资助的研究性研究数据（见 BioLINCC. nhlbi. NIH. gov/home 的 BioLINCC）。

此外，规模较小的研究通常也会收集远多于分析所需的数据；尽管他们往往没有申请访问数据的正式机制，但许多研究者对合理的合作请求持开放态度。

---

1 译者注。

从研究数据入手

在选择研究主题并熟悉该领域文献之后，新手研究人员应该研究是否可以通过对既有数据（包括为了不相关原因而收集的数据）的二次分析来回答他们的研究问题。无论是在自己的机构还是在其他地方，经验丰富的研究导师在确认，并获得适当数据集的访问权方面都可能是价值非凡的。

例如，男性骨质疏松性骨折研究招募了居住在社区的老年男性以研究骨质疏松性骨折的危险因素。新手研究者在导师的帮助下获得了这些数据，并证明衰弱在有下尿路症状的男性中更为常见[16]。心脏和雌激素/孕激素替代研究，是一项通过激素替代来预防冠心病女性患者发生额外冠状动脉事件的临床试验[17]，要求巴氏涂片检查结果正常的参与者进入试验，此后每年复查一次。新手研究者使用 HERS 数据证明，尽管在 2 763 位被筛查的女性中，有 110 位巴氏涂片检查结果异常，但只有 1 位女性的随访病理结果显示异常，也就是说，除了这 1 位以外，其他巴氏涂片检查结果均为假阳性[18]。该研究影响美国预防服务工作组做出了后续建议，即不应该在 65 岁以上、前期检测结果为正常的低危女性中开展巴氏涂片检查。

有时，互联网检索是查找可获得的既有数据所必需的。例如，NHANES 和 Bi-oLINCC 有网址提供研究数据的访问入口。像 CARDIA 或 Framingham 心脏研究（Framingham Heart Study. org）这些开创了心血管流行病学领域的研究，设立了欢迎新手研究者索要数据的程序。当数据无法在在线获取时，给前期研究的作者或政府官员打电话或发电子邮件可能会有所帮助。好的做法是在邮件或 email 中使用有官方抬头的信纸和机构域名，并抄送给你的导师，因为他是该领域公认的专家。新手研究者应该确认其导师是否与开发数据库的研究者熟识，因为引荐比冒昧的联系更有效。也就是说，当一位年轻同事提出一个有趣的研究问题时，大多数研究人员都非常合作，他们要么自己提供年轻同事索要的数据，要么建议他们到其他地方去尝试一下。

在原始研究团队中找到一位愿意成为合作者的研究人员是非常有帮助的。这位研究者可以方便地获取数据，并可以保证了解研究方法和变量是如何测量的。尽早确定合作关系是明智的做法，包括协商好计划发表文章的第一作者和通讯作者。与其他机构的研究人员建立合作关系对双方来说都是令人满意和有价值的，并有助于新手研究者在其所在机构独立于导师获得发展机会。

医疗保健服务数据

电子病历中存储了大量数据，这些数据由发送给医疗保健支付方的账单和理赔生成，并在由医院、诊所、药店、实验室，以及组成美国医疗保健服务系统的其他实体组成的复杂网络中进行交换。医疗保健服务数据，和在研究性研究背景之外收集的其他"真实世界数据"[1]有 3 个主要优点：它们不局限于自愿为科学奉献时间和精力的利他主义的参与者，所收集到的测量结果不会因为参与者知道自己正处于研究的观察中而受到干扰，而且观察的数量一般都很大。另一方面，医疗保健服务数据难以获取、分析存在挑战、不完整，而且反映了美国医疗服务的复杂性和碎片化。下面是如何应用这些数据的一些示例。

● 可应用电子病历数据研究临床医生如何工作，他们如何使用电子病历系统，以及他们对临床照护和临床医生健康的影响。例如，研究人员分析了电子病历的审计日志，发现在临床工作几小时后，临床医生撰写电子病历所用的时间与职业倦怠存在关联，职业倦怠是在针对临床医生的调查中测量的[19]。

- 可应用医疗保健服务数据研究时间趋势、差异，以及如何向人群提供医疗服务的其他模式。例如，调查人员针对来自大型社区卫生中心的电子病历数据中的阿片类药物处方进行分析，发现在 2009—2018 年间，非西班牙裔白人患者的阿片处方率高于其他种族/族裔，人均阿片类药物处方则大幅减少[20]。

- 可用医疗保健服务数据评估医疗质量。例如，研究人员使用医疗保险理赔数据显示，对于从主动脉瓣置换到胰腺癌切除等许多高风险手术中，手术量大的外科医生的手术死亡率明显低于手术量低的外科医生[21]。

- 虽然充满潜在偏倚和误解的可能性[22]，人们有时也会应用医疗保健服务数据来推断医疗产品或其他干预措施的有效性和安全性。例如，研究人员使用退伍军人事务健康系统的电子病历数据来研究刚开始使用他汀类药物的老年退伍军人，与不使用他汀类药物的人进行倾向性评分加权比较，发现他汀类药物使用与病死率降低相关[23]。然而，这种关联代表因果关系的可能性似乎很低，部分原因是对他汀类药物与非心血管死亡之间的效应值大于他汀类药物与心血管死亡效应值的 5 倍[24]。其他研究人员使用由医疗保险理赔数据和电子病历数据整合的样本，比较单用不同类型降血压药的治疗效果，发现与刚开始使用血管紧张素转换酶抑制剂的人相比，刚开始使用噻嗪或噻嗪类利尿剂的患者心肌梗死、心力衰竭和卒中的发生率更低[25]。

应用观察性数据对医疗干预的有效性进行推断很容易受到混杂因素影响。在真实世界中（即不是在随机对照试验中），暴露于医疗产品或其他医疗干预的患者不同于未暴露者：他们有机会获得照护、有可觉察的医疗干预指征，且在开始干预后一直依从干预。这些因素本身（而不是干预）可能与结局存在强关联，导致**指示混杂**（confounding by indication）与**健康使用者效应**（healthy user effects）[26]。各种方法，包括多变量调整、倾向性评分加权或匹配样本，以及"试验模拟"方法，可能会使药物使用者和为使用者在分析中更具可比性（见第 10 章）。然而，残余混杂始终是一个挑战，而且可能无法克服[22]。

也可采用分析组内和组间的时间变化趋势来评估干预。为了**改进质量**（quality improvement）或其他的组织需求，医疗保健服务组织常常修改程序。研究人员可以分析这些修改发生之前和之后的结果，以推断它们的效应。正如第 12 章所述，当程序修改突然发生并且在临床单位或机构之间存在变异时，这些设计可能是有用的，但由于同时出现的时间趋势，可能会发生混杂。

使用医疗保健服务产生的既有数据进行研究也面临选择偏倚、数据缺失，以及失访的问题。应谨慎地使用卫生保健数据来推断总体，因为寻求和获得医疗保健的人不同于未获得者。与医疗保健相关的测量，如实验室检验，是出于临床原因而开展的，因此测量的理由和时间通常比测量结果本身可提供更多的信息[27]。此外，由于患者可从多个机构获得医疗保健，当使用单一机构的 EHR 数据开展研究时，随访期间的结局确认通常是不完整的。在这方面，从联邦医疗保险或私营保险公司获得的医疗理赔数据可能更完整，但美国医疗保健体系的碎片化使完整确认结局具有挑战。当患者出院时即可完成随访时，EHR 适用于针对住院患者的短期队列研究。与健康计划整合的健康系统，如凯撒医疗集团

（Kaiser Permanente），也可以为门诊患者的队列研究提供可靠的后续数据。

从医疗保健服务数据中提取可用的变量具有挑战性。电子病历数据的结构主要是为了收集数据以支持计费，其次是为了支持临床医生在大量不同的临床情境下，可以方便地录入并检索数据。因此，常常在许多不同的数据表中发现相似的数据元素，如临床诊断或药物编码。例如，在存储历史性药品、当前药品清单、处方单、管理事件，以及分配事件中均可发现药物代码。编码系统的设计旨在提供特异性（如，药品的特定品牌、剂量，以及药物成分）或分级一致性（如 ICD10＝S93.4 代表脚踝扭伤，S93.421A 代表新发右脚踝三角状韧带扭伤）；然而，临床医生使用编码存在不一致性，并且很难将它们归类为有意义的概念。例如，使用电子病历数据时，定义一个简单的 2 型糖尿病发病的指标变量可能需要复杂逻辑，涉及糖尿病相关诊断代码、仅仅或主要为糖尿病患者使用的药物，以及可能表明存在未经治疗和未诊断糖尿病的实验室检查。

电子病历系统和数据结构为每个机构定制的，将其安装在各个机构以支持该机构临床工作流程和偏好。即使他们采用了相同的电子病历系统供应商（如 Epic），情况也是如此。结果就是，为一家机构编写的数据提取和分析代码在其他机构可能无法运行。开发研究网络以支持具有统一表格和变量名称和定义的**通用数据模型**（common data model），可以方便电子病历数据和理赔数据用于跨机构的研究。例如，加州大学的 6 个医疗中心支持将其电子病历数据转换为观察性医疗结果合作组织（Observational Medical Outcomes Partnership，OMOP）通用数据模型（由观察性医疗数据科学与信息学计划推动，ohdsi.org），并将这些数据汇集到一个数据仓库（data.ucop.edu）中。美国退伍军人医疗系统和其他机构也使用 OMOP。以患者为中心的结局研究所支持 PCORnet，即全国性以病人为中心的临床研究网络（pcornet.org），其中包括 PCORnet 通用数据模型和一个促进多中心研究的合同关系网络。通用数据模型使得基于电子病历数据开展多中心研究成为可能，但其开发和维护成本很高，而且缺少本地数据表中存在的许多细节和特殊性信息。

从医疗保健服务数据入手

由于医疗保健服务数据被视为医疗机构的价值体现，因此对医疗保健数据的访问要进行控制，以保护隐私和机密性。按照《健康保险流通和责任法案》（Health Insurance Portability and Accountability Act，HIPAA），当患者签署同意书和 **HIPAA 授权**（HIPAA authorization）时，可以获取患者医疗保健数据用于研究，或者在特殊情况下由伦理审查委员会批准豁免知情同意和授权。HIPAA 要求通过可靠的代理人获取 EHR 数据，代理人仅提供项目需要的**最少必要**（minimum necessary）数据。许多机构针对其医疗保健服务数据集创建了**去标识**（deidentified）版本，隐藏了**健康信息保护**（protected health information）相关的 18 个要素；遵循**数据使用协议**（data use agreement），可以访问除日期和邮政编码之外的有限数据集（limited data sets）。理解 HIPAA 的基础知识，有助于对分析医疗保健服务数据感兴趣的研究人员掌握获取这些数据所需的流程。

包括联邦医疗保险和私营保险公司在内的付费方已经收集了大量的医疗理赔数据集。医疗保险和医疗救助的理赔数据集可以通过政府机构（data.Medicare.gov）购买。像 Optum 和 Truven Health Analytics（这是两家医疗保健数据与分析服务提供商[1]）这样的营

1　译者注。

利性公司会捆绑并销售从私营保险公司获得的大量医疗保险理赔数据。

分析这些大型数据集可能面临技术挑战。数据库程序通常要求使用结构化查询语言（structured query language）将数据提取为可管理的形式，以便进行统计分析（第 19 章）。信息学培训有助于理解和掌握医疗保健数据中使用的编码系统。建议向有经验的专业分析人员寻求帮助。

互联网和设备数据

公司会收集并使用人们与互联网和互联网连接设备交互产生的数据，以确定广告投放目标、增加消费者参与度，以及其他支持业务目标。一些公司向其消费者或包括研究者在内的其他实体提供数据。以下是如何将互联网和设备数据用于研究的案例。

- 使用互联网（像检索信息、阅读新闻、购物以及与社交媒体互动）均会产生可能对研究有用的数据。例如，研究人员使用来自 Twitter 的免费文本数据创建并验证了一种算法，该算法检测推特发文中的负面种族情绪，并使用该算法证明，随着 COVID-19 大流行的出现，关于亚裔美国人的负面推特发文出现大幅增加[28]。
- 智能手机使用各种传感器收集数据，包括音频、视频（来自摄像头）、定位（来自全球定位系统）、运动（来自三轴加速计），以及蓝牙接收器。一些智能手机应用程序（APPs）使用专有算法将来自这些传感器的原始信号转换为健康信息。例如，可以用加速度计数据来跟踪步数和锻炼时间，可以用来自摄像头的视频来检测用户指尖的脉搏。研究人员与科技公司合作，推出了一款免费且广受欢迎的智能手机 App 来展示 COVID-19 流行期间，体育活动在全球范围内普遍减少[29]。
- 其他电子设备要么主动收集数据（如，在你的浴室里安装一个连接蓝牙的秤来测量体重），要么被动收集数据（你手腕上的活动跟踪器）。这些设备通常通过联网的智能手机将数据传输到中央服务器。例如，与智能手机链接的腕表设备可以检测到不规则的脉搏。研究人员与制造该设备的公司合作，为有明显不规则脉搏的人提供长达 7 天的心电图片，并诊断出 34 % 的房颤[30]。

单一来源的互联网和设备数据倾向于局限在一小组测量值上，但它们经常随着时间的推移而重复测量，有时频率很高。联网消费设备的用户往往不同于一般人群，因此使用此类设备用户组成的便利样本获得的研究结果可能无法外推。尽管美国现在大多是成人都有手机，但他们的手机类型、是否联网以及数据计划都视社会经济地位而异。还有，许多需要主动参与（如为设备充电并佩戴）的互联网服务、智能手机应用程序和可穿戴设备的使用往往会随着时间的推移而迅速减少。因此，有兴趣为研究性研究系统收集互联网或设备数据的研究人员可能需要向研究参与者提供设备，并激励他们持续使用。

从互联网和设备数据入手

获取互联网和设备数据可能存在挑战。一些公司愿意合作并直接提供其数据；少数公司，如 Twitter 则公开其数据。

获取互联网和设备数据的一种特殊机制涉及用户的主动授权。技术公司通常将数据提供给其客户使用的其他应用程序，例如，使其基于云的服务器能够通过应用程序接口（application programming interface API）与其他服务器联通。研究者可以在参与者的许可下获取这些数据，但这样做需要专门的程序和基础设施支持。Eureka 研究平台（Eureka Research Platform，info. eurekaPlatform. org）是 NIH 资助的平台，可供 NIH 资助的研究者使用，该研究平台专门从事移动健康（mHealth）数据收集，通过应用程序接口与商业平台实现交互并签署电子同意书（eConsent）、在线调查，以及参与研究的参与者智能手机应用程序直接获取数据。

■ 创造性使用既有数据

仅使用既有数据可能就足以回答一个研究问题。然而，要做到这一点，有时需要更多的创造性使用、通过其他数据源扩充，或采用特殊的方法。

meta 分析

当针对类似研究问题有不止一项研究数据时（例如他汀类药物对老年人是否有效），可以用 **meta 分析**（meta-analysis）将既有数据合并，以获得一个合并估计。通常，meta 分析首先对已发表文献进行**系统综述**（systematic review），采用全面和具体的方法确认既定研究问题的所有研究，采用清晰标准定义纳入研究，并参与标准化方法从这些研究中提取数据。

当可以从被评估研究中获得参与者水平的数据时，可以创建一个大型数据集，并在"汇总" meta 分析中进行重新分析。例如，通过合并他汀类药物治疗的随机对照试验数据，胆固醇治疗试验协作组展示了他汀类药物在 75 岁以上参与者中的效力证据，75 岁以上老年人在试验中是占比很小的一群参与者[31]。

更常见的情况是，从已发表的文章中只能获得被评估研究的结果（没有参与者水平的数据）。通过汇总不同研究的结果，可以获得比任何单项研究更为精确的合并估计。为了处理（每项原始研究）估计的精确度，必须采用特殊的分析技术来合并不同研究的估计值。估计值较大的研究会产生更精确的估计（可信区间更窄），这些研究的估计值在 meta 分析中会占更大的权重。例如，研究人员对 40 项随机对照试验（每项试验只包括有限数量的老年人）的亚组结果进行 meta 分析，以证明锻炼活动持续至少 1 年的 60 岁及以上老年人发生跌倒和损伤性跌倒的风险更低[32]。

meta 分析必须考虑研究间差异，这些差异是不可避免的。meta 分析需对研究间**异质性**（heterogeneity），不同研究的结果有多么不同进行估计。如果存在显著的异质性，意味着不同的研究可能不是针对同一潜在现象的估计，那么报告一个合并估计值来表示多项研究的平均结果可能是不合理的。对具有更相似特征的研究子集进行分析可能是有用的，就像 meta 回归一样，可以同时解释研究特征的影响。例如，前面提到的 meta 分析就实施了一系列 **meta 回归**（meta-regression）分析，建议最佳锻炼频率为每周 2～3 次[32]。然而，meta 回归需要个体水平的数据或许多研究的数据。

更严重的问题是**发表偏倚**（publication bias），当发表的研究（或可纳入 meta 分析的研究）不能代表所有已完成的研究时，就会发生发表偏倚，这通常是因为阳性研究比阴性研究更有可能发表。实施 meta 分析的研究者应该：①对已发表的文献进行系统回顾，以确定所有相关已发表研究；②寻找未发表研究的证据（例如，通过询问该领域的研究者并回顾摘要、会议报告和学位论文），并尽可能获得未发表研究的结果；③使用特殊的 meta 分析技术来分析研究结果，以寻找发表偏倚的证据（例如，当出乎意料地发现缺乏小样本且结果不好的研究时）[33]。

新手研究人员可能会从开展系统综述和 meta 分析中获益良多，包括深入了解他们感兴趣领域内已发表的文献，并发表他们自己的论文从而帮助他们成为专家。然而，尽管系统综述可能不需要太多经费，但需要投入大量时间和精力。实施系统综述的研究者应考虑 Cochrane 协作网发布的资源，包括《Cochrane 系统综述手册》（http://handbook.cochrane.org），并寻求有关 meta 分析技术相关帮助或额外培训。

辅助研究

在辅助研究中，为了回答新的研究问题，研究者基于现有的研究性研究设计并增补测量。辅助研究具有二次数据分析的许多优点，但限制更少。可以在任何类型的研究中增加辅助研究，但尤其适用于前瞻性队列研究和随机试验。例如，在评估绝经后激素治疗效果的 HERS 试验[17]中，研究人员增加了尿失禁频率和严重程度的测量，从而在几乎没有额外投入时间或费用的情况下，创建了一项评估激素治疗对尿失禁效果的大型试验[34]。

在招募开始前增加测量数据时，辅助研究通常会提供更丰富的信息，当然，其他研究者很难在研究仍在计划阶段时就确认其为潜在的"宿主"研究。然而，即使在基线时没有测量某一变量，但在试验过程中或结束时增加一次测量仍可以提供有用的信息。例如，在 HERS 试验结束时测量认知功能，研究者可以针对经激素治疗 4 年的老年女性与安慰剂治疗老年女性的认知功能进行比较[35]。

研究负责人必须在参与者负担和基于收集数据科学收益之间进行权衡。增加补充测量可能会打破这种平衡，甚至导致参与者不满和脱失。新手研究者应该对这一问题保持警惕，并设计让参与者觉得有吸引力，而且不会对主体研究产生不利影响的辅助研究。

辅助研究还可以使用大多数大型临床试验和队列研究收集的生物样本库、影像和其他材料。在这些储存的样本中开展新的测量来回答创新性研究问题是符合成本-效果的方法，而且不会给参与者增加任何负担。通常，使用巢式病例对照或病例队列设计（第 9 章）对样本子集进行这些测量是可能的（也是高效的）。例如，在 HERS 研究中，使用储存样本开展遗传学分析的巢式病例对照研究显示，激素治疗组发生的超额血栓栓塞事件并不是因为激素和凝血因子 V 的交互作用导致的[36]。

大多数大型、多中心研究需要一份经委员会审查的辅助研究书面申请，委员会可以批准、拒绝或修改研究计划；有些辅助研究需要与原有研究的研究人员合作。许多补充测量需要额外的经费，辅助研究的研究者必须找到支付这些费用的方法（当然，辅助研究的边际成本远低于独立开展相同研究的成本）。辅助研究非常适合申请 NIH 资助的一些研究项目，这些项目提供中等规模的支持来完成测量和分析，但为职业发展提供了实质性支持（第 20 章）。一些大型研究有自己机制来资助辅助研究，尤其是研究问题很重要且被资助机构认为有意义的情况下。

组合多个来源的数据

可以连接两个或多个既有数据集来创建一个新的数据集。例如，对服兵役如何影响健康感兴趣的研究者应用 1970—1972 年的征兵名单（第一个数据集），该名单基于他们的出生日期排序，其中 20 岁美国男性在越南战争期间应征入伍。从加利福尼亚州和宾夕法尼亚州的死亡证明登记系统（第二个数据来源）中确认了有关死亡的数据。预测变量（出生日期）是服兵役的随机分配代码。研究发现，在随后的 10 年中，那些被随机指定需要服兵役的男性死于自杀或机动车事故的风险显著增加[37]。这项研究费用低廉，然而与其他预算大得多的研究相比，却采用了偏倚更小的方法评估了服兵役对随后死亡具体原因的影响。

定位数据可以与其他来源的数据进行有益组合。例如，研究人员获得了费城不同地点的哮喘死亡信息（第一个数据来源）和 1990 年美国人口普查（第二个数据来源）中关于费城人口普查区拥挤程度、贫困，以及其他人口信息等数据，发现居住在贫困程度高的人口普查区和哮喘病死率之间存在强关联[38]。其他研究人员从健康电子心脏研究中通过 Fitbit 设备收集的记步数据（第一个数据源），与同时期的空气质量传感器数据（第二个数据来源）相链接，证明在 2017—2018 年加州野火暴发季节，与较好的空气质量相比，空气质量不好时人们的每日步数减少了 18%[39]。

通过机构链接数据源有时是可能的。例如，研究人员从加州全州卫生规划和发展办公室（Office of Statewide Health Planning and Development，OSHPD）获得急诊科的出院数据（第一个数据集），将这些数据与加州当地紧急医疗服务机构同期的救护车分流数据（第二个数据集）链接起来，显示在急诊科人满为患的情况下，再次入院人数并未增加[40]。

当人们合并数据源并仅在群体水平上进行分析（不使用个体水平的数据）时，个体水平的因果关系推论相对较弱，并同意受到所谓生态学谬误（ecologic fallacy）的影响。例如，研究人员证明，21 个国家的乳腺癌发病率相差超过 5 倍，且发病率随着人均饮食脂肪摄入量的增加而增加[41]。然而，在护士健康研究中，针对个体参与者的高质量膳食和结局数据的分析并不支持这一结论（总脂肪摄入量增加 5%，患乳腺癌的相对风险为 0.96；95% 可信区间为 0.93～0.99）[42]。生态学分析得出的明显错误的结果归咎于各国之间的乳腺癌风险因素存在差异而造成的严重混杂效应，如月经初潮较晚以及激素替代疗法的使用，这些因素也与人均脂肪摄入量相关[42]。

使用既有数据收集机制实施随机对照试验

有时，可以在队列研究或随机试验中采用既有数据收集机制来进行前瞻性数据收集。

例如，**随机注册试验**（randomized registry trial）是在注册中心正在进行的数据收集基础上增加了随机干预[43]。例如，瑞典冠状动脉造影和血管成形术登记前瞻性地收集接受经皮冠状动脉介入治疗（PCI）的患者数据。研究人员随机分配注册中心的一些患者在接受 PCI 时进行血栓抽吸，并使用注册中心来比较临床结局，包括复发性心肌梗死和卒中。他们发现，血栓抽吸术患者与仅随机接受 PCI 治疗的患者相比，结局没有差异[44]。

电子病历嵌入式随机试验（EHR-embedded randomized trial）使用电子病历数据收集系统来比较不同子集患者、分诊人员、医生或临床单元之间的结局，他们被随机分配接受不同的干预。例如，研究人员在 5 个重症监护病房开展整群随机试验，以比较使用生理盐水和平衡晶体液的结局，发现接受平衡晶体液的患者发生验证不良肾脏事件的风险略低[45]。

在**随机化质量改进试验**（randomized quality improvement trial）中，研究人员仅在部分人群中实施实施质量改进干预，即将一些患者或医疗服务提供者随机分配接受干预，而其他人则不需接受干预，通常采用阶梯楔形设计（第 12 章），以确定干预是有效的，而且无意外后果。这有助于确定是否应该全面实施干预（即针对所有患者/提供者）。例如，研究人员给阿片类药物处方随机分配了默认的较低剂量（但仍允许临床医生决定处方剂量），结果表明这样做减少了阿片类药物的平均分发量[46]。

随机质量改进试验对于使用电子病历系统促使医疗服务提供者遵循指南、提供临床决策支持，或其他可能改善医疗的行动等干预措施开展研究特别有用。可以将这些试验完全嵌入电子病历系统中，自动实施患者选择、随机分配、实施干预，以及随访，但必须考虑几个伦理问题和方法学挑战[47]。电子病历嵌入式随机试验和随机化质量改进试验是美国国家医学研究院建立"学习型健康系统"愿景的一部分[48]。

■ 小结

1. 以前的研究性研究有丰富多样的数据来源。新手研究人员，与导师一起工作，应该始终思考是否可以使用先前的研究性研究数据来回答他们的研究问题。使用导师收集的数据是开始研究生涯的好方法。

2. 来自 EHR 系统、医疗保健理赔或其他管理来源的医疗保健服务数据可用于研究医疗保健利用、卫生服务，以及质量改进。由于潜在的选择偏倚和混杂，它们在分析和解释方面具有挑战性。

3. 有时可获得公司出于商业目的收集的互联网和设备数据并用于研究。

4. 实施系统综述和 meta 分析，将基础研究问题相同的多项研究结果进行合并，可能是新手研究人员成为某一研究领域专家的好方法。meta 分析应该包括对异质性和发表偏倚的评估。

5. 辅助研究允许调查者通过添加一项或多项测量来再次利用既有研究。它们往往既便宜又高效。

6. 合并多个来源的数据，通常可以让研究人员回答创新性研究问题。群体水平的关联易于受生态学谬误的影响，应该谨慎地解释。

7. 如果可能，使用既有数据收集来源开展随机试验可以高效地产生强有力的临床证据。

参考文献

1. US Food and Drug Administration. Real-World Evidence. Accessed April 4, 2021. https://www.fda.gov/science-research/science-and-research-special-topics/real-world-evidence
2. US Census Bureau. American Community Survey (ACS). Accessed April 30, 2021. https://www.census.gov/programs-surveys/acs.

3. Looker AC, Johnston CC, Jr., Wahner HW, et al. Prevalence of low femoral bone density in older U.S. women from NHANES III. *J Bone Miner Res*. 1995;10(5):796-802.

4. Pletcher MJ, Kertesz SG, Kohn MA, Gonzales R. Trends in opioid prescribing by race/ethnicity for patients seeking care in US emergency departments. *JAMA*. 2008;299(1):70-78.

5. Olgin JE, Pletcher MJ, Vittinghoff E, et al. Wearable cardioverter-defibrillator after myocardial infarction. *N Engl J Med*. 2018;379(13):1205-1215.

6. Workman TA. Engaging Patients in Information Sharing and Data Collection: The Role of Patient-Powered Registries and Research Networks. Agency for Healthcare Research and Quality; 2013.

7. Kerlikowske K, Miglioretti DL, Buist DS, et al. Declines in invasive breast cancer and use of postmenopausal hormone therapy in a screening mammography population. *J Natl Cancer Inst*. 2007;99(17):1335-1339.

8. Wang JH, Gomez SL, Brown RL, et al. Factors associated with Chinese American and White cancer survivors' physical and psychological functioning. *Health Psychol*. 2019;38(5):455-465.

9. Hsu JC, Maddox TM, Kennedy KF, et al. Oral anticoagulant therapy prescription in patients with atrial fibrillation across the spectrum of stroke risk: insights from the NCDR PINNACLE registry. *JAMA Cardiol*. 2016;1(1):55-62.

10. National Institutes of Health. List of Registries. Accessed April 30, 2021. https://www.nih.gov/health-information/nih-clinical-research-trials-you/list-registries.

11. PCORnet PPRN Consortium, Daugherty SE, Wahba S, Fleurence R. Patient-powered research networks: building capacity for conducting patient-centered clinical outcomes research. *J Am Med Inform Assoc*. 2014;21(4):583-586.

12. Avram R, Olgin JE, Kuhar P, et al. A digital biomarker of diabetes from smartphone-based vascular signals. *Nat Med*. 2020;26(10):1576-1582.

13. Doherty A, Smith-Byrne K, Ferreira T, et al. GWAS identifies 14 loci for device-measured physical activity and sleep duration. *Nat Commun*. 2018;9(1):5257.

14. Guo X, Vittinghoff E, Olgin JE, Marcus GM, Pletcher MJ. Volunteer participation in the health eheart study: a comparison with the US population. *Sci Rep*. 2017;7(1):1956.

15. Pletcher MJ, Vittinghoff E, Kalhan R, et al. Association between marijuana exposure and pulmonary function over 20 years. *JAMA*. 2012;307(2):173-181.

16. Bauer SR, Scherzer R, Suskind AM, et al. Co-occurrence of lower urinary tract symptoms and frailty among community-dwelling older men. *J Am Geriatr Soc*. 2020;68(12):2805-2813.

17. Hulley S, Grady D, Bush T, et al. Randomized trial of estrogen plus progestin for secondary prevention of coronary heart disease in postmenopausal women. Heart and Estrogen/progestin Replacement Study (HERS) Research Group. *JAMA*. 1998;280(7):605-613.

18. Sawaya GF, Grady D, Kerlikowske K, et al. The positive predictive value of cervical smears in previously screened postmenopausal women: the Heart and Estrogen/progestin Replacement Study (HERS). *Ann Intern Med*. 2000;133(12):942-950.

19. Adler-Milstein J, Zhao W, Willard-Grace R, Knox M, Grumbach K. Electronic health records and burnout: time spent on the electronic health record after hours and message volume associated with exhaustion but not with cynicism among primary care clinicians. *J Am Med Inform Assoc*. 2020;27(4):531-538.

20. Muench J, Fankhauser K, Voss RW, et al. Assessment of opioid prescribing patterns in a large network of US community health centers, 2009 to 2018. *JAMA Netw Open*. 2020;3(9):e2013431.

21. Birkmeyer JD, Stukel TA, Siewers AE, Goodney PP, Wennberg DE, Lucas FL. Surgeon volume and operative mortality in the United States. *N Engl J Med*. 2003;349(22):2117-2127.

22. Collins R, Bowman L, Landray M, Peto R. The magic of randomization versus the myth of real-world evidence. *N Engl J Med*. 2020;382(7):674-678.

23. Orkaby AR, Driver JA, Ho YL, et al. Association of statin use with all-cause and cardiovascular mortality in US veterans 75 years and older. *JAMA*. 2020;324(1):68-78.

24. Digitale JC, Newman TB. New statin use and mortality in older veterans. *JAMA*. 2020;324(18):1907-1908.

25. Suchard MA, Schuemie MJ, Krumholz HM, et al. Comprehensive comparative effectiveness and safety of first-line antihypertensive drug classes: a systematic, multinational, large-scale analysis. *Lancet*. 2019;394(10211):1816-1826.

26. Shrank WH, Patrick AR, Brookhart MA. Healthy user and related biases in observational studies of preventive interventions: a primer for physicians. *J Gen Intern Med*. 2011;26(5):546-550.

27. Agniel D, Kohane IS, Weber GM. Biases in electronic health record data due to processes within the healthcare system: retrospective observational study. *BMJ*. 2018;361:k1479.

28. Nguyen TT, Criss S, Dwivedi P, et al. Exploring U.S. shifts in anti-Asian sentiment with the emergence of COVID-19. *Int J Environ Res Public Health*. 2020;17(19).

29. Tison GH, Avram R, Kuhar P, et al. Worldwide effect of COVID-19 on physical activity: a descriptive study. *Ann Intern Med*. 2020;173(9):767-770.

30. Perez MV, Mahaffey KW, Hedlin H, et al. Large-scale assessment of a smartwatch to identify atrial fibrillation. *N Engl J Med*. 2019;381(20):1909-1917.

31. Cholesterol Treatment Trialists Collaboration. Efficacy and safety of statin therapy in older people: a meta-analysis of individual participant data from 28 randomised controlled trials. *Lancet*. 2019;393(10170):407-415.

32. de Souto Barreto P, Rolland Y, Vellas B, Maltais M. Association of long-term exercise training with risk of falls, fractures, hospitalizations, and mortality in older adults: a systematic review and meta-analysis. *JAMA Intern Med.* 2019;179(3):394-405.

33. Lin L, Chu H. Quantifying publication bias in meta-analysis. *Biometrics.* 2018;74(3):785-794.

34. Grady D, Brown JS, Vittinghoff E, et al. Postmenopausal hormones and incontinence: the Heart and Estrogen/Progestin Replacement Study. *Obstet Gynecol.* 2001;97(1):116-120.

35. Grady D, Yaffe K, Kristof M, Lin F, Richards C, Barrett-Connor E. Effect of postmenopausal hormone therapy on cognitive function: the Heart and Estrogen/progestin Replacement Study. *Am J Med.* 2002;113(7):543-548.

36. Herrington DM, Vittinghoff E, Howard TD, et al. Factor V Leiden, hormone replacement therapy, and risk of venous thromboembolic events in women with coronary disease. *Arterioscler Thromb Vasc Biol.* 2002;22(6):1012-1017.

37. Hearst N, Newman TB, Hulley SB. Delayed effects of the military draft on mortality. A randomized natural experiment. *N Engl J Med.* 1986;314(10):620-624.

38. Lang DM, Polansky M. Patterns of asthma mortality in Philadelphia from 1969 to 1991. *N Engl J Med.* 1994;331(23):1542-1546.

39. Rosenthal DG, Vittinghoff E, Tison GH, et al. Assessment of accelerometer-based physical activity during the 2017–2018 California wildfire seasons. *JAMA Netw Open.* 2020;3(9):e2018116.

40. Hsia RY, Asch SM, Weiss RE, et al. Is emergency department crowding associated with increased "bounceback" admissions? *Med Care.* 2013;51(11):1008-1014.

41. Prentice RL, Kakar F, Hursting S, Sheppard L, Klein R, Kushi LH. Aspects of the rationale for the Women's Health Trial. *J Natl Cancer Inst.* 1988;80(11):802-814.

42. Holmes MD, Hunter DJ, Colditz GA, et al. Association of dietary intake of fat and fatty acids with risk of breast cancer. *JAMA.* 1999;281(10):914-920.

43. Lauer MS, D'Agostino RB, Sr. The randomized registry trial—the next disruptive technology in clinical research? *N Engl J Med.* 2013;369(17):1579-1581.

44. Frobert O, Lagerqvist B, Olivecrona GK, et al. Thrombus aspiration during ST-segment elevation myocardial infarction. *N Engl J Med.* 2013;369(17):1587-1597.

45. Semler MW, Self WH, Wanderer JP, et al. Balanced crystalloids versus saline in critically ill adults. *N Engl J Med.* 2018;378(9):829-839.

46. Montoy JCC, Coralic Z, Herring AA, Clattenburg EJ, Raven MC. Association of default electronic medical record settings with health care professional patterns of opioid prescribing in emergency departments: a randomized quality improvement study. *JAMA Intern Med.* 2020;180(4):487-493.

47. Pletcher MJ, Flaherman V, Najafi N, et al. Randomized controlled trials of electronic health record interventions: design, conduct, and reporting considerations. *Ann Intern Med.* 2020;172(11 Suppl):S85-S91.

48. Friedman CP, Wong AK, Blumenthal D. Achieving a nationwide learning health system. *Sci Transl Med.* 2010;2(57):57cm29.

附录 16A
第 16 章练习题
利用既有数据或样本进行研究

1. 研究问题是："在美国，拉丁裔人患胆囊疾病的率是否高于其他种族？"哪些既有数据可以让你以较低的时间和金钱成本确定胆囊疾病的分种族/民族、年龄别，以及分性别的发生率？

2. 一位研究人员对轻度或中度肾功能不全是否会增加冠心病事件和死亡风险这一问题感兴趣。由于开展研究获得主要数据存在经费和实施困难，他检索了一个既有数据库，该数据库包含有回答研究问题所需要的变量。他发现心血管健康研究（Cardiovascular Health Study，CHS），是一项大型的，由 NIH 资助的旨在研究老年男性和女性心血管疾病预测因素的多中心队列研究，提供了他分析计划所需的全部变量。他的导师可以引荐他认识 CHS 的关键研究者之一，该研究人员帮助他准备并提交了分析计划，而后获得了 CHS 指导委员会批准。

   a. 采用这种方法回答此类研究问题的优点是什么？

   b. 缺点是什么？

3. 一位研究者对绝经后雌激素或选择性雌激素受体调节剂（selective estrogen receptor modulators，SERMs）的治疗效果是否取决于内源性雌激素水平这一问题感兴趣。研究者如何利用辅助研究来回答这一问题？

4. 一组研究人员对 COVID-19 大流行期间钠-葡萄糖共转运体 2（SGLT2）抑制剂使用状况感兴趣，该研究人员获得了一所大型学术医疗系统的电子病历数据，该系统管理着数千名糖尿病患者。

   a. COVID-19 大流行期间，提出了一种机制假设，即 SGLT2 抑制剂可能导致感染 COVID-19 的糖尿病患者更容易发展为重症。描述研究人员可能如何利用电子病历数据来阐述该机制假设，指示性混杂可能如何影响研究人员做出因果推断的能力，以及使用什么分析方法可以消除这种影响。

   b. 由于大众媒体已报道了这一机制假设，研究人员认为 SGLT2 抑制剂的使用模式可能已发生改变。描述他们应如何使用电子病历数据来调查这一医疗服务利用假设。

自我报告测量的设计、选择和管理

Alison J. Huang，Steven R. Cummings，Michael A. Kohn

蔡思雨　彭晓霞　唐　迅　译

临床研究中使用的大量信息都是采用**自我报告的测量**（self-reported measure）方法收集的，即参与者描述自己的行为、态度、病史、症状、功能或生活质量。就许多研究而言，研究结果的真实性取决于该信息的确定程度。

可以采用多种方式收集自我报告的数据，包括纸质或在线问卷、在纸质或电子设备上填写的日记或日志，以及面对面或通过电话进行的结构化访谈。无论采用何种方式，良好的自我报告测量都遵循相同的设计原则：构建指向明确且措辞恰当的问题，从而获得信息丰富的回答。好的自我报告测量设计还应针对其目标人群量体裁衣，包括考虑受访者预期的识字水平和文化背景。

在本章中，我们描述了自我报告测量的常用类型，回顾了自我报告问题及回答选项的核心要素，探讨了可能影响自我报告数据质量的几个方面，并概述了为一项研究选择、调整并管理测量的程序。

■ 自我报告测量的常用类型

针对不同目的，可以采用多种方式收集自我报告数据，例如：

- 研究协调员采用结构化访谈询问筛选问题，以评估潜在参与者是否有资格参加研究
- 使用 Qualtrics、SurveyMonkey 和 REDCap 等软件创建调查问卷，通过邮件发放问卷，让参与者回答有关其健康史的问题
- 参与者在家中或在研究访视期间完成纸质问卷，描述其健康相关的生活质量
- 采用日记方式记录偶发性症状的类型和频率，以供将来提取数据
- 参与者使用移动电话或其他便携式电子设备等记录电子日志，在参与者实施健康相关行为时进行标识

■ 自我报告问题及其应答的基本要素

开放式和封闭式问题

结构化的自我报告测量有两种基本格式。**开放式问题**（open-ended question）可以获

得自由形式的答案，允许参与者用自己的语言做出回答，与离散形式的答案列表相比，限制更少。例如：

> 您认为什么习惯会增加一个人患卒中的可能性？

然而，开放式问题可能会得到可变且不可预测的回答，这意味着它们无法针对任何一个特定回答提供其发生频率的可靠信息。例如，上述问题并未促使受访者将吸烟视为卒中的危险因素，虽然将吸烟作为一个明确的回答选项时，他们可能会选择吸烟。开放式问题往往还需要定性方法或专门的系统（如编码字典）来编码和分析受访者提供的答案（第 14 章）。

封闭式问题（closed-ended question）包括了供参与者选择的可能答案列表，需确保将每一种可能性都考虑在内。这种格式也可能有助于澄清一个不明确问题的含义，并且可以将所选答案快速制成表格。另一方面，封闭式问题只提供了研究者预期并列出的答案。因此，研究者将参与者引向预先设定的方向，而不允许参与者表达自己的、可能更准确或信息更丰富的答案。

封闭式问题的应答选项

当希望对封闭式问题做出单一回答时，应告知参与者"仅选择一个选项"。对于在线调查，应编程将该问题设计为只接受一个回答。一组应答选项应该是相互排斥的（即各类回答之间的含义不能有重叠），以防止选择回答时感到困惑。

或者，封闭式问题（如，"您认为以下哪一项会增加卒中风险？"）可以提供多个答案备选项，但要向受访者说明"所有选项均适用"。但是，这种方法并不会迫使参与者认真思考每个可能的答案，因此未选择的答案可能代表着答案"否"或者是被参与者忽略的答案选项。相反，最好为每个回答分别设置"是"和"否"两个备选框（第 19 章）。

如果可能的话，封闭式问题的应答选项也应全面详尽（即包括所有可能的应答选项）。如果预料到会有其他潜在的回答，问题可以包括类似"其他（请说明）"的选项，以获得更多开放式回答。

封闭式问题的应答选项排序

人们设计许多封闭式问题，旨在捕捉自我报告现象的数量、频率或强度。这些问题可以产生有序分类数据，或获得连续变量形式的回答。

对于涉及有序分类应答量表的问卷，受访者可从排序表中选择答案。例如：

> 过去 7 天，您的疼痛有多严重？
> ○　1＝无疼痛
> ○　2＝非常轻
> ○　3＝轻度
> ○　4＝中等
> ○　5＝严重
> ○　6＝非常严重

在**李克特量表**（Likert scale）中，考虑到那些中立的或无法做出决定的参与者，以及那些有更极端情绪的参与者，将应答选项设置在一个围绕中间值或"中性"值选项呈两边对称的距离上：

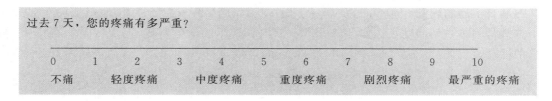

另一种方法是采用连续数字尺度来获取答案，例如要求参与者将他们的疼痛严重程度从 0（最小）到 10（最大）进行评分。可以在标尺两端以及中间刻度位置添加字段以说明标尺其含义：

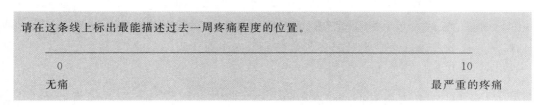

视觉模拟量表（visual analog scale，VAS）要求应答者沿着一条连续的、用线条或其他图形标识的尺度做出应答。要求参与者在代表从一个极端到另一个极端的线条上画一个点以表达最符合自己的答案。同样，在线两端的词语描述了极端值的含义，但通常不包括中间状态的描述性术语。相较于基于分类备选项的评分，VAS 可能对微小的变化更敏感。

请在这条线上标出最能描述过去一周疼痛程度的位置。

0	10
无痛	最严重的疼痛

分支问题

针对包含更详细问题的初始问题，研究者有时希望追问到确切的答案。这可以通过分支问题来实现，初始问题的回答（通常被称为"筛选器"）决定是否需要回答其他问题。分支问题可以节约时间并让受访者免于回答不相关或冗余的问题。

在纸版问卷上，通过使用箭头从最初的答案指向下一个问题并包括诸如"跳答到问题 11"这样的箭头，分支问题必须将应答者指引到下一个合适的问题上：

在线调查工具的一个优点在于可以设置自动跳题逻辑。例如，可以使用分支逻辑，这样就不会再询问那些报告自己从未被告知患高血压的参与者他们第一次被告知患有高血压的时间。然而，必须在研究的预测试阶段对分支问题中设置的跳答逻辑进行验证，因为复杂的跳答逻辑可能导致调查进入死循环以及出现无法接触的"孤儿"问题。

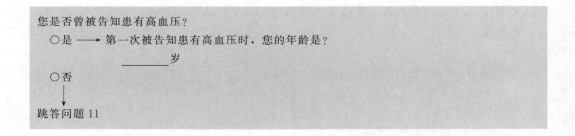

问题的最佳措辞

好的自我报告问题是简单且没有歧义的；也能鼓励受访者给出准确和诚实的回答，而不会让受访者感到尴尬或被冒犯。

- 清晰。问题应该清晰具体，尽量使用具体而不是抽象的术语。例如，如果受访者运动的内涵有不同的理解，那么问："您通常做多少运动？"可能会产生不可靠的信息。更好的选择是问一系列问题，比如"您平常一周内花几个小时健步走？"而不是所有相关形式的运动，或通过示例提供一个明确而宽泛的运动定义（例如，"运动包括所有为改善健康状况而进行的体育活动，如散步、游泳、瑜伽、运动，或举重。"）。

- 简单。为了避免混淆，应使用常用词汇和语法构建问题，避免使用专业术语。为美国成人设计测量的一个规则是避免使用八年级以上阅读水平的语言；针对老年人或弱势群体的研究，应避免在问题中使用六年级以上阅读水平的语言。在设计问题时，研究人员可以使用文字处理软件程序中监测阅读等级的工具，例如微软词语校对设置中的"可读性统计"功能。

- 中立。问题题干应避免使用"有内涵"的词以及暗示理想答案的带有偏见的语句。例如，询问"在过去1个月内，您多久喝一次大酒？"可能并不鼓励受访者承认自己喝了很多酒。"在过去的1个月，您多久会在一天内喝五杯或更多的酒？"是一个不那么武断且更明确的问题。

有时，以序言开始陈述问题是有用的，允许受访者承认可能被认为不可取的行为和态度。例如，询问受访者是否按处方服药时，访谈者可以这样介绍："人们有时会忘记服用医生开的药。这种事在您身上发生过吗？"为了得到诚实的回答，提问的方式应该让受访者觉得选择任何一个答案都是可以接受的，而不是引导他们选择某一特定答案。

设计问题时的常见错误

- 双管问题。每道题应该只包含一个概念、问题或行为。考虑一下这个为了评估近期住院患者对医务人员提供照护的满意度而设计的问题："您对医生和护士提供的照护的满意度如何？"如果参与者对护士的护理感到满意，但对医生的治疗不满意，可能很难给出一个答案。设计两个单独的问题，一个针对医生，一个针对护士，将产生更准确的信息。

- 隐藏假设。如果问题中隐含了可能不适用于所有参与者的假设，那么问题就很难回答了。例如，考虑一个关于抑郁的问题，询问在过去1周内，"即使有家人帮助，我也会感到沮丧或抑郁"。这个问题假设受访者都有家人并且会寻求情感支持。对于那些没有家人（或不会向家人寻求帮助）的人来说，可能不知道该如何回答这一问题。

- 答案选项和问题不匹配。答案选项应与题干相匹配。例如，对于"您上周有没有感到疼痛?"这个问题，应答选项为"从不"、"很少"、"经常"、"大多数时间"可能会产生令人困惑的回答。相反，问题的题干可以修改为"上周您多久疼痛一次?"
- 医学或科学术语（行话）。问题应符合受访者预期的健康素养（health literacy）（及总体素养）水平。研究人员所熟悉的许多健康相关术语对于缺乏生物医学训练的参与者而言是令人困惑的。例如，询问时使用"血压高"（high blood pressure）而不是"高血压"（hypertension），或者使用"心跳过快"（rapid heart rate）而不是"心动过速"（tachy-cardia）可能会更清楚一些。

问题时间框

在评估可能随时间变化的特征时，问题应指导受访者在回答时考虑适当的时间单位。有时研究人员提出一个问题，假设一种行为或特征，如每天服用的药物片数，在每天都是相同的，则可以这样提问："您每天服用几片药?"然而，如果药物的使用会随时间发生改变，那么限定时间范围提问："在过去的两周内，您通常每天服用几片药?"可能会获得更可靠的信息。

如果问题定义了距离调查最近的最短时间段，受访者在这个时间段内能准确回忆的话，则最有可能获得有用的信息。最佳时间长度取决于变量。例如，尽管过去 1 周睡眠习惯的问题可能代表一整年的睡眠模式，但无保护性行为的频率往往会因周而异，这就要求问题涵盖更长时间间隔。如果受访者被要求考虑太长的时间段（例如报告上一年全年的性行为），他们的记忆可能不太准确。

可以用两种方式询问有关行为平均水平的问题：询问"平常的"或"典型的"行为，或计算一段时期内实际发生的行为次数。例如，研究者可能通过让受访者估计他们平时的啤酒摄入量来确定平均啤酒摄入量。

在典型的 1 周内，您饮用多少啤酒?（按 12 盎司的 1 罐或 1 瓶，或 1 大杯为单位计算）?
每周喝 [＿＿＿＿] 啤酒

虽然这个问题形式简单明了，但它假设参与者可以将他们的行为平均为一个估计值。因为饮酒模式即使在很短时间间隔内，也经常发生显著变化，所以参与者可能很难确定什么是典型的 1 周。面对询问典型行为的问题时，人们通常报告他们最常做的事情而忽略极端事件。因此，如果参与者在周末大量饮酒，那么询问他们平日的饮酒状况就会低估他们的饮酒量。最后，如果询问一系列问题（例如，参与者多久使用一次酒精、大麻和其他物质），那么每个问题都应该使用相同的方法和时间段。

测量抽象变量的多条目量表

一些自我报告测量评估的是一个抽象的概念，例如生活质量，它很难通过一个问题来获得结果；而是将一系列问题的评分整合为一个多条目的量表[1-2]。将多个问题整合而创建一个多条目工具，可以使研究者丰富被测量概念的评估内容。此外，多条目量表通常有更大的可能分值范围（例如，多条目生活质量量表可能产生从 1 到 100 的得分，而单个问题可能只产生从"差"到"优"的少数几个答案）。多条目量表可以增加结果测量的灵敏度，从而检测到差异。

例如，思考这份为了测量个人观点（多吃水果和蔬菜可以改善健康）的强度而设计的问卷：

针对每一个条目，圈出最能代表您观点的数字：					
	非常同意	同意	中立	不同意	非常不同意
a. 多吃水果和蔬菜能降低心脏病的风险	1	2	3	4	5
b. 素食主义者通常比膳食中有肉者更健康	1	2	3	4	5
c. 增加水果和蔬菜摄入可以减缓衰老速度	1	2	3	4	5

假设所有的条目具有相同权重并且测量的是相同的一般特征，研究人员可以用平均分来替代缺失值（不鼓励有缺失值[1]）。例如，受访者回答非常同意多吃水果和蔬菜能降低心脏病的风险时计 1 分，非常同意素食主义者通常比膳食中有肉者更健康计 1 分，但不同意增加水果和蔬菜摄入量可以减缓衰老速度计 4 分，那么总分为 6 分。

多条目测量还与较低的随机误差相关，即更高的**可靠性**（reliability），因为任何一个条目中的随机误差都可被其他条目所抵消。另一方面，基于更复杂评分算法的多条目量表会产生难以直观理解的结果（如，生活质量评分为 46.2）。

可以使用一些指标对多条目量表的**内部一致性**（internal consistency）进行统计学评估，如 Cronbach α 系数[3]，用它来评价量表中不同条目产生相似反应的程度。Cronbach α 的取值范围从 0～1.0，是基于每个条目评分间的相关性计算得出的，Cronbach α 系数越大，表明条目间一致性越强。预计不会有两个条目能从所有受访者那里得到相同的答案；然而，内部一致性低（如 Cronbach $\alpha < 0.70$）表明一些条目可能在测量不同的特征，提示将它们整合组成一个量表可能是不合适的。

多条目工具的格式

文本格式应使受访者能够轻松地按照正确顺序完成所有问题。如果格式太复杂，受访者或访谈者可能会跳过问题、提供错误信息，或者无法完成问卷。

为确保获得准确且标准的回答，所有调查工具都应该包括初始说明，说明应如何完成调查。清晰的说明不仅对自我报告测量很重要，而且对研究人员提出问题并记录回答的措施也很重要。有时，提供一个如何回答问题的案例是有帮助的，使用一个易于回答的问题来举例：

1　译者注。

膳食摄入评估问卷的填写说明

这些问题是关于您在过去 12 个月的日常饮食习惯。

请您标记日常摄入分量并在每类食物旁的方框内填写食用频率。

例如，如果您每周 3 次喝一中杯（6 盎司）苹果汁，您应选择：

苹果汁	○小 （3 盎司）	[3] 次每	○天
	⊙中 （6 盎司）		⊙周
	○大 （9 盎司）		○月
			○年

应将解决相似主题或采用相同格式的问题分组在一起。对每组涉及新主题或使用不同格式的问题应通过简要说明、简短的描述性陈述或标题加以说明。

也可以根据回答问题的难度和敏感性来设置问题的顺序。如果调查工具先列出情感中立的问题（如出生日期和家庭规模），之后再列出更敏感的问题（如收入或性行为），受访者才更有可能提供完整且诚实的回答。

日记和日志

日记和日志可能提供了一种更准确的方法来记录偶然发生的事件、行为或症状（如跌倒）或每天都会发生变化的事件（如月经出血）。当事件发生时间或持续时间很重要时，或者事件很容易被遗忘时，日记和日志可能很有价值。参与者可以将日记资料记录在纸上，或将数据录入在线表单或移动电子设备应用程序。然后，可以从日记中提取数据，以便研究人员计算一定时间间隔内（如每天或每周）的事件或行为的平均频率。

然而，对于参与者来说，这种方法比回答回顾性问题更耗时。参与者可能发现长时间记录详细的日记是一种负担，引起"日记疲劳"，这可能会导致更高的数据缺失率或不准确率。因此，应保留日记和日志用于记录研究中至关重要的行为或事件，如关键预测因素或结局，并要求参与者在信息提供的最短的时间内完成日记。

由于参与者通常被要求在进行日常活动时将信息记录在日记中，因此他们可能无法从研究人员那里获得实时指导。因此，清晰的说明和示例对于减少不完整或无法解释的回答尤为重要。

例如，在评估尿失禁治疗的临床试验中，经常使用排尿日记来评估参与者的尿失禁症状发生频率、时间、严重程度和类型[4]。然而，由于所评估信息的复杂性，参与者可能不仅需要详细的说明，还需要完整的日记条目示例，以准确填写日记：

尿失禁日记条目示例										
1. 时间	2. 您有小便的冲动吗？				3. 您在厕所里小便了吗？		4. 您漏尿了吗？		如果是	4a. 漏尿的原因（DK = 不知道）
	无	轻	中	重						
10:30 ☑上午 □下午	□ 1	□ 2	☑ 3	□ 4	□ 否	☑ 是	□ 否	☑ 是		☑着急　□有压力　□DK

对于纸质日记或日志，研究的工作人员可能需要提取数据以进行后续定量分析。这就

需要在参与者完成的日记之外，再为研究的工作人员创建一份单独的日记摘录表或问卷：

尿失禁日记摘要表示例					
漏尿的原因					
	厕所小便	漏尿	着急	有压力	其他
白天总计	☐☐	☐☐	☐☐	☐☐	☐☐
夜间总计	☐☐	☐☐	☐☐	☐☐	☐☐

电子或在线日记和日志的优点在于它们可以从参与者的日记条目中直接生成汇总或平均数据，从而省略这一步骤。

■ 设计新测量工具还是使用现有测量工具

设计新测量工具

如果目前没有标准化问卷、日记或访谈方法来测量一个重要特征，除了开发一种新的自我报告工具，研究人员可能别无选择。开发新测量方法的任务可大可小，小到在小型研究中提出一个反映次要变量的新问题，大到设计并验证一个多条目量表来测量一项多中心研究的主要结局。

最简单的情况是，研究者基于良好的判断力和写作基本原则来开发一个条目，可以对此条目进行**预测试**（pretested）以确保它是清晰的，并可产生适当的答案。另一个极端的情况是，投入多年努力去开发、完善，并验证一项新的工具来测量重要的研究概念[5]。

后一个过程通常从阐明被测量的结构开始，然后通过定性访谈或**焦点小组**（focus groups）（邀请具有相关经验或特征的小组成员，用 1 或 2 小时与小组主持人就研究相关的特定主题展开讨论）产生工具的潜在条目。基于定性研究结果形成的观点，可以开发一个初步的条目库，然后通过对其他参与者的预测试对条目库进行反复提炼。

研究人员可能继续起草一份多条目工具，包含最有可能的条目，然后由同行、导师，以及专家进行严格评议。然后，研究人员必须继续进行反复的预测试（在其他参与者中[1]）、修改、缩减，以及工具的性能评估，以上内容将在下一节中讲述（见例 17.1 所示）。

开发和验证新工具的过程非常耗时，因此，只有在现有工具不足以测量核心变量（如研究的主要预测因素或结局）时，才应使用该方法。

使用现有测量工具

只要有可能，研究人员应使用或改编现有的测量工具，从而获益与前期工作，并使研究结果更容易在研究间进行比较。试图在新的研究中测量一种特征的研究者经常惊讶于自我报告工具的数量和种类，其中许多工具可以在公共领域免费获得。一些工具由共识组织开发，以推进其所在领域的研究和照护进步（表 17.1）。

1　译者注。

例 17.1　新的多条目工具的开发

　　阴道老化的日常影响（DIVA）问卷展示了开发、测试和评估多条目工具性能的迭代过程。当时，美国国立卫生研究院（NIH）召集的专家小组关注缺乏有效的工具来评估不同人群女性的绝经后阴道症状[6]。因此设计 DIVA 问卷，作为一种自我报告测量，用于测量绝经后常见阴道症状对社区女性居民的多个功能和健康维度的影响，该问卷的开发和测试历经多年才完成。研究人员首先对来自 3 个种族/民族的有症状的绝经后妇女开展焦点小组，与她们讨论症状对其活动、感觉和关系的影响[7]。他们开发了一个由 100 个潜在问卷条目组成的条目库，又根据临床专家和其他有症状女性的反馈对这些条目进行了凝练或删除。由此产生了一份 25 个条目的问卷，在加利福尼亚州北部的一项多种族队列研究中，使用此问卷对数百名女性进行了调查。采用回答数据将问卷合并为 23 个条目，根据条目和量表的变异性、内部一致性、可靠性和结构效度的评估，将其划分为 4 个维度，即日常生活活动、情感状况、性功能，以及自我概念与身体形象[8]。随后将调查问卷纳入 NIH 资助的绝经策略研究：即发现症状和健康的终极答案（Finding Lasting Answers for Symptoms and Health，MsFLASH），阴道健康多中心试验网络允许在美国其他地区的女性中进一步评价该量表的结构效度[9]，同时评估量表对变化的灵敏度以及治疗后量表各维度评分的潜在最小临床重要性差异[10]。继续在美国和其他国家的其他参与者样本进行问卷调查，使其能够随着时间推移进一步评估其心理测量特征，包括为癌症妇女等特殊人群开发更短或更有针对性的版本[11]。

表 17.1　公开的自我报告测量样本数据库

数据库和 URL	说明
PhenX toolkit https://www.phenxtoolkit.org/	提供与生物医学研究相关的已有且被广泛验证的测量工具，特别用于药物滥用与成瘾、精神健康、血液科学，以及健康的社会决定因素等数据收集
National Institutes of Health toolbox http://www.healthmeasures.net/exploremeasurement-systems/nih-toolbox	包括在全国代表性样本中开发并验证的测量工具，用于评估贯穿整个生命周期的认知、感觉、运动和情感功能
PROMIS（Patient-Reported Outcomes Measurement Information System） http://www.healthmeasures.net/exploremeasurement-systems/promis	用于一般人群和慢性病患者的生理、心理和社会健康的自我报告测量
Science of Behavior Change Measures Repository https://scienceofbehaviorchange.org/measures	包含行为改变科学网络研究人员使用的行为改变机制的测量工具，包括特定人群心理测量充分性的证据
National Institutes of Health Common Data Element (CDE) Resource Portal https://www.nlm.nih.gov/cde	包括通用数据元素列表、调查、问卷、工具、工具条目，以及其他数据收集方法

（续表）

数据库和 URL	说明
Neuro-QoL Neurologic Quality of Life Measures http://www.healthmeasures.net/exploremeasurement-systems/neuro-qol	提供评估患有神经疾病的成年人和儿童生活质量的自我报告测量，覆盖生理、精神和社会健康
REDCap HealthMeasures https://www.healthmeasures.net/implementhealthmeasures/administration-platforms/redcap	包括自我和代理人报告测量、PROMIS 和 Neuro-QoL 中的工具，可以通过 REDCap 在线调查和数据库应用程序来管理
Rand Health https://www.rand.org/health-care/surveys_tools.html	包括为了评估患者健康状况、筛查心理健康状况，以及衡量照护质量与生活质量而设计的调查

备注：经 Anita Stewart 博士许可后改编。

并非所有自我报告测量都可以在公共领域获得。当有疑问时，研究人员应联系作者或出版方，申请在新的目标人群中使用或改编这些工具的许可，因为版权保护适用于所有成果，无论其是否已发表。即使工具可以免费使用，研究人员也应在其研究报告中说明或引用测量工具的来源。

如果对现有工具的性能进行了评估，最好采用没有修改的工具。然而，如果某些条目不适用（如针对一个文化群体编制的问卷应用于不同环境时可能发生此类情况），那么删除、更改或添加一些条目可能是必需的。

如果已有的工具太长，研究人员可以考虑联系其开发者，看看是否有保留原始工具效果的缩减版。从成熟的量表中删除条目可能会面临改变其得分含义的风险，使得无法将研究结果与使用完整量表的其他研究的结果进行比较，从而降低其发现变化的可重复性和灵敏性。但是，一些工具包括多个可以单独计分的离散部分或"子量表"，此时允许研究人员去除不必要的子量表，而完整保留其他子量表。

■ 选择和改编测量工具的建议步骤

可参考以下分步步骤针对一项新研究中纳入的自我报告测量进行选择、评估和改编。该过程适用于待测量的每个变量或结构，无论是预测因素、结局指标，还是潜在混杂因素。目标在于评估现有工具的优缺点，收集关键数据，以基于目标人群回答研究问题。

步骤 1：定义变量或结构

创建你要测量的重要变量或结构的清单。考虑为每个变量撰写简短定义，并评估更复杂的变量是否可能有不止一个需要单独测量的基础维度或"子结构"。

步骤 2：现有测量方法汇编

收集用于测量每个变量或结构的问题或工具的文件。首先从针对相同研究现象进行评估的其他研究中收集测量工具，并检索通用数据库（表 17.1）。将提供每一种测量工具开发信息的原始研究论文和后续出版物进行汇编。当存在几个备选方案时，为每个变量创建一个候选问题和工具文件夹。

步骤 3：回顾基本概念

对于每一个测量，综述定义该测量概念的方式，包括任何维度或子量表中体现的更具体的概念。根据测量说明、条目题干以及响应尺度的评估，考虑这些定义与你的研究中拟测量定义的相似程度。

步骤 4：检查量表结构和评分可解释性

了解每项测量的得分范围和得分方向（例如，高分与低分的含义）。考虑测量所得的数值是否具有直观意义。检查开发测量量表时是否使用了特殊方法（如因子分析）。检查是否有用户手册或指南来说明如何计算测量得分。

步骤 5：评估既往的实施方法和目标人群

评估该测量方法是否在与目标人群相似的一组人群中完成开发或测试的；如果不是，确定存在哪些差异。了解该测量方法在既往研究中的实施方法（自我报告或访谈、面对面或通过电话等），并考虑是否需要在你的研究中进行调整。如果需要翻译，请了解是否可获得你所需要的语言版本。

步骤 6：评估心理测量特征

对于为了评估复杂结构而设计的工具，请了解该工具在与目标人群相似的受访者中的应用方式。该信息也称为测量的**心理测量特征**（psychometric characteristics）（表 17.2），可以提示该工具是否能产生可靠、有用和相关的信息。可以评估问卷和其他自我报告测量的**变异性**（variability）（是否产生适当的响应范围）、**可靠性**（reliability）（是否在相同条件下再现一致的反应）、**效度**（validity）（是否代表拟测量的基础现象），以及**对变化的灵敏性**（sensitivity to change）（第 4 章）。

表 17.2　自我报告测量的常见心理测量特性

变异性	对评分变异性的初步评估可以确认自我报告测量是否能产生充分的响应分布。如果响应是高度偏态分布，可能导致"天花板"或"地板"效应，可能很难发现由于干预引起响应变化在亚组之间的差异
重测信度	如果在足够短的时间间隔内（研究关注特征在此时间间隔内不应该发生根本性变化，但也要足够长以至受访者不会回忆起最初的回答）重复测量，自我报告的测量应该产生相同或类似的响应。初始评估和重复评估的相关性越高，表明重测信度越高，意味着如果在相同条件下进行测量，测量的响应是可重复的
效度	**表面效度**（face validity）通常是测量效度的首要证据，表面效度是关于条目是否能够评估研究所关注特征而做出的主观但重要的判断。例如，为测量视力相关功能而设计的新工具应该包括对一般视力障碍患者具有表面效度的问题（"你不戴眼镜或隐形眼镜的话，能看报吗？"）。进一步则可能包括对**内容效度**（content validity）和**结构效度**（construct validity）的评估，评估该问卷的答案是否与其他有重叠结构的测量相关。例如，研究人员可以证明，新测量得分与现有类似结构测量得分相关（收敛效度），而与其他不同结构测量得分不相关（区分效度）

（续表）

对变化的敏感性	如果研究的目标是测量变化，那么可以在患者接受被认为有效的干预前与干预后进行测量以检验其响应性。例如，可以在成人白内障手术前后，对视力相关功能（如天黑后的驾驶能力）的问卷得分进行检查。白内障手术后视力改善的患者（如从 20/60 到 20/30）的问卷得分预期也会有所提高（而视力没有改善的患者则不会显示得分的类似提高）
最小临床显著差异	对于产生数值评分，并被作为结局测量而设计的测量方法，确定相对应的**最小临床显著差异**（minimal clinically important difference）是有用的，它可以反映结局改善（或恶化）。例如，对于一份旨在评估视力相关功能的问卷，最小临床显著差异可以代表评分变化幅度，该评分改变与其他标识治疗成功的公认指标相对应（如参与者对白内障手术后视力变化的总体满意程度或他们表示愿意再次手术的意愿）。

步骤 7：修改和缩减测量工具

要抵制额外测量产生有趣数据的可能性的诱惑。长时间的访谈、问卷调查和测试可能让受访者感到疲惫，从而降低他们回答的准确性和可重复性。对于回答主要研究问题来说非必须的问题会增加在获取、输入、清理和分析数据过程中的工作量。决定研究需要哪些条目的最佳准则是：*如果拿不准，将其排除在外*。

步骤 8：预先测试测量工具

可能的话，在与目标人群相似的小样本人群中对测量工具进行预测试。关于实施自我报告测量所需时间，预测试可提供有价值的信息，特别是在采用新的测量工具或将在新的人群中使用测量工具时。在预测试之后，考虑修改产生缺失或混淆答案的条目，并完善工具说明和格式。对于关键测量，可能有必要开展大规模预先测试，以确认每个问题或量表都能产生了足够的响应范围，同时评估该工具的其他心理测量特征。

■ 评估针对不同人群的测量

许多自我报告测量是在主流人群，且受过良好教育的受访者群体中完成开发和测试的。因此，关于这些测量工具在其他人群应用的适用性、可靠性、效度或响应性，几乎没有什么可用信息。

自我报告测量的响应偏倚可能源于参与者对概念理解的文化差异、参与者认知水平上的处理问题方式，或他们对常见数据收集方法的熟悉程度[12]。例如，在针对不同种族成年人中开展抑郁症调查时，对问题的回答可能会受到以下因素的影响：表达负面情绪的文化规范差异、参与者接受陌生人关于情感健康访谈时的舒适程度，以及在英语以外的语言中"抑郁症"词义的细微差别。

当改编一种测量方法用于新的人群时，研究人员可能需要评估这一测量在人群中的**概念充分性**（conceptual adequacy），也就是说，在新的人群中，测量的基本概念是否仍然相关、有意义或可接受。可能还需要确认测量方法在不同群体之间具有**概念等效性**（conceptual equivalence），即被测量的概念在一个文化群体中与另一个文化群体中是否具备相关的文化基础[13]。如果特定条目依赖的文化假设可能并不适用于目标群体，则可能需要对其进行重新测试。

还需要重新评估测量的**心理测量充分性**（psychometric adequacy），以确认它在新的文化群体中仍然能产生可靠并有效的数据。尽管这可能需要投入更多的时间和精力，但它有助于确信测量适用于所有研究中的所有群体。如果研究人员希望使用一种测量方法，以在不同文化群体间进行比较，那么他们应该确信这种测量方法在不同群体之间具有**心理测量等效性**（psychometric equivalence）。否则，从测量中得出的任何得分差异反映的都可能仅仅是这些组之间测量性能特征的差异。

管理调查工具

管理平台

可以使用多种平台分布自我报告测量。受访者在研究访视期间，可以完成纸质问卷或使用平板电脑或工作站填写问卷。他们可以点击研究网站上问卷链接或通过电子邮件将问卷发送给他们。他们也可以完成纸质日记或表格后，用预先贴好邮票的信封寄回。

电子邮件和在线问卷较纸质问卷有如下优势。首先，可以直接将答案集成到电子研究数据库中，消除了从纸质表格向电子数据库传输数据所产生的费用和潜在错误[14]。可以自动检查答案中的缺失值和超出范围值，实时向参与者指出错误，只有在更正错误后才接受回答。电子调查软件可以通过编程向没有在规定时间内完成测量的参与者发送提醒，并在答案不完整时通知工作人员。

然而，无法使用互联网或电子设备的人将不能使用电子邮件或在线测量，这可能降低数字通信技术使用不太广泛人群（如老年人和低收入群体）的招募率或随访率。研究人员可能需要在研究期间向参与者提供便携式电子设备，或租给参与者，或邀请参与者到研究点来完成测量。

为一个数据管理平台设计的自我报告测量（如纸质问卷），如果要采用其他方式进行调查（如在线），那么可能需要改变数据采集方式。如果使用纸版，问题和备选项应以大而易读的字体呈现，且间隔适宜，例如白色表格上的黑色字体。对于在线测量，研究人员必须考虑将要使用的设备类型，确保条目格式适合参与者所用显示器的大小：如果参与者无法查看完整内容或需要过多的滚动操作，他们可能会错过重要的应答选项。

自我报告或调查人员收集数据

自我报告（或参与者报告）测量为调查简单问题提供了一种高效且统一的方法，如关于基本的人口学信息的问题。它们往往只需花费研究工作人员很少的时间，特别是采用电子数据捕获方式，而且不需要在采集数据后将数据录入数据库。自我报告测量也可能针对潜在敏感问题获得更诚实的回答，如那些与社会污名相关的症状或行为。

相比之下，调查人员实施的测量更适用于收集复杂问题的答案，在此过程中需要调查人员进行解释或更详细的说明。当参与者阅读和理解问题的能力不同，或当研究人员想要实时确认参与者的回答是否完整时，可能也需要调查人员。然而，调查人员实施测量的成本投入更高，耗时更长。此外，调查人员和参与者之间的关系可能影响回答，而且由于调查人员陈述问题或备选项的方式略有不同，所以每次调查都不可避免地存在微弱差异。

参与者自己和调查人员实施这两种方式都容易因参与者记忆不准确而导致错误。参与者倾向于给出社会认可答案均会影响以上两种方式的调查结果，尽管这种情况在调查人员实施的测量中更为明显，因为参与者要直接回答研究人员问题。

调查人员实施测量的另一种方法是允许参与者自行完成测量，但要求他们在研究人员在场时完成。在研究访视时实施测量允许研究人员在参与者开始回答问题前向其解释测量说明。也可以在访视前发放问卷，在参与者离开之前检查答案的完整性。

访谈方法

对于调查人员实施的测量，调查人员的技能会对回答的质量产生重大影响。从一个人的调查到下一个人，标准化的访谈方法是保证回答具有最大程度再现性的关键，在调查过程中，要有统一的问题措辞和统一的非语言信号。调查人员必须努力避免通过改变用词或语调，代入自己的偏见去影响参与者。为了让调查人员能够轻松地逐字逐句阅读问题，应该用类似日常用语的语言来撰写调查用语。当问题在大声说出来时听起来不自然或生硬时，将鼓励调查人员即兴发挥，用更自然但可能不太规范的方式提问参与者。

有时，调查人员有必要追问参与者，鼓励他们给出更合适的答案或澄清答案的含义。这种"探究"的过程也可以通过在每个问题的空白处或文本下方书撰写标准短语来实现标准化。对于参与者每天喝多少杯咖啡的问题，一些受访者可能回答："我不确定，每天都不一样。"调查工具可能包括追问调查："尽你所能告诉我您在典型日子里喝多少咖啡。"

可以通过面对面、视频会议或电话实施调查。然而，如果研究需要直接观察参与者来收集其他数据，以及针对不使用或不会使用手机的参与者时，面对面调查可能更合适。

■ 可供选择的其他测量策略

对于一些常见情况和暴露的测量，可以用生理学仪器和生物测定仪替代自我报告工具。例如，使用小型、可穿戴加速计直接测量体力活动可以比问卷调查获得更客观且准确的身体活动和能量消耗的总量和模式估计[15]。夜间佩戴活动记录仪和其他传感器比自我报告睡眠日记能更准确地测量睡眠持续时间和睡眠中断[16]。研究人员应该关注新技术，他们可以测量之前仅能通过自我报告评估的特征。

然而，自我报告测量常常能提供生理或实验室数据无法取代的独特或额外的信息。例如，进行失眠研究的研究人员可能发现，即使活动记录仪提供了睡眠持续时间或睡眠中断的客观测量，但是了解参与者对其睡眠质量的看法，以及睡眠质量对日间嗜睡的影响也是有价值的。更重要的是，一些健康状况主要由患者对其症状的感知来定义，如广泛性焦虑障碍或肠易激综合征。在这种情况下，如果不是仅有方法的话，自我报告测量是测量参与者经历的最佳方式。

■ 小结

1. 研究结果的真实性通常取决于自我报告数据的质量和适宜性，可以通过问卷、日记或访谈收集自我报告数据。

2. 自我报告测量中使用的问题应清晰、简单、中立，并适合目标人群。应该从参与者的角度检查这些问题。避免模棱两可的术语和语言陷阱，如双重问题、隐藏的假设、与问题不匹配的应答选项，以及医学术语。

3. 测量诸如态度或健康状况等抽象变量时，假设衡量一个特征的几个问题及其答案实质是一致的，可以将这些问题整合形成多条目量表。

4. 研究者应针对现有工具进行检索，这些工具可能在其目标参与者中产生真实且可靠的结果。

5. 开发新的测量工具首先要阐述概念，综述现有的测量方法，并生成潜在条目用于预测试和后续凝练。最有希望的条目应经过严格的同行评审，然后进行多轮预测试、修订和评估。

6. 对研究中使用的工具应进行预测试；在研究开始之前，应评估实施测量所需要的时间。

7. 针对一个目标人群设计的测量工具可能不适合来自不同文化背景的受试者。

8. 与调查人员实施的问卷调查相比，自我报告的问卷调查更经济，更容易标准化；更好的隐私保护可以增强真实性。由调查人员实施调查能促使参与者提供更完整的回答，并帮助参与者更好地理解测量。

9. 电子或在线管理调查工具可以提高研究效率以及数据收集的准确性，但要求参与者能够使用数字通信技术。

10. 用于自我报告测量的问题应易读，调查人员实施调查的问题应便于大声朗读。测量方法的格式应符合预期的管理平台。

参考文献

1. McDowell I. *Measuring Health: A Guide to Rating Scales and Questionnaires*. 3rd ed. Oxford University Press; 2006.
2. Streiner DL, Norman GR. *Health Measurement Scales: A Practical Guide to Their Development and Use*. 4th ed. Oxford University Press; 2009.
3. Bland JM, Altman DG. Cronbach's alpha. *Br Med J*. 1997;314:572.
4. Food and Drug Administration. Guidance for Industry and Food and Drug Administration Staff: Clinical Investigations of Devices Indicated for the Treatment of Urinary Incontinence. March 2011. FDA-2008-D-0457.
5. Food and Drug Administration. Guidance for Industry: Patient-Reported Outcome Measures: Use in Medical Product Development to Support Labeling Claims; 2009.
6. Santoro N, Sherman S. *New Interventions for Menopausal Symptoms Meeting Summary*. National Institutes of Health; 2007.
7. Huang AJ, Luft J, Grady D, et al. The day-to-day impact of urogenital aging: perspectives from racially/ethnically diverse women. *J Gen Intern Med*. 2010; 25(1):45-51.
8. Huang AJ, Gregorich SE, Kuppermann M, et al. Day-to-day impact of vaginal aging questionnaire: a multidimensional measure of the impact of vaginal symptoms on functioning and well-being in postmenopausal women. *Menopause*. 2015; 22(2):144-154.
9. Hunter MM, Guthrie KA, Larson JC, et al. Convergent-divergent validity and correlates of the day-to-day impact of vaginal aging domain scales in the MsFLASH vaginal health trial. *J Sex Med*. 2020;17(1):117-125.

10. Gibson CJ, Huang AJ, Larson JC, et al. Patient-centered change in the day-to-day impact of postmenopausal vaginal symptoms: results from a multicenter randomized trial. *Am J Obst Gynecol* 2020;223(1):99.e1-99.e9.

11. Toivonen K, Santos-Iglesias P, Walker LM. Impact of vulvovaginal symptoms in women diagnosed with cancer: a psychometric evaluation of the day-to-day impact of vaginal aging questionnaire. *J Women Health (Larchmt)*. 2021;30(8):1192-1203.

12. Sanchez A, Hidalgo B, Rosario AM, Artiles L, Stewart AL, and Nápoles A. Applying self-report measures in minority health and health disparities research. In: Dankwa-Mullan I, Pérez-Stable EJ, Gardner KL, Zhang X, and Rosario AM, Eds. *The Science of Health Disparities Research*. 1st ed. John Wiley & Sons, Inc. 2021;153-169.

13. Stewart AL, Thrasher AD, Goldberg J, and Shea JA. A framework for understanding modifications to measures for diverse populations. *J Aging Health*. 2012;24(6):992-1017.

14. Dillman DA, Smyth JD, Christian LM. *Internet, Mail, and Mixed-Mode Surveys: The Tailored Design Method*. 3rd ed. Wiley, 2008.

15. Mackey DC, Manini TM, Schoeller DA, et al. Validation of an armband to measure daily energy expenditure in older adults. *J Gerontol Ser A Biol Sci Med Sci*. 2011;66:1108-1113.

16. Girshik J, Fritschi L, Heyworth J, Waters F. Validation of self-reported sleep against actigraphy. *J Epidemiol*. 2012;22:462-468.

附录 17A

第 17 章练习题
自我报告测量的设计、选择和管理

---

1. 在研究酒精和肌肉力量的一部分工作中，研究者计划用下列问题来进行自我报告测量，以确定参与者当前的饮酒情况：

"您每天喝多少啤酒、葡萄酒或甜酒？"勾选其中的一个圆圈

- ○　0
- ○　1～2
- ○　3～4
- ○　5～6

简要描述这一问题中存在的至少两个问题。

2. 写几个用于自我报告测量的问题，用其更好地评估当前的饮酒情况。

3. 在一项针对年轻人的观察性研究中，你想要收集可能导致参与者感染性传播疾病风险的行为信息。为了评估无保护性行为的频率，研究者可选择的调查方法有：参与者自填问卷、调查人员实施问卷调查，以及参与者记录性生活日期和环境的日记。请论述以上调查方法的优缺点。

4. 你正在计划一项针对低收入、老年慢性背痛患者的社区锻炼计划研究，并希望评估该计划对疼痛相关功能和生活质量的影响。通过搜索文献，你发现另一位研究者最近开发了一分由 10 个条目组成的结构化自我报告测量量表，即"慢性背痛的影响"（Impact of Chronic Back Pain，ICBP）问卷，该问卷总分范围为 0（影响最小）到 40（影响最严重）。你查阅了有关该问卷的论文以评估它是否适合用于你的研究。以下发布的有关该问卷的信息提示了哪些潜在问题？

4a. 这种 ICBP 测量方法是由一位整形外科医生开发的，他基于私人诊所的患者对问卷性能进行了评估。

4b. 在一个寻求手术治疗背痛的患者样本中，ICBP 评分的平均值（±标准差）为 10 ±6，范围为 4～24。

4c. 该问卷的内部一致性 Cronbach α 为 0.59。

4d. 在一个受访者样本中，还采用一个不同的、成熟的、更通用的疼痛严重程度和影响量表，即简短疼痛量表（BPI）进行了测量，发现 ICBP 和 BPI 评分之间不存在相关性。

第 18 章

研究实施和质量控制

Deborah G. Grady，Alison J. Huang

严若华　唐　迅　彭晓霞　译

　　本书的大部分内容都涉及研究设计问题。在本章中，我们将重点关注与研究实施和**质量控制**（quality control）有关的议题。所有临床研究都对实施提出了挑战，但那些涉及直接招募参与者进行数据收集的研究实施起来最为复杂。对于这些研究，即使是经过深思熟虑的最佳计划，在实践中也可能会有所不同。可能缺乏熟练的研究人员，研究场所不够理想，参与者不太愿意入组，随访比预期更困难，干预措施的可接受度较低，而且测量结果可能难以获得等。一个设计良好的研究其结论也可能会因无知、粗心、缺乏培训和**标准化**（standardization）以及最终确定和实施方案时的其他错误而受到损害。

　　成功的研究实施始于整合研究所需资源，包括场所、设备、人员和资金管理。下一个任务是通过预测试招募机制、测量程序和干预计划（如果适用）来最终确定方案，以避免在数据收集开始后需要修改方案。研究程序应在**操作手册**（operations manual）中详细说明，并可能需要在研究开始后进行更新。然后研究采用系统化的方法对数据收集和数据管理进行质量控制。

　　本章中的大多数策略都是针对由一个小型研究团队进行的单中心研究。但许多策略也适用于大型研究团队开展的分布于多个现场并由数名研究者领导的大规模研究。

■ 新手入门

研究启动

　　在研究开始时，必须对**项目负责人**（principal investigator，PI）和工作人员进行方案培训，最终确定预算，制定和签署所有必要的合同，确定工作人员职位，聘用和培训工作人员，确定和配备场所，获得伦理审查委员会（IRB）批准，购买材料，编写操作手册，开发和测试数据收集表单和数据库，并计划参与者招募策略和材料。这个研究活动在第一个参与者入组之前的阶段被称为**研究启动**（study start-up），需要大量的精力。充足的时间和计划用于启动研究对开展高质量的研究非常重要——通常需要几个月的努力。

研究团队

　　尽管研究团队的规模从仅有研究者和兼职研究助理到数百名全职工作人员不等，但他们必须执行类似的活动，即使一个人担任多个角色。PI 必须确保完成表 18.1 中描述的每个职能。一些团队成员，如财务和人力资源经理，通常是受研究者所在机构雇佣，为特定单位的所有研究者和工作人员提供支持。

表 18.1　研究团队成员的职能

角色	职能	备注
项目负责人（PI）	全面负责设计、资金、人员、实施、研究质量、研究参与者安全和结果报告	
项目主管/临床协调员	负责所有研究活动的日常管理	应经验丰富、有责任心、一丝不苟，并具有良好的人际交往和组织能力
招募协调员	确保招募到足够数量的合格参与者	应对多种招募技巧有丰富的经验
临床研究协调员/临床工作人员	执行研究访视程序并进行测量	体格检查或其他特殊程序可能需要专业执照或认证
临床研究助理	监查研究现场的活动（特别是在多中心研究中）	进行实地考察并审查研究文件，以确保研究现场的按期进展、法规遵从性和记录保存
监管事务经理/质量控制协调员	向伦理审查委员会和政府机构处理/提交必要的文件，确保合规性和时间表；确保所有工作人员遵循标准操作规程并监督质量控制	执行伦理审查委员会和监管机构的提交/维护批准；监督研究程序以确保遵循标准操作规程，可以由第三方如美国食品药品管理局监督审计
数据管理员	设计、测试并实施数据录入、编辑和管理系统	维护并管理持续的数据清理、数据报告和查询/数据编辑系统
程序员/分析人员	生成描述招募、依从性和数据质量的研究报告，实施数据分析	在主要研究者和统计师的监督下工作
统计师	协助研究设计、估算样本量与效能、设计统计分析计划及数据和安全监查指南、解释结果	参与整个研究的设计、实施、中期监查、数据分析和结果展示
行政助理	提供行政支持、组织会议等	
财务经理	准备预算并管理支出	提供帮助管理预算的方案
人力资源经理	协助准备职位描述、聘用和评估	帮助处理人事问题

在确定团队成员人数和职责分配后，下一步是与部门管理者合作准备并发布职位描述，然后评估回复并面试候选人。招聘研究人员可能具有挑战性，因为并非所有研究职能都可以接受正式培训，而且工作要求可能因研究而异。项目主管的关键职位——负责研究活动的日常管理——可能由具有护理、药学、公共卫生、实验室服务或药物研究背景的人员担任；这个职位的职责可能差异很大。另一个重要职位是临床研究协调员（CRC），负责执行日常研究程序并进行测量。CRC 通常与研究参与者的接触最多，因此是研究的"脸面"。为了确保最佳的招募和保留参与者的效果，CRC 必须能够与研究参与者建立良好的关系，并响应参与者的需求。许多机构为研究人员提供培训计划和认证，包括 CRC。

尽管大多数机构都有发布职位空缺的正式渠道，但其他途径，如在线职位列表和社交媒体/领英推广也可能会有用。最安全的方法是找到已知能够胜任的工作人员，如为已结题的同事工作的人。一些机构支持雇佣经验丰富的研究协调员和其他可以兼职的工作人员。

领导力与团队建设

研究质量始于 PI 的诚信和领导力，PI 必须确保所有工作人员都经过适当培训并能胜任其职责。PI 应传达以下信息，即保护人类参与者、维护隐私及数据的完整性和准确性、公平展示研究结果是至关重要的。虽然 PI 无法监督同事和工作人员所做的每一个测量，但他可以让大家感觉到他对所有研究活动都给予关注，并且非常重视参与者的保护和数据质量；大多数工作人员也会予以回应。一个好的领导者应善于适当授权，同时建立一个监管体系来确保对研究的监督。

从计划研究开始，研究者就应该与研究团队的所有成员定期召开工作人员会议。应提前分发议程，并附上负责研究特定领域人员的进度报告。这些会议提供了发现和解决问题的机会，并让每个人都参与到项目开发和研究实施的过程中。通过对项目初步结果相关的科学讨论和更新，可以加强工作人员会议。定期的工作人员会议是建立友谊、激励士气并使工作人员对研究目标感兴趣的重要来源，同时还为在职教育和培训提供支持。

研究者可能需要通过定期的一对一会议作为小组会议的补充，以便让工作人员提出问题并征求他们不愿意在小组环境中提出的改进研究过程的建议。应单独向工作人员提供有关工作表现的反馈，而不是在小组会议上。与研究团队成员单独会面可能需要时间和精力——但这很重要，因为研究者既是团队负责人，也是雇主。

许多研究机构为开展临床研究提供广泛的资源，例如数据库管理服务，专业招聘服务，可以进行专业测量的核心实验室，具有 FDA 或其他监管问题专业知识的分析师，以及拥有研究表单和文件的图书馆。如何在庞大的机构中访问这些基础设施可能并不容易，因此研究者在尝试自己实施研究之前应该熟悉本地资源。

场所和设备

一些临床研究在专门用于研究的区域或既用于研究也用于临床护理的设施中对参与者进行访视。其他研究则依赖远程平台进行数据收集，如基于网络的交互系统、邮寄干预药品、基于电话或视频会议的访视、基于家庭的研究测量测验，以及基于在线或移动设备的数据录入。即使许多研究活动依赖于远程平台，研究人员仍需要专门的场所来实施他们的幕后工作并存储、组织和处理研究材料。

如果研究访视或程序需要物理场所，它应该是交通便利的、有吸引力的、价格适中的且空间足够的。未能在计划过程的早期保障场所可能会导致参与者入组困难、对研究访视的依从性差、数据不完整和工作人员不满意。临床研究场所必须便于参与者寻找，并有足够的停车位或临近公共交通。场地应足够宽敞，以容纳工作人员、测量设备以及研究药物和研究相关文件的存储。如果研究需要体格检查，则必须提供私密的空间和洗手台。如果参与者必须去其他地方进行检查（如医院检验科或放射科），这些地方也应该容易到达。

许多临床研究还需要专用设备，如计算机、实验室设备和体检测量设备。一项新研究的启动活动可能涉及购买设备并为其维护、校准和质量检查制定时间表。对于昂贵的设备，研究者应分配时间从不同的供应商那里获得成本报价，并在需要时从其机构获得特别批准。

研究者可能会发现使用集中的临床研究设施（如果有的话）比建立和配备自己的研究场所更方便。但是，大多数临床研究中心都要求对其服务付费，并进行申请和审查过程。

研究预算

为开展研究提供充足的资金至关重要。PI 将在提交基金申请标书时准备好预算，远远早于开始研究（第 20 章）。大多数研究机构雇用具有财务专业知识的工作人员来协助制定预算，即**研究基金申请主管**（pre-award manager）。与这些工作人员建立良好的关系，提前讨论与各种资金来源相关的规定，并尊重他们在截止日期前的资金进度（以赶上时间目标）。PI 应根据研究基金的支出规定制定财务计划，具体取决于资助机构。

有时，研究者可能没有获得全额申请的资金，或者在获得资助后某些研究活动的预计成本会发生变化。一般而言，如果工作成本高于预期，通常也不会增加资助总额，并且在费用类别（如人员、设备、耗材、差旅）间的资金转移或大幅减少关键人员的工作比例需要得到资助方的批准。机构通常会雇用负责确保研究者合理使用来自基金和合同经费的财务人员。该**研究经费管理主管**（post-award manager）应准备定期的财务报告和预算，使研究者能够在研究期间充分利用可用资金，确保预算在结束时不会透支。研究结束时的适度盈余可能是一件好事，因为资助方通常会批准**"免费延期"**（no-cost extension），允许使用盈余资金来完成或扩展资助范围内的工作。

由制药公司或其他私人或企业资助者支持的研究预算通常是合同的一部分，该合同包含了研究方案以及研究者和资助方任务的明确划分。合同是要求研究者和机构开展活动的法律文件，通常描述了产出特定"可交付成果"的时间和金额，如完成招募的阶段性目标和提交进度报告。通常需要律师帮助制定此类合同，并确保它们保护研究者的知识产权、数据访问权和出版权。但是，律师通常不熟悉完成特定研究所需的任务，研究者的意见至关重要，尤其是关于工作范围和可交付成果。

数据收集平台

研究计划的一个关键步骤是确定适宜的方法或平台来收集研究数据和管理研究干预。为此，研究者必须平衡科学严谨性和精确性、参与者便利性和可及性，以及研究人员成本或负担的需求。许多曾经需要对参与者进行当面评估的研究测量现在可以使用远程平台捕获，包括基于网络的问卷调查平台、可穿戴电子监测器或设备，或基于远程医疗或视频会议的检查。

然而，研究者可能需要投入大量时间和精力来开发和测试远程数据收集程序。这包括用于准备详细说明以指导参与者访问远程平台或使用和归还借出设备的时间，以及用于确保远程收集数据安全性和质量的工作人员程序。研究者可能还需要创建符合电子文档监管标准的知情同意程序，例如 FDA 的 21 CFR Part 11 法规。

有时，即使无需当面收集数据，与参与者的早期面对面接触也可能有助于建立融洽关系，特别是在需要长期精力的研究中。在与研究人员进行初次面对面访视后，参与者可能会与研究人员建立更牢固的个人联系或对研究投入更多；因此，他们更有可能完成后续的随访活动，即使这些活动不涉及与研究团队的面对面接触。

伦理审查委员会批准

对于大多数研究，PI 必须在招募开始前获得 IRB 对研究方案、知情同意书和招募材料的批准（第 7 章）。任何针对参与者的问卷、数据表单、研究网站或其他材料（即"面向参与者"的材料）通常需要在使用前经过 IRB 的审查。研究者应熟悉当地 IRB 的要求和获批所需的时间。这可能非常重要，特别是如果 IRB 成员对材料有疑问，或认为在使用之前应对材料进行修改。为防止延误，研究团队成员应尽早联系 IRB 工作人员，讨论可能影响研究参与者的任何程序问题和设计决策。

覆盖分析

许多研究包括影像学、血液检查和其他程序，除非它们主要为了研究目的而收集，否则可能由参与者的健康保险支付。大多数机构要求对临床研究进行独立审查（称为覆盖分析），以决定程序和服务的费用是计入保险还是研究资助方。例如，在治疗癌症的新药研究中，覆盖分析将决定测量肿瘤大小变化的主要结果所需的影像学研究费用是否可以计入患者的保险。

操作手册和表单开发

研究方案可以扩展为创建**操作手册**（operations manual），包括方案、研究组织和政策信息，以及对研究方法的更详细描述（附录 18A）。它详细说明了如何招募和入组研究参与者，并描述了每次访视时发生的所有活动。例如，在随机试验中，这可能包括如何实现随机化和盲法、如何测量每个变量、质量控制程序、数据管理实践、统计分析计划，以及数据和安全监查计划（第 11 章）。同时它也应包括将在研究中使用的所有问卷和测量的列表或图表，以及联系研究参与者、开展研究访谈、填写和编码研究表单、录入和编辑数据和收集和处理样本的说明。

操作手册对于在多个现场开展或在较长时间内进行的合作研究项目尤其重要。它为各种程序提供了一致的指南，无论研究在哪里进行或研究团队是否有人员流动。

即使由单个研究者完成所有研究工作，书面操作定义也有助于减少随机变异和测量技术随时间的变化。它还确保研究者已经仔细考虑了研究的操作细节。通常在编写操作手册的过程中，研究者会意识到未曾留意的后勤挑战或修改程序的需要。

数据收集表单的设计会影响数据质量和研究的成败（第 19 章）。在招募第一个参与者前，应预测试所有表单。任何涉及主观判断的数据录入都需要有一个明确的操作定义，并在表单上予以总结，同时在操作手册中详细说明。预测试表单将确保其含义清晰且易于使用。在每一页标注其完成情况或研究访视日期，以及参与者和填写表单的工作人员的 ID 号，以保护数据的完整性。基于网络的电子表单、手持平板电脑和其他用于收集数据的移动设备必须在研究启动期间进行预测试，并在操作手册中包含它们的使用说明。

数据库设计

在招募第一个参与者之前，应开发和测试用于录入、编辑、存储、监查和分析数据的数据库（第 19 章）。即使雇用和培训了具有相应技能的工作人员，数据录入和管理系统的开发和测试可能仍需要数周到数月的时间。许多机构提供服务来帮助研究者开发适用的数据库服务。对于非常大型的研究，研究者可能会受益于专业的数据库设计和管理服务，但必须在研究预算中提前考虑其成本。初级研究者可能希望从值得信赖的内部技术专家和高级顾问那里获得有关数据库选项的建议。

渴望开始研究的研究者有时会将数据记录在纸质或电子表格，而不是在实际的数据库程序中。这种方法虽然最初更为容易，但在清理和分析数据时可能会花费更多的时间和精力。尽早建立数据库的优势在于，它促使研究者考虑每个变量可能的取值，并禁止超出范围、不合逻辑或缺失值的录入，或对其产生警报。高质量的数据录入和管理系统可以在数据收集和录入的过程中提高质量控制，并减少数据清理所需的时间。但使用数据管理系统最大的价值在于避免在研究后期发现大量无法纠正的缺失、超出范围或不合逻辑的值。

招募和保留

按期招募是许多研究中最困难的部分。充足的时间、人员、资源、经费和专业知识必不可少，应在研究启动前做好计划。许多研究者低估（而且很少高估）达到研究招募目标所需的时间、成本和精力。第 3 章描述了招募目标数量的参与者的方法。

一旦研究招募开始，研究者应监测不同招募方法的成败，包括每种方法得到合格参与者数量与其相应的成本。在研究过程中，研究者可能会停止某些招募方法或将资金重新分配给新的方法。有时询问那些拒绝入组的人是有用的，这可能会得到指导未来研究招募策略的信息。

对于涉及前瞻性随访的研究，促进和监测保留的计划也非常重要。这首先要通过制定方案来尽量减少参与者的退出，通过计划与参与者保持频繁的后续联系以维系他们对研究的兴趣而不会增加额外负担。如果参与者同意入组时获得了激励，他们还应该在随访时获得额外的激励。随着研究的继续，如果保留率低于预期，研究者可能需要增加与参与者联系的频率或方法、激励计划，或取消繁琐的随访程序。

其他*促进保留*的策略包括：

- 为参与者提供停车或交通代金券，以补偿现场随访访视或进程的负担。
- 定期向参与者发送有关其研究测量结果的信息（例如，他们的骨密度测试结果或问卷汇总结果），以保持他们的兴趣。
- 发送生日或节日贺卡，或关于研究中期成果的简讯。
- 为冗长或令人疲倦的访视和程序提供食物和饮料。
- 为研究访视时间提供更灵活的选择，例如晚上或周末。

■ 方案定稿

预测试、彩排和预实验

预测试、彩排和预实验旨在评估研究方法的可行性、效率和成本，测量结果的可重复性和准确性，以及可能的参与者招募率。预测试和预实验的性质和规模取决于研究设计和研究需要。对于大多数研究，预测试研究程序就足以满足需求，但对于大型、高成本的研究，全面的预实验可能更为合适。最好将研究最终成本的10％用于预实验，以确保招募策略有效、样本量估计符合实际、研究测量恰当，且研究参与者负担最小化。

预测试（pretest）是对特定问卷、测量或程序的评估，研究人员可以评价其功能、适宜性和可行性。例如，数据录入和数据库管理系统的预测试可以通过让研究人员在表单中填写缺失、超出范围或不合逻辑的数据，录入这些数据，进行测试以确保数据编辑系统识别这些错误。

在研究开始之前，最好在全面彩排中测试现场访视和其他研究程序的计划。让 PI 或工作人员进行一次完整的模拟研究访视可以帮助解决仪器和程序的最终问题。纸面上看似顺利、没有问题的方案通常会在实施中显现出逻辑和实质问题，而彩排能够改进方法。

预实验（pilot study）是为获得信息以指导全面研究的设计和实施进行的初步努力，通常对于全面研究的成败至关重要（临床试验的预实验参见第 11 章）。预实验用于了解任务的可行性，例如招募参与者、将其随机分配到干预措施（如果适用）、进行研究测量、收集数据和维持参与者继续研究，以及估算所有这些活动的成本。

数据收集开始后研究方案的小修正

无论研究设计及其程序预测试做得多么详细充分，一旦研究开始，仍不可避免地出现问题。一般原则是在参与者招募开始后尽可能不做修改。然而，有时方案修改可以加强研究。关于小修是否会提高研究完整性的决策，通常需要在方法学改进可能带来的获益和缺点之间进行权衡，包括改变研究方法的统一性、实施更改所需的时间和金钱，以及对团队造成困扰的可能性。

涉及使操作定义更具体的决策相对容易。例如，在一项排除酗酒人群的研究中，可否将戒酒多年的人纳入其中？应与合作研究者协商后做出决策，然后通过备忘录进行沟通并记录在操作手册中，以确保所有工作人员在后续的研究中统一使用该操作定义。

通常此类微调不需要 IRB 批准，尤其是如果它们不会增加参与者风险或更改 IRB 已批准的方案时，但 PI 应向 IRB 工作人员咨询是否存在异议。对方案、知情同意书、操作手册或其他研究文件的任何更改都应通过给修订后的文件提供新的版本号和日期来识别。研究人员还应确保系统到位，以防止研究人员使用过时版本的文件。

数据收集开始后研究方案的大修正

研究方案的重大变更，例如修改研究的合格标准或改变干预措施或结局，是非常严重的问题。尽管进行这些更改可能有充分的理由，但进行更改时必须考虑分别分析和报告更改前后收集的数据，以便对结果做出更恰当的解释。

用两个雷洛昔芬治疗心脏病（RUTH）试验的例子来说明以上判断，RUTH 是一项多中心临床试验，研究雷洛昔芬治疗对 10 101 名冠心病高危女性的冠状动脉事件的影响。主要结局的最初定义是发生非致死性心肌梗死（MI）或冠状动脉性死亡。在试验早期，这一结局的发生率低于预期，可能是因为溶栓和经皮血管成形术等新手术降低了 MI 的风险。经过慎重考虑，RUTH 执行委员会决定将主要结局更改为包括除 MI 以外的急性冠脉综合征。这一变化在试验早期进行，因此允许在后续研究中采用统一的方法判断主要结局。此外，因为已经收集了潜在心脏事件的适当信息，可以确定这些事件是否符合急性冠状动脉综合征的新标准，从而使研究数据库能够搜索主要结局变更前发生的急性冠脉综合征事件[1]。

同样在 RUTH 试验的早期，雷洛昔芬的多重结局评价（MORE）试验结果显示，雷洛昔芬治疗可显著降低患乳腺癌风险[2]。这些结果并非结论性的，因为乳腺癌患者的数量很少，而且由于 MORE 纳入的所有女性都患有骨质疏松症，因此外推性存在问题。为了确定雷洛昔芬是否也能降低没有骨质疏松症的老年女性患乳腺癌的风险，RUTH 执行委员会决定将乳腺癌作为第二个主要结局[1]。

这些变化中的每一项都需要方案修改、在所有临床中心获得 IRB 的批准、FDA 的许可以及大量表单和研究文件的修订。这些大修正在不损害研究整体完整性的前提下提升了研究质量。只有在与研究团队成员和合适的顾问，如数据和安全监查委员会（DSMB）或资助机构，权衡利弊后才能进行大修正。然后，研究者在分析数据和得出研究结论时必须处理这些方案修改带来的潜在影响。

结束

在所有纵向研究的某个时间点，会停止对参与者的随访。人们常常把参与者在研究中完成最后一次访视的时期的阶段称为"**结束**"（closeout）——会出现几个值得仔细规划的问题[3]。至少，在结束访视时，工作人员应感谢参与者的时间和精力投入，并告知他们的参与对研究的成功至关重要。此外，结束可能包括以下活动：

● 告知参与者（以及他们的临床医生）在研究期间进行的临床相关实验室检查或其他测量结果，无论是在最后一次访视时当面告知（携带书面副本），还是稍后通过邮件告知

● 在设盲的临床试验中，告知参与者其干预状态，无论是在最后一次访视时告知，还是在所有参与者完成试验且主要数据分析完成或公布时告知

● 根据监管要求或方案描述对研究纸质和电子数据进行存档

● 研究数据分析完成后，*结束 IRB 的记录*

● 为解决未来或附加研究问题提供存档样本的维护

● 将研究的主要论文副本，以及以通俗语言撰写的新闻稿或其他研究结果描述邮寄给参与者，并提供电话号码供有疑问的参与者咨询

■ 研究期间的质量控制

药物临床试验质量管理规范

确保研究的所有方面都具有最高质量的方法是临床研究的关键。高质量研究指南，即**药物临床试验质量管理规范**（Good Clinical Practice，GCP），是为需要获得 FDA 或其他监管机构批准的药物临床试验而制定的。GCP 被定义为"涉及人类受试者参与的试验设计、实施、记录和报告的国际伦理和科学质量标准"。遵守该标准可以确保试验参与者的权利、安全和福祉得到保障[4]。

这些原则越来越多地应用于由联邦和其他公共机构资助的所有类型的临床试验及试验以外的其他研究设计（表 18.2）。GCP 的要求在 FDA 联邦法规第 21 条中进行了详细描述[4-5]。国际协调会议提供了欧洲、美国和日本监管机构使用的质量控制指南[6]。

落实 GCP 的最佳方式是为研究实施的各个方面制定清晰、详细的书面指南，也称为**标准操作规程**（standard operating procedures，SOPs）。研究方案、操作手册、统计分析计划及数据和安全监查计划均可视为 SOP，但 SOP 通常不涵盖诸如如何培训和认证工作人员、如何开发和测试数据库，以及如何维护、保密和备份研究文件等方面。许多机构都有专人负责满足 GCP 指南流程，并且可以为 SOP 提供模板和模型。在本章中，我们关注研究程序和数据管理的质量控制；第 7 章讨论了研究伦理问题处理的相关主题。

表 18.2　GCP 涵盖的临床研究实施方面

- 设计得到临床前实验、动物实验和其他数据的支持。
- 研究实施遵循伦理研究原则。
- 严格遵循书面方案。
- 研究者和提供临床照护的人员经过培训且具备资质。
- 所有临床和实验室程序符合质量标准。
- 数据可靠且准确。
- 保存完整且准确的记录。
- 预先确定统计方法并严格遵守。
- 结果得到清晰和公正的报告。

临床程序的质量控制

应指定研究团队的一名成员作为监管事务经理或质量控制协调员，负责对研究的各个方面落实适当的质量控制技术，包括监督员工培训和认证，维护研究人员认证、工作人员 ID 和授权日志，准备监管文件申报，在研究期间监督质量控制程序的使用。目标是在可能的问题发生之前发现并预防它们。质量控制协调员还可能需要负责应对 IRB、FDA 或研究资助方的审计并担任联系人。质量控制从研究的计划阶段开始，并贯穿整个研究（表 18.3）。

表 18.3　临床程序的质量控制[a]

研究开始前的步骤	制定操作手册
	确定招募策略
	创建测量的操作定义
	创建标准化的工具和表单
	创建质量控制系统
	创建对参与者和研究者的设盲系统
	任命质量控制协调员
	培训研究团队并记录
	认证研究团队并记录
研究过程中的步骤	提供稳定和体贴的领导
	定期召开工作人员会议
	创建药物干预的特殊程序
	重新认证研究团队
	定期进行绩效评估
	比较技术员间及不同时间的测量结果

[a] 临床程序包括血压测量、结构式访谈、病历核查等。

- 操作手册。操作手册对于质量控制至关重要（附录 18A）。为了说明这一点，考虑在一项研究中测量身高作为骨质疏松症的预测变量。操作手册应针对要使用的测量设备类型（例如身高测量仪的品牌和型号）进行具体说明，并说明如何为参与者进行测量的准备（脱鞋和袜子）、如何将患者安置在设备上，以及如何实施测量和记录测量值。
- 校准、培训和认证。测量设备（体重秤、身高测量仪、影像设备、实验室设备等）应在研究开始前和研究过程中定期校准。在研究开始前，参与研究的所有工作人员都应接受适当的培训，并获得使用设备的能力认证。认证程序应在研究期间通过定期的重新认证来补充，并且应在研究现场保存培训、认证和重新认证的日志。
- 绩效评估和观察。监查员应通过旁听有代表性的临床访视或电话随访来审查临床程序的执行方式。在获得研究参与者的许可后，监查员可以在场观察至少一个完整示例，由每个研究团队成员执行每种访谈和技术程序。
- 标准化清单（基于方案和操作手册预先提供）可以帮助指导这些观察。之后，可以通过审查清单并以积极而非指责的方式解决在其中记录的任何质量控制问题，从而促进监查员和研究团队成员之间的沟通。绩效评估的时间和结果应记录在培训日志中。
- 让研究团队的同行担任审查员有助于鼓舞士气和促进团队合作，并确保从事相同工作的团队成员始终采用一致的标准化方法。在该系统中使用同行作为审查员的一个优点是研究团队的所有成员都能对质量控制过程产生归属感。另一个优点是观察员经常能从观察他人的表现中学到很多东西，就和正在接受审查程序的人有相同的学习效果。
- 定期数据报告。定期对临床程序和测量的技术质量数据进行汇总，可以发现缺失、不准确或变化的测量结果。例如，在过去两个月中，血压筛查小组成员观察到的平均水平差异可能导致发现他们的测量技术存在差异。同样，在几个月内的读数标准差逐渐变化可能提示测量技术的变化。定期报告还应说明招募的成败、数据录入的及时性、缺失和超出范围变量的比例、处理数据查询的时间，以及随访的成败和对干预措施的依从性。

● 药物干预的特殊程序。使用药物的临床试验需要特别注意标签、药物运输和存储，分发药物，回收和处理未使用药物的质量控制。通过与制造商或研究药房一起规划药物分配方法，监督其实施，并测试设盲研究药物的成分以确保它们含有正确的成分，可以保证提供正确的药物和剂量。药物研究还需要明确的程序和日志，以追踪参与者对研究药物的接收、储存、分发和归还。

实验室程序的质量控制

表 18.3 中描述的临床程序的许多方法可以用于实验室程序的质量控制。然而，标本采集在质量控制方面具有独特的问题，因为标本可能被错误处理或贴错标签。实验室检测的技术性质也可能需要一些特殊策略来提高质量：

● 注意标签。当参与者的样本被错误地标记为另一个人的研究 ID 时，事后可能无法更正甚至发现错误。因此，预防是关键。研究人员应通过在获得每个样本时检查参与者的姓名和 ID 号来避免贴错标签和放错位置。提前为样品管和记录打印带有条形码/二维码的标签可以加快贴标签的过程，并避免手写数字时可能发生的错误。

● 设盲。当涉及对样本而非参与者进行测量时，对观察者设盲很容易，好的办法是给样本贴标签，使技术人员无法得知研究分组或其他关键变量的信息。即使对于明显的客观程序，如自动血糖测定，这种预防措施也减少了发生偏倚的机会。但是，对实验室工作人员设盲意味着必须有明确的程序将异常结果报告给有资格审查结果并能决定是否应通知参与者或应采取其他措施的工作人员。在临床试验中，如果实验室测量提示异常可能与研究干预相关并需要立即处理，还必须制定（有时是紧急）揭盲的相应策略。

● 设盲副本、标准池和共识测量。当样本或图像被寄送到中心实验室进行化学分析或判读时，可能需要寄送一份设盲副本——从随机子集的参与者中获取第二份样本，并分配一个独立的虚拟 ID 号——通过同一系统进行处理。该策略提供了一种衡量技术精确度的方法。另一种方法是从一开始就准备一批样本，将其冷冻，并定期寄送标有虚拟 ID 号的样本进行检测。一开始就使用现有的最佳技术对样本池进行测量，确定参考值；然后将其作为研究期间的金标准，提供准确度和精确度的估计。第三种方法，针对具有固有可变性的测量，如宫颈刮片试验或乳腺 X 线检查，由两个独立、设盲的读片者完成结果判读。如果两者在预先设定的范围内保持一致，则结果成立。不一致的结果可以通过讨论以达成共识，或征求第三位读片者的意见来解决。

● 商业实验室合同。一些研究使用商业实验室来测量血液、血清或组织样本中的值。实验室必须具有许可和认证，并且这些认证的副本应在研究办公室存档。商业实验室应提供有关测量可重复性的数据，如变异系数。他们还应保证及时服务，并为处理编码样本、向研究者通报异常结果，以及将数据传输到主数据库提供标准化程序。

数据管理的质量控制

在研究开始前，研究者应创建和预测试数据管理系统（第 19 章）。包括设计记录测量的表单，选择用于数据录入、编辑和管理的计算机硬件和软件，为缺失、超出范围和不合逻辑的条目设计数据编辑参数，并规划虚拟表格以确保收集到适当的变量（表 18.4）。

表 18.4　数据管理的质量控制：研究开始前的步骤

简约：只收集需要的变量。

选择合适的电脑软件及硬件用于数据库管理。

对数据库进行编程以标记缺失、超出范围和不合逻辑的值。

使用缺失、超出范围和不合逻辑的值测试数据库。

计划分析并使用虚拟表格进行测试。

设计纸质或电子表单，使其：

　　　具有自明性

　　　有条理（如多选题应穷尽且互斥）

　　　数据录入格式清晰，用箭头指向跳答模式

　　　用小写字母打印，用大写、下划线、加粗字体进行强调

　　　美观易读

　　　经过预测试和验证（见第 15 章）

　　　在每一页上标记日期、研究 ID 号和（或）条形码

- 缺失数据。如果缺失数据影响了大部分测量可能是灾难性的，即使少量缺失值有时也会使结论产生偏差。例如，一项对手术长期后遗症的研究，手术的延迟死亡率为 5%，如果 10% 的参与者失访且死亡是失访的常见原因，则可能会严重低估后遗症的发生率。由于缺失数据导致的错误结论有时可以在事后纠正——在这种情况下，可以通过努力追踪失访的参与者来实现——但通常无法替代测量值。尽管有统计技术可以根据基线或随访访视的其他信息或其他参与者的平均值来填补缺失值，但如果存在大量缺失的观测值，并不能保证结论不受无应答偏倚的影响。唯一好的解决方案是以尽量减少缺失数据的方式设计和开展研究，例如，由研究团队成员在参与者完成研究访视前检查表单的完整性，设计不允许跳答的电子数据录入界面，并设计可以立即标记缺失数据的数据库以引起研究人员的注意（表 18.5）。缺失的临床测量值应在参与者仍在诊室时解决，此时发现的错误还很容易纠正。

表 18.5　数据管理的质量控制：研究过程中的步骤

当参与者仍在诊室时，标记或检查遗漏和重大错误。

每页上的 ID 号或日期没有错误或移位。

填写指定访视的所有正确表单。

无漏项或错误的跳答模式。

条目清晰易读。

关键变量的值在允许范围内。

关键变量的值相互一致（如年龄和出生日期）。

定期描述频数分布分析和变异测量以发现异常值。

定期创建其他表格以发现错误。

- 不准确和不精确数据。这是一个经常不被发现的潜在问题，尤其是在不止一人参与测量时。在最坏的情况下，测量可能会因持续使用不当的技术而产生严重偏倚。研究者会认

为变量符合其预期的含义，并忽略该问题，可能会从研究中得出错误的结论。

工作人员培训和认证、定期绩效评估，以及对不同工作人员收集数据的平均值或范围的差异进行定期评估，可以帮助识别或预防这些问题。另一种方法是交互式编辑，使用数据录入和管理系统编程来标记或拒绝具有缺失、不一致和超出范围值的表单。应该用标准化程序来更改任何数据表单上的原始数据。一般来说，这应该在数据收集后尽快通过一个包含"审计跟踪"的过程来完成，如标记（而非删除）原始数据，并对更改进行签名和标注日期。电子数据录入和编辑系统中应包括类似的过程。审计跟踪可以证明数据更改的合理性，并有助于防止数据伪造。

定期制表和检查重要研究变量的频数分布使研究者能够及时评估数据的完整性和质量，包括仍有可能纠正过去的错误（例如，通过电子邮件或电话联系参与者，或要求参与者返回研究办公室），以及可以避免后续研究中进一步错误的时候。

- 虚假数据。领导研究团队的临床研究者应时刻警惕不道德的同事或员工伪造研究数据的可能性。防范此类灾难性事件的方法包括：谨慎选择同事和员工，与团队成员建立牢固的关系以促进所有人的道德行为，在检查数据时对伪造的可能性保持警惕，以及对数据的主要来源进行不定期的检查以确保其真实性。

多中心协作研究

许多研究问题需要比单中心更多的参与者；这些问题通常可以在多个地点研究团队开展的协作研究中得到解决。有时研究活动在同一个城市或州进行，一个研究者可以监督所有研究团队。然而，协作研究通常在相距数千米的地点进行，每个现场都有自己的资金、管理和监管机制。

多中心研究需要特殊步骤以确保所有中心都使用相同的研究程序并产生可在结果分析中合并的可比数据。**协调中心**（coordinating center）建立研究沟通网络，协调操作手册、表单和其他标准化质量控制程序的制定，培训每个中心进行测量或管理干预措施的工作人员，并监督数据管理、分析和发表。协作研究通常使用通过互联网连接的分布式电子数据录入系统。

此类研究可能还需要一个由 PI 和资助机构代表组成的**指导委员会**（steering committee）以及各小组委员会的管理体系。一个小组委员会需要负责质量控制问题，包括制定标准化程序以及研究人员的培训、认证和绩效评估系统。这些工作可能既复杂又昂贵，需要对每个中心的相关工作人员进行集中培训、实地考察以进行绩效评估，并由协调中心工作人员和同行进行数据审计。其他潜在的小组委员会包括监督参与者招募和临床活动的小组、审查和批准出版和发表的小组，以及考虑提出补充研究的小组。

在多中心研究中，操作定义和其他研究方法的改变通常源于临床中心提出的问题，这些问题由相关研究人员或委员会回答。更改应发布在研究网站或在一个实时更新的共享文档上，以确保参与研究的每个人都知道这些更改。如果累积了大量更改，则应准备和更新操作手册和其他研究文件的修订页面并注明日期。小型单中心研究可以遵循更简单的程序，在操作手册中对变更进行记录并记明日期。

多中心研究还可能涉及临床研究助理，也称为临床监查员，其任务是监督研究方案和监管要求的遵守情况。临床监查员可以直接为临床研究的资助方工作，也可以作为独立或签约顾问。尽管他们通常不参与研究数据收集，但他们可能会进行实地考察、审查研究记录，并与负责研究日常工作的项目经理或 CRC 进行沟通。

最后的思考

研究中的一个常见错误是倾向于收集过多数据。研究者试图收集所有可能感兴趣的基线变量，并通过额外的随访访视收集更多数据。除了测量不太重要的项目所需的直接时间和成本外，这还可能会使参与者感到疲倦和烦恼，并可能因此退出研究，从而导致更重要的测量数据质量下降。此外，更大规模和更复杂的研究数据库也使质量控制和数据分析更加困难。

明智的做法是质疑将要收集的每个变量的必要性并删除不必要的变量。包含一些刻意的冗余变量可以提高重要变量的真实性，但应以简约为原则。

■ 小结

1. 成功的研究实施始于为研究及其启动整合资源，包括人员、场地和资金，所有这些都需要 PI 的强有力的领导。

2. 研究启动需要管理预算，获得 IRB 批准，并通过预测试招募计划、干预措施、预测和结局变量测量、表单，以及数据库的适宜性和可行性来最终确定研究方案和操作手册；目标是在数据收集开始后最大限度地减少方案修订的需要。

3. 研究开始后的方案小修正，例如在问卷中增加条目或修改操作定义，相对容易完成，尽管有时可能需要 IRB 批准，并且可能影响数据分析。

4. 研究开始后的方案大修正，例如干预措施性质、入选标准或主要结局的变化，对研究具有重大影响，需要慎重考虑。重大变更需要得到 DSMB、IRB 和资助机构等关键机构的批准。

5. 结束程序的设计应适当向参与者告知研究结果，并做好他们医疗护理的转交管理。

6. 研究期间的质量控制应在质量控制协调员的监督下，遵循 GCP 的原则，采用系统的方法来确保，包括：

- 采用含有操作手册的 SOP；工作人员培训、认证和绩效评估，定期报告（关于招募、访视依从性和测量），以及定期的团队会议。
- 实验室程序的质量控制——对取自研究参与者的样本进行设盲和贴标签，并使用标准池、设盲副本和共识测量判定。
- 数据管理的质量控制——设计表单和电子系统，以监督收集、录入、编辑和分析数据的完整性、准确性和一致性。
- 多中心协作研究创建小组委员会和其他分布式系统来管理研究和质量控制。

参考文献

1. Mosca L, Barrett-Connor E, Wenger NK, et al. Design and methods of the Raloxifene Use for The Heart (RUTH) Study. *Am J Cardiol.* 2001;88:392-395.
2. MORE Investigators. The effect of raloxifene on risk of breast cancer in postmenopausal women: results from the MORE randomized trial. Multiple Outcomes of Raloxifene Evaluation. *JAMA.* 1999;281:2189-2197.
3. Shepherd R, Macer JL, Grady D. Planning for closeout—from day one. *Contemp Clin Trials.* 2008;29:136-139.
4. U.S. Food and Drug Administration. CFR - Code of Federal Regulations Title 21. https://www.accessdata.fda.gov/scripts/cdrh/cfdocs/cfcfr/cfrsearch.cfm
5. U.S. Food and Drug Administration. Good Clinical Practise. https://www.fda.gov/about-fda/center-drug-evaluation-and-research-cder/good-clinical-practice.
6. European Medicines Agency. Good clinical practice. https://www.ema.europa.eu/en/human-regulatory/research-development/compliance/good-clinical-practice

附录 18A
随机试验操作手册表单目录示例[1]

第 1 章　研究方案

第 2 章　组织与政策

　2.1 参与单位（临床中心、实验室、协调中心等）和研究人员及工作人员的行政和管理机构（委员会、资助机构、数据和安全监查等）

　2.2 政策指南（出版和发表、补充研究、利益冲突等）

第 3 章　招募

　3.1 入选和排除标准

　3.2 抽样设计

　3.3 招募方法（宣传、转诊联系、筛查等）

　3.4 知情同意

第 4 章　临床访视

　4.1 基线访视内容

　4.2 随访访视内容和时间安排

　4.3 无应答者的随访程序

第 5 章　随机化和盲法程序

第 6 章　预测变量

　6.1 测量程序

　6.2 干预，包括药物贴标签、分发和处理程序

　6.3 依从性评估

第 7 章　结局变量

　7.1 主要结局的评估和裁定

　7.2 其他结局和不良事件的评估和管理

第 8 章　质量控制

　8.1 概述和职责

　8.2 对程序的培训

　8.3 研究人员认证

　8.4 设备维护

　8.5 同行评议和实地考察

　8.6 定期报告

第 9 章　数据管理

　9.1 数据收集和记录

　9.2 数据录入

---

[1]　这是大规模多中心试验的模板。小样本研究的操作手册可以不必这么详细。

附录 18B

第 18 章练习题
研究实施和质量控制

1. 一位研究者针对以下研究问题进行研究："心肌梗死住院后死亡的预测因素是什么?"研究助理从参与者的病历中提取详细数据并将数据记录在纸质表单上,并在随后 1 年对 120 名住院患者进行了广泛随访。约 15% 的患者在随访期间死亡。数据收集完成后,其中一名研究助理使用电子表格将数据录入计算机。当研究者开始对数据进行分析时,他发现一些预测变量有 10%~20% 的数据缺失,而其他一些数据看起来并不合理。只有 57% 的样本完成了 1 年访视,而一些参与者目前已经超出了 1 年的时间窗。你被邀请为该项目提供咨询。

a. 研究者现在可以采取哪些措施来提高数据质量?

b. 简要描述他在下一项研究中可以采取的减少数据缺失和错误的至少 3 种方法。

2. 你正在准备申请基金,以开展一项新药的单中心随机试验,来改善失眠老年人的睡眠质量。你的研究团队中已有研究助理与你在其他主题和干预措施的前一项研究中合作过,但尚未涉及失眠。申请要求提供项目或研究时间表,表明研究团队完成重要的研究任务需要多长时间。你草拟了第一年的时间表,包括以下活动。在研究计划中还需要考虑哪些其他活动?

第1月	第2月	第3月	第4月	第5月	第6月
完成研究方案和知情同意					
获得伦理审查委员会及数据和安全监察委员会许可		修改以获得伦理审查委员会的最终许可			
		完成ClinicalTrials.gov的注册			

数据管理

Michael A. Kohn，Thomas B. Newman

严若华　唐　迅　彭晓霞　译

实施临床研究项目需要选择研究设计、定义目标总体、确定预测和结局变量。最终，有关参与者和变量的大部分信息将存在于一个数据库中，用于存储、更新和监查数据，并对其统一格式化以进行统计分析。研究数据库还可以存储管理数据，如通话记录、访视时间表和报销记录。

在许多临床试验中，尤其是那些准备申请药物或器械监管批准的临床试验，负责创建数据录入表单、管理和监查数据收集过程以及格式化并提取分析数据的专业人员被称为**临床数据管理员**（clinical data managers）[1]。制药公司将大量资源和人力用于临床数据管理。刚开始从事研究的初级研究者也需要关注数据管理问题，尽管他们的研究规模要小得多。毕竟，研究结论取决于研究数据的准确性、完整性和安全性。

由单个数据表组成的简单的研究数据库可以使用电子表格或**统计程序**（statistical program）维护。更复杂的数据库需要使用**数据库管理软件**（database management software）来定义**数据表**（data tables）、开发**数据录入系统**（data entry system）和监查数据。

■ 数据表

所有计算机数据库都由数据表组成，其中行对应个体**记录**（records）（可能代表参与者、事件或行动），列对应字段（fields）（说明记录的属性）。例如，最简单的研究数据库由一个表组成，其中每一行代表一个研究参与者，每一列包含一个参与者特定的属性，如姓名、出生日期、性别或结局状态。通常，数据表中的第一列是唯一的**参与者标识编码**（participant identification number）（如 "ParticipantID"）。为每个参与者分配一个唯一的标识符，如没有内在含义的顺序整数（1、2、3……），可以更好地保护参与者的隐私。

图 19.1 展示了一个假设队列研究的简化数据表（受真实研究[2]的启发），该研究探讨新生儿胆红素水平升高与 5 岁时智商（IQ）评分之间的关联。表中的每一行对应一个研究参与者，每一列对应于该参与者的一个属性。二分类预测变量是参与者是否患有高胆红素血症（"Hyperbili_ind"），连续结局变量是 "IQ"，即参与者在 5 岁时的智商测试评分。如果研究数据仅限于单个二维表，就像图 19.1 中的那样，它很容易与电子表格或统计软件包兼容，通常被称为平面文件。

ParticipantID ▾	FName ▾	DOB ▾	Sex ▾	Hyperbili_ind ▾	ExDate ▾	ExWght ▾	ExHght ▾	IQ ▾
2101	Robert	1/6/2010	M	1	1/29/2015	23.9	118	104
2322	Helen	1/6/2010	F	0	1/29/2015	18.3	109	94
2376	Amy	1/13/2010	F	1	3/22/2015	18.5	117	85
2390	Alejandro	1/14/2010	M	0				
2497	Isiah	1/18/2010	M	0	2/18/2015	20.5	121	74
2569	Joshua	1/23/2010	M	1	2/13/2015	24.8	113	115
2819	Ryan	1/26/2010	M	0				
3019	Morgan	1/29/2010	F	0	2/9/2015	19.1	105	105
3031	Cody	2/15/2010	M	0	4/16/2015	15.2	107	132
3290	Amy	2/16/2010	F	1	4/12/2015	18.0	102	125
3374	Zachary	2/21/2010	M	1				
3625	David	2/22/2010	M	1	2/10/2015	19.2	114	134
3901	Jackson	2/28/2010	M	0				

图 19.1 "数据表视图"中队列研究的简化数据表，用于探讨新生儿高胆红素血症与 5 岁时智商评分之间的关联。二分类预测变量是"Hyperbili_ind"，定义为总胆红素在出生后 10 天内是否升至 25 mg/dl 或更高，连续结局变量是"IQ"，即参与者 5 岁时的智商评分。参与者 2390、2819、3374 和 3901 在 5 岁时没有接受检查

　　如果一项研究要追踪每个参与者的多个实验室结果、用药或其他重复测量，单个数据表将不够用。需要使用数据管理软件将这些重复测量存储在与参与者表格分开的单独表格中[3-4]。这些单独表格中的每一行对应单次测量，包括测量内容、测量日期和时间及测量结果。行中的一个字段应包括参与者标识编码，以将测量链接回参与者表中。在这个**关系型数据库**（relational database）中，因为一个参与者可以有多次测量，参与者表与测量表间的关系被称为**一对多**（one-to-many）。每个测量表中的第一列应该是唯一的记录标识符，称为表格的**主关键字**（primary key）。在图 19.2 中，主关键字是ExamID。

　　尽管婴儿黄疸研究的参与者只进行了一次智商测试，但大多数参与者还进行了其他检查，例如，评估身高和体重用于计算体重指数（BMI）和生长曲线百分位数（请参阅本章后面的"提取数据（查询）"部分）。这种类型的数据最好存储在单独的检查表中，每一行对应一次检查，列代表检查日期、检查结果和参与者标识编码（图 19.2）。因为一个参与者可以有多次检查，参与者和检查表之间的关系是一对多的。将特定检查数据链接到特定参与者数据的字段称为外关键字（foreign key）；在图 19.2 的检查表中，外关键字是 ParticipantID，使每个测量值都可以链接到特定的参与者。

　　在这种由参与者和检查表两个表组成的数据库结构中，查找某一时间段内完成的所有检查只需要搜索检查日期列。对参与者特定字段（如出生日期）的更改只在一处，可以保持数据的一致性。包含个人标识符的字段，如姓名和出生日期，仅出现在参与者表中；检查表通过 ParticipantID 链接回此信息。数据库仍然可以包含没有检查的参与者（如 Alejandro、Ryan、Zachary 和 Jackson）。

　　实验室结果的详细追踪也需要单独的表格。例如，如果研究者需要了解出生后胆红素水平的完整变化轨迹，数据库应包含一个单独的实验室结果表，每个实验室结果用一条记录，字段包含实验室检测日期/时间、检测类型（总胆红素）、检测结果（胆红素水平）和 ParticipantID（用于链接回参与者特定信息的外关键字），如图 19.3 所示。

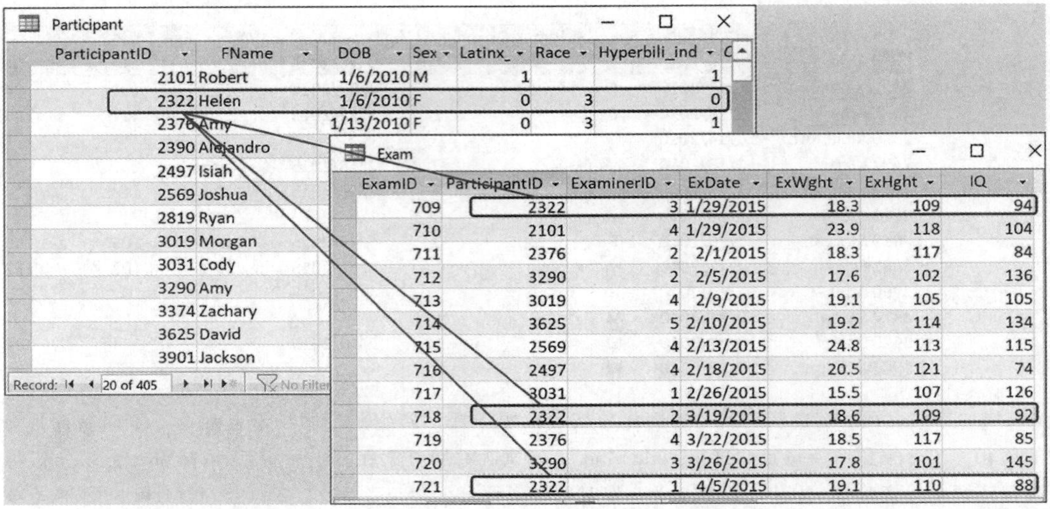

图 19.2 由两个表组成的婴儿黄疸研究数据库,其中一个是研究参与者表(其中每一行对应一个研究参与者),另一个是检查表(其中每一行对应一项特定的检查)。例如,参与者 2322 在第一个表中被标识为 Helen,出生日期为 1/6/2010,并且在第二个匿名表中进行了 3 项检查。注意 ExWght 和 ExHght 录入到检查表而非参与者表中

　　一项研究的管理数据,如通话记录、访视时间表和报销记录,也需要单独的表格。在婴儿黄疸研究中,工作人员只给一些研究参与者的家长打了几个电话,但给那些更难联系到的家长打了 50 多个电话。很难在每个研究参与者一行的数据表中追踪这些通话,因为这样的表需要有足够的列来容纳通话次数最多的参与者,而这些列对于大多数参与者来说都是空的。使用每次通话使用一行的单独表格将容易得多;ParticipantID 将数据链接到通话所涉及的研究参与者。

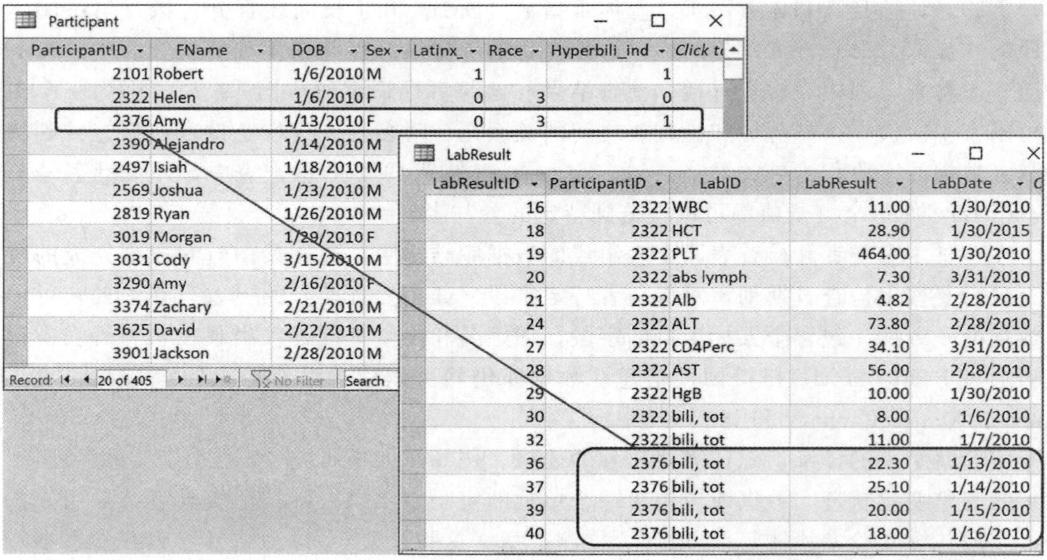

图 19.3 参与者表和实验室结果表之间的链接。实验室结果记录了 Amy 出生后 4 天总胆红素水平的变化轨迹

将每个参与者只有一个值的字段（如出生日期、出生体重和性别）放在一个表中，并将每个参与者具有多个且可变数量值的字段放在另一个表中（如通话或胆红素水平），这个过程是数据库规范化（normalization）的一部分。规范化的一个关键特征是新表中唯一的特定参与者字段应该是 ParticipantID，以链接回参与者记录。所有其他特定参与者字段（如出生日期和性别）都存储在每个参与者一条记录的表中。规范化避免了冗余存储和不一致的可能性。为保持**引用完整性**（referential integrity），可以设置关系型数据库软件，不允许为尚未列入参与者表中的人创建检查、实验室结果或通话记录。同样，它也可以防止参与者被删除，除非该参与者的所有检查、实验室结果和通话记录已被删除。

数据字典、数据类型和域

数据库中的每一列或字段都必须有名称、数据类型和定义。例如，在图 19.2 的参与者表中，"FName"是一个包含参与者名字的文本字段，"DOB"是一个包含参与者出生日期的日期字段，"Hyperbili_ind"是一个指示胆红素是否超过 25 mg/dl 的是/否字段。在检查表中，"ExWght"是一个表示体重（以 kg 为单位）的连续的数字字段，"IQ"是一个表示智商评分的（离散）整数。每个字段的数据类型和定义应该在**数据字典**（data dictionary）中明确说明。数据字典被称为元数据，因为它包含有关数据库本身的信息。

图 19.4 展示了用表格设计（或"数据字典"）的参与者和检查表。数据字典本身就是一个表格，每个字段一行，列包含字段名称、数据类型和字段描述以及允许值的范围。例如，在婴儿黄疸数据库中，"Sex"字段的允许值为"M"和"F"，其他值不能在此字段中

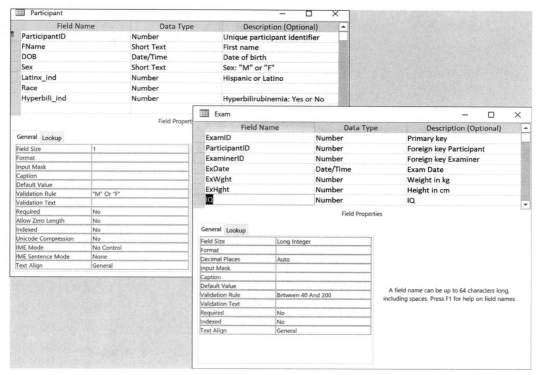

图 19.4　"数据字典视图"中的研究参与者表（"Participant"）和检查表（"Exam"）。每个变量都有一个名称、数据类型、描述和允许值域或一组允许值

输入[1]。同样，"IQ"字段的允许值为 40～200 之间的整数。数据管理员通常将验证规则称为"编辑检查"[1]，因为它们可以防止数据录入错误。一些数据类型带有自动验证规则，如数据库软件将始终拒绝 4 月 31 日这样的日期。

变量名和编码惯例

变量名应足够短以快速键入，又足够长以具有自明性。避免使用空格和特殊字符；通过使用（恰当命名的）"大小写"或使用下划线字符来分隔变量名中的单词。二分类变量应以"是"或"存在"状态命名（例如"EverSmoker_ind"），并将"是"或"存在"赋值为 1，"否"或"不存在"赋值为 0。使用这种编码，变量的平均值即为该属性的比例。将"_ind"附加到二分类变量的命名中可以很容易地识别它们。大多数软件包允许用户命名更长、更具描述性和更易于阅读的变量标签用于数据录入表单和报告，以替代缩写的变量名。

在编码回答选项中，一种惯例是使用数字 9（或 99）表示"未知""不适用""未回答"等，8（或 88）表示"其他（请详细说明）"。对性别、民族和种族编码通常使用国家卫生统计中心的方法[5]，该方法已被纳入多个电子健康档案。

对于性别，使用如下标准编码：

0 女性

1 男性

4 从女性到男性的跨性别者

5 从男性到女性的跨性别者

8 非二元性别者

9 未知

对于民族和种族，标准化的方法是询问两个问题：

问题 1：您是否认为自己是西班牙裔/拉丁裔？

问题 2：以下五个种族中哪一个最符合对您的描述？

美洲印第安人或阿拉斯加原住民

亚洲人

黑人或非裔美国人

夏威夷原住民或其他太平洋岛民

白人

该方法允许对问题 2 做出多个回答（图 19.5）；也可以为"其他（包括不止一个民族）"和"未知/未报告"添加选项，并仅允许一个回答。

种族 – 在选择的选项上打勾	
1☐ 白人	4☐ 夏威夷原住居或其他太平洋岛民
2☐ 黑人或非裔美国人	5☐ 美洲印第安人或阿拉斯加原住民
3☐ 亚洲人	

图 19.5   美国国家卫生统计中心的国家医院门诊医疗调查中的种族编码[6]

---

1   稍后将建议一种编码性别的更包容的方式。

民族字段"EthnLatino _ ind"的允许值为 0（非西班牙裔/拉丁裔）、1（西班牙裔/拉丁裔）和 9（未知/拒绝说明）。对于种族字段"Race"有以下编码：

1 白人

2 黑人或非裔美国人

3 亚洲人

4 夏威夷原住民或其他太平洋岛民

5 美洲印第安人或阿拉斯加原住民

6 其他（包括不止一个民族）

7 未知/未报告

通用数据元素

一些基金和监管机构，包括国家神经疾病和卒中研究所（NINDS）[7]、国家癌症研究所[8]、美国食品药品管理局（FDA）[9]、欧洲药品管理局，以及非政府、非营利组织［如临床数据交换标准联盟（CDISC）[10]］，已经发起了为研究数据库开发通用数据元素的计划。

标准化记录结构、字段名称/定义、数据类型/格式和数据收集表单将消除每项新研究"无谓地重复"的问题，并使跨研究共享和合并数据成为可能。这需要建立一个数据字典和一组附带说明的数据收集工具，并鼓励特定研究领域的所有研究者使用。

■ 数据录入

无论研究数据库是否由一个或多个表组成，或者是否使用电子表格、统计软件或数据库管理软件，都需要一种填充数据表（录入数据）的方法。过去，填充研究数据库最常见的方法是在纸质表单上收集数据，即临床试验中的病例报告表（CRF）。然后研究人员将信息转录到计算机表格中，最好使用屏幕表单，使数据录入更容易，并包括自动数据验证检查。

电子数据采集

在纸质表单上手写数据的情况越来越少见。通常，研究应主要使用在线表单收集数据，在临床试验中称为电子病例报告表（eCRF）。可以在平板电脑（iPad）、智能手机或笔记本电脑等便携式无线设备上查看在线表单并录入数据。通过在线表单录入数据有很多优点：

● 数据直接键入数据表，无需第二步转录，可以消除错误来源。

● 计算机表单可以包括验证检查，并在录入数据超出范围时提供即时反馈。

● 计算机表单也可以包含逻辑跳转。例如，仅当参与者对有关吸烟的问题回答"是"时，才会出现每天吸几包烟的问题。

当使用在线表单进行电子数据采集时，有时最好在收集数据后立即打印一份纸质记录，以供研究参与者验证。如果审计需要纸质版本，它可以用作原始文件或源文件。

在线数据收集表单提供了两种主要格式显示互斥（无重叠）和穷尽（包含所有）的回

答选项：下拉列表或选项组（图 19.6A 和 B）。任何使用过在线表单的研究参与者或数据录入员都会熟悉这些格式。

　　具有一组互斥回答的问题对应数据表中的单个字段。相比之下，对"可以全选"问题的回答并不互斥；相反，它们对应与可能的回答数目相同的是/否字段。按照惯例，"可以全选"问题的回答选项使用方形复选框，而非用于互斥回答的圆形单选按钮。应避免"可以全选"问题，最好要求对每个项目做出是或否的回答。否则，未标记的回答可能意味着"不适用"或"未回答"。

导入测量和实验室结果

　　许多研究信息，如基线人口统计学信息、实验室结果，以及双能 X 射线吸收（DEXA）扫描仪和 Holter 监测仪的测量，通常已经以数字格式存在于医院的电子健康档案中。只要有可能，这些数据应直接导入研究数据库，以避免重新录入数据的成本和潜在的转录错误。计算机系统总能生成数据库软件可以直接导入的逗号分隔型取值格式（csv）文件或固定列宽的文本文件。在临床试验中，这种批量上传的信息被称为"非 CRF 数据"[1]。

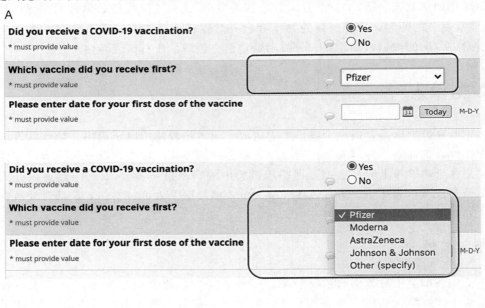

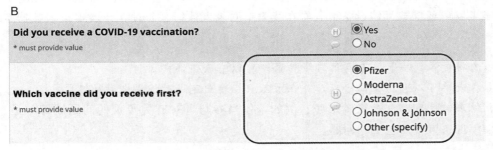

图 19.6　互斥、穷尽的回答列表的录入格式

下拉列表（**A**，在面板中下拉）节省屏幕空间，但如果屏幕表单需要打印成纸质进行数据收集，则无法使用。选项组（**B**）需要更多的屏幕空间，但打印出来也可以使用

数据管理软件

研究数据库的后端由数据表本身组成。前端（或界面）由用于录入、查看和编辑数据的在线表单组成。由多个数据表组成的研究数据库需要关系型数据库软件（表 19.1）来维护后端数据表。如果数据是通过纸质表单收集的，则录入数据需要转录到在线表单。

如第 17 章所述，有几种工具，包括 SurveyMonkey、Zoomerang、Qualtrics、QuesGen 和 REDCap，可用于开发在线调查，通过电子邮件发送给研究参与者或在网站上发布。所有这些工具都提供了多种问题格式选项、逻辑跳转，以及整合、报告和导出调查结果的功能。一些统计软件包，如统计分析系统（SAS），已经开发了数据录入模块。集成桌面数据库程序，如 Microsoft Access 和 Filemaker Pro，也为开发屏幕表单提供了强大的工具。

表 19.1　用于研究数据管理的一些软件

电子表格
Microsoft Excel
Apple Numbers
Google Sheets[a]
Apache OpenOffice Calc[a]

统计分析
Statistical Analysis System（SAS）
Statistical Package for the Social Sciences（SPSS）
Stata
R[a]

集成桌面数据库系统
Microsoft Access（仅用于 Windows）
Filemaker Pro

关系型数据库系统
Oracle
SQL Server
MySQL[a]
PostgreSQL[a]

用于研究数据管理的集成网络平台
Research Electronic Data Capture（REDCap—由许多学术机构托管[a]）
QuesGen（主要用于学术，供应商托管）
MediData RAVE（主要用于非学术企业，供应商托管）
Oracle InForm（用于非学术企业，公司托管）
Datalabs EDC（用于企业，供应商托管）
OnCore
OpenClinica
EpiInfo[a]

在线调查工具
SurveyMonkey
Zoomerang
Qualtrics

[a] 免费。

许多研究使用集成的、支持网络的研究数据管理平台，如 REDCap（研究电子数据采集），是由范德堡大学的一个学术联盟专门为临床研究设计的。它使研究者能够建立和管理调查、数据录入表单和数据库。许多学术机构的研究者都可以使用 REDCap，它是一种供初学者使用的出色的"自助"工具。它还提供对数据收集工具存储库的访问。但是，它的定制和高级功能的选项有限。REDCap 数据库由一个表组成，其中每个数据库中的字段一列，每个数据收集事件一行，并且可以轻松导出到统计软件中。REDCap 不能对每个研究参与者进行大量、可变数量的重复测量的详细追踪，不能进行复杂的数据验证或报告，也不能像关系型数据库那样进行查询（见下文）。

功能全面的、基于网络的研究数据管理平台，如 QuesGen、MediData RAVE 或 Oracle InForm，可以适应复杂的数据结构并提供复杂的数据验证、查询和报告功能。提供这些工具的公司还提供支持和配置帮助。

■ 提取数据（查询）

一旦创建了数据库并录入了数据，研究者将可以整理、排序、筛选和查看（"查询"）数据。**数据库查询**（database queries）用于监查数据录入、报告研究进度和分析结果。在关系型数据库中处理数据的标准语言被称为结构化查询语言或 SQL（读作 "sequel"）。许多关系型数据库程序还提供用于构建查询的图形界面。R 统计程序支持 SQL，但在 dplyr 库中还提供了一组替代命令[11]。

查询可以连接来自两个或多个表的数据，仅显示选定的字段，并筛选符合特定条件的记录。查询还可以根据表中的原始数据字段计算值。图 19.7 展示了来自婴儿黄疸数据库的一个查询结果，筛选在二月份检查的男孩并计算其月龄及 BMI（该查询还使用了一种复杂的查表功能来计算儿童 BMI 的生长曲线百分位数）。关系型数据库模型的原则之一是对表的操作会产生类似表的结果；因此，连接两个表、仅显示某些字段、根据特殊条件选择行，以及计算某些值的查询结果仍然看起来像一个表。图 19.7 中的数据很容易导出到统计分析软件包中。

ParticipantID	ExDate	AgeMonths	Sex	ExWght	ExHght	BMI	Zscore	ZPerc
3625	2/10/2015	59	M	19.2	114	14.75	-0.63	26.4
2569	2/13/2015	60	M	25.0	113	19.58	2.34	99.0
2497	2/18/2015	61	M	20.5	121	14.02	-1.41	7.9
5305	2/23/2015	60	M	20.5	116	15.21	-0.18	42.9
4430	2/23/2015	59	M	35.0	105	31.75	4.38	100.0
5310	2/24/2015	60	M	19.6	115	14.78	-0.59	27.8
3031	2/26/2015	59	M	15.5	102	14.94	-0.45	32.6

Record: ◄ ◄ 5 of 7 ► ►I ►※ 🔾No Filter Search

图 19.7　数据表视图中的一个查询筛选了二月份检查的男孩并计算了月龄和 BMI

查询还使用一种复杂的查表功能计算了儿童 BMI 的生长曲线百分位数。对 ParticipantID 为 4430 的参与者，BMI 为 31.75，与之相关的 100% 分位数应该触发对研究者的提醒，因为该异常值可能是数据录入错误。

识别和纠正数据错误

整个数据管理系统（数据表、数据录入表单和查询）应该使用虚拟数据进行测试。对于将向 FDA 提交的临床试验，这是一项法规要求[12]。

一旦开始收集数据，超出预设允许范围的值不应通过数据录入过程。但是，还应查询数据库中的缺失值和异常值（尽管在允许值范围内，但仍属于极端值）。如果数据由不同地点的研究者收集，则应比较各研究者和地点之间的平均值和中位数。研究者或地点之间的显著差异可能提示测量或数据收集存在系统差异。

许多数据录入系统无法进行跨字段验证，这意味着数据表可能包含在允许范围内但彼此不一致的字段值。例如，一个体重 35 千克的 5 岁儿童身高只有 105 厘米的可能性很小。虽然体重和身高值都在允许范围内，但体重（对 5 岁儿童来说是极高的）与身高（对 5 岁儿童来说是极低的）并不一致。这种不一致可以使用图 19.7 中的查询来识别。

查询发现的缺失值、异常值、不一致和其他数据问题应与研究者沟通，他们可以通过检查原始源文件、采访参与者或重复测量来做出回应。如果研究依赖于纸质源文件，对数据的任何更改都应突出显示（如用红色墨水）、注明日期并签名。正如本章稍后所讨论的，电子数据库应保留所有数据更改的审计日志。

数据编辑是一个迭代过程；识别并纠正错误后，应重复编辑过程，直到几乎不能识别出重要错误。此时，对于某些研究，已编辑的数据库可能会被宣布为最终版或"锁定"的数据库，并且不允许进一步更改[1]。

■ 数据分析

分析数据通常需要根据数据库中的原始值创建派生变量。例如，连续变量可以转换为二分类变量（如定义一个新变量"BMIge25"表示 BMI $\geqslant 25\ \mathrm{kg/m}^2$），创建新类别（如按类型分组的抗生素），或进行计算（如"包年"定义为每天吸烟的包数×吸烟年数）。缺失数据的处理应前后一致。"不知道"可以被重新编码为一个特殊类别，与"否"合并，或作为缺失值排除。如果研究使用数据库软件，则可以在导出到统计分析软件包之前使用查询来派生新变量。与数据库程序相比，许多研究者更熟悉统计软件包，因此更喜欢在导出后计算派生变量。

■ 保密和安全

研究者有义务在道德和法律上保护参与者的隐私。如果参与者是门诊或住院患者，他们的身份信息也受到健康保险流通与责任法案（HIPPA）隐私条例的保护。为确保保密，数据库应为每个参与者分配一个唯一的参与者标识符（如 ParticipantID），该标识符在研究数据库之外没有任何意义（即，它不应包含参与者的姓名、姓名首字母缩写、出生日期或病案号）——因此不能单独用于识别参与者。如果一个数据库有多个表，个人标识符应该保存在一个单独的表中。

包含个人标识符的研究数据库必须保存在安全的服务器上，只有研究团队的授权成员才能访问，每个成员都有用户 ID 和密码。不应导出包含个人标识符的数据库字段。RED-Cap 和 QuesGen 等专用的基于网络的研究数据管理平台允许指定包含参与者标识符的字段。不同的用户角色可以允许或禁止导出、更改，甚至查看这些特别指定的字段。

数据库系统应对所有数据录入和编辑进行审计。审计可以确定数据元素何时更改、谁进行了更改以及进行了哪些更改。这是药物和器械试验的法规要求[12]。研究数据库还必须定期备份，备份程序应定期测试。基于网络的数据管理平台可以自动提供用户验证、审计、备份和数据安全性评价。

在研究结束时，原始数据、数据字典、最终数据库和研究分析结果应安全存储。这使研究者能够回答有关数据或分析完整性的问题，进行进一步分析以解决新的研究问题，并与他人共享数据。

■ 小结

1. 研究数据库包含一个或多个数据表，其中行对应记录（如研究参与者），列对应字段（记录的属性）。

2. 使用在研究数据库外没有意义的唯一的 ParticipantID 来识别研究参与者，可以将研究数据与个人标识符"分离"以实现保密。包含个人标识符的数据库必须存储在安全的服务器上，访问受到限制且经过审计。

3. 每个研究参与者可以有可变数量的重复测量，如实验室结果或用药，需要将测量数据规范化到单独的表格中，其中每一行对应一个测量而不是一个单独的研究参与者。

4. 研究数据库还可以存储管理数据，如通话记录、检查时间表和报销记录。

5. 数据字典对数据库中的所有字段指定名称、数据类型、描述和允许值的范围。

6. 数据录入系统是填写数据表的手段，通常通过电子数据采集使用在线表单。

7. 电子表格或统计软件包仅适用于最简单的研究数据库，复杂的数据库需要使用基于结构化查询语言（SQL）的数据库管理软件来创建关系型数据库。

8. 数据库查询可以排序和筛选数据，并根据原始数据字段计算数值。查询用于监查数据录入、提供研究进度报告并格式化分析结果。

9. 必须通过定期备份以及存储和保护供未来使用的数据库的最终副本来防止数据库丢失。

参考文献

1. Prokscha S. *Practical Guide to Clinical Data Management.* 3rd ed. CRC Press; 2012.
2. Newman TB, Liljestrand P, Jeremy RJ, et al. Outcomes among newborns with total serum bilirubin levels of 25 mg per deciliter or more. *N Engl J Med.* 2006;354(18):1889-1900.
3. Codd EF. A relational model of data for large shared data banks. *Commun ACM.* 1970;13(6):377-387.
4. Date CJ. *An Introduction to Database Systems.* 8th ed. Pearson/Addison Wesley; 2004.
5. FDA. Collection of Race and Ethnicity Data in Clinical Trials (10/26/2016). Accessed March, 20, 2021. https://www.fda.gov/regulatory-information/search-fda-guidance-documents/collection-race-and-ethnicity-data-clinical-trials
6. NHAMCS. Sample 2020 Emergency Department Patient Record. Accessed March, 20, 2021. https://www.cdc.gov/nchs/data/nhamcs/2020-NHAMCS-ED-PRF-sample-card-508.pdf
7. NINDS. Common Data Elements. Accessed March, 20, 2021. https://www.commondataelements.ninds.nih.gov/
8. NCI. NIH CDE Repository. Accessed March, 20, 2021. https://cde.nlm.nih.gov/home/

9. FDA. CDER Data Standards Program. Accessed March, 20, 2021. https://www.fda.gov/drugs/electronic-regulatory-submission-and-review/cder-data-standards-program

10. CDISC. The Clinical Data Interchange Standards Consortium Study data tabulation model. 2012. Accessed March, 20, 2021. http://www.cdisc.org/sdtm

11. Wickham H, Grolemund G. *R for Data Science: Import, Tidy, Transform, Visualize, and Model Data*. 1st ed. O'Reilly; 2016.

12. DHHS. Guidance for industry: computerized systems used in clinical trials. May, 2007. FDA. Use of Electronic Records and Electronic Signatures in Clinical Investigations Under 21 CFR Part 11 — Questions and Answers; June 2017. Accessed March, 20, 2021. https://www.fda.gov/regulatory-information/search-fda-guidance-documents/use-electronic-records-and-electronic-signatures-clinical-investigations-under-21-cfr-part-11

13. Lowenstein DH, Alldredge BK, Allen F, et al. The prehospital treatment of status epilepticus (PHTSE): design and methodology. *Control Clin Trials*. 2001;22:290-309.

14. Alldredge BK, Gelb AM, Isaacs SM, et al. A comparison of lorazepam, diazepam, and placebo for the treatment of out-of-hospital status epilepticus. *N Engl J Med*. 2001;345(9):631-637.

附录 19A
第 19 章练习题
数据管理

1. PHTSE（癫痫持续状态的院前治疗）研究是一项随机盲法试验，研究劳拉西泮、地西泮或安慰剂治疗院前癫痫持续状态的应用[13-14]。主要终点是到达医院前终止抽搐。为了招募患者，医护人员通过无线电联系了基层医院的医生。以下是基层医生对两名入组患者的数据收集表单：

    a. 在一个包含两行的数据表中展示来自这两个数据收集表单的数据。

    b. 为练习题 1a 中的数据表创建一个包含 9 个字段的数据字典。

    c. 纸质数据收集表单是由从急诊室被叫到无线电室的繁忙的基层医生填写的。使用屏幕上的计算机表单代替纸质表单会有哪些优点和缺点？如果你设计了这项研究，你会使用哪种表单？

PHTSE

基层医生数据收集表单

PHTSE参与者ID：
研究药物管理

    189

研究药包编号：

    A322

服药日期和时间

    3 / 12 / 94   *17 ： 39*
    （使用24小时制）

交通评估
癫痫终止
癫痫终止时间

    17 ： 44
    （使用24小时制）

最终评估
到达接收医院急诊室的时间

    17 ： 48
    （使用24小时制）

到达接收医院：
[×] 1 癫痫活动（活跃的强直/阵挛性痉挛）继续
[   ] 0 癫痫活动（活跃的强直/阵挛性痉挛）终止
    言语GCS评分
    [   ] 1 无言语反应
    [   ] 2 无法理解的言语
    [   ] 3 不恰当的言语
    [   ] 4 混乱的言语
    [   ] 5 正确的言语

基层医生数据收集表单

PHTSE参与者ID：
研究药物管理

| 410 |

研究药包编号：

| B536 |

服药日期和时间   *12 / 01 / 98*   *01 ： 35*

（使用24小时制）

交通评估
[×] 癫痫终止
癫痫终止时间   *01 ： 39*

（使用24小时制）

最终评估
到达接收医院急诊室的时间   *01 ： 53*

（使用24小时制）

到达接收医院：
[ ] 1 癫痫活动（活跃的强直/阵挛性痉挛）继续
[×] 0 癫痫活动（活跃的强直/阵挛性痉挛）终止
　　　言语GCS评分
　　　[ ] 1 无言语反应
　　　[ ] 2 无法理解的言语
　　　[ ] 3 不恰当的言语
　　　[×] 4 混乱的言语
　　　[ ] 5 正确的言语

2. 习题1中的数据收集表单包含一个问题，即患者在到达接收医院时是否仍存在癫痫发作活动的问题（这是研究的主要结局）。该数据条目的字段名称为HospArrSzAct，编码1表示是（癫痫活动继续），0表示否（癫痫活动终止）。请解释如下所示的HospArrSzAct平均值：

HospArrSzAct
（1＝是，癫痫继续；0＝否，癫痫停止）

	N	平均值
劳拉西泮	66	0.409
地西泮	68	0.574
安慰剂	71	0.789

撰写标书申请研究基金

Steven R. Cummings，Deborah G. Grady，Alka M. Kanaya

蔡思雨　彭晓霞　唐　迅　译

如第 2 章所述，开展研究首先要陈述研究问题。之后应附上一页的研究计划大纲（附录 1），将这份大纲给导师、同事，以及专家审阅，获得他们的建议。当我们教授临床研究设计的课程时，学生会撰写一份 5～7 页的研究计划，包括研究的大部分重要内容：背景，设计，参与者，预测因素、结局指标和潜在混杂变量的测量，样本大小和效能估计，以及任何人体受试者相关问题。

研究方案（protocol）是一份详细的书面研究计划。*撰写研究方案迫使研究者对研究的所有要素进行组织、阐明并加以凝练，从而提高项目的科学严谨性和效率*。即使研究者不需要研究基金，研究方案在指导工作以及获得伦理委员会（IRB）批准时也是必需的。**标书**（proposal）则是为了从资助机构获取研究经费而撰写的书面文件。它包括描述研究的目的、意义、研究方法、涉及人体受试者的相关问题，以及预算和资助机构要求说明的其他管理和支持信息。

本章介绍如何撰写最有可能成功获得资助的标书。侧重于介绍原创性研究标书的格式，也是美国国立卫生研究院（National Institutes of Health，NIH）推荐采用的格式，但大多数其他资助机构，如美国退伍军人事务部（Department of Veterans Affairs）、美国疾病预防控制中心（Centers for Disease Control and Prevention，CDC）、国防部（Department of Defense，DOD）、美国医疗保健研究与质量管理署（Agency for Healthcare Research and Quality，AHRQ）以及私募基金会一般也要求提交类似格式的标书。有关撰写申请、准备预算，并提交标书的常规建议参见 NIH 网站（https://grants.nih.gov/grants/how-to-apply-application-guide.html）。

■ 撰写标书

标书的准备工作通常需要几个月来整理、撰写和修改。下列步骤有助于你的项目有一个良好的开端。

● 决定向哪里投递标书。每一个资助机构有其特定的关注领域、流程，以及标书要求。因此，研究者应在一开始便决定向哪里投递标书，确定资助金额的上限，并获取关于标书撰写的具体指南以及投标机构的截止日期。NIH 是个开始的好地方，网址为 http://grants.nih.gov/grants/oer.htm。每个 NIH 研究所和其他机构在其网页上均描述了各自的优先资助领域，从中可以确认其关注的领域。可以联系 NIH 研究所的项目管理人员获取其当前关注领域的其他相关信息，他们的联系方式和负责领域都列在 NIH 资助项目公告以及研究所和基金会网站上。

● 组建团队并指定领导者。大多数标书是由多人组成的团队（他们最终将实施此项研究）撰写的。团队可小（只包括研究者及其导师），可大（包括合作者、生物统计师、财务管理者、研究助理和支持人员）。团队应包括或能获得设计和实施研究所需的专业人员或主要专业知识。

● 团队的**项目负责人**（principal investigator，PI）负责领导研究，并承担对研究的主要责任和最终解释权。PI 必须在标书撰写过程中发挥稳定的领导职能，包括分配撰写和其他任务、设定截止日期、定期召开组会、确保按时完成所有必需任务，并亲自负责标书的质量。PI 通常是经验丰富的科学家，其知识和智慧对设计决策是有用的，而且其既往研究记录会增加研究成功的可能性，从而增加获得资助的可能性。

● 尽管如此，NIH 鼓励新手研究者作为 PI 申请项目，为他们提供专项资助机会，并且常常倾向于为他们尚处于早期阶段的标书提供优先资助（http://grants.nih.gov/grants/new_investigators/）。NIH 对"新手研究者"的定义是尚未作为 PI 获得 NIH 研究经费的科学家；"早期阶段研究者"指在完成最终研究学位或临床培训后 10 年内的研究者。初次申请基金的 PI 如果已经具备一些在资深科学家指导下开展研究的经历，并已获得由该科学家，或职业发展启动基金，或机构或基金会小额资助，那么极有可能获得资助。论文发表经历，包括第一作者署名的原创研究论文，可以证明新手研究者有成为成功的独立科学家的潜力，并已做好准备且有能力领导该研究团队。

● 初次申请基金的 PI 应该纳入共同研究者加入基金申请，他们在研究所关注领域有成功的研究记录，从而为研究实施提供指导并增加标书获得有利评价及资助的机会。虽然每份标书通常只有一个 PI，但如果他们为研究带来不同但互补的专业知识，并且具有明确定义的研究职责分工，那么 NIH 允许一个项目可以有不止一个 PI（http://grants.nih.gov/grants/multipi/overview.htm）。

● 遵循资助机构的指南。所有基金来源机构均会提供书面指南，研究者在开始撰写标书前必须认真研读。指南信息包括拟资助的研究类型、组织标书的详细说明、页数限制、以及可申请的最大资助金额。然而，这些指南并不包含资助机构运作和资助偏好的所有信息，研究者也不应该了解这些事情。在撰写标书的早期，与机构中能阐明机构资助偏好（如标书涉及的范围和细节）的个人讨论研究计划是个好主意。NIH、其他联邦机构，以及私募基金会设有科研管理人员（通常称为"项目经理"），他们的工作是帮助研究者设计标书，使其更符合该机构优先资助的要求。PI 应通过 e-mail 或电话联系相关研究领域的项目主任，了解机构指南、关注领域，以及评审程序。接下来，与项目经理会面（如在学术会议上或拜访机构总部）是与其建立工作联系的好方法，这种联系将提高标书的被资助可能。

● 在提交标书前制定所需细节清单并反复核查。因没有遵守特定指南而导致优秀的标书被拒，是令人沮丧但可以避免的经历。大部分大学的基金管理者有标书提交前的审查清单，但遵循机构指南是 PI 的责任。

● 建立时间表并定期开会。完成撰写任务的日程表可以给予团队成员适当压力，使他们按时完成工作。除了突出资助机构规定的科学要素，时间表还需要考虑研究所在机构的管理要求。在标书可以提交前，大学通常需要对标书提议的场所、预算，以及项目承包合同进行耗时的审查，因此完成标书的真正期限应设在资助机构截止日期的前几天甚至前几周。将这些细节留到最后可能会引发最后一刻的危机，从而损害原本做得很好的标书。如果时间表确定了标书撰写的最后期限，而且每个参与成员都将其设定为自己的任务，那么时间表通常会发挥重要作用。应在标书撰写团队的定期会议或电话会议上审查时间表，以检查按日程安排的任务以及截止日期仍然是可以实现的。

- 查找标书模板。看看最近从申请评审机构获得资助的标书是非常有帮助的：它们展示了一份好标书具有的格式和内容。研究者通常可以从模板中找到新想法的灵感，从而准备一份条理更清晰、更富有逻辑性，且更具说服力的标书。同样，无论标书是否成功获得资助，该机构给出的书面批评意见都是值得研读的，研究者可以从中了解对该标书的评审科学家最关注的事情。可以从研究者所在机构的立项研究办公室或从曾担任类似研究 PI 的同事那里获取标书模板及其评审意见。

- 从大纲开始工作。从大纲出发开始撰写标书（表 20.1）有助于组织需要完成的任务。如果几个人为了申请基金而工作，大纲应该包括每一部分标书的撰写负责人。制定大纲时最常见的障碍是大家认为在写第一句话之前就必须制定出完整的研究计划。研究者应该摒除杂念，文思泉涌，创造可用于编辑凝练的原始材料，并从同事那里获得具体建议。

- 反复审查和修改。标书撰写是一个多次迭代的过程；此过程通常会产生多个版本的标书，每个版本反映新的想法、建议和附加数据。在开始撰写标书的早期，应该请熟悉研究主题和资助机构的同事对草稿进行严格评阅。应特别关注研究的意义和创新性、设计和方法的真实性、标书的条理性，以及写作的清晰性。在标书提交前获得尖锐而具体的批评，好过因为未能预见并解决问题而导致标书被拒。准备提交标书时，最后一步是认真审查其内部连贯性，是否遵守机构的指南，避免排版、格式、语法和拼写错误。马虎的书写意味着马虎的工作和不胜任的领导，并且严重有损于本来很好的想法。

■ 重大基金的标书要素

表 20.1 列出了重大研究基金（如 NIH R01）标书的要素。其他类型的 NIH 基金和合同申请与其他资助机构的申请标书是相似的，但可能需要较少的信息或不同的格式。研究者应该认真阅读接收标书的机构的指南。

表 20.1　一份标书的主要要素（以 NIH 模板为例）

标题
项目总结或摘要
管理部分
　　预算及预算说明
　　研究者简历
　　机构资源
具体目标（通常 1 页）
潜在影响

（续表）

研究策略（通常 12 页）

 意义

 创新

 方法

  概述

  研究方法的合理性（计划研究的原理和前期数据）

  研究参与者

   选择标准

   抽样设计

   招募计划

   提高依从性以及完成随访的计划

  研究程序（如适用）

   随机化

   盲法

  测量方法

   主要预测变量（如果是临床试验，则为干预）

   结局变量

   潜在的混杂因素

  统计学

   统计学分析方法

   假设、样本量和效能

  研究访视的内容和时间

  数据管理和质量控制

  时间表和组织结构图

  局限性以及其他可选择方法

 人类受试者

 参考文献

 附件及合作协议

NIH，美国国立卫生研究院。

开始

  简明扼要的描述性标题将给人留下第一印象，并持续提醒着整个研究目标和研究设计。例如，题为"磁共振成像引导高频超声与全虚超声相比对有症状子宫肌瘤的疗效的一项随机试验"就总结了研究问题、研究设计，以及人群。避免诸如"为确定……的研究"这样的不必要短语。

  项目小结或摘要应该从研究目的及其原理开始，然后陈述设计和方法，并对研究潜在结果的影响进行总结陈述。摘要对于正在相同或相关领域工作的人而言，应该是信息丰富的，而且能被具有科学素养的普通读者所理解。大多数机构要求摘要限制字数或行数，因此最好使用高效的描述性术语。由于摘要可能是一些评审人唯一阅读的一页，也可能充当其他人的方便提醒器，提醒他们哪些是标书的细节，因此，它必须自成一体，整合拟开展研究的所有主要特点，并用具有说服力的语言描述其优势与潜在影响。

管理部分

几乎所有机构都要求有管理部分，包括预算、预算说明和机构资源，这一部分包括对人员资质、研究者所在机构的资源，以及可及的设备、场地和专家的描述。

应按照资助机构的指南来组织预算部分。例如，NIH 有既定格式，要求提供最初 12 个月的详细预算，以及整个项目期间的总预算（一般为 2～5 年）。详细的 12 个月预算包括以下几类费用：人员（包括所有项目参与人员的姓名和岗位，每个人将投入项目的时间比例，以及每一个人所需的薪酬及附带福利的美元总额）、咨询费用、设备、耗材、差旅、患者的医疗费用、改建和翻修、协作组/合同费用，以及其他费用（如打电话、发邮件、开电话会议、复印、作图、出版、书籍、有偿服务合同等的花销）。

编制预算不应该被留到最后一分钟再做。许多要素需要时间来完成（如对场地费用、设备和人员的费用进行合理估计）。大学通常雇佣知识渊博的管理者，他们的工作是帮助研究者准备预算、预算说明和标书的其他管理部分。最好的办法是尽快和管理者沟通关于标书提交的计划，并制定日程，定期召开会议或打电话，请他审核完成管理部分的过程及时间表。一旦形成标书大纲，管理者就可以开始工作了，建议预算条目的数量，并帮助研究者确保不会忽略重要的支出。机构有必须遵循的规章条例和截止日期，有经验的管理者能帮助研究者理解其所在机构的规则，避免失误和可能的延误。管理者在撰写预算说明及机构资源部分的文本部分，以及收集研究人员简历、分包合同、附件和标书的其他支持材料时，也是非常有帮助的。

必须在预算说明部分对预算每个项目的所需金额进行充分解释。在典型的临床研究项目中，人员费占了项目总额的大部分，因此每个人的分工和具体职责必须能证明项目所申请的金额比例是合理的。完整而简洁地描述研究者和研究团队中其他成员的工作可以让评审专家确信每个人的预期贡献对于项目的成功都是必不可少的。

评审专家通常会关注研究团队中重要成员的投入时间比例。偶尔，标书会因为关键研究人员在预算列表中仅有非常少的时间投入研究而被批评，而且许多其他承诺，意味着他们不可能为正在申请的研究投入必要精力。更常见的是，评审专家会对超出工作描述所需的夸大的比例有所疑虑。如果不能让评审专家相信预算条目的合理性，他们可以建议取消或削减支出条目。

即使是计划最合理的预算，在实施研究时也会发生改变。一般来说，一旦给予资助，只要支出改变不大且花费与研究目的有关，研究者就可以按照不同于预算指定的方式花钱。当研究者想在预算类别间调整资金或将重要研究者的工作做出大的调整（＞25％）时，他可能需要先获得批准。只要研究者不申请增加资助总额，机构通常会同意重新制定预算的合理要求。

NIH 要求拟资助的所有研究者和顾问提供个人简介。简介是遵循特定格式的 5 页纸的简历，包括研究者经历与拟开展研究的相关程度的个人声明，以及教育、培训经历、任职的清单，限定数目的论文和荣誉，以及相关研究基金及合同。

标书中关于项目可利用机构资源部分可能包括电脑和技术设备，可用的特定成像或测量装置，办公室和实验室场所，以及便于研究参与者招募、数据收集和管理、标本储存的可用资源。资源部分通常参考以前标书中的样板说明，或参考研究者所在机构、中心或实验室提供的材料。

具体目标

具体目标（specific aims）是研究问题的另一种阐述，即使用具体术语来说明研究项目的预期结果。NIH 标书限用一页的篇幅来阐述此部分内容。因为许多评审专家对此页尤为关注，所以在撰写标书时应认真撰写并反复修改。

常用的模式是，以总结背景信息的两三个小段落开始：阐述研究问题及其之所以重要的原因，已完成的研究及其尚未解决的问题，以及在拟开展的研究中回答这一问题的方法。紧接着，简明阐述具体目标，只要有可能，将其表达为像可验证的假说一样切实具体的描述性目标。

研究者根据计划研究的逻辑顺序来表述研究目标。他们可能以基线调查阶段的横断面研究目标为起始，然后是与随访发现相关的目标。或者他们可能从阐述病生理机制的目标开始，以解决临床或公共卫生结局为目标结束。适用于职业发展启动基金的模式始于定性研究目标，即采用焦点小组设计关键工具或开发新的干预措施，然后紧跟着由预测因素、结局和假设检验构成的定量目标（通常称之为"混合方法研究"）。还有另一种模式从最重要的目标开始，以突出其重要性；其优点在于在标书的其他部分都将首先考虑主要目标，如样本量和效果。

具体目标部分通常用简短的段落结束，该段简明扼要地概括研究发现对健康和疾病相关知识、临床实践、公共卫生，或未来研究的潜在影响。目的是为了给人以令人信服的理由，从而让评审委员会成员，包括那些不是首要或次要评审专家（可能只阅读标书这一部分的人）的人给出积极的评价。

研究策略

目前，NIH 的格式限制大部分类型的标书用 12 页陈述研究策略（research strategy），包括 3 个部分：

- 意义部分，通常为 2~3 页，描述研究结果可能如何提高科学认识，解决该领域重要问题或瓶颈问题，改善临床实践或公共卫生，或影响政策。这部分应当说明问题的严重性，总结已完成的研究，界定问题或与现有知识的差距，并说明拟开展研究将如何推动该领域的进步。

- 创新部分，通常为 1~2 页，指出拟开展研究与该主题先前研究相比的进步之处，例如使用新的测量方法、发现新的疾病机制、招募不同或更大的人群、确定新的治疗方法，或采取新的数据分析方法。NIH 指南关注的是研究如何使用创新性概念、方法或干预改变当前的研究或临床实践范式。也就是说，许多获得资助的临床研究仅仅会导致概念、方法或干预措施的逐步改进和完善。我们的建议是准确地描述研究的创新特征，不要夸大地声称该研究将改变规范或者使用了完全创新的方法。

- 方法部分，通常为 7~9 页。该部分提供了研究设计和实施的细节，并且会受到评审专家的严格审查。NIH 指南建议根据具体的目标组织方法部分，其包含的内容及大致顺序见表 20.1。该部分通常以对方法的简要概述为开头，有时附有流程图或表格，以引导读者（表 20.2）。概述应当阐述研究设计，并对研究参与者、主要测量方法、干预措施、随访时长和主要结局进行简要描述。

表 20.2　睾酮管理对心脏病、前列腺癌和骨折危险因素影响的随机试验研究时间表

	筛查访视	随机访视	3 个月	6 个月	12 个月
病史	X	—	—	—	X
血压	X	X	X	X	X
前列腺检查	X	—	—	—	X
前列腺特异性抗原	X	—	—	—	X
血脂水平	—	X	X	X	X
炎症标志物	—	X	—	—	X
骨密度	—	X	—	—	X
骨转换标志物	—	X	—	—	X
握力	—	X	X	—	X
不良事件	—	—	X	X	X

　　方法部分通常包括简短的研究原理，并有**前期数据**（preliminary data）支持，即研究者团队开展的前期研究提示拟开展研究将会成功。阐述的重点应放在前期工作的重要性以及应该继续开展研究或扩展研究的理由。支持研究可行性的预实验研究结果对许多类型的标书都是十分重要的，尤其是研究团队在提到的方法上前期经验有限，或对提出的研究流程或参与者招募的可行性存疑时。这是一个展示研究者及其团队具备开展研究的经历和必备专业知识的机会。

　　方法部分的其他部分已在前面讨论过。研究参与者部分（第 3 章）应定义纳入和排除标准，并提供其原因，明确抽样方法，描述如何招募和随访研究参与者，让评审专家确信研究者有能力纳入预期数量的研究参与者。也应该提供优化研究干预（如适用）和访视依从性的计划。

　　方法部分应包括对重要研究程序的描述，如随机化和盲法。研究测量方法（第 4 章）应描述如何测量预测因素、结局和潜在混杂变量，以及在哪个研究时点实施这些测量，还有如何实施干预，以及如何确认和测量主要结局。

　　统计学部分通常从分析计划开始，根据具体目标组织撰写。可以按逻辑顺序来制定计划；例如，首先是描述性制表，然后描述分析变量之间关联的方法。接下来要讨论样本量和效能（第 5、6 章），从陈述研究目标对应的无效假设开始，确定研究的样本量。样本量和效能的估计依赖于可能观察到的关联强度（即效应值大小），以及设定的测量精确度。必须引用已发表文献或前期工作来证明这些假设的合理性。用表或图显示效应大小、效能，或影响样本量的其他假设如何变化通常有助于展示，以证明研究者做出了合理的选择。大多数 NIH 评审小组相当重视统计学部分，因此，如果统计方法非常复杂，最好的办法是让统计学家参与撰写该部分，并将其添加到研究人员名单中。

　　编制表格，列出研究访视或与参与者的接触、访视时间，以及每次访视的流程和测量内容是十分有帮助的。这样的表格提供了所有研究活动的简要概述（表 20.2）。质量控制和数据管理部分的描述（第 18、19 章）应说明如何收集、存储和编辑研究数据，以及计划如何最大限度提高数据质量和安全性。

　　标书必须提供实事求是的工作计划和时间表，包括研究每一个主要阶段的起始和完成

日期（图 20.1）。可以为人员配置模式和项目的其他组成部分编制类似的时间表。对于大型研究，描述研究团队的组织结构图可以显示研究团队的权限和责任级别、报告范围，以及团队是如何运作的。

　　虽然不是必需，讨论拟开展研究的局限性及其替代方法是有帮助的。对于研究的潜在缺点，研究者可能会决定明确的应对方法，并讨论在达成备选计划时权衡各种利弊，而不是忽略这些缺点。指出重要的挑战和潜在解决方法可以将针对申请的批评转化为支持。然而，过度强调这些问题也是一种错误，因为这么做会导致评审专家过度关注标书的薄弱环节。这一部分的目的在于让评审专家确信研究者已经预计到重要问题的存在，并且有切实可行和深思熟虑的方法来处理这些问题。

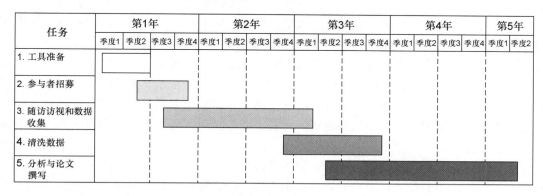

图 20.1　假定的标书准备时间表

标书主体的最后部分

　　人类受试者部分主要阐述由研究引发的伦理问题，并解决知情同意、安全、隐私和保密问题（第 7 章）。NIH 将此部分内容扩展为，包括将风险和获益告知潜在参与者，以获得参与者知情同意的计划。此部分还要描述纳入和排除标准；将涵盖全生命周期的个体、妇女和少数群体纳入研究的计划；以及排除任一群体的正当理由。临床试验还有其他要求，包括详细的招募和维持计划、研究时间表、数据和安全性监查计划，并在单独的章节描述干预、盲法、分配、结局测量、统计设计和效能，以及传播计划。尽管人类受试者部分没有页数限制，但研究者应做到简明扼要。

　　参考文献传达了研究者对该领域熟悉程度的信息，它应该是全面且最新的，而不仅仅是详尽而未经筛选的文献罗列。应准确引用每一篇参考文献，引用的错误或对研究工作的误解将使熟悉该领域的评审专家形成负面评价。

　　对于某些类型的标书，附件可能是有用的，可以为正文中简要提及的内容提供详细的技术和支持材料。但是，为了避免使用附件来避开标书的页数限制，NIH 限制使用附件。NIH 基金的附件只能包括数据收集工具（如问卷）和空白的知情同意表。评审委员会成员中只有第一、第二评阅专家可以看到附件。因此，必须在标书的主体部分对每项重要内容进行概述。

　　应描述每一名研究顾问的预期作用和价值，并附上其个人简介和签名的同意函。其他支持信件，如那些将提供可利用设备或资源的人们所写的信件也应包括在内。关于申请机构和任何协作机构以及实验室之间的程序化和行政安排应加以说明，并附有负责人为研究负责人签署的承诺书。

好标书的特征

一份申请研究基金的好标书有若干属性。首先是研究策略的科学性：它必须建立在一个好的研究问题上，采用严谨可行的设计和方法，并拥有一个经验丰富、技术成熟且有决心开展研究的团队。其次是清晰的表述；一份简洁、吸引人、精心组织、格式美观，且没有错误的标书可以使读者确信研究实施的质量可能也同样高。

科学审查委员会的成员经常面对一大摞要评审的标书而不堪重负，因此必须在标书中突出显示项目的优点，哪怕他们只是快速而粗略地浏览一遍。遵循基于具体目标而制定的大纲，将文本拆分为带有意义的副标题的小段，并用图表打破正文的长句，可以提高评审专家对标书的理解。目前 NIH 指南推荐在每段的开始，使用黑体字标示重点的主题句来标识重点，让不堪重负的评审专家通过浏览主题句来理解标书的基本要素。标书应该包括足够的细节来说服评审专家相信拟申报工作有重要意义且是高水平的，同时还能吸引更多不熟悉该研究领域的评审专家参与其中。

大多数评审专家对夸大其词和其他拙劣的技巧感到反感。夸大项目重要性或高估完成项目可行性的标书会受到评审专家质疑。饱含热情的撰写是好的，但研究者应该意识到项目的局限性。评审专家善于发现设计或可行性方面存在的潜在问题。

当标书即将完成，但仍有可能更改时，请一些具有该领域专业知识但未参与标书撰写的同事阅读并提出意见和建议。还有一点很有用，那就是请写作技巧很好的人对标书成文风格和清晰度提出建议。最后，在提交标书之前请务必阅读印刷版，不要仅仅依靠拼写和语法检查程序来检查打字与排版错误。

为研究寻求支持

研究者在没有正式的基金资助标书前，应抓住机会开展好的研究。例如，刚入门的研究人员可以分析由其他人收集的数据，或从资深研究者或部门来获得小额支持来开展小型研究。在没有正式获得资助的情况下开展研究，更快、更简单，但缺点是该项目的范围有限。此外，通常情况下，学术机构关于职业晋升的决定有一部分是基于科学家是否成功获得研究基金而做出的。

医学研究基金主要有 4 类：

- 政府（主要是 NIH，还有退伍军人事务部，疾病预防与控制中心，医疗保健研究与质量管理署，美国国防部，以及许多其他联邦、州和县级机构）；
- 基金会、专业协会，如美国心脏协会和美国癌症协会，以及个人捐助者；
- 企业（主要是制药和设备制造公司）；
- 内部资源（如研究者所在大学）。

从这些资源获得支持是一个复杂且充满竞争的过程，他们倾向于资助有经验和坚持不懈的研究者：强烈建议刚入门的研究者去找一位具备上述特征的导师。在以下部分，我们将重点介绍几个主要的资助来源。

NIH 基金和合同

NIH 提供多种类型的基金和合同。"R" 基金（R01 和资助额度更小的 R03 和 R21 基金）为研究者根据他们自己选择的题目构思的研究项目，或按照 NIH 某研究所公开发布的要求而撰写的研究项目（见 www. nimh. nih. gov/research-funding/grants/research-grants-r. shtml）提供支持。"K" 基金（K23、K01、K08 以及地域性基金 K12 和 KL2）是为初级研究者的职业发展和培训提供资金支持的极好的资源，也在一定程度上资助研究（见 https://researchtraining. nih. gov/programs/career-development）。K 基金申请中有几个不同的部分会被打分，并影响总体评分（表 20.3）。

表 20.3　职业发展 "K" 基金申请各部分打分

评分部分	建议长度	评审者关注内容
申请人	1 页	● 申请人有发展成为独立研究者的潜力吗？ ● 之前接受培训和经验是否合适？ ● 是否有证据表明申请者将致力于完成研究计划？ ● 是否有科研能力的佐证（论文、摘要、基金）？
职业发展规划和职业目标	2～3 页	● 该计划是否有助于申请人显著发展，成为独立的科研工作者？ ● 培训计划的内容、范围、阶段划分和持续时间是否适合申请人？
研究计划	7～8 页	● 该方法是否具有重大的科学和技术价值？ ● 该计划是否适合申请人的研究阶段，并有助于从培训计划中获得必要技能？ ● 研究是否与申请人的职业目标相关？
导师/指导团队	0.5～1 页	● 导师是否有资格和经验为申请人提供所需的培训？ ● 导师是否具备与申请人互补的技能？ ● 是否充分描述了导师在培训目标中的角色？
机构的承诺	1 页	● 申请人所在机构是否明确承诺，最大限度保障申请人将精力投入到研究和培训？ ● 申请人所在机构对申请人接受培训的承诺是否足够强？ ● 研究设施和培训机会是否适当和充分？

研究所发起的提案旨在激励 NIH 咨询委员会指定研究领域的研究，并采用了委托项目（Requests for Proposals，RFPs）或自由申请（Requests for Applications，RFAs）两种形式。委托项目是由研究者签署合同来开展 NIH 指定的科研活动。相反，自由申请则是由研究者在 NIH 定义的主题范围内开展研究，但是由研究者选择具体的研究问题和研究计划。委托项目采用合同机制向研究者所在机构提供实现预期目标所需费用，而自由申请项目使用拨款机制来支持更多的开放性研究。

在提交标书后，申请将进入评审程序，包括由 NIH 工作人员执行的初步形式审查，由一组科学家完成**同行评议**（peer review），由 NIH 咨询委员会给出资助建议，以及由 NIH 主任做出最终的资助决定。通常由许多 NIH "研究部门" 中的一个部门评审基金申请，由来自全国范围研究机构的特定领域的专家组成几个科学性评审小组。研究部门及其当前成员的名单可在 NIH 的网站上获得。

NIH 在 https://grants.nih.gov/grants/referral-and-review.htm 上描述了标书评审和资助的过程。当研究者提交基金申请，它将被 NIH 科学评审中心（Center for Scientific Review，CSR）分配给一个特定的研究部门（图 20.2）。标书被分配给一个一级和两个或以上二级评审专家，他们每个人会对标书的意义、创新、方法、研究者和环境分别在 1～9 分的范围内打分，然后为研究可能产生的总体影响给出一个综合评级。总体影响评分为"1"表示这是一项特别优秀的申请，几乎没有弱点；而"9"则表示这是一份存在严重缺点而几乎没有优点的申请。指定评审专家的评级会在研究部门进行公示，得分在前 50% 的标书会由全体委员会讨论；其余则"暂行搁置"（不予讨论），一小部分被推迟到 4 个月后的下一轮申请，在此期间，等待澄清不清楚的部分。经讨论后，由指定评审专家再次对标书进行评级（分数可能因讨论结果而发生改变），然后所有委员会成员以无记名方式打分。计算平均分，乘以 10，从而得到从 10（最好）至 90（最差）的总分。对于 R01 基金，NIH 将总分转换为百分制，该分数将与该研究部门在过去三次审查会议中审查过的其他标书进行比较排序。每个研究所使用申请的最终影响分数（或百分比）来确定项目资助的优先级。

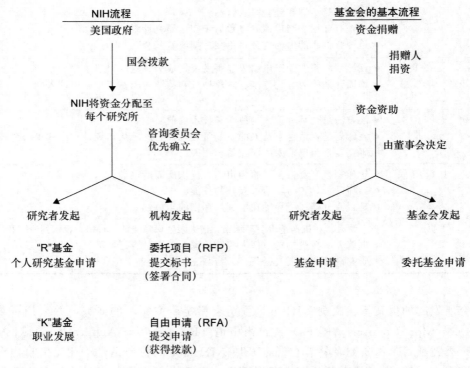

图 20.2　NIH 及基金会的资金来源和工作机制概述

研究者应该根据资深同事的建议提前决定，哪个研究部门将是评审标书的最佳选择。研究部门之间不仅在主题领域，而且在评审专家的专业知识和竞争申请的质量上也存在很大的差异。研究人员最多可以要求将他们的研究报告发送到（或不发送到）3 个研究部门，尽管不保证研究者的建议一定会被采纳。

CSR 除了将每一份基金申请标书分配到特定的研究部门，也可将其分配到专门的

NIH 研究所（或中心），研究人员可以事先选择投放到研究部门还是研究所。然后，每个研究所按照咨询委员会评审的优先顺序资助分配给它的项目，有时会被研究所主任否决（图 20.3）。处于早期阶段且尚未获得 NIH 研究资助的新手研究者相对于已得到过资助的研究者而言会获得更好的百分位次。如果研究所感兴趣的项目不止一个，研究所有时会将基金分给多个项目。

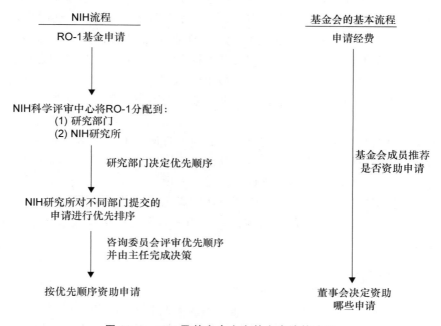

图 20.3　NIH 及基金会审查基金申请的流程

在申请经过评审后，研究者会收到来自研究部门签发的书面通知。该书面通知是一份总结性陈述，包括评审标书的委员会成员给出的评分和详细的评论及批评意见。

通常情况下，第一次提交的标书没有获得 NIH 资助时，只可以修改并重新提交一次。如果评审专家最初的批评和评分提示标书可以被改进，那么修改后的标书被重新提交时，很可能获得资助（如果评审专家表明该标书缺乏创新或意义，那么它将很难获得评审专家的青睐）。来自相关研究所的项目官员通常会参加研究部门的会议，与项目官员讨论评审结果是非常重要的，因为书面评论常在会前已写好，可能无法全面反映研究部门各成员的意见。

研究者不需要对评审专家给出的所有建议进行修改，但是应该采纳修改建议，针对可能修改的地方修改到评审专家满意，对无法修改之处说明为什么没有做出修改。NIH 将对评审意见的答复说明限制在一页，以描述在标书修改版中做出的改变。一个好的说明格式是在总结陈述中简明扼要地总结每一条批评意见，并采用粗体或斜体标示针对标书改变结果的简明陈述。

研究者也可以再次（一次又一次）提交标书，作为新一轮的申请，这与之前的评分或评审无关。当然，应该不断更新和修改标书。如果研究人员不确定如何再次提交标书，应与 NIH 工作人员或法规进行核对（https://grants. nih. gov/grants/policy/resubmission＿q&a. htm）。

来自基金会和专业协会的基金

大部分私人基金会（如 Robert Wood Johnson 基金会）会限定资助特定领域。一些针对疾病的基金会和专业协会（如美国心脏协会和美国癌症协会）也会资助研究项目，其中多数用来支持初级研究者。研究支持的总额远远低于 NIH，而大部分基金会的目标是用这些钱去资助一些选题或方法不太可能得到 NIH 资助的项目。少数基金会提供职业发展基金，关注在一些特殊领域，如医疗保健质量。基金会中心（http://candid.org/）提供各基金会及其联系信息的检索目录，以及如何撰写符合基金会要求的标书的建议。不同基金会之间的资助决定流程存在差异，但通常会做出快速回复（图 20.3）。此类项目资助决定往往基于行政过程而非同行评议；通常情况下，基金会工作人员提出建议，然后经董事会批准。

为了确定基金会是否对标书感兴趣，研究者应该咨询导师并查阅基金会网站，网站上通常会说明基金会的目标和意向，并常常会列出最近资助的项目清单。如果基金会看起来是合适的资助来源，最好联系工作人员以介绍自己的项目，确定是否符合对方兴趣，并获得有关如何提交标书的指导。许多基金会要求研究者先寄一封信来描述项目的背景和主要目标、研究者的资历，以及研究的大约期限和费用。如果这封信引起基金会足够的兴趣，基金会可能要求提交更详细的标书。

来自企业的研究支持

制药和医疗器械公司是资助的主要来源，尤其是关于新治疗的随机试验。企业对临床研究的最大支持形式是与临床机构签订合同，招募参与者进入多中心试验以测试新药和新的医疗器械。这些大型试验通常由企业发起，与临床研究机构（CRO）签订合同来运行，此类试验偶尔由学术协调中心设计和管理。

临床试验招募参与者的合同通常按每个参与者的固定费用向每个中心支付。当达到预期的研究范围目标时结束招募。研究人员有时可能会招募足够多的参与者，从而获得超出实际成本的资金，在这种情况下，研究机构会保留剩余资金（有时可用于支持其他研究项目）；但如果招募的参与者太少，无法覆盖试验费用，研究机构就会亏损。在决定参加此类多中心试验之前，研究者应确保所在机构的行政办公室和 IRB 能够及时批准合同和方案，以便在招募结束前纳入足够的参与者。

企业资金，尤其是来自市场营销部门的资金，通常被定向用于旨在提高公司产品销售的主题和活动。企业实施的试验结果通常由他们自己的统计学家进行分析，并由他们的医学作者起草论文，他们可能会有倾向性地陈述论文信息以推广产品（第 7 章）。如果研究人员参与了企业赞助试验的论文撰写，他们应该警惕分析是否严谨，论文是否客观地呈现结果。理想情况下，企业赞助的多中心研究会成立指导或出版委员会，主要或全部由研究人员/成员组成，但他们都不是赞助企业的员工。

一些公司接受研究者发起的研究申请，例如关于治疗效果或作用机制的小型项目，或公司关注疾病的流行病学研究。他们可以为研究者发起的临床试验提供药品或器械以及匹配的安慰剂。一般来说，由研究者负责分析数据并撰写研究论文。

内部支持

大学和研究机构会为他们自己的研究者提供*内部研究基金*。此类基金提供的资助通常限制于相对小额的研究，但可以更快地获得（几周到几个月），而且比 NIH 或私募基金会的资助比例更高。内部基金可能仅限于特殊目的，如为了申请外部基金而开展的预实验，或购买设备。这种基金通常仅限初级研究人员申请，并为新手研究者提供一个独特机会，以获取领导资助项目的经历。内部资助的标书投递指南差异很大，研究人员应在提交标书前与大学管理人员进行沟通。

■ 小结

1. 标书是用于申请基金的书面研究计划（方案）扩展版。同时也包含资助机构所需的预算、管理及支持信息。

2. 正在撰写标书的新手研究者应从*咨询资深同事获得建议*开始，包括他们拟探讨的研究问题和资助机构的选择。下一步是学习资助机构的书面指南，并联系该机构的科研管理者听取建议。

3. 撰写标书的过程往往比预期要花更长的时间，包括组建具备必要专业知识的团队、指定项目负责人（PI）、严格遵从机构指南列出标书大纲、为标书撰写制定时间表、寻找标书模板，以及定期召开会议审查标书进展。应邀请懂行的同事对标书进行评议、反复修改，并在最后对细节进行润色。

4. 标书的主要要素包括摘要（小结），围绕预算、预算说明、简介和机构资源的管理部分，非常重要的具体目标，以及研究策略及其意义、创新方法部分和研究者前期研究经历。

5. 好的标书不仅需要好的研究问题、研究计划和研究团队，还需要清晰的表达：标书应根据有逻辑性的大纲进行撰写，并在研究计划中展示对研究优缺点的权衡。应该用小标题、图表突出标书的优点，从而使评审专家不会因为匆忙而忽略这些内容。

6. 临床研究有 4 种主要资助来源：

    a. NIH 和其他的政府资源是最大的资助提供者，采用同行和行政评审系统，过程缓慢，但为研究和职业发展提供了广泛的基金和合同资助。

    b. 基金会和学会通常对不在 NIH 常规资助范围内，但有前景的研究问题感兴趣，并且评审过程更快，但资助的针对性较强。

    c. 制药和医疗设备公司是一个巨大的支持来源，主要资助新药和新医疗设备的试验。一些公司提供由研究人员发起的与疾病和公司疗法有关的基金资助。

    d. 来自研究者所在机构的内部基金往往有利于快速获得少量资金，对于预实验和新手研究者来说是关键的第一步。

附录 20A

第 20 章练习题
撰写标书申请研究基金

1. 明确目标后，研究策略的 3 个主要部分是什么？

2. NIH 资助标书评审中，除了环境之外，获得用来计算资助方案总体评分的数字评级（从 1 到 9）的 4 个标准是什么？

3. 一项研究计划比较 3 种血压测量方法：自动充气袖带、手表和手机 APP。研究将从全美各地的 5 万多名 20 岁以上人口中收集血压数据，这些人自愿参加有关心血管疾病的在线研究。研究人员计划用设备确定血压和血压变异，然后从参与者的医疗记录中收集数据，随访卒中和致死性卒中的数据。

a. 用一两句话陈述该研究的 2～3 个具体目标。

b. 简短地撰写创新部分，至少描述研究的两个创新特征。

4. 除了 NIH 之外，请列出至少 3 种研究资助来源（理想情况下，这些来源应适用于你的研究领域）。

各章练习题的答案

第1章 研究起始：临床研究的"解剖学"与"生理学"

1a. 这是内部真实性推断（因为推断的参与者是指本研究中的女性），推断可能是有效的。然而，如果是早期限量配方奶粉以外的因素导致了母乳喂养率的差异，这一推断也可能是无效的（比如是对照组干预措施造成了母乳喂养率降低），或者研究参与者自我报告的母乳喂养情况可能与真实情况不符，抑或是随机抽样的偶然性导致了这一统计结果〔显著的 P 值并不能排除这是偶然现象的可能性；事实上在一项后续开展的更大规模研究中，这一结果并没有被重现（Flaherman VJ，Narayan NR，Hartigan-O'Connor D，Cabana MD，McCulloch CE，Paul IM. The effect of early limited formula on breastfeeding，readmission，and intestinal microbiota：A randomized clinical trial. J Pediatr. 2018；196：84-90 e1)〕。

1b. 这是一个外部真实性推断（因为涉及研究的外推性），推断可能是有效的。然而，存在一些因素除了会威胁内部真实性，也会威胁到外部真实性。如在社区医院和国内其他地区分娩的妇女可能对干预措施有不同的反应，或者是其他临床医生提供早期限量配方奶的方式与原研究存在差异，也可能临床获益的持续时间达不到 6 个月。

1c. 这是一个外部真实性推断，远远超出了所研究的人群和干预措施，可能是无效的。不仅是外推到其他地区的母亲和新生儿，还包括了出生后体重没有减少 5％ 的新生儿；干预措施也从提供早期限量配方奶外推到了不限量；并且宣称有广泛且模糊的健康获益，尽管看起来合乎情理，但没有在研究中被检验。

2a. 这是一项关于能否利用温斯顿-塞勒姆市高中生观看摔跤节目情况预测随后打架斗殴事件的队列研究。

2b. 这是一项关于母乳至少喂养过一名子女的中国女性母乳喂养持续时间是否与降低卵巢癌发病风险存在关联的病例对照研究。

2c. 这是一项丹麦服役军人自我报告中膳食饱和脂肪摄入与精子浓度关系的横断面研究。

2d. 这是一项关于在房颤患者心脏手术中封堵左心耳相对于未封堵左心耳，是否可以降低卒中或全身性栓塞发生风险的随机试验。

这四句话是对整体研究设计和研究问题主要元素的简明概括（关键变量和预期样本）。比如，练习题 2a 采用了队列研究的设计，预测变量是观看摔跤节目，结局是打架斗殴，而预期样本就是温斯顿-塞勒姆市高中生。

第 2 章 构建研究问题并制定研究计划

1. 将研究问题转化为研究计划往往是反复的。起初可能先提出"一项年轻成年人使用大麻与健康状态关系的横断面研究"。看起来"大麻使用情况"与"健康状态"是重要相关的。但所述问题依然是模糊的，难以判断研究的可行性、创新性，以及是否符合伦理原则。也没有明确大麻使用情况和健康状态如何度量和目标人群是什么。同时，在横断面研究中也难以确定使用大麻是否会导致健康状况恶化，反之亦然。

为了更好地符合 FINE 标准［可行性（feasible）、重要性（important）、创新性（novel），且符合伦理（Ethical）］，可以改为一个更明确的版本："一项关于大学三年级学生是否日常使用大麻与下一年在保健室就诊次数关联性的队列研究"。

2. 关于对乙酰氨基酚与哮喘之间的联系，已经观察到全球对乙酰氨基酚使用量和哮喘流行程度都存在上升情况，并且哮喘与对乙酰氨基酚导致的还原性谷胱甘肽消耗也存在生物合理性，这导致所有的研究开始对这一问题感兴趣并相关。随着研究的增加，这一问题也不在新颖。

研究 #1：一项病例对照研究，比较在伦敦南部全科诊所就诊的有哮喘症状的成年人（病例）的自我报告对乙酰氨基酚使用频率，以及从同一普通诊所随机选择的没有此类症状的成年人（对照）的对乙酰氨基酚使用频率。病例对照研究通常是开始调查潜在关联的好方法（第 9 章）。这项研究是可行的，因为它是一个更大的基于人群的哮喘病例对照研究的一部分，用以调查膳食抗氧化剂的影响。结果发现哮喘与对乙酰氨基酚的使用有关，每日使用者的比值比为 2.4（95% 置信区间为 1.2～4.6）。该研究是符合伦理的，因为它是一项观察性研究，不会使参与者面临风险（Shaheen SO，Sterne JA，Songhurst CE，Burney PG. Frequent paracetamol use and asthma in adults. Thorax. 2000；55：266-270）。

研究 #2：一项基于家长报告关于 6～7 岁儿童过敏症状（哮喘、花粉热和湿疹）的多国横断面研究，包括了关于前一年使用对乙酰氨基酚和 1 岁前发热时是否经常使用的问题。如果不是作为一项更大规模的国际儿童哮喘和过敏研究（ISAAC）一部分，这项研究（有来自 31 个国家 73 个中心的 205 487 名 6～7 岁儿童参与）有可能难以实施。这说明了在研究一个新的问题时，寻求现有数据或现有研究的重要性（第 16 章）。作者发现，当前使用对乙酰氨基酚和喘息之间存在着强烈的剂量反应关系，以及哮喘人群中对问题"在你孩子出生后的前 12 个月，是否通常给予扑热息痛（对乙酰氨基酚）治疗发热?"的回答为"是"的比值比为 1.46（95% 置信区间为 1.36～1.56）（Beasley R，Clayton T，Crane J，et al. Association between paracetamol use in infancy and childhood，and risk of asthma，rhinoconjunctivitis，and eczema in children aged 6-7 years：analysis from Phase Three of the ISAAC programme. Lancet. 2008；372：1039-1048）。

研究 #3：一项关于正在接受哮喘治疗的 6 个月至 12 岁的发热儿童中，对乙酰氨基酚（12 mg/kg）与布洛芬（5 或 10 mg/kg）对 4 周内因哮喘导致的住院或门诊影响的随机双盲试验。因为涉及的后勤和资金成本较高，随机试验往往是可行性最差的设计。此外，随着潜在的药物不良反应证据的积累，用来验证它的随机试验也变得不那么符合伦理。基于这种情况，在 1993 年完成受试者入组的一项名为波士顿大学发热研究的随机双盲试验中，研究人员对哮喘儿童子集的数据做了回顾性分析。他们发现被随机分配到对乙酰氨基酚治疗组儿童的门诊风险增加了，但住院风险没有增加（Lesko SM，Louik C，Vezina RM，Mitchell AA. Asthma morbidity after the short-term use of ibuprofen in children. Pediatrics. 2002；109：E20）。

3. 请与你的同事们分享答案！

第3章　选择研究参与者：确定、抽样与招募

1a. 如果吸烟发生在更早的年龄，11 年级的样本可能不太适合研究问题。更关注的目标总体可能是中学生。此外，可获得总体（这所高中的学生）可能不能充分代表目标总体，因为吸烟的原因在不同的文化环境中是不同的。调查员最好从整个地区的几所高中中随机抽取样本。最重要的是，抽样设计（招募志愿者）可能会吸引那些在吸烟行为方面不具有代表性的可获得总体。

1b. 不具代表性的样本可能是由于随机误差造成的，但除非它是一个非常小的样本，否则不太可能发生。例如，在一个只有 10 名参与者的样本中，7∶3 的比例失调是偶然发生的结果；事实上，从一个女孩占 50% 的大班里，10 个样本中选出至少 7 个女孩的概率约为 17%（加上另外 17% 的概率选出至少 7 个男生）但如果样本容量是 100 而不是 10，抽样至少 70 个女孩的概率<0.01%。这表明，一旦获得了样本（并通过增大样本大小将其降低到任何想要的水平），就可以估计抽样误差的随机性的大小。

不具代表性的样本也可能是系统误差造成的。女孩所占比例大可能是由于男孩和女孩的参与率不同。防止无应答偏倚的策略包括加强招募的技术范围。女孩占很大比例也可能是在列举或选择要抽样的名字时出现的技术错误。预防错误的策略包括适当使用预实验和质量控制程序（第 18 章）。

2a. 随机抽样（概率）。一般化的主要问题是无应答——保持问卷的简短和提供填写动机很重要的（本问题中讨论的所有抽样方案都存在无应答偏倚的问题）。

2b. 分层随机抽样（概率），对女性进行 3 倍的过抽样，可能是因为调查者预计会有更少的女性参加音乐会。

2c. 系统抽样（非概率）。虽然可能方便，这种系统的抽样方案会导致夫妇双方的代表性不足。而且，至少在理论上，售票处的卖主可以操纵哪些顾客收到以 1 结尾的票。

2d. 整群抽样（概率）。这可能很方便，但需要在分析中考虑到聚类，因为坐在同一排的人可能比随机选择的音乐会观众更相似。如果音乐在某些排比其他的更大声，这可能是一个特殊的问题。

2e. 连续抽样（非概率）。连续的样本通常是一个很好的选择，但提前到音乐会的人和晚到的人可能不同，所以在不同的时间选择几个连续的样本会更好。

2f. 方便抽样（非概率）。该计划未抽到邮寄门票的观众。此外，集体参加音乐会的人可能会被高估或低估。

2g. 方便抽样（非概率）。这种抽样方案不仅会因调查者的突发奇想而产生偏倚，还可能会出现顾客未听到邀请而无应答的情况。

3a. 目标总体（研究者想要外推的总体）是调查时美国 5 岁以下儿童人群。我们知道这一点是因为研究者使用了全国范围的调查数据来估计美国人偏肺病毒（HMPV）疾病的负担。当然，将其推广到未来几年也是非常引人关注的，而且许多读者会毫不犹豫地这样做。然而，特别是对于每年发生频率变化的传染病，在研究的年份之后进行概括是一个额

外的、可能很脆弱的推论。

3b. 可获得总体（他们从中抽取的参与者）是生活在 3 个研究地点（辛辛那提、纳什维尔和纽约州罗切斯特）周围县并从研究地点获得护理的 5 岁儿童。选择这些城市的原因可能是它们离调查人员很近。就 HMPV 感染频率而言，它们对美国其他地区的代表性如何目前尚不清楚。

3c. 抽样方案是方便抽样。例如，如果周末呼吸道症状较轻的孩子的父母等到周一才带他们去看医生，而 HMPV 的症状比其他病毒的症状或多或少严重，那么选择一周中的几天（没有指定）可能会导致一些偏差。在研究人员招募参与者的日子里，他们可能试图获得连续的样本（也没有指定），这将有助于控制选择偏倚。没有限制在 1 年中的某些月份的原因可能是作者认为几乎所有 HMPV 病例都会发生在这几个月。

3d. 观测结果按地理区域分类，需要进行统计。城市之间的估计差异越大，置信区间就越宽。直觉上，这是有道理的。不同城市的不同比率会导致人们想知道，如果把其他城市也包括在内，估计结果会有多大不同，我们会期望看到这种不确定性反映在一个更大的置信区间中。

更微妙的聚类每年发生。同样，如果 HMPV 的发病率每年都有很大的变化，那么如果希望推广到未来的年份（而不是仅仅估计研究年份的发病率），按年份划分的聚类需要统计上加以说明。发病率的年度变化也会导致更大的置信区间。

第 4 章　设计测量：精确度、准确度和真实性

1a. 二分类变量

1b. 连续变量

1c. 二分类变量

1d. 名义分类变量

1e. 离散变量

1f. 有序分类变量

1g. 连续变量

1h. 名义分类变量

1i. 二分类变量

通常通过使用一个包含有序信息的结局变量来提高检验效能。例如，如果把教育按最高学年或教育年限来衡量，而不是按是否有大学及以上学位来分类，检验效能就会更大。同样，使用体重指数作为一个连续的结局，会比是否肥胖，或体重过轻/正常/超重/肥胖的中间选择（有序分类变量）提供更大的效能（包含更多的信息）。

2a. 系统误差，由于仪器偏倚造成的。用于校准体重秤的 10 千克重量需要更换，否则在以后的测量中，体重秤会系统地低估婴儿的体重。然而，要注意的是，如果用同样的秤给所有婴儿称重，这项研究仍然会对 6 个月时的果汁摄入量如何预测 1 岁时的体重这个问题给出没有偏倚的答案。

2b. 精确度，这很可能是由于仪器变异造成的。过度的变异可能是观察者变异（特别是如果磅秤不是数字的），但更有可能是磅秤或它的电池需要更换。

2c. 这种情况会导致精确度欠佳和系统误差。婴儿在秤上扭动的程度或这种扭动的影响会导致随机误差。系统误差会由于观察者对婴儿的控制而改变观察到的体重；这可能会

增加或减少观察到的体重，这取决于观察者如何抱着婴儿。这个问题可以通过让母亲安抚婴儿来解决；如果有足够精确的成人体重秤，那么另一种可行的方法就是在抱着和没有抱着婴儿的情况下分别称母亲的体重，并取其差值。

2d. 这主要是一个精确度欠缺的问题，因为磅秤上的数字会随着真实重量的变化而变化（如果磅秤是准确的）。问题出在参与者身上，解决方案与 2c 相同。

2e. 这主要是一个精确度欠缺的问题，因为婴儿的体重会根据检查前他们是否进食或是否尿尿布而变化。这个参与者变异的问题可以通过告诉母亲检查前 3 小时内不要给婴儿喂食并全裸称重来减少。如果观察者对待婴儿尿布的方式各不相同（有些人拿掉尿布，有些人换尿布，有些人什么都不做），也可能存在观察者变异。

3a. 预测效度：倦怠得分预测了一个我们可能期望与倦怠相关的结果。

3b. 表面效度：熟悉职业倦怠的人都认为这似乎是评估职业倦怠的一种合理方法。

3c. 结构效度：倦怠的这一量度是对我们预期会影响倦怠的环境做出反应的。

3d. 效标效度：这两个项目与一个公认的标准测量接近。

第 5 章　准备估算样本量：假设和基本原则

1. 样本量＝一项研究的参与者数量。样本量估计应预测将完成研究的参与者人数，并有可供分析的数据。对于分析研究，这可以从能够检测给定效应大小（在指定的 α 和 β 水平）所需的数量来估计。

无效假设＝对研究假设的陈述，表明被比较的组之间没有差异。

备择假设＝对研究假设的陈述，表明在被比较的组之间存在差异。

检验效能＝如果总体的真实效应等于特定效应值，在给定的样本量和统计显著性水平下，检测出被比较组间的差异有统计学意义的概率。

统计学显著性水平＝无效假设为真时拒绝无效假设（错误）的概率。

效应值＝研究者希望有合理机会发现被比较两组间差异的最小值。

变异度＝测量中分散的程度，通常用标准差表示。

2a. 两者都不。这是一个统计上有意义的结果，没有任何证据表明它代表了第一类错误。

2b. 样本量很小，很少有参与者会在研究期间患上肺癌。几乎可以肯定，这些阴性结果是由于第二类错误造成的，特别是考虑到其他研究中有大量证据表明吸烟会导致肺癌。

2c. 目前尚无流行病学或病理生理学证据表明饮酒可以降低患糖尿病的风险；这个结果很可能是由于第一类错误。研究者本可以提供更多信息：$P < 0.05$ 可能是 $P = 0.04$ 或 $P = 0.001$，后者将减少（尽管不排除）第一类错误的可能性。

第 6 章　估计样本量：应用与实例

1. H_0：胃癌患者体重指数与对照组无差异。

H_A（双侧）：胃癌患者体重指数与对照组有差异。体重指数为连续变量，病例对照为二分类变量，可以采用 t 检验。

$$效应值（effect\ size）= 1\ kg/m^2$$
$$标准差（standard\ deviation）= 2.5\ kg/m^2$$

$$E/S=0.4$$

查附录 6A，

如果 α（双侧）＝0.05，β＝0.20，那么每组需要 100 个参与者。

如果 α（双侧）＝0.05，β＝0.10（检验效能＝0.9），那么每组需要 133 名参与者。

如果 α（双侧）＝0.01，β＝0.20，那么每组需要 148 个参与者。

额外加分：

以下是第 6 章提出的策略：

1a. 使用连续变量——体重指数已经被作为连续变量测量，没有办法将二分类的病例对照变成连续变量。

1b. 使用更精确的变量——体重和身高都是相当精确的变量，因此体重指数的标准差主要由个体间的变异组成，这是不能减少的。仔细地将身高和体重测量标准化以减少测量误差仍然是一个好主意，但这不是最好的选择。

1c. 使用配对测量——不适用，体重指数的"变化"将解决一个不同的研究问题。

1d. 使用更常见的结局——不适用于病例对照研究。

1e. 每组使用不同的样本量——可以增加对照组的数量，因为很容易找到没有胃癌的参与者。例如，如果对照的数量可以增加 4 倍至 240 例，可以使用第 6 章中的近似公式

$$n'=[(c+1)\div 2c]\times n$$

其中 n' 表示"新"病例数，c 表示对照病例比（本例中为 4），n 表示"旧"病例数（假设每个病例有一个对照）。在这个例子中，

$$n'=[(4+1)\div 8]\times 100=5/8\times 100=63$$

这几乎是可用病例的数量。因此，一项有 60 例病例和 240 例对照与 100 例病例和 100 例对照相比将具有相似（略低）的效能。

2. H_0：脱氢表雄酮处理组和安慰剂处理组的平均强度没有差异。

H_A：脱氢表雄酮处理组和安慰剂处理组的平均强度有差异

$$\alpha（双侧）＝0.05，\beta＝0.10$$
$$效应值＝10\%\times 20\ kg=2\ kg$$
$$标准偏差＝8\ kg$$
$$E/S=0.25$$

使用 t 检验比较各组，并查表 6A，从左侧列到 0.25，然后从左侧到第 5 列，其中 α（双侧）＝0.05，β＝0.10。每组大约需要 338 名参与者。如果 β＝0.20，则每组的样本量为 253。

3. H_0：脱氢表雄酮处理组和安慰剂处理组在强度的平均变化上没有差异。

H_A：脱氢表雄酮治疗组和安慰剂治疗组在强度的平均变化上存在差异。

$$\alpha（双侧）＝0.05，\beta＝0.10$$
$$效应值＝10\%\times 20\ kg=2\ kg$$
$$标准差＝2\ kg$$
$$E/S=1.0$$

查附录 6A，从左边一列到 1.00，然后从左边到第 5 列，α（双侧）＝0.05，β＝0.10。每组大约需要 23 名参与者。

4. H_0：阅读障碍学生和非阅读障碍学生的左撇子频率没有差异。

H_A：阅读障碍学生和非阅读障碍学生的左撇子频率是不同的。

α（双侧）＝0.05，β＝0.20

效应值＝比值比＝2.0

考虑到非阅读障碍学生中左撇子的比例（P_0）约为0.1，研究者希望能够检测出有阅读障碍学生中左撇子的比例（P_1），其 OR 为2.0。样本量估计将使用卡方检验，需要使用附录 6B。但是，该表是用于输入两个比例，而不是比值比，我们只知道其中一个比例（P_0＝0.1）。要计算 P_1 在 OR 为2时的值，可以使用第6章中的公式：

$$P_1 = \frac{\text{OR} \times P_0}{(1 - P_0) + (\text{OR} \times P_0)}$$

在此例

$$P_1 = \frac{2 \times 0.1}{(1 - 0.1) + (2 \times 0.1)} = \frac{0.2}{0.9 \times 0.2} = 0.18$$

这些比例将使用卡方检验进行比较。如果 P_1＝0.18，P_0＝0.1，那么 $P_1 - P_0$＝0.08。附录 6B 中附表 6B.2 显示每组的样本量为318。

5. 尽管智商测试的标准差通常为15，但在医学院学生中，这种分布似乎更窄一些。智商得分的标准差大约是"通常"范围（150－110＝40分）的1/4，或10分。

置信区间的总宽度＝6（上3，下3）。

标准化置信区间宽度＝总宽度÷标准差＝6/10＝0.6。

置信水平＝99%。

使用附表 6D，向下找 W/S 列到0.60，然后找99%置信水平。大约74名医学生的智商得分需要被平均，以获得一个指定的±3分置信区间的平均得分。

第7章　处理伦理问题

1a. 从伦理的角度来看，如果原始研究的参与者同意未来的额外研究，包括 DNA 测序，或者如果参与者广泛同意未来的研究，那么拟议的研究当然可以在原始知情同意的情况下进行。然而，最初的知情同意可能是模棱两可的（例如，"可能是与其他从事相关研究的研究人员共享"）或对未来研究保持沉默。在这种情况下，IRB 可以决定拟议的二级项目属于原始知情同意的范围。

1b. 对原始知情同意书的非常严格的解释将排除有价值的二次研究，这些研究可能会产生关于疾病的重要知识，不会损害研究参与者的利益，如果需要收集新的生物样本，这将非常困难。拟议研究中没有额外的医疗风险。基因组测序可能与对储存样本进行其他实验室研究不同，例如验证糖尿病或冠状动脉疾病的新生物标志物。如果违反保密原则，参与者可能会受到污名化、隐私权丧失和歧视。因此，需要制定适当的保密规定。

即使原始知情同意书没有涵盖二次研究，研究人员也可以有几种选择进行二次研究。IRB 可以根据知情同意豁免的适当标准，批准豁免知情同意。更常见的是，数据和生物样本的持有者去除了公开的标识符，如病历号，这样参与者的样本和数据就通过一个数字代码联系起来，该数字代码的密钥被销毁或不与二级研究人员共享。

然而，如果原始知情同意书明确表示，样本不会与其他研究人员共享，那么去除公开的标识符并进行前面所述的二次研究就存在伦理上的问题。

1c. 当研究人员在研究项目中收集新标本时，谨慎的做法是对用于未来研究收集和存储的额外血样征得同意。存储标本允许研究者在将来更高效地开展研究，而不是重新建队列。建议进行分级知情同意。参与者被要求知情同意：①指定研究（如原始队列研究），②针对同一主题的其他研究项目（如冠状动脉疾病或卒中的风险），③由 IRB 和科学审查小组批准的其他所有未来的研究。为了解决习题 1b 中提出的问题，参与者也可能被要求知情同意，尤其是针对将要对他的 DNA 进行测序的研究。参与者可以同意一个、两个或所有选项。当然，我们不太可能描述未来所有的研究。因此，对未来研究的同意并不是真正意义上的知情，即参与者并不了解未来研究的性质、风险和获益。参与者被要求信任：IRB 和科学评审小组在未来将只允许符合科学和伦理规范的研究。NIH 正在制定考虑要点和样本语言，以便知情同意未来使用生物样本（参见 https://grants.nih.gov/grants/guide/notice-files/NOT-OD-21-131.html）。

2a. 在已知药物有效的情况下，不给对照组发放药物会伤害对照组成员，因此是不符合伦理的。即使参与者知情并同意参加这样一项安慰剂对照试验，IRB 也不会批准这样的研究，因为它违反了风险-获益平衡可接受和风险最小化的监管要求。

2b. 如果试验中的所有参与者均采用现行标准疗法化疗进行治疗，那么参与者也可被随机分配到新治疗组或安慰剂组。此外，研究者可能会尝试确认一个患者亚组，没有治疗显示可以延长他们的生存期（大多数癌症治疗中最具临床意义的终点）。例如，尽管使用了几种标准化疗方案但病情依然恶化的患者，而且没有选择（被证明有效的治疗）时，可能邀请他们参加实验性干预的安慰剂对照试验。这种方法是假设如果药物对经其他治疗失败的患者有效时，那么对先前未经治疗的患者也有效。当然，也可能是作为一线治疗有效的药物面对难治性疾病时却是无效的。与安慰剂对照相比，这种研究设计会降低效能。

3a. 当来自资源较好国家的赞助商和研究者在资源贫乏的国家开展临床研究时，研究就存在利用弱势参与者和国家的风险。最具伦理的设计是由在东道国提供实地医疗服务的可信人道主义组织（如无国界医生组织）和东道国没有利益冲突的研究人员合作，进行可行性研究，并在随后进行试运行。东道国政府和非政府服务组织应批准该研究。为了确保东道国及其居民获得一些长期利益，应在可行性试验之前达成协议，在东道国境内提供有意义的疫苗获取途径，例如，以负担得起的价格提供一定数量的疫苗。

3b. 在知情同意中，研究者必须阐述：①研究的性质；②访视的次数和时长；③参与者潜在的获益和风险（一旦违反保密可能导致的耻辱和歧视）；④参与试验的替代方案，包括在试验外能获得的 HIV 预防措施；⑤自愿参与的性质以及随时退出试验的权利；⑥符合国家公共卫生报告要求的保密保护。

3c. 研究者需要采用参与者能够理解的方式提供信息。健康素养较低的参与者可能无法理解详细的书面知情同意书。关于如何呈现知情同意的信息，向社区和宣传小组咨询对研究者将是有用的，形式可以包含视频和漫画书。应对翻译和反向翻译的知情同意书进行广泛的预测试。另外，研究人员应该确定有关研究的常见误解有哪些，并通过修订知情同意程序来解决这些问题。

此外，尽管此研究是一项观察性研究，然而研究者有伦理学义务向参与者提供有关如何减少 HIV 感染风险的信息。这样做既有伦理原因也有科学原因。研究者有伦理学义务保护参与者在研究中免受危害。他们可能不会隐瞒已知可以预防潜在致命疾病（也是研究的终点）的可行的公共卫生措施。这些措施包括咨询、安全套，以及参加药物滥用治疗和针具交换项目。即使试验的效能将被降低，研究人员也必须采用这些措施来防止参与者在随后的疫苗试验中受到伤害。

第 8 章　横断面研究和队列研究设计

1a. 首先定义纳入及排除标准，并招募研究对象组成研究样本，如 70 岁及以上、无髋骨骨折史者。研究参与者入组完成后，测量研究参与者的血清维生素 B_{12} 水平以及收集其他髋骨骨折预测因素的信息（可以储存血清样本，以供日后使用，后篇详述）。由于伦理原因，研究者可能希望对有明显维生素 B_{12} 缺乏情况的研究参与者施加治疗干预（施加干预的研究参与者在之后的研究中可能会被排除）。接着，需要对研究参与者随访一段时间（如 5 年），记录研究参与者在随访期内发生髋骨骨折的情况，并分析血清维生素 B_{12} 水平与发生髋骨骨折之间的关联。

1b. 利用前瞻性队列设计，研究维生素 B_{12} 水平与髋骨骨折间关联的优点：

- 时序性（如在髋骨骨折发生前测量血清维生素 B_{12} 水平）有利于因果关系的确认。由于疗养院照护水平等原因，可能会造成髋骨骨折患者维生素 B_{12} 摄入的减少，因此导致髋骨骨折患者的血清维生素 B_{12} 水平降低（疗养院的照护水平对维生素 D 水平的影响更大，维生素 D 水平与个体日照情况有关）。在骨折后尽快获得血清样本也可以一定程度解决暴露因素与研究结局间的时序问题。前瞻性队列研究的缺点如下：
- 前瞻性队列研究需要招募大量的研究参与者以及耗费数年时间进行随访。因此前瞻性队列研究需要更多研究经费，并且获得研究结果更迟。
- 由于随访时间较长，研究对象饮食情况以及补剂摄入情况的改变可能会导致维生素 B_{12} 水平的变化，因此基线收集到的维生素 B_{12} 水平无法反映研究对象髋骨骨折发生时维生素 B_{12} 的水平。由于上述情况，可能需要在随访期间反复多次的测量研究参与者的维生素 B_{12} 水平，从而增加了研究的复杂性以及费用。

1c. 如果可以找到保存有血清样本的队列并且通过合理完整的随访来确定研究参与者是否发生髋骨骨折，就可以设计回顾性队列研究。回顾性队列研究更加省时省力。其主要缺点包括：维生素 B_{12} 的水平可能由于血清样本储存时间过长而发生改变，以及无法测量潜在混杂因素（如体育活动以及吸烟情况等）

2a. 虽然 PRIDE 是一项随机试验，但其所报告的基线信息的测量是通过一项观察性横断面研究获得的。横断面研究通常是队列研究或者随机试验的第一步。

2b. 虽然抑郁症可能会增加尿失禁的发生，但尿失禁也可能导致抑郁症的发生。正如我们在第 10 章中所讨论的那样，观察到关联是由于偏倚的存在：即使抑郁的女性发生尿失禁次数和非抑郁女性发生尿失禁次数之间没有差异，但抑郁的女性更有可能报告尿失禁的发生，或者由于存在混杂因素（如肥胖）既导致了抑郁又导致了尿失禁。

一项纵向研究（队列研究）可以帮助确定相关因素之间的时序关系。比如，对基线水平没有发生尿失禁的抑郁以及非抑郁女性进行随访，并观察抑郁女性是否会随时间增加，发生更多或者更严重的尿失禁事件。相似地，对发生不同程度尿失禁且没有抑郁疾病史的女性进行随访，以观察尿失禁程度更重的女性是否更有可能发生抑郁症［研究两个以上水平的尿失禁情况（暴露因素），可以让研究者观察到暴露因素与研究结局间是否有剂量反应关系］。最后，也是最有说服力的一点是：研究者可以研究抑郁症患者尿失禁的变化情况，观察其中一种因素的变化是否先于另一因素，这种变化最好是自然发生的，但也可以是施加干预后造成的结果。例如，当尿失禁得到成功治疗后，抑郁症状会改善吗？抑郁症状得到缓解后，尿失禁程度会改善吗？

第9章　病例对照研究设计

1. 要更高效地使用第8章练习题8.1c收集的队列，最重要的方法是：减少测量维生素 B_{12} 水平的次数。研究人员应抽取并储存研究参与者的血样，以备之后的研究分析，而不是测量整个队列中研究对象维生素 B_{12} 的基线水平（并且对维生素 B_{12} 水平过低的研究参与者施加治疗并排除）。这样就可以设计为一项巢式病例对照研究，并测量所有发生髋骨骨折病例（病例组）的维生素 B_{12} 水平，以及在未发生髋骨骨折的研究参与者中抽取的随机样本（对照组）的维生素 B_{12} 水平。每个病例对应4～5个对照样本时，效率最大（见第5章中"组间样本量不等"下的公式），并且相较于测量所有研究参与者的维生素 B_{12} 水平，会减少测量次数。

2a. 最好的方法是将前期定义完成的队列研究中所有发生研究结局的病例纳入到巢式病例对照研究中。队列研究中会指定研究参与者的年龄范围（例如30～75岁）及最低诊断标准（如病理学诊断）。如果没有足够大的队列，可以从肿瘤登记信息中确定新发病例，通过电话联系并且同意参与研究的病例才可以纳入研究。选择新发病例可以降低只纳入幸存者而导致偏倚的可能性（详见后文）。理想状态下，研究人员应该对任何死亡病例的幸存家属进行随访。

2b. 对照组应该是来源于同一队列（巢式病例对照研究中病例组的来源队列）或者来源于肿瘤登记信息所覆盖的地区，年龄在30～75岁女性的随机样本。如果像一些欧洲国家那样，已经进行了人口统计时，随机抽样则更为可行。在美国，可能需要通过随机数字拨号获取随机样本（因此有电话的登记者才能纳入研究）。

2c. 因为卵巢癌需要高强度的治疗，并且这种高强度的治疗可能是致命的，因此部分患者可能不愿参与研究或者在接受随访前死亡。如果卵巢癌家族史与更恶劣的卵巢癌种类相关，那么研究可能会低估卵巢癌家族史与发生卵巢癌的关联，因为有家族史暴露的卵巢癌患者的生存时间更短，被纳入病例组的概率更小。如果家族性卵巢癌的预后相较于其他卵巢癌更好，那么则会发生相反的情况。

相似地，家庭中患有卵巢癌的健康女性可能对此研究更感兴趣并且更有可能被作为对照组纳入研究。在上述情况下，由于人为原因而导致了对照组中卵巢癌家族史的高暴露率，并错误地低估了有家族史暴露的研究对象发生卵巢癌的风险。如果对可能被纳入对照组的参与者保密，使其不知晓具体的研究问题以及癌症病种，（并通过伦理）也许可以最小化该问题。

2d. 通过询问参与者女性亲属的数量以及其中患有卵巢癌的亲属数量对卵巢癌家族史信息进行收集。这种方法可能会引入回忆偏倚。患有卵巢癌的女性可能会怀疑自身疾病的遗传易感性，因此相对于没有理由去关注上述情况的健康女性，患有卵巢癌的研究参与者更有可能记住并找到患有卵巢癌的女性亲属。这有可能错误地高估了家族史与发生卵巢癌之间的关联。

此外，女性可能会混淆妇科癌症（宫颈癌、子宫癌以及卵巢癌）与需要手术治疗的良性肿瘤，这可能会导致暴露因素的错误分类：部分没有卵巢癌家族史的女性会报告存在危险因素，并被错误分类。如果暴露因素的错误分类在病例组与对照组中同等发生，那么家族史和发生卵巢癌的比值比的估计值将偏向于 1。如果这种错误分类在病例组中更加常见（病例组的研究参与者更易误解癌症类型或者亲属手术治疗的原因），则会错误地高估家族史与卵巢癌之间比值比。针对报告有卵巢癌家族史暴露的研究参与者，检查其亲属的诊疗记录，以核实诊断，可以减少错误分类。

最后，最好考虑到病例组或者对照组中有较多姨母以及姐姐的研究参与者比亲属较少或者只有兄弟以及妹妹的研究参与者，报告卵巢癌家族史阳性的概率更大。正如第 10 章中所讨论的那样，匹配及分组是处理上述问题的可能办法。

2e. 最简单的方法是将卵巢癌家族史作为二分类变量（例如，根据一级亲属是否患有卵巢癌分为是或否），并且利用比值比评价关联。因为研究结局（卵巢癌）是罕见疾病，因此比值比近似于危险度比。可以通过简单的卡方检验对统计量的显著性进行检验。如果将家族史进行量化（例如，一级以及二级女性亲属患卵巢癌的比例），则可以根据家族史强度将家族史作为有序分类变量，并观察剂量-反应关系，计算不同暴露水平的比值比。最后，全基因组关联研究（GWAS）可以识别相较于对照组，在病例组中更为常见的基因，但相关基因的识别需要大量的样本。

2f. 尽管会有上述提到的抽样偏倚、回忆偏倚以及错误分类等问题，但病例对照研究是回答该研究问题的一种合理的研究设计。大型队列研究是另一种可供选择的研究类型，但是由于卵巢癌的低发生率，一个仅仅用来回答该研究问题的队列研究是不可行的。理想状态是，可以找到一个已经系统地完成了家族史暴露信息收集的回顾性队列研究。

3a. 病例应该选择发生车祸的年轻司机（如 16～20 岁），对照可以选择其确认没有发生过交通事故的朋友或熟人。排除玩电子游戏的朋友，以防止过度拟合是非常重要的。考虑到便携式电话在研究人群年龄段中的高流行率，利用随机数字拨号确定对照的策略可行性较低。如果可以获得某家汽车保险公司的记录，研究者也可以从汽车保险记录中确定病例及对照。考虑到玩电子游戏以及发生车祸在年轻男性中更为常见，因此，一种观点认为：病例组和对照组需要根据性别以及年龄进行匹配。关于电子游戏的暴露情况可以通过调查问卷或者采访研究参与者的方式收集。询问研究参与者接触的电子游戏是否与驾驶有关是非常重要的，因为当关联被指定时，会增强因果推断，即研究探讨的是玩赛车类游戏对发生交通事故的影响并非射击游戏或者其他类型的游戏对发生交通事故的影响。

3b. 对于探究间歇性暴露是否存在短期效应的假设时，比如仅在驾驶前玩电子游戏，病例交叉研究是一个值得尝试的选择。正如练习题 3a 中，发生车祸的年轻司机可以作为病例组，在病例交叉研究中没有另外的对照人群，只有对照时间段。因此发生车祸的司机会被问及在发生本次车祸以及没有发生车祸的对照时间段内开车前接触赛车类电子游戏的情况。将发生车祸前的前一段时间与其他时间段进行比较，以确定在车祸前接触赛车类电子游戏是否比其他时间段更常见。

第 10 章　基于观察性研究估计因果效应

1a. 有 4 个原因可以解释为什么观察到的饮食中的水果和蔬菜摄入量与冠心病之间的关联可能不代表因果效应：

● 偶然。冠心病患者少吃水果和蔬菜的发现可能是由于随机误差。正如在第 5 章中所讨论的，与单独发生偶然的情况相比，P 值可以量化观察到的差异大小；95％置信区间显示与研究结果一致的取值范围。在其他条件相同的情况下，P 值越小，无效值离其相近一侧的置信区间边界越远，偶然是观察到的关联的全部解释就越不可信。

- 偏倚。样本、预测变量或结局变量可能存在系统误差（研究问题和研究计划实施方式之间的系统性差异）。例如，如果对照组是与病例有相同健康计划的患者，但选择的是参加年度健康维护检查的患者，样本可能会有偏倚，因为这些患者可能比有冠心病风险的整个人群更有健康意识（因此会吃更多的水果和蔬菜）。例如，如果患有心脏病的人比对照组更容易回忆起不良的饮食习惯（回忆偏倚），或者如果不设盲的采访者在病例组和对照组中提问的问题或记录的答案不同，那么对暴露（饮食）的测量可能会有偏倚。最后，如果那些吃了更多水果和蔬菜的人的医生对冠心病的诊断更多（或更少），对结局（冠心病）的测量可能是有偏倚的。

- 因果倒置。心脏病发作可能改变了人们的饮食偏好，因此他们吃的水果和蔬菜比心脏病发作前少。然而，更可能的是，对心脏病发作的恐惧可能会让人们吃更多的水果和蔬菜；这就会使吃水果和蔬菜对预防冠心病的作用看起来不如实际情况。因果关系的可能性通常可以通过设计研究以检查历史顺序来解决，例如，通过询问病例组和对照组以前的饮食，而不是他们现在的饮食，或者（更好的做法）将病例对照研究嵌套在具有预先记录的饮食信息的现有队列中。

- 混杂。在水果蔬菜吃得多的人和吃得少的人之间可能还有其他差异，而这些差异可能是导致他们冠心病发病率不同的实际原因。例如，吃更多水果和蔬菜的人也可能运动得更多（见 1b 部分）。

1b. 下表总结了控制运动混杂的可能方法：

方法	可能的计划	优点	缺点
设计阶段			
限制	只纳入报告没有定期运动的人	简单	将限制合格参与者的数量，使招募更加困难。这项研究可能不适用于做运动的人
匹配	将每个病例与运动水平相似的一个对照进行匹配	消除了运动作为冠心病预测因素的影响，通常将观察饮食作为预测因素使精确度（效能）略有提高	需要额外的努力来识别对照以匹配每个病例。如果没有运动水平相似的对照，病例会被浪费。排除了研究运动对冠心病的影响
机会性研究	发现一个与冠心病无关，与水果和蔬菜摄入量有关的外部影响（1 个工具）	如果可以找到合适的工具，则有可能同时控制已测量的和未测量的混杂因素	通常很难找到有力和令人信服的工具
分析阶段			
分层	为了进行分析，将参与者分成 3～4 个运动层次	简单、易于理解、可逆	只能合理地评估少数层次和少数混杂变量。通过转换到分类变量，将丢失作为连续变量测量的运动中包含的一些信息，如果分层太宽，这可能导致无法完全控制混杂

（续表）

方法	可能的计划	优点	缺点
统计调整（建模）	使用多因素模型（如 logistic 回归或 Cox 模型）来控制运动以及其他潜在的混杂因素	可以可逆地控制运动中作为连续预测变量的所有信息，同时控制其他潜在的混杂因素，如年龄、种族/民族、糖尿病、高血压和吸烟	统计模型可能不适合数据，导致对混杂和潜在的误导性结果的不完全控制。例如，饮食或身体活动对吸烟者和非吸烟者的影响可能不同。重要潜在的混杂因素必须事先测量。有时很难理解和描述模型的结果，特别是当存在交互作用或变量不是二分类变量时

　　除了这些控制观察性研究混杂的策略之外，还有另一种方法：设计随机试验。然而，这样的试验可能需要估计旨在鼓励水果和蔬菜摄入的干预措施的因果效应，而不是摄入量本身。

　　寻找支持因果关系的证据也是值得的，包括剂量-反应关系（随着水果和蔬菜摄入量的增加，患冠心病的可能性降低）；生物学机制，例如水果和蔬菜的成分（如抗氧化剂）可以防止动脉粥样硬化的证据；以及多个人群和研究设计的一致性，例如来自生态学研究的证据表明，在吃更多水果和蔬菜的人群中，冠心病的发病率要低得多。

　　2. 这是一个限定碰撞变量或共享效应的例子：该研究仅包括发热的婴儿，这可能是由尿路感染和耳部感染引起的。由于未割包皮的男孩更有可能患有尿路感染，因此他们更有可能将其作为发热的原因，而不是耳部感染（即未割包皮的男孩在没有耳部感染的人中比例过高，因为他们也在有尿道感染的人中比例过高）。

　　3. 在一项队列研究中，母亲使用对乙酰氨基酚和后代哮喘之间的关联可以被检验。在该研究中，母亲被问及在孕期是否使用对乙酰氨基酚，并跟踪后代哮喘的发展。研究人员将寻找母亲基因型改变母亲对乙酰氨基酚暴露对儿童哮喘的影响（交互作用）的证据，在预测最易受遗传影响的人群中，暴露与结局之间的关联性更强。事实上，这样的结果已经被报道了（Shaheen SO，Newson RB，Ring SM，Rose-Zerilli MJ，Holloway JW，Henderson AJ. Prenatal and infant acetaminophen exposure, antioxidant gene polymorphisms, and childhood asthma. J Allergy Clin Immunol. 2010；126（6）：1141-1148 e7）。

第 11 章　随机盲法试验的设计

　　1a. 采用生物标志物（连续变量）的变化作为试验主要结局的主要优点是样本量较小，可以在更短时间内观察到治疗是否降低了标志物的水平。主要缺点是难以确定治疗所引起的标志物水平的变化，是否意味着治疗可以减少更重要的临床结局——痴呆的发生率。

　　1b. 使用痴呆的临床诊断作为试验的主要结果的主要优点是，对于改善预防痴呆的临床实践，它是更有意义的终点。缺点是这样设计的样本量可能会较大、耗时较长、花费较高。因为临床上的痴呆症往往会随着时间的推移发展缓慢，并且只有少数参与者会患病。

　　2a. 为了最大限度地提高研究小组随访和保持参与者的能力，基线数据的收集应该包括如何联系参与者、其好友、家庭成员或医疗机构。

　　2b. 为了使其他人能够评估研究样本的外推性，可以收集关于参与者的人口学特征的基线信息（如他们的年龄、种族/民族和性别），他们的一般健康状况以及认知障碍程度。

2c. 为了指导疗效评估，应在基线时进行所有的疗效结局测量，如认知功能测试或其他认知障碍对参与者日常生活影响的评估。

2d. 为了给未来的亚组分析铺路，可以收集风险因素的基线数据或其他可能影响结局的因素，如高血压、痴呆家族史或携带 $ApoE4$ 等位基因。这些变量可以用来确定哪些参与者有更高的发病率，然后用于亚组分析。

2e. 为了最大限度地发挥试验数据在未来非预期研究中的潜在作用，一种方法是多收集数据。例如，关于痴呆的潜在风险因素，并储存生物标本，如血清或血浆，以便将来测量可能影响疗效的因素，如代谢药物的酶的基因型。你也可以询问同事是否想提出简单的辅助测量，如在基线时进行额外的问卷调查，这样利用试验样本探索其他研究问题。

3a. 你应招募足够多的携带 $ApoE4$ 等位基因的个体，以便在将来比较含有该等位基因与不含有该等位基因的参与者之间石杉碱效果时提供充足的效能。这就需要在基线时筛查是否携带 $ApoE4$ 等位基因，并重点招募携带等位基因的候选者，使他们在整个试验样本中占到必要的最低阈值比例。可以使用分层区组随机化来确保在治疗组和安慰剂组有相近数量的 $ApoE4$ 等位基因参与者。

3b. 一方面，如果事实证明根据 $ApoE4$ 基因型的不同，石杉碱的疗效有很大的差异，可以为临床提供有效信息。另一方面，这一过程也将使试验更加复杂。在入组前评估 $ApoE4$ 基因型将延长随机化过程，并引发包括如何与参与者沟通检测结果在内的一些问题。采用招募更多携带 $ApoE4$ 个体的设计，相比于不考虑等位基因状态来招募参与者会带来更多挑战并且花费更高昂。除了随机化方案更复杂，为每个分层准备和包装研究药物及安慰剂的工作也会更有挑战性。因此，对于不能确定石杉碱是否可以减缓痴呆进程的早期试验，你可能不会探索基于 $ApoE4$ 等位基因的不同效应。

4a. 这种方法所耗费的精力或费用较少，但难以准确地发现那些可能是由石杉碱造成的胃肠道症状。首先，在长期试验结束时参与者可能无法准确回忆起研究初期出现的胃肠道症状。此外，不应由参与者来判断他们的胃肠道症状是否是由使用研究药物引起的。

4b. 这种方法可能会导致胃肠道症状的报告不充分。即使在试验开始时鼓励参与者去报告这些症状，但他们最终可能还是会记不清。与第一种方法类似，如果参与者不把他们的症状归因于研究药物，这种方法可能导致胃肠道症状的漏报。

4c. 这种方法更有可能产生关于腹泻、恶心和呕吐这些症状的一致信息。一些报告的症状可能与使用研究药物无关。但你的研究小组可以比较石杉碱组和安慰剂组的症状发生率和严重程度，以确定两组之间是否存在差异。

4d. 这种方法可能会检测出参与者的胃肠道症状，但也会检测出参与者在治疗过程中出现的许多其他症状或不良健康问题。这样做的好处是可以评估其他非预期的不良反应。对这一开放式问题的回答可以先做分级和归类，以便进行数据分析。另一方面，如果对你来说重要的是判断胃肠道症状的负担，那么除了问一般的关于症状和健康状况的开放式问题之外，更应该具体询问参与者有关腹泻、恶心和呕吐的信息。

5. 作为期中监查员你可以要求提供有关胃肠道症状的严重程度或持续时间的信息，以衡量这种潜在副作用的危害是否会超过对认知功能的潜在益处。你也可能会对出现症状的参与者的特征感兴趣，来评估这种副作用是否只发生在一个特定的亚组，以便将来从试验中排除。或者是建议研究者加入关于胃肠道症状史的新问题（如肠易激综合征的病史）到筛选过程中，以防止那些更有可能在研究治疗中出现严重症状的参与者被纳入。

6. 意向性治疗分析的主要缺点是，它包括那些没有遵守随机治疗的参与者。因此它会减小所观察到的整个随机分组的效应大小。然而使用"接受治疗"而非"意向性治疗"分析的缺点可能更多。因为不遵守干预措施的参与者通常与遵守干预措施的参与者有区别，但这些差异难以衡量。所以接受治疗分析不算是真正的随机比较，且可能会错误地得出石杉碱有效的结论。

7. 基于亚组分析得出的结论，即石杉碱对年轻参与者的效果更好有可能是错误的，因为其结果可能是由随机误差造成。即使在整体上并没有显著的治疗效果，但是在某个亚组中发现"显著"治疗效果的概率会随着检验亚组数量的增加而增加。目前还不清楚对多少个亚组做了疗效的假设检验。声称该疗法对 60 岁以下的参与者有疗效，意味着治疗对 60 岁以上的参与者是无效的，或甚至有相反的效果。这一结果也应该被报告并从统计学的角度来检验石杉碱对认知能力的影响是否与年龄有关。如果这个亚组分析是在事后进行的，而不是事先根据生物学依据所计划，或者研究者做了大量的亚组分析且疗效和年龄之间的效应修正（交互作用）P 值没有统计学意义，那么研究者就应该避免得出石杉碱对年轻参与者有疗效的结论。

第 12 章　　其他干预性研究设计

1a. 开展比较 HairStat 和安慰剂的试验是最简单的设计方式，需要最少的样本量，因此也是最节省成本的设计。这种试验设计可以提供明确的证据来证明 HairStat 比安慰剂更好。然而，这种设计也有缺点。如果非那雄胺已经作为一种治疗男性脱发的药物被广泛使用，一些参与者可能会在试验期间被提示使用非那雄胺。即使在一个双盲研究中，如果 HairStat 能有效地减少秃头，被分配到安慰剂组的男性更可能会使用非那雄胺，这会造成试验无法检验出 HairStat 组的获益。研究人员可以要求两组的参与者都不使用非那雄胺，但一些男性可能会因此不愿参加试验，因为他们知道自己不能使用非那雄胺且这个药已被证明有效。

1b. 将 HairStat 与非那雄胺进行比较的一个好处是，如果非那雄胺已经被用于治疗男性脱发，该试验将回答一个临床上重要的问题：疗效是否有差异。研究人员应首先决定他们是否认为 HairStat 比非那雄胺更有效。如果是这样，一项可以证明 HairStat 潜在优效的试验将是最好的选择。如果研究者认为 HairStat 和非那雄胺效果相当，但价格会便宜得多，他们应该考虑采用非劣效设计。在这种情况下，研究人员应采用与证明非那雄胺疗效的试验非常相似的设计（纳入标准、剂量、治疗时间、结局测量），并且要确保将不依从性和失访率降到最低。非劣效试验的一个主要缺点是，样本量可能比安慰剂对照试验所需的样本量大得多。

1c. 采用安慰剂对照设计，只纳入非那雄胺治疗无获益或耐受的患者，这样设计的好处是可以避免上述 a 和 b 所带来的问题。参与者不会受到诱惑而使用非那雄胺，而且也没有在这一人群中比较 HairStat 和非那雄胺的疗效的临床理由。然而，有个缺点是可能难以招募到足够数量已经尝试过非那雄胺并失败的男性。此外，对一种药物有耐受性问题的人也会有可能不耐受另一种药物，即使这些药物的作用机制不同。因此，研究人员可能会发现，此研究中药物耐受问题的发生频率或严重程度会高于先前非那雄胺的研究。尽管在一个不是特意挑选的人群中，两种药物的不良事件情况可能本是相似的。

1d. 包括安慰剂在内的析因设计的优点是将每种治疗方法与安慰剂进行比较，并（如果计划有足够的统计效能）检验联合治疗是否比单独治疗更好。这种方法的缺点是规模较大、费用较高、试验复杂。

1e. 交叉试验的一个优点是，它可能对潜在的参与者更有吸引力。因为每个参与者都能使用上研究药物。此外，由于每个参与者都以自身作为对照，所以样本量会比平行试验小。然而，如果药物的影响在停药后会持续相当长的时间，这种方法则存在缺点。在这种情况下，从 HairStat 换成非那雄胺后的前几个月里，头发如果继续生长，可能会被错误地归功于另一个治疗组（或反之亦然）。

2a. 经典的、个人为单位的随机试验似乎是评估饮食干预对体重影响的最简单方法。然而，由于干预措施的性质特点，向同一办公室的部分员工而非所有员工提供干预措施会难以实施，甚至不可能实施。例如，任何张贴在办公室公共区域的教育海报都会被所有员工看到，无论他们被分配到哪个干预组。因此，对于这种发生在工作场所的干预措施，在个人层面上对员工进行随机化的临床试验可能是不可行的。

2b. 这种方法的优点是，所有的雇员和办公室都能最大限度地暴露于干预措施，并且在结果分析方面也比较简单。在收集了干预前员工体重的信息后，公司可以在所有办公地点同时推出饮食干预措施，然后在 6 个月后评估员工体重的变化。然而，如果没有对照组，很难确定观察到的员工体重变化（或没有变化）是否应归因于干预措施。例如，当员工的体重保持不变（甚至略有增加），那么公司可能会错误地认为干预措施对控制体重没有效果，而事实上如果没有实施干预，员工有可能会增加更多的体重。这种方法的一部分局限性可以通过使用中断时间序列设计来克服。此设计考虑了干预前员工体重的趋势，并推断出如果不实施干预措施，他们体重可能的变化轨迹。

2c. 这种方法的好处是可以将干预措施逐步引入到公司的所有办公室。从这个角度来看，可能更有利于实现公司关于超重或肥胖员工减肥的目标。然而，缺点是这种方法假设各组干预效果是相等的，与什么时候开始干预无关。而现实是，雇员体重可能存在时间趋势（例如，雇员更倾向于在冬季而不是在秋季或春季增加体重），这会造成研究结果无效。

2d. 这种方法的优点是可以严格评估随机选择实施与未实施干预的办公室员工体重变化。主要缺点是需要对大量的办公室进行随机，以确保试验有足够的统计效能。主要分析的单位是办公室，而不是员工个体。结果分析也可能因为办公室规模的不同而变得复杂（因此可在结果分析中给予每个办公室不同的权重）。

第 13 章　医学检验研究设计

1a. 研究一项诊断试验的有效性时，通常最好的抽样方法是在确定患病状态之前对有患病风险的患者进行抽样。在这种情况下，对出现 PID 样腹痛而在诊所或急诊科就诊的女性进行抽样可能是最好的。比较因发生 PID 而住院的女性患者和健康对照人群的 ESR 水平可能是最差的方法，因为利用此种方法抽取人群的疾病谱，特别是非疾病谱都无法代表临床中真正使用该检测的方法的人群。（PID 住院患者的疾病状况可能比平均水平更加严重，相较于 PID 之外的其他原因而导致腹痛的妇女，健康志愿者检测出高水平 ESR 的可能性更小）

1b. 如果决定最终诊断的研究者使用 ESR 水平来判断被检查者是否患有 PID，灵敏度和特异度都可能被错误地高估。决定最后诊断结果的专家越依赖 ESR 水平，则研究的偏倚越大（该偏倚被称为"合并偏倚"）。

1c. 最佳答案应该是：不应该利用任何一个截断值去定义异常结果。更好的办法是使用 ROC 曲线展示灵敏度和特异度，并对灵敏度和特异度进行权衡，同时呈现不同 ESR 水平区间的似然比（如<20 mm/h、20~49 mm/h、≥50 mm/h），而不是在不同截断值下的灵敏度和特异度。上述问题可以由下表进行说明，根据问题中提供的信息创建下表：

ESR	PID 患者	非 PID 患者	似然比
<20	10%	50%	0.20
20~49	15%	35%	0.43
≥50	75%	15%	5.00
总计	100%	100%	

ROC 曲线也可以用于比较 ESR 与某个或者多个其他测试，比如白细胞计数（WBC）。如图中 ROC 曲线所示，相较于 WBC，ESR 水平是更好的 PID 预测指标。

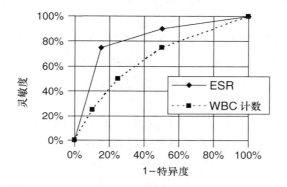

2a. 这个问题说明了仅将某些研究参与者从分子中排除而不从分母中排除的常见错误。虽然只有 10 名儿童发生了非预期的异常情况（即未在体检中预测到异常情况），但计算非预期率时，其分母应该是在体检中未发现异常的儿童总数即那些在神经系统检查和精神状况检查结果正常的儿童。这个数字可能远远小于 200。例如：假设被送往做 CT 扫描的患者中只有 100 名患者在体检中报告精神状态正常以及没有神经系统的异常，在这种情况下，非预期的异常发生率应为 10/100，即 10%，是题目中计算结果的 2 倍。

2b. 许多"异常"可能没有作用或者没有临床意义。除非这些异常可以导致管理方式发生变化，并且可以通过某种方式评估管理方式的变化对结果的影响，关于究竟多大程度的收益才足以确定值得去做 CT 扫描是很难确认的。更好的方法是采用"需要进行治疗干预的颅内损伤"作为本研究的结局，尽管这需要对哪些颅内损伤需要进行医疗干预达成共识，并评估干预措施改善结局的有效性。

2c. 研究 CT 扫描对临床决策影响的第一个优势是：对正常的检查结果可能带来的收益进行评估的能力。比如，正常的 CT 扫描结果可能改变对患者的管理计划，从"留院观察"到"出院回家"。在诊断收益研究中通常认为正常的检查结果没有价值。第二，正如前文所述，异常的 CT 扫描结果可能并不会导致治疗方法的改变（例如，即使不需要进行神经外科手术但患者依旧要入院）。研究某项检查对临床决策的影响有助于确定该项检查提供了多少有用的新信息，不仅仅是在决定做该项检查时已知的可以提供的信息。某项检查影响临床决策的证据对于证明该检查可以改善结局是必要但不充分的。（毕竟，检查还有可能会导致无法改善结局的临床决策，如对假阳性患者的进一步评估。）

3a. 如果研究只纳入接受过 CT 扫描的儿童，则该研究将更易于产生部分验证偏倚，

即错误地高估灵敏度以及错误地低估特异度，因为在该样本中没有局灶性神经异常（假阳性以及真阴性）儿童的代表性不足。

3b. 如果将符合条件的但未做 CT 扫描的头部损伤儿童也纳入研究，并将没有进行神经外科干预的情况下康复的儿童确定为没有发生颅内损伤，在该情况下，研究易于发生差异性验证偏倚（"双重金标准偏倚"），当某些颅内损伤可以在没有神经外科手术干预下自主恢复，则会高估该检查的灵敏度和特异度。

第 14 章　临床研究中的定性方法

1. 许多研究者调查了美国黑人对医学和研究的不信任，这为开展关于黑人移民亚群体的不信任的描述性研究提供了基础。这将是最好的研究设计，因为它利用了现有的知识，同时为进一步的探索留下了机会。例如，描述性研究将基于既往研究成果进行研究设计，设计访谈提纲和结构性演绎分析方法。鉴于之前缺乏关于黑人移民群体不信任的研究，探索性研究设计是可以接受的，但不够理想。探索性设计假定所研究的现象在很大程度上是未知的。当研究人员能够根据先前的研究阐明预期结果时，适合使用比较性定性研究。综上所述，没有足够的证据证明这种设计是合理的，除非有更多关于移民经历和不信任的信息，这种设计才是适当的。

2. 答案 b 是最佳答案。当研究者希望探索一群人是如何讨论和理解一个特定的问题时，适宜选择焦点小组法。此方法不是增加研究参与者数量的策略，因为分析的单位是群体而不是个体。焦点小组有时可以创造一个让参与者能够自由地表达意见的环境，但它也可能产生相反的效果：个人可能不愿意表达不同于其他小组成员的意见。

3. 归纳分析适用于试验知识研究，因为这是一个既往未被探索过的研究问题。访谈提纲鼓励受访者提出新的话题，并提供研究者未曾预料到的新见解。因此，数据分析使用"自下而上"的方法来确定新的发现。在取消医疗之家的研究中，研究者使用关键信息者访谈来了解利益相关者对医疗之家政策的反馈。关键信息提供者对研究主题有深入的了解，他们的采访有助于研究者在访谈提纲的主题上进行演绎分析。取消医疗之家研究更有可能同时使用这两种分析方法。分析开始于对关键信息者所提的访谈问题的演绎分析，然后进行归纳分析以发现主题之外的新见解。相比之下，试验知识研究过于新颖以至于很难使用演绎分析。

第 15 章　社区参与研究

1a. 适度的社区参与包括社区组织和成员帮助完成一些零散任务，例如翻译招募材料，或通过邮件、宣传活动和简短的讲座与参与者联系。还可以创建社区参与工作室，用于针对方案或研究的其他重要方面的特定项目输入。

优势：社区合作伙伴可以提供有关当地民众参与研究、进行乳腺癌筛查的信仰和态度的，以及和社区卫生工作者合作的经验，这可能会创造更容易接受的干预措施。随着时间的推移，该计划可能更具有可持续性，也更容易推广到其他亚洲移民群体。

挑战：与社区合作伙伴建立信任需要时间和精力。调查人员需要足够多的预算支持来帮助合作伙伴完成每项任务。项目的时间表需要各方讨论并达成一致。

1b. 更实质性的社区参与将包括对研究设计和方法的投入，以及（通常）对其实施过程中的帮助。可以在规划阶段的早期建立一个社区咨询委员会，在整个研究过程中提供建议。优势：让社区更实质性地参与研究项目，可以建立社区的研究能力，有助于项目的长期可持续性，并对卫生公平更有影响。

挑战：需要时间和努力才能让社区合作伙伴做出实质性的承诺。这种程度的社区伙伴关系应该通过谅解备忘录（MOU）或研究分包合同来界定，可能需要大量的预算支持。应该就项目的目标进行清晰的沟通，并为所有合作伙伴制定可行的时间表。

第 16 章　利用既有数据或样本进行研究

1. 一些可选择的方法

a. 分析来自国家健康和营养检查调查（NHANES）的数据。这些以人群为基础的全国性研究是定期开展的，并且任何研究者都可以用很小的费用获得这些结果。其中的数据包括自我报告胆囊疾病临床病史和腹部超声检查结果的相关变量。

b. 利用医疗保险数据分析美国 65 岁以上患者接受胆囊手术的次数，或者利用全国医院出院调查数据分析所有年龄段人口的手术次数。这两个数据集都包含种族这一变量，分母则采用人口普查数据，像 NHANES 一样，这些都是非常好的基于人群的样本，但在回答些许不同的研究问题（例如胆囊疾病的手术治疗率是多少）时存在一些问题。因为一些诸如外科手术可及性和应用等因素的影响，这个率可能与胆囊疾病实际发病率有所不同。

2a. 使用 CHS 数据进行二次数据分析的主要优点在于快速、易行，且经济——尤其是与计划并实施大型队列研究所需的时间与费用相比时。此外，研究人员由于与 CHS 的研究者发展为持续合作关系，从而能够为 CHS 增加一些更先进的肾功能测量作为补充研究。

2b. 在某些情况下，二次数据集无法提供最适宜的预测变量、结局变量，或潜在混杂变量的测量。投入获取数据所需要的时间和精力之前，确认数据库能够为研究问题提供合理答案是至关重要的。另一个缺点是从其他研究获取数据可能是比较困难的——研究者通常需要写标书，找到研究的共同负责人作为合作者，并从研究指导委员会和发起者那里获得批准。

3. 现在已有几项大型随机对照试验研究雌激素和选择性雌激素受体调节剂对不同疾病结局的影响，包括癌症、心血管事件和血栓栓塞性事件。这些试验包括妇女健康计划随机试验、乳腺癌预防试验、雷诺昔芬多结局评估试验以及雷洛昔芬多用于心脏病试验。研究者最好的起点是确定雌激素是否可以用冷冻储存血清测量，如果可以，再确认这些大型试验是否已经储存了可用于这种测量的血清。回答这个问题的最佳设计是巢式病例对照研究或病例队列研究。研究者可能需要为此项补充研究撰写标书，获得试验指导委员会以及发起者的批准，并获得进行测量的经费这是相对便宜的，因为研究的大部分费用已经被试验主体所包含。

4a. 研究人员可能会收集一组在医疗接受治疗的新冠肺炎病毒检测呈阳性的糖尿病患者，利用医疗处方推断 SGLT2 抑制剂的暴露情况，并进行回顾性队列研究，分析 SGLT2 抑制剂与新冠肺炎住院或死亡之间的关系。然而，指示性混杂可能对因果推断造成重大影响，因为服用 SGLT2 抑制剂的糖尿病患者可能与其他糖尿病患者存在差异（例如，更严重的糖尿病患者和更好的保险），这些差异也可能与新冠肺炎严重程度有关。研究者可以尝试倾向性评分分析（对预测 SGLT2 使用的因素进行匹配或加权，以提高暴露组和非暴露组的可比性），但在 EHR 数据中不能很好进行测量的因素（如社会经济地位）可能会导致残余混杂。

4b. 采用描述性分析——可以简单地按月计算 SGLT2 抑制剂的处方总数并绘制该值随时间变化清况。这是最简单的方法，但是由于缺少分母，该方法只能给出一个非常初步的结果。如果许多人因为疫情而失去工作和保险，那么处方数量也会因此减少。

为了完善分析，研究者可以跟踪队列中的糖尿病患者个体（可能仅限于需要补充药物的患者或需要加强药物治疗的患者，并根据其他患者特征进行调整），并描述 SGLT2 抑制剂的处方数作为时间函数的可能性。例如，可以对每 100 名糖尿病患者每月的处方进行中断时间序列分析，以说明动态的基线趋势（例如，在疫情之前 SGLT2 抑制剂的使用增加），从而证明来自疫情和新闻报道的"中断"作用。

第 17 章　自我报告测量的设计、选择和管理

1. 上述条目中存在的一些问题是：

● 没有定义"饮酒"的量是多少。
● 如果研究参与者每天饮酒超过 6 杯，则无法回答该问题。
● 该问题假设每个人每天的饮酒量是一样的。它没有规定每周的具体日期：人们通常在周末比工作日喝得更多。
● 该问题假设每个人每天都饮酒；如果一个人通常每周喝 3～4 杯，那么他们就会不知应该如何回答。
● 最好定义特定的时间范围（如在过去 7 天中）。

2a. 以下哪个选项能最好的描述你在过去 1 年中喝酒精饮料的频率？酒精饮料包括葡萄酒、烈酒或混合饮料。请在 8 个选项中选择一项：

　　　　　○每天　　　　　　○每月 2～3 次
　　　　　○每周 5～6 天　　○每月 1 次
　　　　　○每周 3～4 天　　○一年少于 12 次
　　　　　○每周 1～2 天　　○很少或根本不喝酒

2b. 在过去的 1 年，在你喝酒的日子里，你通常喝多少酒？一份大约为 12 盎司（1 盎司＝28.35 克）啤酒、5 盎司葡萄酒，或 1.5 盎司烈性酒。_____酒

2c. 在过去的 1 年，你能回忆到一日最大饮酒量是多少？_____酒

2d. 你第 1 次喝含酒精的饮料是多少岁？_____岁（如果你从来没有喝过酒精饮料，请填写"从未"）

2e. 你是否有过一段饮酒量比现在多很多的时期？
　　　　　○是
　　　　　○否

2f. 你是否曾被认为可能有饮酒问题？
　　　　　○是
　　　　　○否

3. 优点和缺点：

● 通过访谈获取数据比自填问卷需要更多的员工培训和时间，因此成本更高。

- 一些参与者可能不愿意告诉他人性行为领域敏感问题的答案，因此他们可能更愿意在自填问卷中提供诚实的答案。
- 除非调查人员受过良好的培训，并且访谈是标准化的，否则所获得的信息可能会因每次提问方式的不同而有所不同。
- 然而，在某些情况下，调查人员可以用一种比自填问卷更准确和完整的方式进行重复和调查。例如，他们可以评估受访者是否以其预期的方式解读"无保护性交"。
- 日记可以让参与者提供有关无保护性交时间的具体信息，从而更准确地量化这种行为的频率。
- 然而，随着时间的推移，日记可能会给参与者带来负担；根据参与者的动机，他们可能会在短时间内停止书写。

4a. 用于编制和预测试 ICBP 问卷的人群（私人诊所骨科患者）与你研究的目标人群（低收入老年人）不同。你可能需要在与目标受试者更相似的人群中预先测试问卷，以评估内容和措辞是否可理解和适当。

4b. 在一组背痛严重到足以寻求手术咨询的患者中，该测量的观察范围较低（最大值为 24，而最高可能得分为 40）。这表明，从这组测量中得出的分数变异性较低，研究效果偏向于较低的影响。

4c. 这是一个相对较低的 Cronbach α 值，表明测量的内部一致性较差。其中一些条目可能没有那么大的关联，这就引起了人们对将所有条目合并成一个综合评分是否合适的担忧。

4d. 因为 BPI 是另一种公认的疼痛严重程度和影响的衡量标准，人们会期望看到 BPI 和 ICBP 评分之间的某种相关性。缺乏相关性引发了人们对 ICBP 结构效度的担忧，也就是说，它所测量的是否与它所设计测量的内容相一致。

第 18 章　研究实施和质量控制

1a. 研究者没有多少现在可以做的！但以下步骤可能有所帮助：

- 识别所有缺失的和超出范围的值，并重新检查纸质表格，确保数据输入正确。
- 从参与者图表（对于图表中记录的任何变量）中检索缺失的数据。
- 从幸存的参与者中收集缺失的访谈数据（但这对死亡者或回答可能随时间变化的参与者没有帮助）。
- 尽力寻找失访的参与者，至少获得一次电话访问他们的机会。
- 使用国家死亡指数或帮助寻找人员的公司获得重要的情况。

1b. 在下一项研究中减少缺失数据的一些方法是：

- 收集较少的数据（而专注于更有限的数据的完整性和质量）。
- 收集数据后立即在现场检查所有纸质表格，以确保所有项目都是完整和准确的。
- 使用交互式数据录入，内置检查缺失、超出范围和不合逻辑的值。
- 开发直接将数据录入或提取到电子数据库的程序，以减少与将数据从纸质表格转移到数据库有关的错误。

- 在数据录入后不久检查数据库，以便在参与者离开医院（或死亡）之前收集缺失的数据。
- 在研究过程中定期地将所有项目值的分布列成表格，以识别缺失值、超出范围值和潜在错误。
- 定期召开团队会议以审查进展情况并强调完整数据的重要性。

2. 研究启动的其他任务包括：

- 开发和修改数据表单和数据库，以及使用虚拟或模拟数据测试数据库。
- 开发并预先测试将用于筛选参与者的任何面试脚本或指南。
- 培训和认证研究助理或协调员，为本研究实施研究测量和程序。
- 模拟研究访问以解决访问程序流程中的问题并评估研究访问的时间长度。

第 19 章　数据管理

1a.

参与者 ID	药物编号	发药日期	发药时间	癫痫是否在院前终止	院前癫痫终止时间	到达医院时间	到达医院时表现	到达医院时言语 GCS 评分
189	A322	1994/3/12	17:39	0		17:48	1	
410	B536	1999/12/1	01:35	1	01:39	0.1:53	0	4

1b.

字段名称	数据类型	描述	验证规则
参与者 ID	整数	唯一的参与者标识码	
药物编号	文本（4）	4 位数的研究药物编码	
发药日期	日期	研究药物发放日期	
发药时间	时间	研究药物发放时间	
癫痫是否在院前终止	是/否	在送往医院前癫痫终止了吗？	
院前癫痫终止时间	时间	送往医院前癫痫的终止时间（如果癫痫没有终止就空着）	
到达医院时间	时间	到达医院的时间	
到达医院时表现	是/否	到达医院时仍有持续的癫痫发作吗？	再次检查是否在院前癫痫终止发作
到达医院时言语 GCS 评分	整数	到达医院时的言语 GCS（如果癫痫发作持续就空着）	1～5 之间

1c. 屏幕表单的优点：

- 不需要将纸质表单转录到计算机数据表中
- 即时反馈无效条目
- 程序性地跳过逻辑（如果在送往医院之前癫痫终止，计算机表单提示癫痫终止时间；否则，此字段将被禁用并跳过）
- 通过网络浏览器可以在多个站点同时使用

屏幕表单的缺点：

- 硬件要求——计算机工作站或平板电脑（或手机？）
- 需要对一些使用者进行培训

纸质表单的优点：

- 使用简单且快速
- 方便携带
- 能够记录预期之外的信息或非结构化的数据（在空白处注释，未被考虑的答案，等等。）
- 硬件要求——钢笔
- 所有数据录入人员需要接受简单的培训。

纸质表单的缺点：

- 需要后续转录到计算机数据库中
- 没有即时反馈或自动跳过逻辑
- 数据的查看和录入仅限于一人在一个地方

虽然通过屏幕数据收集表单录入数据有很多优点，而且我们向大部分研究推荐使用该方法，但在本项研究中使用屏幕数据收集表单是不切实际的。有时候（越来越少），最简单、最快速且最友好地获取数据的方式仍然是使用笔和纸。

2. 当编码为 0 表示否或不存在，1 表示是或存在时，二分类（是/否）变量的平均值可以解释为该属性的比例。被随机分配到劳拉西泮治疗的患者中，有 40.9%（66 人中有 27 人）在到达医院时仍有癫痫持续发作；被随机分配到地西泮治疗的患者中，有 57.4%（68 人中有 39 人）仍有癫痫持续发作；被随机分配到安慰剂组的患者中，有 78.9%（71 人中有 56 人）仍有癫痫持续发作。

第 20 章　撰写标书申请研究基金

1. NIH 资助标书的研究策略包含 3 个主要部分，分别是意义、创新和方法。

2. 对于大多数标书，NIH 资助的另外 4 个评分标准包括意义、研究者、创新和方法。对于 NIH 职业发展（K 系列）资助，这些标准包括：候选人、职业发展计划/职业长期目标和短期目标、研究计划和导师。

3a. 本项目的一些具体目标是：

- 通过每个设备确定多个家庭血压测量值的分布和变异性。
- 评估收缩压、舒张压和血压变异性与非致死性和致死性卒中事件之间的相关性。
- 比较每种设备的平均血压和卒中之间的关联强度。

3b. 创新部分应强调与现有文献和其他正在进行的研究相比，拟开展研究中使用的新方法。这些创新可能包括：

- 通过可穿戴设备和手机软件使用创新的血压测量方法。
- 使用基于网络的方法对血压和心血管结果进行研究。

- 与以访问临床机构的志愿者为基础的研究相比，全国范围内的大规模研究人群具有创新性。
- 其他创新可能包括先进的分析方法，通过这些方法，可以分析参与者的上传数据、自动数字采集数据和（或）电子病历数据的重复测量结果，从而实现随时间推移的复杂轨迹分析。

4. 其他资金来源包括基金会、医学会、非营利组织如美国心脏协会等，其他联邦资源如研究所（Patient-Centered Outcomes Research Institute，PCORI）等，由研究人员发起的企业资助以及你所在机构的内部研究支持。

专业词汇表

斜体字标示的术语在术语表的其他地方有定义。有文献标引的案例是真实的，数字大致正确；其他是说明性质的。

α（Alpha）： 设计研究时，预设的犯第一类错误，也就是，拒绝正确的无效假设的最大概率。例如，选择 α 为 0.05，研究者设定该研究发现非白种人与结肠癌风险之间存在有统计学意义的关联这一结果时，单纯由偶然性造成的最大概率为 5%。也称为统计学显著性水准。

安慰剂对照（placebo control）： 应用于随机盲法试验中，无法与阳性药物或干预措施（理想情况下）相区别的阴性对照。例如，治疗尿失禁的新疗法随机安慰剂对照试验中，安慰剂应该看起来、闻起来、尝起来和感觉起来都与新药一样。

安慰剂效应（placebo effect）： 一种治疗效果，但这种治疗效果不能归因于治疗的特有性能（因此可能是研究参与者对治疗的期望产生的效应）。例如，由于安慰剂效应，让慢性失眠的大学生服用隋性物质后却导致他们睡眠时间增加。

β（Beta）： 设计研究时，预设的犯第二类错误，也就是，未拒绝错误的无效假设的最大概率。只有在已知效应值大小前提下，该值才有意义。例如，由于结肠癌是罕见疾病（中年人发病率为 20/10 万人·年），如果研究者设定 β 为 0.2（α=0.05，双侧），那么他需要试验中每组 25 000 个研究参与者，随访 10 年，才能显示每日服用阿司匹林（相较于安慰剂）导致结肠癌发病风险减半。换言之，如果阿司匹林确实有效，那么每组 25 000 人的研究不拒绝没有差异的无效假设（α=0.05）的可能性为 20%。见词汇表效能。

Bonferroni 校正（bonferroni correction）： 减少第一类错误发生可能的一种方法，用研究总体 α 除以假设检验次数。例如，由于研究者进行了 4 次不同的假设检验，他们使用 Bonferroni 校正将每次假设检验的 α 从 0.05 减少至 0.0125。

保护因素（protective factors）： 与发生研究结局可能性降低有关的特性。例如，更高的血清高密度脂蛋白（HDL）胆固醇水平是心血管疾病的一个保护性因素。见词汇表暴露和风险因素。

保密证书（certificate of confidentiality）： 联邦机构发布的一份文件，禁止未经参与者同意（包括传票或法院命令）向与研究无关的人披露可识别个人的数据。例如，保密协议保护调查人员不被要求向执法机构提供他们使用安非他明的研究数据。

暴露（exposure）： 一个术语，用来表示研究参与者有与结果相关的属性。例如，在确定消化道出血相关因素的研究中，暴露于阿司匹林被定义为在过去的 6 个月中平均每周摄入一片或多片阿司匹林片（任意大小）。另见词汇表保护因素和危险因素。

贝叶斯分析（Bayesian analysis）：一种数据分析的方法，以神父 Thomas Bayes 的名字命名，从研究结果中进行推断时，使用了关于研究假设可能性的积累的知识。例如，在一项贝叶斯分析中，结合了之前类似手术试验的结果，研究人员得出结论，新的手术治疗有95％的机会将早期胰腺癌患者的5年死亡率降低10％或更多。见词汇表频率分析。

贝叶斯试验（Bayesian trial）：一种假定治疗疗效的先验分布的试验，然后根据研究结果进行修改，生成修正后的疗效后验分布。贝叶斯试验可能没有固定的样本量；相反，它会持续下去，直到有足够的可能性表明治疗是有效的、无效的，或两者都不确切。例如，之前的试验显示治疗可以减少30％的心血管结局风险，尽管存在不确定性，比如有10％的机会发现其无效。如果随后对该治疗的贝叶斯试验发现，在招募了足够多参与者后，心血管风险降低了25％，这可能产生后验概率，即该治疗有99％的机会降低至少20％的心血管结局风险，有90％的机会降低至少25％的心血管结局风险。

备忘录（memo）：在定性研究中，即识别正在出现的研究主题并指导下一步数据收集的短文。例如，研究人员准备了一份备忘录，讨论他们为什么改变方案，而开始询问所有参与者在医院看着亲人去世的经历。

备择假设（alternative hypothesis）：假设预测变量与结局变量在总体中存在关联，用于样本量估算。例如，研究的备择假设是吸烟的青少年与不吸烟者相比，辍学的可能性有差异。见词汇表无效假设。

比值（odds）：一种疾病的风险（或其他结果）除以（1－风险）。例如，如果高危女性患乳腺癌的终生风险是20％，那么发展乳腺癌的终生比是0.25（0.20÷0.80）。对于罕见疾病来说（人群中发生率不到10％），风险与比是近似的。

效果比较试验（comparative efficacy trial）：见阳性对照试验。

比较性研究（comparative study）：在定性研究中，一种旨在确定研究地点或参与者相似程度，以及识别重要差异的研究。例如，调查人员做了一项比较研究，研究为什么基于工作的体重管理项目在一个地点招募了近一半符合要求的参与者，而在另一个地点招募到符合条件的人不到10％。见词汇表描述性研究和探索性研究。

比值比（odds ratio）：暴露于某一因素危险人群中，疾病（或其他结局）的比除以非暴露人群的比，也可以是，患病人群（如病例对照研究中的病例组）中暴露比例除以非患病人群（如对照组）的暴露比例。当暴露组与非暴露组中疾病均为罕见时，风险比近似于比值比，因为比与风险是相似的。例如，在终末期肾病（ESRD）的病例对照研究中美国人的发病率为0.04/100人年，非胰岛素依赖糖尿病的比值比为7，意味着非胰岛素依赖糖尿病患者发展为 ESRD 的风险是非糖尿病患者的7倍。（Perneger TV，Brancati FL，Whelton PK，Klag MJ. End-stage renal disease attributable to diabetes mellitus. Ann Intern Med. 1994；121：912-918.）

边缘值（marginals）：二分类或者分类数据表中，行与列合计的通用术语。例如，通过看2×2列联表的边缘值，评估两位病理医师诊断皮肤癌的一致性，发现，第一位病理医生在25％的标本中发现了癌症，第二位仅发现了18％。

编码（coding）：见词汇表主题编码。

编码本（codebook）：在一个定性研究项目中制定的主题代码和其他代码的列表。编码本包括每一个代码的定义，以及代码之间的概念关系，通常采用层次结构或树结构描述。例如，编码本包含临床互动过程中医患沟通的术语，如 Com_Active、Com_Disengaged 和 Com_Go With Flow，每个术语都包括代码的定义和示例，以说明如何应用每个代码。

编码员间可靠性（intercoder reliability）：两个（或多个）人对应用相同标签或代码完成编码的一致程度。例如，对"提到的乐于助人的工作人员"的编码，编码员之间可靠性高于为"描述的个人困惑"的编码。

变量（variable）：有不同取值的测量结果。例如，一个变量为注射药物的使用情况，该变量可以有不同的取值，例如，从未使用、仅之前使用过以及目前正在使用。另见分类变量、混杂变量、连续变量、计数变量、二分类变量、离散变量、名义变量、顺序变量、结果变量和预测变量。

变异系数（coefficient of variation，CV）：评价测量精确度的一种方法，用针对同一个样本的一系列测量值的标准差除以测量值的平均值。有时，用测量的中间值和极端值来描述变异系数。例如，在围绝经期妇女（雌激素水平非常低）样本中，血清雌二醇水平的变异系数为 10%，而在相对年轻的女性中仅为 2%。

变异/变异度/变异性（variability）：在测量中的变异量，通常用标准差计算。例如，如果由膳食导致的体重改变表现为从大幅度体重增加到大幅度体重降低，那么这种改变就叫高度变异。见词汇表方差。

标书（proposal）：一种为获得某种机构资助而撰写的文件，包括方案、预算以及其他管理和支持信息。例如，美国国立卫生研究院（the National Institutes of Health，NIH）评估了许多为各种类型的研究申请资金的标书。

标准操作规程（standard operating procedures，SOPs）：一套（或几套）书面指南，描述如何开展研究。例如，研究方案、操作手册、统计分析计划、数据和安全监测计划列出了临床研究的标准操作规程。

标准差（standard deviation）：用于测量连续变量的变异（离散），等于方差的平方根。例如，调查人员报告队列中 400 名男性的平均年龄为 59 岁，标准差为 10 岁。

标准化（normalization）：在关系数据库中，通过确保每个数据项都存储在没有冗余的行或表中，来消除冗余和提高可靠性的过程。例如，数据库顾问标准化数据库后，他可以通过改变一个单独的表中的一行来更新一个参与者的电话号码。

标准化（standardization）：针对如何进行测量而制定的特定的详细说明，以保证测量的可重复性和精确性最大化。例如，在测量血压的研究中，测量的标准化可包括研究参与者的准备工作、袖带尺寸、袖带位置、袖带的充气和放气的高度，以及表明收缩压和舒张压的心音。

标准化效应值（standardized effect size）：当针对连续变量进行组间比较时，用于确定样本量的一个术语。它被定义为两组平均值之间的预期差值除以其标准差，该指标无量纲。例如，在一项比较 80～89 岁与 90 岁及以上人群血红蛋白水平的研究中，调查人员预计 80～89 岁人群的平均血红蛋白水平为 13.7 g/dl，90 岁以上人群的平均血红蛋白水平为 13.2 g/dl，两组的标准差均为 1.2 g/dl。因此，两组比较的标准化效应量将为 0.5÷1.2＝0.42。

表面效度（face validity）：一个术语，根据一个测量方法是否看似合理，来描述它对特定现象的测量效果。它通常不是一种非常可靠的评估有效性的方法。例如，对青少年中受欢迎程度的测量被认为具有表面效度，因为研究者认为，测量包含了能把受欢迎的学生与不受欢迎的学生区分开来的条目。见词汇表结构效度、内容效度和效标效度。

病例（case）：有或进展为某个感兴趣结局的研究对象。例如，将在圣地亚哥县于 2018—2022 年间确诊恶性肿瘤的人定义为病例。见词汇表对照。

病例队列研究（case-cohort study）：在这种研究设计中，选择大型随访队列中发生某种疾病（或其他结局）的研究对象作为病例，与整个队列的随机样本进行比较。例如，在 2000 名早期前列腺癌男性队列中实施病例队列研究，比较随访中死亡患者（病例）与一个队列随机抽样人群的基线雄性激素和维生素 D 水平。

病例对照研究（case-control study）：将患有疾病的病例组（或其他结局）与未患疾病的对照组进行比较的一种研究设计。例如，在一个病例对照研究中，比较急诊室中憩室炎患者与作为对照组的其他消化道疾病患者的每周坚果平均消耗量。

病例交叉研究（case-crossover study）：病例对照设计的一种类型，每一个病例作为自身对照，比较结局事件发生前的某一时间相关暴露值与一个或多个对照时期的暴露值差异。这种设计容易受到回忆偏倚的影响，因此最适用于可以客观测定暴露值的情况。例如，采用病例交叉设计来确定因肺栓塞而就诊于急诊室的患者在过去 48 小时内是否比 1 周前的同一时间更有可能坐了飞机。

病例系列（case series）：通常是描述性的或生成假设的研究，研究一系列被诊断为特定疾病的人，有时对他们进行了特定治疗。例如，一组由医生助理实施白内障手术的患者都报告了令人满意的结局。

部分验证偏倚（partial verification bias）：也被称为验证偏倚、疾病检查偏倚或转诊偏倚。当部分依赖于待评估检测本身结果来选择参与者进行金标准诊断来确认是否患病时就会发生的一种偏倚。例如，如果评估胸部叩诊诊断肺炎准确性的研究只包括有胸片的患者，只有叩诊有浊音的患者才更有可能接受 X 线检查，那么就会由于部分验证偏倚，导致叩诊的灵敏性会被错误高估，而特异性会被错误地低估。

Cox 模型（Cox model）：也称 Cox 比例风险模型。是一种多变量统计方法，用于样本中比较一个或多个预测变量对结局发生率（风险）的效应，同时考虑研究对象的不同随访长度。例如，采用 Cox 比例风险模型，在校正年龄、血压、糖尿病史和随访长度后，得出男性进展为卒中的风险为女性的两倍，黑人的风险是白人的 3 倍。见词汇表 logistic 回归模型。

财务利益冲突（financial conflicts of interest）：财务安排（如专利、股票、股票期权和小额支付），可能导致研究设计和实施中的偏倚，过度解读阳性结果或未能公布阴性结果。例如，在一项临床试验中，一名研究人员在一家生产研究药物的公司持有股票期权，因此他作为该试验的主要调查人员，则存在财务利益冲突。

参与者变异（participant variability）：由于参与者的变异而造成重复测量的差异。例如，短暂情绪和睡眠充足性影响认知表现，导致了参与者在认知能力的重复测量中发生参与者变异。

参与者标识编码（Participant identification number）：通常在参与者表单最左边的一列的一个字段，用于标识研究数据库中的每个参与者。例如，一项预计约 250 名参与者的研究，调查员使用了从 101 开始的参与者标识编码；所有参与者识别编码均为三位数。

参与者偏倚（participant bias）：见词汇表回忆偏倚。

操作手册（operations manual）：研究方案的扩展，通常包括方案、研究组织和政策信息，以及方法部分的详细版本。例如，操作手册规定，应在参与者安静坐了 5 分钟后测量血压。

测量误差（measurement error）：测量的精确度或准确度（或两者皆有）不够完美，因此，研究的大多数变量或多或少都存在测量误差（可能死亡除外）。例如，为了减少测量误差，新生儿听力研究的研究人员每周都使用 2 kg 重的不锈钢砝码来校准体重测量器。

查询（query）：根据关系型数据库的命令或指令来选择或操作数据。例如，研究协调员编写了一个查询来选择在未来 2 个月内需要被随访但还没有被排上日程的所有研究参与者的名字和联系方式。

差异性错分偏倚（differential misclassification bias）：测量值因研究参与者的状态而发生系统性变异的情况的统称，经常取决于参与者是病例还是对照；常常由于回忆暴露而导致。例如，相比于在同一家庭长大的兄弟姐妹，患有乳泻糜的成人病例更可能回忆起童年时曾接触过含小麦的食品，调查人员怀疑存在回忆偏倚，这是一种有差异性错分偏倚。见词汇表无差异性偏倚。

差异性验证偏倚（differential verification bias）：在诊断试验中，不同的研究参与者使用不同的金标准时（并不总是给出相同的答案），会发生此类偏倚，至少部分取决于被研究的试验结果。例如，前列腺特异性抗原（PSA）筛查男性前列腺癌的研究中，那些 PSA 水平高的研究参与者接受前列腺穿刺活检，而那些 PSA 水平正常的研究参与者接受临床随访；这引起了人们的关注，即差异性验证偏倚会在 PSA 筛检男性无痛前列腺癌患者时，错误地提高灵敏度，降低特异度。

差异中的差异（difference-in-differences）：一种分析方法，比较干预组和对照组之间结局变量变化的差异，其中变化通常用变量的最终值和初始值之间的差值来衡量。例如，为了研究紫外线（UV）消毒对医院房间的影响，研究人员使用了差异中的差异分析来估计紫外线干预与标准清洁方案相比，对医院获得性感染率变化的影响。

巢式病例对照研究（nested case-control study）：从（更大的）定义的队列中或从队列研究中先前纳入的参与者中选择病例和对照的一种研究。当在队列中的所有参与者中进行某些测量过于昂贵时，通常会使用这种设计。例如，研究人员计划进行一项巢式病例对照研究，以确定基于新生儿筛查血斑测量的相关细胞因子水平是否与脑瘫的发展有关；将在所有脑瘫婴儿的样本和 1% 对照组的随机样本中测量细胞因子水平。

巢式双重（或多重）队列研究 [nested double (or multiple) cohort study]：一项研究，从一项更大的队列中抽取暴露和未暴露（或差异性暴露）的参与者组成单独队列。对于罕见的暴露，巢式多重队列研究比跟踪整个队列更有效。例如，在一个大型医疗保健系统中，使用金属聚乙烯植入物进行髋关节置换的患者的结局可以与使用陶瓷聚乙烯植入物的患者进行比较。

成熟效应（maturation effects）：即使干预本身是无效的，成熟也会导致干预后的改善，随着时间的推移，人们有学习和提高的趋势。例如，由于成熟效应，接受或未接受在线培训的医学生阅读心电图的准确性都有所提高。

诚实（truth-telling）：研究伦理的一个基本原则，要求调查人员说实话，不要隐瞒重要的相关信息，夸大潜在的获益，或尽量减少潜在参与者的潜在风险。例如，当研究人员在与一种新的癌症治疗试验的潜在参与者进行知情告知时，重点告知潜在受益，且尽量减少讨论潜在的风险时，就违反了诚实原则。

抽样（sampling）：当符合条件的参与者数量大于估计的样本量时，选择参与者进入研究的过程。例如，研究人员的抽样方案包括掷骰子，平均地选择 1/6 的合格参与者，即骰子为 6 的人。见词汇表整群抽样、连续抽样、方便样本、概率抽样、分层随机抽样、系统抽样。

抽样框（sampling frame）：可获得总体中可能被纳入研究的所有人的列表。例如，抽样框由 Topeka 健康计划中至少 18 岁、在前一年被诊断为发作性睡病的所有成员组成。

抽样偏倚（sampling bias）：见词汇表选择偏倚。

次要假设（secondary hypothesis）：一项研究的附加假设，该研究的效能可能不如主要假设。例如，某个研究的次要假设是，与匹配的安慰剂相比，一种针对 C 反应蛋白水平升高的新治疗方法将在 5 年的随访期间降低吸烟者心血管死亡的风险。

次要研究问题（secondary research question）：主要研究问题以外的问题，通常包括额外的预测变量或结局变量。例如，如果主要研究问题是确定孕妇饮酒量和低出生体重儿之间的关联，次要的问题可能是确定孕期饮酒和贫血的关系。

篡改数据（falsification）：指针对研究数据、材料、仪器或操作程序进行人为处理，或改变或遗漏数据或结果，导致研究记录不能代表真实发现。例如，Andrew Wakefield 的论文提示麻疹、腮腺炎和风疹疫苗与儿童自闭症风险升高相关，但由于篡改数据，被撤回。(Rao TS, Andrade C. The MMR vaccine and autism: Sensation, refutation, retraction, and fraud. Indian J Psychiatry. 2011; 53 (2): 95-96.)

错分（misclassification）：指分类（或三分）变量的测量误差，即研究参与者某变量的值被计（错分）为另一个值。例如，调查人员担心，由于医疗记录不完整，有些在住院期间曾发生跌倒的患者被错分为不曾跌倒。见词汇表差异性错分和无差异性错分。

DAGs 见词汇表有向无环图

代笔作者（ghost authorship）：对研究手稿、摘要或其他出版物做出实质性贡献的，却没有被列为作者的人，往往是为了掩盖赞助商在研究设计、分析或写作中的角色。例如，开发该研究药物的公司的一名员工是代笔作者，因为他撰写了报告关键临床试验结果的手稿，但作者名单中都没有他的名字。

代表性样本（representative sample）：参与一项研究的人群样本，代表可获得总体。例如，研究人员通过从参与健康计划的人群中，获得所有前列腺特异性抗原（PSA）水平升高的男性的名单，并从 5％的随机样本中审查医疗报销数据，从而选择了一个可获得总体的代表性样本。

单病例随机对照设计（N-of-1 design）：只纳入一个人的交叉试验，也称为单病例试验。将患者随机分配到盲法实施治疗时期或使用安慰剂时期（或另一种阳性治疗），然后交叉到另一个组实施相同时间的干预。例如，一名临床医生和患者使用单病例随机对照设计来确定利多卡因痛点注射是否比生理盐水更有效地缓解疼痛。

单侧假设（one-sided hypothesis）：调查人员想要评估第一类错误仅出现在两种可能方向中一种可能性的备择假设（例如，一种治疗导致结果的风险更大或更小，而不是两者都有可能）。例如，研究者检验吸烟会增加痴呆风险的单侧假设。见词汇表双侧假设。

单样本 t 检验（one-sample t test）：一个用于比较样本中某变量的均值和固定常数的统计检验。最常见的单样本 t 检验的类型为配对 t 检验，在这种 t 检验中，将两配对测量变量的差值（如，同一个体不同时间点的测量）作为样本均值与 0 进行比较。例如，调查人员发现男性在其住院期间会增加均值（±标准差）为 $4\pm3\ kg$ 的体重（$P=0.03$，通过单样本 t 检验得到）。见词汇表两样本 t 检验。

导入期（run-in period）：临床试验中的一个短暂的时间段，在此期间符合条件的参与者服用安慰剂组或阳性干预。只有那些具有一定水平依从性，且耐受干预的参与者，或在中间结果上获益的参与者才符合主要试验的条件。例如，在心脏心律失常抑制试验（Cardiac Arrhythmia Suppression Trial）中，只有那些在导入期未成熟的室性期前收缩在服用活性药物后满意复位的患者，才会被随机分配，继续服药或换到安慰剂组。

登记（registry）：患某特定疾病的人群或经历某特定治疗的人组成的数据库。研究可以通过收集结局数据作为登记表的一部分，或通过将登记表数据链接到其他来源，如癌症登记或国家死亡指数数据库。例如，旧金山乳房 X 线照相登记可以获得在旧金山三大乳房 X 线照相中心接受乳房 X 线照相的所有女性数据。研究人员将其链接到当地的癌症登记来评估乳房 X 线照相的准确性。

等效研究（equivalence study）：一类目的为证明两个（或更多）治疗有相似结果的研究；通常，一个是新治疗手段，另一种是已知有效的治疗手段。例如，用等效研究来比较两种抗生素（新药物 A 与旧药物 B）治疗尿路感染的效果。

递归划分（recursive partitioning）：一种根据人们的结局风险进行分类的多变量分析；不同于需要模型的技术，如 logistic 回归，它不需要任何关于预测变量和结局变量之间关系形式的假设。相反，这种技术创建了分类树，包括一系列的是/否问题，被称为分类回归树（Classification and Regression Tree，CART）。例如，使用递归划分算法，调查人员确定，年龄在 20～65 岁、有腹部疼痛，但没有食欲下降、发热或反跳痛的急诊科患者患急性阑尾炎的风险较低。见词汇表临床预测模型和过度拟合。

第二类错误（type Ⅱ error）：因为研究没有拒绝实际上错误的零假设所发生的错误（即，$P > \alpha$）。例如，如果研究未能拒绝胡萝卜素对结肠癌风险没有作用的零假设（$P > 0.05$），而实际上胡萝卜素可以降低结肠癌风险，那么就发生了第二类错误。见词汇表假阴性结果。

第一类错误（type Ⅰ error）：因为研究结果有统计学意义，因此拒绝了正确的零假设所发生的错误。例如，如果一项关于膳食胡萝卜素对患结肠癌风险的影响研究（$\alpha = 0.05$）的结论为胡萝卜素可以降低结肠癌风险（$P < 0.05$），而实际上两者没有关联时，即为发生了第一类错误。见词汇表假阳性结果。

调查（survey）：在特定人群的横断面研究中，通常涉及调查问卷。例如，在酒精和相关疾病的全国流行病学调查中，招募了美国一个有代表性的成年人样本，调查其目前和曾经的酒精摄入量、酒精使用障碍、以及酒精治疗服务的利用情况。

独立（independent）：①指两个变量互不影响。例如，研究者认为坚果的饮食消耗量和血糖水平是独立的：在他们的研究中没有证据表明，摄入坚果影响血糖水平，反之亦然。②一个变量对另一个变量的影响不依赖于第三个变量（即"是独立的"）。例如，因为调查人员认为母亲文化水平和母乳喂养是相互关联的，他对母亲的文化水平进行了调整，以估计母乳喂养对 2 岁儿童语言技能的独立影响。

独立变量（independent variable）：见词汇表预测变量。

断点回归设计（regression discontinuity design）：一种机会性研究设计，当潜在的"驱动"变量决定或强烈影响人们是否接受治疗（或暴露），并且有一个临界点，超过该临界点治疗的可能性要大得多或小得多时，这是可能的。例如，使用断点回归设计研究了新生儿重症监护室（NICU）对母乳喂养 6 个月的影响，该设计比较了孕龄略高于或低于 35 周（驱动变量）的新生儿，35 周是进入母婴室而不是新生儿重症监护病房的截点。

队列研究（cohort study）：前瞻性队列研究涉及到纳入一组研究参与者（队列），测量基线数据，然后随访直至观察到结局发生；回顾性队列研究涉及确定一组已完成测量的研究参与者（队列），且其中随访结果已发生。有些队列研究同时具备前瞻性与回顾性特征。例如，调查人员开展队列研究探索美国征兵时获得的士兵情商测试结果与发生创伤后应激障碍（PTSD）的可能性是否相关。包括研究开始前服兵役期间以及之后随访时诊断的PTSD。

对变化的敏感性（sensitivity to change）：测量仪器能够在旨在测量的底层结构上检测到有意义的变化的程度。例如，一份新的（更短的）关于焦虑的问卷显示出对变化的敏感性有限，因为即使参与者在使用标准仪器时确定的焦虑严重程度有了显著改善，但他们在新问卷上的得分却几乎没有变化。

对照（control）：①对照是指未发生感兴趣结局的研究对象，因此作为发生感兴趣结局者（病例组）的对比组。例如，在消化性溃疡危险因素的研究中，对照组是研究期间来自同一医院非消化系统疾病的患者。见词汇表病例。②对照是指在是临床试验中未接受研究干预的参与者，他们接受阴性治疗（如安慰剂）或对比治疗（如常规治疗）；在这种情况下，对照也被用来指接受替代治疗的参与者。例如，对照组给予与阳性药物看似相同的安慰剂药片。③用作动词，试图防止不希望发生的情况或事件。例如，在一项观察性研究中，为了确定参与课外活动对青少年自杀风险的因果效应，研究人员使用逻辑回归来控制可能的混杂因素，如年龄、种族/民族、性别，以及非法药物的使用。另见词汇表调整和限定。

多变量分析（multivariable analysis）：统计技术的通用术语，用于调整一个或多个潜在混杂变量对预测因子和结果之间关联的影响。例如，研究通过多变量分析发现，调整年龄、性别、教育程度、基线认知功能和吸烟后，每天喝两杯或两杯以上的酒精饮料与认知能力下降的风险增加有关。

多重队列研究（multiple cohort study）：一个队列研究纳入两种或以上不同分组的研究对象（队列），然后比较其结果。通常用于职业暴露的研究中，在此类研究中队列与潜在危险因素暴露组或非暴露组比较。例如，调查人员进行多重队列研究，以探讨飞机飞行中的宇宙射线暴露是否与血液系统恶性肿瘤的风险增加相关，研究者建立了 4 个队列：飞行员和乘务员（暴露于宇宙射线）以及票务代理和舱门服务员（不暴露于宇宙射线）。见词汇表双重队列研究。

多重假设检验（multiple hypothesis testing）：研究者在一项研究中有多于 1 种假设（通常比 1 种多很多），从而增加了第一类错误的风险，除非调整统计显著性水平。例如，虽然研究人员报告维生素 C 的摄入和认知能力下降之间的关联有统计学显著性（$P = 0.03$），但是他们结果因为没有考虑多重假设检验而被批判，因为这项研究关注了超过 30 种营养补充剂。见词汇表 Bonferroni 校正。

多分类变量（polychotomous categorical variables）：有 3 个或更多类别的分类变量。例如，血型包括 A 型、B 型、O 型和 AB 型，就是多分类变量。

二次数据分析（secondary data analysis）：利用既有数据调查研究问题，而不是采用原始采集数据开展研究。二次数据集可以包括先前的研究，医疗记录、医疗费用报销数据和死亡证明。例如，在二次数据分析中，使用关于多种风险因素干预是否降低冠心病风险的研究数据，来确定筛选出的研究参与者的血清胆固醇水平与死亡率之间的关系。

二分类变量（dichotomous variable）：变量的值只能是二选一，如是/否或男/女。例如，研究者将收缩压分为高血压（≥140mmHg）或非高血压。见词汇表分类变量和连续变量。

发表偏倚（publication bias）：属于一种已发表文献的失真，发生在发表的研究不能代表所有已完成的研究时，通常因为阳性结果（如表明治疗有效）被提交并发表的机会往往比阴性结果更多。例如，已发表的有关研究中有 6 个小型的阳性研究，但仅有 1 个大型的阴性研究，发现这一现象的 meta 分析作者怀疑存在发表偏倚。

发病密度抽样（incidence-density sampling）：在巢式病例对照研究中，当重要暴露随时间变化时，进行对照抽样的技术；因此，需要在相似时间测量病例与对照的暴露情况。例如，一项巢式病例对照研究以确定使用抗组胺药物（有季节性变化）是否会增加髋部骨折的短期风险（可能由于跌倒的风险增加），使用了发病密度抽样对照，从而在病例髋关节骨折发生的当月测量对照抗组胺药的使用情况。

发病率（incidence）：研究参与者在随访期间出现结果的比例，有时被称为发病比例或累积发病率。例如，研究者发现，素食的孕妇比吃肉的孕妇早产的发生率要低得多。

发生率（incidence rate）：在以前未患该疾病的一组研究参与者中特定疾病或结局发生的率。通常用新发病例数除以人时算得。例如，中年男性心肌梗死的发病率为 35/1 000 人年，是中年女性的两倍（17/1 000 人年）。

反事实（counterfactual）：与实际发生的事情相对或相反。例如，如果 Violet 长期接触染发剂，她的反事实就是没有接触过。正如应用于因果推理一样，这是一种通过将实际暴露的结局与相反（"反事实"）暴露的结局进行比较来估计因果效应的方法。例如，估计贫困对一个城市暴力犯罪影响的反事实方法是假设该城市没有穷人时预测暴力犯罪率，然后将这些率与该城市每个人都是穷人时的情况进行比较。

方便抽样（convenience sample）：指一组研究参与者被选择进入研究是因为他们相对容易获得。例如，调查人员使用来自他诊所的患者方便样本作为病例对照研究的对照，以探究脑膜瘤的危险因素。

方差（variance）：描述总体或样本中连续值的离散情况。它的计算方法是确定均值，然后对每个值与均值的平方差求和，最后将该和除以样本量（在样本中，方差是除以样本量减 1 计算的）。方差没有太多直观的含义，但它的平方根是标准差。例如，男子职业篮球队的身高方差为 92 cm^2（相当于标准差为 9.6 cm）。

非概率抽样（nonprobability sample）：无法定义从可获得总体中抽出成员可能性的样本。这适用于临床研究中的许多样本（如果不是大多数的话）。例如，调查人员对在骨科诊所就诊的患者进行了方便抽样，通常在他们不那么忙的时候采访他们；这是一种非概率抽样。见词汇表概率抽样。

非劣效界值（noninferiority margin）：预先设定的两种治疗之间的疗效差异，通常称为 Δ，其小到足以让研究人员得出结论，新的治疗方法并不明显劣于标准治疗方法。例如，在评价新型抗凝剂（与华法林相比）预防房颤患者卒中的非劣效试验中，非劣效界值设定为两组中风发生率相差 1%。

非劣效试验（non-inferiority trial）：比较有一定优势的新治疗（例如，新的治疗更安全、更便宜或更容易使用）与现有治疗的临床试验，研究目标为证明新治疗方法的疗效不逊于已有治疗方法。例如，评价不引起嗜睡的新止痛药的非劣效试验证实了在缓解手术后疼痛方面，新药不劣于羟考酮。

分层（stratification）：根据潜在混杂因素水平将研究参与者分层，并在每层分别分析预测变量和结局变量关联的一种用于控制混杂的分析策略。例如，在锻炼与患关节炎风险的研究中，不经常锻炼通常可能与患骨关节炎风险增加有关，是由于很多不锻炼的人肥胖，而肥胖会增加患骨关节炎的风险。为了将肥胖导致的潜在混杂效应最小化，根据研究参与者的体重指数进行分层，并分别对基线正常体重者、超重者或肥胖者进行分析。

分层区组随机化（stratified blocked randomization）：用于确保具有某种特征（通常是某种混杂因素）的研究参与者被等量地分配到每个研究组的一种随机化方法。随机化是根据感兴趣的特征分层；在每层中，研究参与者被随机分配到事先确定数量的区组。例如，在预防骨折的药物试验中，椎骨骨折病史是结局的一个强预测因子且对多种治疗有响应，因此最好能够保证每个研究组中有/无椎骨骨折病史的研究参与者数量相等。因此，研究人员采用分层区组随机化将研究参与者分为两层（有和无椎骨骨折病史）；在每层中，以6～10人为一个区组进行随机化。

分层随机抽样（stratified random sampling）：一种抽样技术，根据潜在研究参与者的特征（如年龄、种族、性别）分成不同的组，并从每层中进行随机抽样。每层之间通过不同方式设定权重。例如，研究者在加州预防胰腺癌的研究中采用分层随机抽样对少数种族和民族进行过抽样。

分割样本验证（split sample validation）：一种避免过度拟合的方法，将一个样本分成两组，基于一组参与者构建临床预测规则或其他模型，并在另一组中进行验证。例如，利用出生住院期间的数据预测未来新生儿黄疸的模型，使用了80%的新生儿数据构建模型，并利用其余20%的新生儿样本进行了验证。

分类变量（categorical variable）：只有几个可能的取值的变量。如研究者将教育水平的调查值转化为包含4个取值的分类变量：高中以下、高中、大学、大学以上。见词汇表连续变量、二分类变量、名义变量、有序变量。

分类回归树（classification and regression trees，CART）：见词汇表递归划分。

分析性研究（analytic study）：探究两个或多个变量之间是否存在关联的研究。例如，研究者使用分析性研究探索医学生血压是否与身高相关。见词汇表描述性研究。

风险（risks）：一个事件可能发生的概率。例如，在美国，每年被闪电击中的风险约为1/50万（https://www.cdc.gov/disasters/lightning/victimdata.html）。

风险比（hazard ratio）：暴露于危险因素人群的风险率除以未暴露人群的风险率的比值；它常用比例风险模型（Cox模型）估计。例如，50～59岁的男性与同年龄段女性相比，患冠状动脉疾病的危险比为2。

风险比（相对风险）[risk ratio（relative risk）]：暴露组风险除以对照组风险。例如，如果使用雌激素的女性其静脉血栓栓塞事件的风险为5/1 000（0.5%），而那些从未使用过雌激素的女性的风险是2/1 000（0.2%），则使用雌激素的女性比起未使用的女性，其风险比为2.5。见词汇表危险比和比值比。

风险差（risk difference）：暴露组风险减对照组风险。例如，如果使用雌激素的女性其静脉血栓栓塞事件的风险为5/1 000（0.5%），而那些从未使用过雌激素的女性的风险是2/1 000（0.2%），则使用雌激素的女性比起未使用的女性，其风险差为3/1 000（0.3%）。见词汇表需治疗人数和需伤害人数。

风险集（risk set）：在使用发病密度抽样的病例对照研究中，风险集由有结果发生风险，但在病例确诊时尚未成为病例的参与者组成，因此有资格被选为对照。例如，为了确定孕期口服氟康唑是否会影响自然流产的风险，研究人员开展了一项发病密度病例对照研究，在该研究中，对于每一例自然流产病例，风险集都包括在孕期已达到病例发生自然流产的时点，却未发生自然流产的女性。（Bérard A，Sheehy O，Zhao JP，et al. Associations between low- and high-dose oral fluconazole and pregnancy outcomes：3 nested case-control studies. *CMAJ*. 2019；191（7）：E179-E187.）

风险率（hazard rate）：测量群体中发生结果的时点发生率的流行病学术语。在实际应用中，它常用以估计结果发生率。例如，在 50～59 岁的女性发生冠状动脉疾病的风险率估计为 0.008/年。

风险模型（risk model）：暴露影响结局风险的假设方式。最常见的风险模型为加法模型（假设暴露对结局有一致的风险差异来建模）或乘法模型（假设暴露对结局发生的风险、率、比值比有一致的影响来建模）。例如，研究人员使用 logistic 回归（一种乘法风险模型）来研究年龄、运动、腿部力量以及饮酒和睡眠药物的使用对伤害性跌倒风险的影响，发现饮酒会使伤害性跌倒的概率增加 2.7，大概是年龄增加 5 岁所产生的影响。

风险因素（risk factors）：一种被认为与研究结局发生的可能性增加有关的因素。例如，女性是多发性硬化的一个风险因素。见词汇表暴露和保护因素。

封闭式问题（closed-ended question）：提示回答者从两个或多个预先设定的回答选项中进行选择的问题。例如，参与者不确定如何回答关于宗教偏好的封闭问题，因为他是自然神论者，而列出的选项中并没有这一项。见词汇表开放式问题。

符合方案分析（per-protocol analysis）：在临床试验中，仅将依从研究方案（指按指示服用或使用研究干预）的研究参与者的一种分析方法。例如，对治疗严重骨性膝关节炎的手术和物理疗法进行比较的随机试验，符合方案分析可能仅包括确实接受了手术治疗的手术组研究参与者的数据和确实接受了物理治疗的物理治疗组的研究参与者的数据。见词汇表意向性治疗分析。

辅助研究（ancillary study）：将一个或多个预测因子及结果添加到另一项最初设计并不考虑它们的研究中。例如，一项治疗炎性肠病的新药效果的随机试验，保存了参与者基线时获得的血清。一项辅助研究可能会使用这些血清样本来测试某种生物标志物是否能预测人们对药物的反应。

复合结局（composite outcome）：由多个相关事件或测量值组成的结果；通常，在研究期间，第一次发生的任何事件都会被记录。例如，心血管疾病的复合结局可能包括心血管原因导致的死亡，以及因心肌梗死、卒中、冠状动脉血运重建术或心力衰竭而导致的住院。

复杂假设（complex hypothesis）：有一个以上预测变量或结局变量的研究假设。应尽量避免复杂假设，因为它们很难进行统计学检验。例如，研究人员将其复杂假设（"病例管理的新项目会影响住院时间长短和重新入院的可能性"），重新构建为两个简单假设（"病例管理的新项目会影响住院时间长短"和"病例管理的新病例会影响重新入院的可能性"）。

概率抽样（probability sampling）：这是个随机过程，通常使用随机数字表或计算机算法，以保证总体中每个个体有特定的机会被纳入到样本中，从而为从样本到总体的推论提供严谨的依据。例如，基于加利福尼亚州所有医院出院诊断概率抽样 5％的慢性阻塞性肺疾病（chronic obstructive pulmonary disease，COPD）患者的观察应该提供有关再住院和死亡相关危险因素的可靠发现。

概念充分性（conceptual adequacy）：一种测量工具可适当且全面地反映某个概念或特征的程度。例如，一名调查人员通过评估一小部分受访者是否按照预期的方式理解了其含义，来测试一种新开发的测量方法的概念充分性。

概念等效性（conceptual equivalence）：在不同的总体或小组中所测量的特征或概念的一致程度。例如，抑郁症问卷测量的预测试表明，在墨西哥裔美国人中，抑郁症的概念等价性存在潜在问题，因为受访者根据与蓝色的正向关联对"感觉抑郁"有不同的理解。

干预（intervention）：在随机试验中，研究参与者接受的阳性治疗。例如，关于治疗焦虑症的心理治疗的随机试验中，干预措施包括与执业心理医生举行每周 1 小时、持续 6 个月的会议，该会议测重于认知-行为方法。见词汇表对照（第二个定义）。

工具变量（instrumental variable）：一个与预测变量相关，但与结局变量无关联的变量。因此，它可以被用来间接估计预测因素对结果的影响。例如，研究者发现一个新型流感疫苗的使用在区域间存在差异，所以他们能够使用居住地作为工具变量来研究流感疫苗对老年人总死亡率的影响。

公正（justice）：研究伦理的基本原则，要求研究的利益和负担得到公平分配。例如，如果没有保险的患者无法获得潜在的尖端治疗，仅在有保险的患者中进行新的化疗药物的临床试验，以支付研究所要求的试验费用可能违反公正原则。

共享效应（shared effect）：一种效应有多种原因。共享效应非常重要，因为对其进行限定（或调节）可能会在其共同的原因之间引入虚假关联。例如，呕吐是早孕和肠胃炎的共享效应。如果研究人员研究年轻女性呕吐的原因，他们可能会发现早孕似乎可以预防肠胃炎。

关联（association）：两变量之间的定量关系。例如，研究发现在 60～69 岁人群中，男性与认知损害风险之间存在关联，风险比为 1.6。

关系型数据库（relational database）：由相互关联的表组成的数据库，在每个表中，每个（"一个"）参与者或属性有多项（"许多"）测量值。当关系数据库中的表都包含一个字段（见外关键字）时，该字段将变量的重复测量值链接回它们所应用的字段时，它就被认为是一对多关系的"多"个面。例如，第 19 章所描述的婴儿黄疸数据库就是一个关系数据库。

观察性研究（observational study）：研究者只需观察研究参与者而不进行任何干预措施的研究设计方法，本术语不包括随机试验。例如，研究人员开展观察性研究，以确定黑色素瘤的危险因素。

观察者变异（observer variability）：由于实施测量的观察者所导致的变量在重复测量过程中产生的差异。例如，记录参与者腰围的检查人员可能将卷尺放在腹部的不同位置，从而导致腹围测量发生观察者变异。

观察者偏倚（observer bias）：研究人员（或研究助理）进行非客观的评估时，他对研究参与者的一个或多个特征的了解影响了评估，如研究参与者属于病例组还是对照组，暴露或不暴露于特定的危险因素。例如，根据访谈，拉丁裔青少年比亚洲人更可能有愤怒管理问题，但自填式调查问卷和学校记录的回顾发现两组之间没有差异；这一发现显然是由观察者偏倚导致的。

规范化（normalization）：确保关联数据库遵守某些特定规则的过程，这些规则有助于查询、增强引用完整性、并减少冗余和内部不一致。规范化通常需要将宽表格中重复的列转换为窄表格中单独的行。例如，考虑到一个包含研究参与者信息表的非规范化数据库，该表具有许多用于实验室测试的字段（列），如检测项目 1、检测结果 1、检测时间 1、检测项目 2、检测结果 2、检测时间 2 等。规范化将需要创建一个新的实验室结果表，其中包含主键、检测项目、检测结果和检测时间字段，以及与参与者特定数据实现链接的外关键词（参见图 19.3）。

归纳（induction）：通过回顾经验证据，以自下而上的方式推导出理论或假设的方法。例如，研究人员通过观察住院患者，提出一种关于死亡经历的新理论。参见演绎法。

滚雪球抽样（snowball sampling）：一种抽样方法，调查人员要求参与者和利益相关者建议其他个体参与研究。例如，研究人员请求曾接受采访的护士的所在单位的其他工作人员参与研究时，便使用了滚雪球抽样。

过度拟合（overfitting）。当研究人员部分基于样本中的偶然变化为多变量调整模型选择变量或截止点时会发生的问题，导致对模型性能的估计过于乐观。例如，当作者报告基于 25 个测量的预测因子中的 4 个，而只有 20 个结局构建的复发性脊椎骨折预测模型性能出色时，审稿专家会怀疑该模型存在过度拟合。

过度匹配（overmatching）。在这种情况下，匹配超出了有必要控制的混杂，导致对照与病例过于相似，从而降低了研究者确定风险因素是否与结局相关的能力。例如，在探索注射药物使用者心内膜炎风险因素的研究中，请病例推荐同样注射药物的熟人作为对照，可能会导致过度匹配，因为病例组和对照组可能使用类似的注射技术，并有类似的药物来源。

过度影响（undue influence）：那些可能会迫使参与者违背自己的意愿或影响参与者更好的判断而参加研究的情况，如过高的报酬或招募囚犯或调查人员的学生作为研究参与者。例如，当招募囚犯参与研究时给予他们提前假释，则会构成过度影响。

过度诊断（overdiagnosis）：如果没有被诊断，就不会造成任何问题的疾病被诊断，称为过度诊断。例如，前列腺癌筛查的一个风险即为过度诊断，该风险随年龄增长而升高。

合并偏倚（incorporation bias）：当评估指示检验时，将指示检验与包含指示检验结果的金标准进行比较，会出现偏倚，从而使指示检验看起来比实际情况更有用。例如，将脂肪酶水平作为胰腺炎检测的研究可能受到合并偏倚的影响，因为研究者使用胰腺炎的共识定义作为金标准，其中一个因素是脂肪酶水平异常。

横断面研究（cross-sectional study）：这种研究设计在某一时点（或有限的时间段内）选择研究参与者并进行测量，通常用于估计某种暴露或疾病的流行程度。例如，在加州伯克利分校的 1 200 名大学生中进行横断面研究来估计近视的流行情况。

后验分布（posterior distribution）：根据研究结果（通常来自临床试验）和先验分布确定的不同水平治疗效果的可能性。通常总结为可信区间或最高后验密度区间。例如，新的血管紧张素受体阻滞剂对偏头痛发作频率影响的后验分布（95%可信区间）表示为比基线减少 15%～40%。见词汇表贝叶斯分析。

后验概率（posterior probability）：①在诊断试验的背景下，通过将先验概率（如基于患者临床特征疾病的初始概率）与额外信息（如医学检验）相结合而获得的概率估计。例如，根据大流行期间出现的循环病毒以及患者的发热和咳嗽症状，医生估计患者感染 COVID-

19 的可能性（先验概率）为 60％。后续快速抗原检测结果为阴性，利用检测特征，将感染 COVID-19 的后验概率修正为 40％。②在研究结果的贝叶斯分析中，通过将治疗效果的先验概率与临床试验结果相结合而获得的概率估计。例如，根据先前对相同治疗的研究，调查人员认为，该特定治疗的中位生存率至少增加 30％的先验概率为 70％。在进行试验后，发现治疗是有益的，治疗导致中位生存率至少增加 30％的后验概率上升到 95％。

怀疑性先验分布（skeptical prior distribution）：一种治疗被认为无效的先验分布，通常在一个狭窄的范围内，通常因为针对此研究问题没有对人类受试者开展相关研究。例如，研究一种新型降糖药物的疗效的研究人员使用了一种怀疑性先验分布；它是钟形的，以血糖水平降低 0％为中心，范围为降低 20％到增加 20％。

患病率（prevalence）：在某一时点患某种疾病或有某状况的人所占比例。患病率受到疾病发病率和病程的影响。例如，系统性红斑狼疮的患病率是在某一时点患有该病的人的比例；如果该疾病发病率上升或（非治愈性）治疗水平提高以致患该病的人存活时间更长，那么患病率会增加。

回顾性的（retrospective）：字面意思是"往回看"，这个术语使用得不一致，用来指结局发生在调查人员决定进行研究之前或预测变量被测量之前的研究。例如，在一项关于共享帽子作为头虱风险因素的回顾性病例对照研究中，研究者可能会向被诊断患有头虱的儿童的家庭和未被诊断为头虱的对照组家庭发送关于共享帽子的问卷。

回顾性队列研究（retrospective cohort study）：建立队列、基线测量和随访都发生在过去的一种队列研究。例如，为描述胸主动脉瘤自然史，调查人员于 2022 开展回顾性队列研究，研究可获得 2017 年确诊为主动脉瘤的患者造影记录的数据，同时使用出院记录和全国死亡指数（National Death Index），以确定在 2022 年前哪些患者在确诊后发生主动脉瘤破裂或死亡。

回忆偏倚（recall bias）：一种特殊的偏倚类型，某个研究参与者回忆他暴露于某危险因素的情况是否受到其他因素的影响，尤其是此研究参与者属于病例还是对照。例如，回忆偏倚被认为是肌萎缩侧索硬化病例比对照组更可能回忆起自己暴露于杀虫剂的原因。

混杂（confounding）。一种流行病学现象，其中预测因素和结局变量之间的可测量关联不同于两者间的因果效应，因为另一个变量（称为混杂因素）既影响了预测因素和结局，又不在因果通路中。例如，压疮与住院死亡率之间的部分关联明显被患者基础健康状况所混淆，因为压疮患者的基础健康状况更差。见词汇表有向无环图（DAG）和效用修正。

混杂变量（confounding variable）：见词汇表混杂。

混杂因素（confounder）：见词汇表混杂。

机会性研究设计（opportunistic study design）：源于特定机会而产生的研究设计术语。例如，在华盛顿州，血液酒精水平高于或低于 0.08％法定上限的司机所存在的明显区别，导致了一种机会性研究设计（即中断回归设计）来研究酒后驾驶处罚的效果。研究人员比较了血液酒精含量略低于或略高于法定上限的司机发生多次酒后驾驶的风险。（Hansen B. Punishment and deterrence: evidence from drunk driving. Am Econ Rev. 2015；105（4）：1581-1617.）

基于检测结果的抽样（test-result-based sampling）。一种用于研究诊断测试准确性的抽样方案，即针对具有不同测试结果（如，阳性或阴性）的参与者分别进行抽样，从而使具有特定测试结果的参与者比例是由研究者设定，而非自然发生。这样做通常是为了节省后续测试的成本。例如，为了确定尿沉渣诊断尿路感染的灵敏度和特异度，研究人员将每位尿沉渣阳性患者的尿标本送去进行培养（金标准），但从尿沉渣阴性患者中仅随机抽取 20％ 的患者进行尿培养。

基于人群的样本（population-based sample）：代表总体人群的样本人群。例如，全国健康和营养调查（the National Health and Nutrition Examination Survey，NHANES）提供了美国总体人群随机样本的数据，这就是基于人群的样本。

基于诊所或医院的对照（clinic-based control）：在病例对照研究中，选择与病例组来自相同诊所（或同一医生）的患者作为对照组。例如，调查人员在研究每周在人行道上跑至少 2 英里 ［1 英里＝1.6（千米）］与膝盖的放射性关节炎是否相关时，选择基于临床的对照。

基于社区的参与性研究（community-based participatory research）。社区参与研究的基本方法，其中社区利益相关者参与研究的各个方面，在学术和社区合作伙伴之间共享权力和治理。例如，亚裔美国人癌症意识、研究和培训项目是一项长期的、合作的、基于社区的参与性研究，旨在促进旧金山学术研究人员和社区合作伙伴对癌症的认识和预防。

基于实践的研究网络（practice-based research networks）：社区医生共同研究感兴趣的科研问题的网络。例如，基于实践的研究网络开展的腕管综合征初级治疗实践的研究说明大部分患者通过保守治疗得到改善。这与之前医学科研中心的文献结果相反，它的结论是大多数腕管综合征患者需要手术治疗。

基于医院的对照（hospital-based controls）：在病例对照研究中，在同一医院选择对照组与病例组。例如，在一项食用加工过的肉类是否与上消化道肿瘤有关的研究中，研究者采用与病例在同一医院治疗的非恶性胃肠道疾病患者作为基于医院的对照。

疾病谱偏倚（spectrum bias）：测试在样本中与在人群中的准确性不同的情形，因为样本中的疾病谱（影响灵敏度）或非疾病（影响特异度），不同于该测试将被应用的人群。例如，由于疾病谱偏倚，一个研究发现，比起应用于健康医学生，一种新的用于诊断食管癌的血清化验应用于中晚期食管癌患者是比较准确的，但与未诊断的吞咽困难的老年患者相比时表现不佳。

计数变量（count variable）：具有可表示为正整数的计数值的变量。例如，居住在一个家庭中的人数。

记录（record）：包含人员、处理、结局或事件信息在内的关系型数据库表单中的一行（最好由主关键字标识）。例如，研究参与者表格中可能对每个研究参与者只有一条记录，用研究编号作为主关键字，其他信息（如出生日期和性别）作为字段。

剂量-反应（dose-response）暴露（剂量）越大，结局程度或发生可能性（反应）越大的现象。如果暴露是保护因素，那么暴露越大，结局发生的可能性越小。例如，有研究报告了日照与黑色素细胞痣个数的剂量-反应关系。

假设（hypothesis）：阐述对研究结果信念的通用术语。例如，研究假设是长期使用抗癫痫药物与患口腔癌的风险增加有关。见词汇表零假设和研究假设。

假阳性结果 （false-positive result）：①在未患被检测疾病的患者中获得的假阳性检验结果。例如，对于一名没有患癌症或在 6 年随访中未发展为乳腺癌的患者，乳房 X 光检查报告显示癌症；这是一个假阳性结果。②在样本中发现的效应（即研究结果具有统计学意义）的研究结果在总体中不复存在。例如，尽管之后的研究表明吸烟不会增加患帕金森氏症的风险，但一项早期病例对照研究的假阳性结果表明吸烟会增加患帕金森病的风险（$P=0.03$）。

假阴性结果 （false-negative result）：①在患有被检测疾病的患者身上获得的假阴性检测结果。例如，尽管患者患有经病理证实的乳腺癌，但她的乳房 X 线照相检查报告为正常；这是一个假阴性结果。②未能在样本中发现在人群中存在的效应（即研究结果不具有统计学意义）的研究结果。例如，尽管之后的研究表明吸烟会增加卒中的风险，但早期的病例对照研究发现效应无统计学意义（$P=0.23$）；这是一个假阴性结果。

简单假设 （simple hypothesis）：只有一个预测变量和一个接近变量的假设。例如，研究人员将关于维生素对胃肠道疾病影响的复杂假设改写为一个简单的假设，即 25-羟基维生素 D 水平＜20 ng/ml 的人更容易患上憩室炎。

简单随机抽样 （simple random sample）：从抽样框中，通过随机过程选择一个样本，每个参与者都有相同的被抽中概率。例如，研究人员确定过去 6 个月在当地急诊室就诊的所有 5～10 岁儿童，给每个儿童分配一个 0～1 之间的随机数，然后选择随机数小于等于 0.5 的儿童。

健康保险流通与责任法案 （Health Insurance Portability and Accountability Act，HIPAA）：保护在日常医疗保健、计费、管理过程中收集的个人身份信息（见词汇表即受保护的健康信息）的美国法律。根据该条例，个人必须签署一份关于在研究项目中使用受保护的健康信息的授权书。例如，在将电子健康记录中的个人可识别信息用于研究阿尔茨海默病遗传学的研究之前，还需要获得患者的 HIPAA 授权。

健康使用者效应 （healthy user effect）：在观察性研究中发生的混淆，因为那些从事特定活动或使用特定产品的人可能比不使用特定产品的人更健康，因此他们似乎有更好的结局。例如，健康的人可能比那些不太健康的人更有可能使用跟踪体力活动的设备。由于健康使用者效应，对结果的评估可能会显示，该设备的使用者的心血管疾病死亡率可能会降低——即使该设备本身没有效果。

健康素养 （health literacy）：个人能够获取、处理和理解基本健康信息的程度。例如，建议用 "armpit"（胳肢窝）替换 "axilla"（腋窝），用 "vomiting"（吐）替换 "emesis"（呕吐），以使那些健康知识水平为平均值的人能够理解研究问卷

交叉 （crossover）：①通常在临床试验中，用于描述参与者在研究期间从一组开始（比如，常规治疗组），然后转到另一组（比如，阳性治疗）的术语。最常见的情况发生在阳性治疗涉及手术时。例如，15％的前列腺肿瘤参与者最初被分配到观察等待组，然后在试验期间交叉到另一组接受放射治疗或手术。②更普遍地意义上，随着时间的推移，从一个暴露水平到另一个暴露水平的任何变化都称为交叉。例如，在关于急诊科滑板损伤风险因素的

病例交叉研究中，询问参与者他们是否在受伤当天和前一天观看了滑板视频，以了解从一天的暴露到下一天暴露是否存在交叉。

交叉研究（crossover study）：在这种研究设计中，所有的研究参与者从治疗（或对照）组转换到另一组，通常发生在研究开展一半时。有时，两个阶段中会有一个洗脱期。这种可以让所有研究参与者接受阳性治疗的研究设计，仅适合在治疗后会恢复到基线水平的疾病。例如，注意缺陷多动障碍患者参与了一项交叉研究，以比较一种新药与安慰剂对症状的治疗效果。

交互（interaction）：长期以来，这个概念被用作效应修饰的同义，但它现在意味着效应修饰是结局的一个原因。例如，调查人员报告称，吸烟、石棉暴露和癌症之间存在交互作用，因此石棉导致吸烟者癌症风险的增加比不吸烟者要高。

交互项（interaction terms）：在多变量分析中，如线性或 logistic 回归，交互项除了单独作用，还用于估计两个或多个预测变量的组合效应对结局的"额外"影响。对于二分类预测变量（其值为 0 或 1）来说，交互项是最容易理解的，取决于潜在的风险模型。例如，在乘积风险模型下，如果男性使患膀胱癌的风险增加 2 倍，吸烟使风险增加 5 倍，那么吸烟的男性的风险应该是不吸烟的女性的 10（2×5）倍。在模型中包括一个交互项［例如，男性(值＝1)×吸烟(值＝1)＝1］，可以用来确定男性和吸烟组合导致的风险（大于或小于 10 倍的风险增加）。

焦点小组（focus groups）：一种涉及少数参与者的小组访谈，根据他们对研究课题所提供意见的能力来选择这些参与者。例如，研究人员在医疗服务提供方和患者中实施了焦点小组访谈，以了解他们对医院禁止含糖饮料计划的感受。

校准度（calibration）：①确保仪器提供一致读数的过程；通常通过测量已知标准，然后对仪器进行相应调整（校准）来完成。例如，婴儿用的秤通过称重 3 kg 的钢块对体重计进行每月一次的校准。②一个事件的预测概率与观察到的概率相匹配的程度。校准通常使用图表进行可视化，其中 x 轴为预测的概率，y 轴为观察到的概率。例如，美国心脏病学会的合并队列方程经常用于估计 10 年心血管事件风险，以指导他汀类药物治疗决策。然而，这些方程可能无法良好地预测较新的更现代的人群队列，可能高估了未来心血管事件的风险。

阶梯楔形设计（stepped wedge trial）：是整群随机设计的衍生设计，即一个群或一组群被随机分配开始接受干预的顺序，而不是被随机分配到干预组或对照组。在基线期的数据收集之后，群在设定的时间间隔（称为阶梯）随机开始干预，并继续干预直到试验结束。例如，研究者使用阶梯楔形设计在一个专业护理机构的 12 个病房中研究鼓励洗手的可穿戴设备的效果。

接受治疗分析（as-treated analysis）：对临床试验数据的分析，按照参与者实际接受的治疗（干预或对照），而不是被随机分配给他们的治疗来分析参与者的结局。例如，考虑一项随机试验，将儿童复发性中耳炎的外科手术（鼓室造孔术和引流管放置）与药物管理（抗生素）进行比较。在研究的接受治疗分析中，随机分配到药物管理组但接受手术的参与者将被纳入手术组，而随机分配到手术组但未接受手术的参与者则被纳入药物管理组。见词汇表符合方案分析和意向性治疗分析。

结构效度（construct validity）：用于描述测量与该特征理论定义（"结构"）的一致程度的术语。例如，认为某种用于测量社会焦虑的量表具有结构效度，因为那些被朋友描述为"风趣"和"外向"的人群和被描述为"害羞"和"不喜欢参加聚会"的人群的测量值有很大差异。见词汇表内容效度和效标效度。

结局（outcome）：研究终点的通用术语，如死亡或出现某种疾病。例如，在一项关于放射外科治疗是否对孤立性脑转移瘤患者有益的研究中，专业护理机构的参与者被随访发生死亡或肿瘤位置改变的情况。

结局变量（outcome variable）：每个参与者结局的正式定义。例如，在一项研究不同类型运动对体重和身体成分影响的研究中，结局变量被定义为以千克度量的体重改变（从基线到 1 年后的最终测量），以及同时期以厘米度量的腰围改变。

截止（closed-out）：研究中对参与者进行最后访视或数据收集结束的时间。例如，研究截止程序规定，在最后一次研究访视后，所有参与者应发送研究期间完成的所有实验室测试结果。

解释（interpretation）：在定性研究中，对定性数据的实证分析，强调对其背景丰富的社会现象的全面理解。例如，当分析师进行解释性访谈时，他们会用自己的判断来确定关键点，并对患者的经历生成一段叙述。

金标准（gold standard）：确定一个患者是否有特定的疾病或结局的一种明确的方法。例如，髋部骨折的金标准需要一个审阅了相关髋部的所有放射图像的经委员会认证的放射科医生进行确认。

进入标准（entry criteria）：见词汇表选择标准。

精确度（precision）：表示对某变量每次重复相同的测量得到一样测量值的程度。对某变量测量的可重复程度，即在相同条件下每次测量几乎可以获得相同值，例如，在测量中性粒细胞计数绝对值时，自动细胞计数器可以得到比显微镜观察白细胞精确得多的估计。见词汇表准确度。

具体目标（specific aims）：在研究方案中，对研究目标的简要陈述。例如，一项研究睾酮对男性骨矿物质密度影响的随机试验的具体目标可能是："检验如下假设：与接受安慰剂的男性相比，那些接受睾酮贴片的男性在 3 年的治疗内将有更少的骨质丢失。"

绝对风险降低（absolute risk reduction）：某种治疗措施降低结局发生风险的数量。它被定义为未治疗者的风险减去被治疗者的风险，它的倒数是需要治疗的患者数量（如果治疗增加了风险，风险降低将是负的；在这种情况下，直接删去负号，称之为绝对风险增加。绝对风险增加的倒数有时被称为"需要伤害的患者数量"）。例如，妇女、婴儿和儿童特别补充食品计划（WIC）将低出生体重的风险从 10% 降低到 6%，绝对风险降低了 4%。（Buescher PA, Larson LC, Nelson MD, Lenihan AJ. Prenatal WIC participation can reduce low birth weight and newborn medical costs: a cost-benefit analysis of WIC participation in North Carolina. J Acad Nutr Dietetics. 1993; 93: 163-166.）

均等（equipoise）：对于随机试验中哪一组更优存在不确定或争议，使得研究者相信允许参与者的治疗由随机化决定不会对参与者造成伤害。例如，专家和临床医生对引导成像是否对治疗哮喘有效持均等态度。

均数的标准误〔standard error（of the mean）〕：用于估计样本中连续变量均数的精确度，取决于标准差和样本量（的平方根）。例如，研究者报告队列中 400 名男性的平均年龄为 59 岁，标准差为 10 岁，标准误为 0.5 岁。

Kappa：衡量两个（或多个）观察者对某现象是否发生的结论一致程度的统计术语（超出了预期的边际值）。数值从－1（完全不同）到 1（完全相同）。例如，比较两个病理学家用肝活检标本诊断肝硬化的一致性的 Kappa 值为 0.55。

K 折交叉验证（K-fold cross validation）：对于可能因过拟合而被夸大的模型性能估计的验证方法。例如，在一个 10 折交叉验证中，样本将被分为 10 组。每次推导模型时都排除 10 组数据中的 1 组。将推导出 10 个独立的模型，模型性能的估计是基于 10 个不同的验证组的预测值和观测值。

卡方检验（chi-squared test）：用于比较两个（或多个）构成比之间是否有统计学差异的统计学方法。例如，每周锻炼两次以上的人与锻炼不频繁的人相比，痴呆发生率是否相同，使用卡方检验比较两组风险是否有统计学差异。

开放式问题（open-ended questions）：可以激发自由形式或开放文本答案的问题，例如调查人员问了一个开放式问题："你认为我们社区面临的最大的健康威胁是什么?"，允许用自己的话来回答问题。见词汇表封装式问题。

可获得人群（accessible population）：研究者可以获取的一组人，并且他们可被选择且愿意参与研究。例如，研究可获得人群为 2013 年 1 月 1 日至 2014 年 6 月 30 日期间，在 Longview 医院接受了治疗的乳腺癌女性患者。见词汇表预期样本和目标总体。

可靠度（reliability）：见词汇表精确度。

可信区间（credible interval）：一种基于研究结果和给定的先验分布来总结治疗效果的后验分布的方法。通常，但不一定是最高后验密度区间。例如，在一项减肥药物的研究中，如果 95％可信区间为－4.6～－1.5（kg），则该药物的效果介于这两个数字之间的概率为 0.95。

可重复性（reproducibility）：在被测量特征或现象本身未改变的前提下，对相同特征或现象的重复测量产生相同结果的程度。例如，如果一个婴儿体重秤每次称 3 kg 法码时，结果均为 3.000 kg，则会给出高度可重复性的结果。请注意，可重复性与准确性不同；如果每次结果均为 3.047 kg，体重秤也会给出高度可重复性的结果。

可重复性研究（reproducibility study）：一种以测量的可重复性为主要研究问题的研究，通常比较相同的人或机器进行多次测量的结果（观察者自身的可重复性），或不同的人或机器进行相同测量的结果（观察者间的可重复性）。例如，研究者让两名研究助理对一个开放式问题的答案进行编码，以对他们的编码进行可重复性研究。

快速伦理审查（expedited IRB review）：某些对参与者风险最小的研究可能会由伦理审查委员会（IRB）的一名成员而不是全体委员会进行快速审查。例如，一项从参与者身上采集鼻拭子以确定病毒感染的研究得到了快速伦理审查。

框架分析（framework analysis）：一种演绎分析方法，其中来自案例研究的数据以表格形式排列，其中每一行代表一个研究概念，每一列代表一个案例。例如，研究者使用框架分析来比较不同诊所对新政策倡议的反应

logistic 回归模型（logistic regression model）：用于估计一个或多个预测变量对二分类结局变量影响（用比值比表示）的统计方法，该方法可以调整其他预测变量和混杂变量的影响。例如，在 logistic 回归模型中，在调整了年龄、血压和糖尿病后研究发现，男性卒中的风险是女性的两倍，黑人卒中的风险是白人的 3 倍。

乐观的先验分布（optimistic prior distribution）：一种先验分布，在这种分布中，一种治疗被认为是有效的，它通常在狭窄的范围内，因为已经对研究问题进行了一些相关研究。例如，研究类似二甲双胍的新药疗效的研究者使用了乐观的先验分布。它呈钟形，以血糖水平下降 30% 为中心，大部分分布在 20%～40%。

联合干预（cointervention）：在临床试验中，发生在随机分组后，且不是所研究干预的干预，会影响结局发生可能。共存干预在研究组间的不同发生率会导致结局发生偏倚。例如，人们很难解释比较颈动脉支架植入（与手术相比）对术后卒中影响的研究结果，因为支架植入组的参与者更有可能接收长期抗凝治疗。

类实验（准-随机）设计（quasi-experimental（quasi-randomized）design）：一种不特别严格的研究设计，比较干预措施对实施干预前后测量结果的影响。例如，在一项类实验试验中，研究者比较了给小学生平板电脑前后他们的阅读能力。见词汇表前后对照研究。

累积发病率（cumulative incidence）：见词汇表发病率。

离散变量（discrete variable）：一种只有几个整数值（正数或负数）的变量。许多连续变量可作为离散变量。例如，过去一年的体重变化记录为最近的磅数，这是一个离散变量。见词汇表计数变量和连续变量。

李克特量表（Likert scale）：一个问题的一组答案（通常为 5 个）提供了类似间隔的选择范围。例如，问题"你有多大可能回到这个急诊室寻求治疗？"的潜在答案如下：非常可能、有点可能、一般、不太可能、非常不可能。

理解备忘录（memorandum of Understanding，MOU）：指定工作范围的文件，包括预期的产品和任务（"可交付成果"）和一般时间表，由双方创建并签署。例如，研究者所在的学术机构和合作的社区组织准备并签署了一份理解备忘录，以提供合作结构，包括项目每个阶段的相关里程碑和付款。

利益冲突（conflicts of interest）：研究者的主要利益应该是为重要的科学问题提供有效的答案和保护参与者的安全。当研究者有了与这些目标相冲突的其他利益，并可能导致研究中的偏倚、损害其客观性或破坏公众信任时，就会产生利益冲突。例如，一位就职于一家开发了一种测量焦虑的新设备的公司的科学顾问委员会的研究者，如果被要求审查一篇关于一种替代设备的文章时就会产生利益冲突。

连续变量（continuous variable）：理论上，这种测量值有无限个可能的取值。在实际中，这个术语是指"许多"（如 10 个或更多、20 个或更多）个可能的取值。例如，使用水银血压计测量的收缩压值作为一个连续变量，单位为毫米汞柱。见词汇表分类变量、二分类变

量、离散变量。

连续抽样（consecutive sample）：一种研究抽样技术，研究参与者一个接一个地被选入研究直到达到样本量。通常用于预期样本；也可以在医疗记录检查时用于实际样本，因为可能不需要知情同意。例如，研究者采用连续抽样来检查到风湿门诊就诊的前 100 名类风湿关节炎患者的病历，起始的就诊日期为 2013 年 1 月 15 日。

两样本 t 检验（two-sample t test）：用于比较样本中某个变量的平均值与另一个样本的平均值的统计检验。例如，研究者发现参与者使用橄榄油营养补充品增加平均值为 10 mg/dl 的高密度脂蛋白胆固醇水平，而使用安慰剂增加 2 mg/dl（两样本 t 检验，$P = 0.14$）。见词汇表单样本 t 检验。

量表（scale）：通过多个打分的问题并组合为一个量表来测量抽象概念的一种常用方法。例如，测量生活质量的 SF36 量表包括 36 个问题，组成与功能性健康和幸福感有关的 8 个量表。（SF 代表 "简表"）。见词汇表李克特量表。

疗效（efficacy）：虽然这个术语没有标准的定义，我们用它来衡量在随机试验中干预效果的好坏，而不是它在医疗实践中效果的好坏。例如，一个临床实验报道组织型纤溶酶原激活物（tPA）可以降低急性脑卒中患者 25％ 的发病率和死亡率。见词汇表有效性。

临床前研究（preclinical study）：在干预措施进行人体试验前进行的研究。这类试验可能包括细胞、组织或动物。例如，美国食品药品监督管理局要求在两种不同种类的动物中进行临床前研究，以在新药被用于人体前证明其安全性。

临床试验（clinical trial）：在这种研究设计中，参与者接受两种不同干预中的其中一种（至少）。通常（而且最好），干预是随机分配的，由此产生了随机临床试验（randomized clinical trial）。例如，研究者开展一项临床试验来研究使用青霉素进行预防性治疗是否可以在口腔治疗过程中降低心脏瓣膜异常患者发生细菌性心内膜炎的风险。见词汇表随机盲法试验。

临床数据管理员（clinical data managers）：负责创建数据录入表单、管理和监查数据收集过程以及整理并提取分析数据的专业人员通常用于那些准备申请药物或器械监管批准的临床试验。例如，一个临床数据管理员可能会通过检举发现的研究不当行为而获得收益。

临床预测模型（clinical prediction model）：一种结合多个预测变量（包括存在或不存在的各种迹象或症状，以及医学检验结果）的算法，用于估计某一特定疾病或结局发生的可能性。例如，研究者开发了一种临床预测模型，根据绝经期女性先前发生骨折的信息、摔倒的特征（如果发生的话）、前臂体格检查情况来对诊断腕部骨折一般来说，进展期疾病的灵敏度更高。

灵敏度（sensitivity）：诊断试验呈阳性的患病受试者的比例（"疾病为阳性" 或是 PID）。例如，与活检病理结果相比，血清前列腺特异性抗原检测结果≥4 ng/ml 对检测前列腺癌的灵敏度约为 20％；换句话说，20％ 的前列腺癌患者其前列腺特异性抗原≥4 ng/ml、对于高分级前列腺癌，前列腺特异性抗原≥4 ng/ml 的灵敏度约为 50％，说明大约一半的高分级前列腺癌男性的前列腺特异性抗原≥4 ng/ml。另见词汇表似然比、阴性预测值、阳性预测值和特异度。

零假设（null hypothesis）：研究假设指定比较的组间无差异。例如，零假设为血脂水平正常的参与者中服用他汀类药物的试验组与服用安慰剂的对照组发生跛行的风险是相同的。

流行病学（epidemiology）：决定研究人群中疾病或其他健康结局的频率和决定因素的科学。例如，某课题研究城市内部持枪暴力的流行病学。

流行病学家（epidemiologist）：按年龄和性别分类的临床研究者。例如，本书作者之一（但我们没有说是哪一个！）。

率（rate）：一种随时间变化的风险测量，定义为出现结局的参与者人数除以暴露于风险中的人时。例如，非酒精性脂肪肝患者发生肝硬化的率为 7/1000 人年。见词汇表风险率。

率比（rate ratio）：暴露组（或治疗组）的结局发生率与未暴露组（或未治疗组）结局发生率的比值。当随访时间不均等时，相较于风险比，率比是更好的指标，因为率比解释了时间的差异。例如，在插入中心导管时使用检查表可将每 1000 导管日的血流感染率从 5.9 降低到 3.8，率比为 3.8/5.9＝0.64。（Wichmann D，Belmar Campos CE，Ehrhardt S，et al. Efficacy of introducing a checklist to reduce central venous line associated bloodstream infections in the ICU caring for adult patients. BMC Infect Dis. 2018；18（1）：267.）

伦理审查豁免（exempt from IRB review）：不需要伦理审查委员会（IRB）审查的研究，如调查和访谈，以及对已鉴定的现有记录和标本的二次分析。例如，拟开展对医学生的调查，以确定他们对进行临终讨论的准备程度，被确定为伦理审查豁免。

伦理审查委员会（Institutional review board（IRB））：负责审查研究计划，以确保研究在伦理上可接受，并确保研究参与者的获益和权利得到保护的委员会（有时被称为独立伦理委员会、伦理审查委员会、人类研究委员会、或研究伦理委员会）。伦理审查委员会有权否决或要求修改研究计划。例如，大学伦理审查委员会拒绝批准某项研究，因为该研究没有为参与者隐私提供足够的保护。

meta 分析（meta-analysis）：将有类似预测变量和结局变量的一些研究的结果合并为单一汇总结果的方法。例如，一项纳入 9 篇发表研究的 meta 分析发现高出生体重与患哮喘的风险增加 20％相关。

meta 回归（meta-regression）：分析一个研究的选定特征如何影响其结果的统计方法。例如，一项 meta 回归分析了 30 项他汀类药物的随机试验，以确定年龄的增长是否预示着较差的疗效，同时调整了其他研究特征，如参与者中男性的比例和同时服用阿司匹林的比例。

盲法（blinding）：通常是在随机试验背景下，用于确保参与者、治疗医生和（或）研究者不知道参与者被分到哪一组（如干预组或对照组）的程序。也称为掩盖，尤其是在眼科学研究中。例如，通过使用完全一样的安慰剂，并将参与者分配名单另行保存，可以对参与者和研究者（包括研究助理）设盲，令他们不清楚哪些参与者接受阳性药物治疗。

孟德尔随机化（Mendelian randomization）：通过利用影响风险因素或治疗的易感基因的随机遗传来提高因果推断的技术。例如，在研究产妇使用对乙酰氨基酚和儿童哮喘之间的因果关系时，该关联在观察携带谷胱甘肽 S-转移酶 T1 基因型的母亲时明显增强，该酶参与对乙酰氨基酚的代谢解毒。（Shaheen SO，Newson RB，Ring SM，Rose-Zerilli MJ，Holloway JW，Henderson AJ. Prenatal and infant acetaminophen exposure，antioxidant gene polymorphisms，and childhood asthma. J Allergy Clin Immunol. 2010；126（6）：1141-8. e7.）

免费延期（no-cost extensions）：在结束研究经费支持后的一段时期，预算盈余资金可以用来完成或延缓研究资助中描述的工作。例如，美国国家卫生研究院（NIH）批准了一项为期 6 个月的免费延期，以便研究人员可以完成数据分析和手稿准备。

描述性研究（descriptive study）：①在定量研究中，指一种不探索关联，不进行假设检验或比较的研究。例如，研究者进行一个关于学龄前儿童肥胖发生率的描述性研究。见词汇表分析性研究。②在定性研究中，有足够的知识来关注某个领域，但还不足以制定全面的方案，例如研究人员希望将一个研究工具或方案适应于一个新的目标人群。例如，研究者进行了一项描述性研究，考察了为什么在另一个地点奏效的基于工作的体重管理计划的招募参与者不到预期人数的 10%。见词汇表比较研究和探索性研究。

民族志（ethnography）：一种记录群体、团队、组织或社区的社会互动和行为的方法，以提供对文化丰富、全面的分析。例如，一项人类学研究跟踪外科住院医生，探索他们如何学会理解不同类型的错误。

敏感性分析（sensitivity analysis）：使用不同的方法（如替代的预测或结果变量的定义、不同的统计测试），以确定是否主要分析的结果是稳健的。例如，在选择性 5-羟色胺再摄取抑制剂对抑郁症影响的临床试验的 meta 分析的敏感性分析中，当分析仅限于高质量试验时，研究者可能只纳入至少有 90% 的随访率的双盲试验以证明结果是稳健的。

名义变量（nominal variable）：没有逻辑顺序的一类分类变量。例如，宗教信仰（佛教、基督教、印度教、犹太教、穆斯林、其他宗教、无宗教）就是名义变量。见词汇表有序变量。

目标总体（target population）：研究者希望将研究结果外推到一个大的用临床和人口学特征定义的人群。例如，研究者所在医院开展儿童哮喘新治疗药物研究的目标总体是全球患有哮喘的儿童。

目的性抽样（或选择）[purposeful sampling（or selection）]：一种抽样方法，以系统、非概率的方式选择研究参与者，旨在探索感兴趣的研究主题。例如，在一项以患者为中心的医疗之家的研究中，研究人员采访了特定的诊所管理人员和一线人员，以确认该政策是如何实施和取消的。

纳入标准（inclusion criteria）：研究潜在受试者必要的属性列表。例如，一项研究的纳入标准为 18～65 岁、生活在旧金山、无抑郁症病史。见词汇表排除标准。

内部验证（internal validation）：对来自与推导模型相同的可获得总体的参与者样本进行验证（通常是临床预测模型）。例如，新生儿败血症预测模型使用巢式病例对照研究中的一半病例建立模型，然后在另一半病例进行了内部验证。

内部一致性（internal consistency）：多条目评价量表中不同条目产生相互关联的程度。例如，如果所有被设计用来测量相同的一般结构的问题都产生了相似的分数，那么一个问卷将具有很高的内部一致性。

内部真实性（internal validity）：即研究结果与该研究中所发生的情况的一致程度。例如，研究者在基线时使用自动血压计测量 3 次血压，并在研究结束时再次测量血压，以支持他们结论的内部真实性，即冥想在降低升高的收缩压方面并不比阅读诗歌更有效。

内容效度（content validity）：用于描述某种测量代表待研究现象的几个方面的程度的术语。例如，认为某一测量失眠的量表有内容效度，因为测量了总睡眠时间、夜间觉醒情况、晨间早醒、次日精神状态和日间嗜睡程度。见词汇表结构效度和效标效度。

捏造数据（fabrication）：制作编造数据或结果并记录或报告。例如，当研究者在一个许多人可以访问和监督原始数据和数据分析的团队中工作时，捏造数据的可能性较小。

P 值（P value）：如果抽取样本在总体中没有影响（即零假设是真的），在某项研究中发现效应的概率（更精确地说，是检验统计量的值）等于（大于）偶然性。例如，如果无效假设是喝咖啡与心肌梗死的风险无关，并且研究发现喝咖啡的人患心肌梗死的相对风险是不喝咖啡的人的 2 倍（$P=0.10$），意思是如果喝咖啡和心肌梗死实际上没有关系的话，本研究中相对危险度为 2.0 或更大的可能性为 10%。

排除标准（exclusion criteria）：用以防止某些潜在受试者进入研究的属性列表。例如，某研究的排除标准是在过去的两年中曾使用抗抑郁药物进行治疗，目前使用 α 受体阻断药或 β 受体阻断药，并且阅读英语无法达到六级水平。见词汇表纳入标准。

配对（pairwise matching）：基于相似或相同匹配变量值，将一名对照与一名病例（或者，不太常见的是，一名暴露与一名未暴露者）进行匹配，以控制这些变量的混杂效应。例如，在一项将持久性有机污染物暴露作为先兆子痫危险因素的病例对照研究中，每名先兆子痫女性（病例）与一名年龄（2 岁以内）和孕前体重指数（$<3\,kg/m^2$）相同但未发生先兆子痫的女性（对照）进行匹配。

配对测量（paired measurements）：以某种方式连接的测量方式，如同一个人的不同侧面，双胞胎的不同个体，或（最常见地）相同研究参与者在不同时间点（如干预前后）的情况。例如，在一项关于锻炼项目对 2 型糖尿病患者糖化血红蛋白水平的影响的研究中，糖化血红蛋白的配对测量包括基线测量和锻炼 3 个月后的再一次测量。

碰撞（collider）：见词汇表对共同效应的限定。

匹配（matching）：在一个研究组中选择在某些属性上与另一研究组相似的参与者的过程。例如，在一项布鲁氏菌病危险因素的病例对照研究中，对照按年龄（3 岁以内）、性别和居住地与病例相匹配。另一个例子是，在一项关于使用安全带对车祸中重伤或死亡风险影响的队列研究中，使用安全带的人与同一辆车上未使用安全带的其他乘客进行了比较，从而匹配车祸类型、一天中的时间和速度等属性。见过度匹配。

偏倚（bias）：由于研究设计、实施或分析阶段的缺陷而导致测量或关联估计发生系统误差。例如，由于研究参与者对有毒化学物质暴露记忆的偏倚，导致白血病患者比对照组研究对象更可能报告使用杀虫剂。

剽窃（plagiarism）：一种学术不端行为，指调查人员在没有得到授权的情况下使用他人的想法、结果或文章。例如，在没有恰当标注出处的情况下使用其他研究人员关于某种新测量方法的描述就构成抄袭。

平均值（mean）：在样本或总体中的连续变量的平均值，计算方法为变量所有取值之和除以研究参与者数目。例如，287 名中年女性的平均血清胆固醇水平为 223 mg/dl。见词汇表中位数和标准差。

频率论分析法（frequentist analysis）：一种常用的研究设计和数据分析方法，研究人员确定研究结果检验统计量的 P 值，并将其与预先设定的统计显著性水平 alpha 进行比较。它是基于在无效假设为真的情况下，来计算结果发生的频率；频率论不使用任何关于结果可能性的先验信息（例如，类似研究问题的其他研究结果）。例如，应用频率论分析法，研究人员得出结论，新的手术治疗使早期胰腺癌患者的 5 年死亡率降低了 10%（$P = 0.003$）。参见贝叶斯分析。

平台试验（platform trial）：属于一种适应性临床试验设计，同时有每个独立试验的研究方案和主方案以支持同时或序贯评估多重干预。例如，I-SPY 2 是一项平台试验，比较了一系列新药联合标准化疗和单独标准化疗治疗乳腺癌的疗效。

Ⅰ期试验（phase Ⅰ trial）：试验的早期阶段，通常是不设盲、不设对照，在小部分人体志愿者中逐步增加剂量测试治疗的安全性。例如，治疗绝经期潮热的某种新药的 Ⅰ 期试验通常招募少数志愿者（伴有或不伴有潮热）接受剂量逐步增加的药物，来确定其对全血计数、肝肾功能、阳性体征和症状的影响，以及其他非预期的不良反应。

Ⅱ期试验（phase Ⅱ trial）：测试一定范围内剂量的新疗法治疗的副作用、生物标志物和临床结局影响的小型随机（最好设盲）试验。例如，Ⅰ 期试验已被证明安全性的治疗潮热的新药的 Ⅱ 期试验可能要招募小部分具有潮热症状的绝经妇女，将她们随机分配到 2~3 个不同剂量的新药组和安慰剂组，然后对其进行随访以确定潮热的频率和药物的副作用。

Ⅲ期（关键环节）试验（phase Ⅲ (pivotal) trial）：足够大型的测试新疗法有效性和安全性的随机（最好设盲）试验。例如，如果治疗潮热的新疗法的最佳剂量已在 Ⅱ 期试验时被估计好，而且新疗法的安全性可接受，下一步就是对有潮热症状的绝经妇女进行随机分配到新疗法和安慰剂组，并对潮热症状和不良反应随访的大型 Ⅲ 期试验。

Ⅳ期试验（phase Ⅳ trial）：可以是或不是随机试验的大型研究，在药物被监管机构［如美国食品药品监督管理局（U. S. Food and Drug Administration，FDA）］批准后进行，通常用来确定药物比 Ⅲ 期试验时间更加长的安全性。例如，治疗绝经期潮热的新药被 FDA 批准后，Ⅳ 期试验可能需要招募比 Ⅲ 期试验中潮热症状稍不严重的女性。

期中监查（interim monitoring）：在收集临床试验数据时间断性监测数据，以确定是否应提前停止研究或更改方案以保护参与者的安全。例如，在一项用 3 种抗心律失常药物（与安慰剂相比）抑制心肌梗死幸存者室性异位心律的试验中，期中监查发现干预组的死亡率远高于安慰剂组，因此试验停止。（Echt DS, Liebson PR, Mitchell, LB, et al. Mortality and morbidity in patients receiving encainide, flecainide, or placebo—the cardiac arrhythmia suppression Trial. N Engl J Med. 1991；324：781-788，and The Cardiac Arrhythmia Suppression Trial II Investigators. Effect of the antiarrhythmic agent moricizine on survival after myocardial infarction. N Engl J Med. 1992；327：227-233.）

前测概率（pretest probability）：见词汇表先验概率。

前后对照研究（或试验）设计［before-after study（or trial）design］：用于比较某干预使用前后结局的研究（有时称为事前设计）。例如，研究者比较了某干预前后重症监护室导管相关尿路感染的发生率，以减少导尿管的不当使用。

前后设计（Pre-post design）：见词汇表前后研究（或试验）设计。

前期数据（preliminary data）：在研究开始前收集的数据可以提供有关该研究将会成功的可能性的信息。例如，调查人员通过联系符合该研究的纳入和排除标准的人，收集了关于其招募计划的有效性的初步数据。他们发现，在所联系的 20 人中有 15 人对这项研究非常感兴趣，这表明这项研究将能够招募到 400 例样本。

前瞻性队列研究（prospective cohort study）：一种研究设计，其中一组确定的研究参与者（队列）有预测变量的基线值，随后随访一段时间以获得特定结局。例如，护士健康研究属于女性常见疾病危险因素的前瞻性队列研究。队列由美国注册护士组成，而且结局包括心血管疾病、癌症和死亡。

倾向性评分（propensity score）：参与者具有预测值变量某特定值的估计概率，通常是接受某特定治疗的概率。控制倾向评分（例如通过匹配、分层或多变量分析）是通过指征处理混杂的一种方法：研究者创建多因素模型来预测治疗的可能性，而不是调整所有与结局有关联的因素。然后，每个参与者有一个可预测的可能性被分配到治疗组（倾向评分），这在评估治疗与结局关联时将其作为唯一的混杂因素。例如，研究者用倾向评分调整与阿司匹林使用有关的因素来确定阿司匹林使用与结肠癌之间的关联。

区组随机（blocked randomization）：一种将研究参与者按照预设大小（如 4 或 6）的区组（组）分配到指定干预组的方法，以确保将相似数目的研究参与者被分配至干预组和对照组。通常在多中心研究中使用，研究者希望每一个分中心的干预组和对照组总人数相近。例如，每个诊所的患者以每 6 人为一个区组，将其随机分配至治疗组或对照组，从而保证每组的研究参与者人数相差在 3 以内。见词汇表分层区组随机。

去标识数据（deidentified data）：去除所有可能识别出研究参与者身份信息的数据。该术语在《健康保险流通和责任法案》中有特定的法律含义，涉及 18 种标识符的清除。相较于已标识数据，将来源于卫生保健服务的去标识数据应用于研究所遇到的法律障碍会更少。例如，调查人员从当地教学系统获得了一组去标识数据组成的数据集，来研究学龄前儿童在精细运动技能测试中的表现是否会影响其三年级学生随后的阅读理解能力。

缺少信息支持的先验分布（uninformative prior distribution）：一种对治疗效果的可能程度表示不相信——在给定范围内所有治疗效果的可能性都是相等的——通常是因为尚未对研究问题进行相关研究的先验分布。例如，在一项研究一种新型降压药对血清肌酐水平影响的试验中，研究人员使用了缺少信息支持的先验分布；它呈长方形，肌酸酐水平从增加 40％ 延伸到下降 40％。

缺失数据（missing data）：研究期间，无论是基线期还是随访期间，未收集的数据。通常是基于部分参与者而不是所有参与者收集了数据。例如，调查人员担心，关于乙醇摄入的资料有较大比例（34％）的研究参与者缺失数据，可能会给关于跌倒危险因素的研究带来偏倚。

ROC 曲线（receiver operating characteristic（ROC）curve）：一种量化诊断试验准确度并图解不同阈值下测试为阳性结果的灵敏度与特异度的图形化技术。该曲线展示了几个试验阳性截点值所对应的灵敏度和特异度，Y 轴代表真阳性率（灵敏度），X 轴代表相应的假阳性率（1－特异度）。ROC 曲线下面积取值从 0.5（代表无效测试）到 1.0（代表好的测试），该指标用于总体评价诊断试验的准确度。例如，用腹部超声测量阑尾直径，以诊断 5～15 岁儿童阑尾炎的 ROC 曲线下面积为 0.85。（Pedram A，Asadian F，Roshan N. Diagnostic accuracy of abdominal ultrasonography in pediatric acute appendicitis. Bull Emerg Trauma. 2019；7（3）：278－283.）

人时（person-time）：在研究或人群中处于风险中的每个参与者的时间数量总和，作为计算发病率的分母。也可以计算为处于某项结局风险的研究参与者数量乘以他们处于风险的平均时间。例如，随访平均暴露于风险 2.5 年的 1 000 个研究参与者的总人时为 2 500 人年，然而 5% 的研究参与者仅随访了 1 个月甚至更短时间。见词汇表发病率。

弱势研究参与者（vulnerable research participants）：那些在研究中可能存在更大风险被不符合伦理方式对待的群体。如儿童和囚犯，以及很难理解研究获益和风险或容易受到不正当影响的人。例如晚期痴呆患者是弱势研究参与者。

三角互证（triangulation）：对多种类型的数据（来自访谈、观察或定量数据）进行比较，以增强发现的细微差别、准确性或可信度。例如，在进行访谈和直接观察后，研究人员使用三角互证法来更全面地理解手术室团队的不同成员对手术超时的反应。

删失（censoring）：在纵向研究中，失去随访、不再有风险或在研究结束前没有发生结局事件的研究参与者，缺乏的关于研究结果的完整信息。在发生删失的研究参与者中，由于生存时间大于随访时间，其结局事件发生的时间或生存时间是未知的。例如，在一项关于子宫癌危险因素的研究中，参与者在子宫切除术时发生删失。

设立对照的前后研究（controlled before-after study）：在干预前后同时测量两组参与者的结局。例如，在一项设立对照的前后研究中，比较了在制定和没有制定儿童汽车座椅法的州制定法律前后儿童受伤率的变化。

设盲（masking）：见词汇表盲法。

社区参与工作室（community engagement studio）：为研究项目的特定方面提供及时反馈的社区利益相关者小组。例如，一名研究干预措施以改善越南裔美国人乳腺癌症筛查的调查人员将受益于社区参与工作室中越南社区不同成员（包括乳腺癌症患者及其护理者、医疗保健工作者和其他地方领导人）提出的研究设计和实施建议。

社区参与研究（community-engaged research）：以研究为导向，该项目旨在满足社区的需求，并在学术调查人员和社区利益相关者之间进行不同程度的合作。例如，对于如何提高筛查率较低的社区的乳腺癌筛查率等问题，一个社区参与的研究项目将受益于当地的认知水平和投入。

社区宣传（community outreach）：一种强度适度且通用的策略，用于通过向社区成员提供关于拟开展研究的必要性和理由的信息来吸引他们，通常用于帮助参与者的招募和维持。例如，调查人员可以通过对他们正在进行的一项关于老年移民社区痴呆症预防的新研究进行教育讲座来进行社区宣传，以加强人们对这个问题的认识。

社区咨询委员会（community advisory board）：来自不同学科领域的代表在研究早期被召集起来，并对研究项目的许多方面提供持续的意见和反馈。例如，一个社区咨询委员会将开展一项新的研究，调查孟加拉国社区心血管健康的社会决定因素，并就收集措施、社区参与和招募方法，如何向社区传播与文化相关的研究结果，以及从当前研究中可能演变而来的未来研究问题提供支持。

生存分析（survival analysis）用于比较组间发生结局时间（不一定存活与否）的一种统计学方法。例如，在比较冠状动脉旁路术与经皮冠状动脉血管成形术在预防心肌梗死和死亡的随机试验中，使用生存分析比较两组从开始接受治疗到发生结局的时间。

生态学谬误（ecologic fallacy）：种群比较时存在关联，但个体比较时没有关联的情况。例如，在一个国家中，拥有洗衣机的家庭的总体比例与预期寿命之间存在关联，但这是一种生态学谬误，因为拥有洗衣机并不会增加个人的期望寿命。

生物标志物（biomarker）：生化反应过程的一种客观的、可量化的特征。例如，血清 CA-125 水平经常被用作卵巢癌女性随访期间的生物标志物。见词汇表中介标志物。

失访（dropout）：无法得知结局状况的研究参与者，通常由于该研究参与者拒绝接受随访。有时还包括在研究过程中因去世而失访的研究参与者。例如，一项研究中有 17 人失访：8 人是由于拒绝随访，6 人由于死亡，3 人由于进展为痴呆。见词汇表删失。

时间序列设计（time series design）：一种组内比较设计，在每个研究参与者（或整个社区）接受干预前后进行测量。由于这种设计将每个研究参与者作为自身对照，因此排除了混杂。然而，这种组内设计容易受到成熟效应、趋均数回归以及长期趋势的影响。例如，采用时间序列设计，在开始运动方案前后测量糖尿病患者的空腹血糖水平，以确定运动是否会降低快速血糖水平。见词汇表组内设计。

实验（experiment）：见词汇表临床试验。

事后假设（post hoc hypothesis）：在数据进行分析后形成的一种假设。例如，在关于睡眠质量与频繁跌倒风险之间的关联研究中，失眠只会增加 75 岁及以上男性跌倒风险的假设（而不会增加女性或年轻男性的跌倒风险）是研究人员在许多年龄和性别亚组中研究了各种睡眠障碍的影响后提出的一个事后假设。

视觉模拟评分（visual analog scale）：从一个极端到另一个极端代表答案的连续范围（通常是一条线）。通常情况下，该线是 10 厘米长，得分以厘米为单位的从最低极值开始的距离进行衡量。例如，一个衡量疼痛严重程度的视觉模拟量表可能会是一条直线，其中"没有痛苦"作为一端，而"难以忍受的痛苦"作为另一端；研究参与者在最能描述他的痛苦程度的地方用"X"进行标记。

适应性临床试验（adaptive clinical trial design）：这种临床试验设计允许基于中期监测和分析结果改变试验方案。例如，如果干预在中期分析中似乎有效（但可能需要更大的样本量来获得足够的检验效能），那么适应性试验设计允许增加样本量和招募的持续时间。

适应性随机化（adaptive randomization）：一种随机化技术，旨在确保研究组间特定协变量的平衡。根据已经入组的参与者的特征，对每个合格参与者的随机化策略进行改变（调整）。例如在一项关于某种新型治疗预防哮喘住院的研究中，可以使用适应性随机化策略，以确保有口服糖皮质类固醇治疗史的研究参与者在入组时，更有可能进入平均住院风险更低的组中。

受保护的健康信息（protected health information）：可识别的个体健康信息。联邦医疗隐私法规（称为健康保险流通与责任法案 HIPAA）要求研究者在研究过程中要保证受保护的健康信息保密（如姓名和医疗记录号码）。例如，受保护的健康信息不应该被存储在闪存盘或通过发送普通的电子邮件传递。

数据表（data table）：研究数据的表格，其中每一行表示一条记录，每一列表示一种字段或属性。数据表的每一行表示每一个研究参与者，每一列表示研究参与者的特定信息，如出生日期。

数据管理软件（data management software）：用于存储、管理和验证研究数据的系统。例如，该研究使用了由调查人员机构提供的免费提供数据管理的研究电子数据捕获系统（REDCap）。

数据库查询（database query）：一种使用 SQL（发音为"sequel"）语言从一个或多个表中选择特定记录并显示这些记录中的字段的指令。一个简单的查询采用 SELECT（所需字段）FROM（包含这些字段的表）WHERE（定义所需记录的条件）的形式。例如，从参与者中选择姓氏，其中 FirstName＝"Freddie"将生成所有名为 Freddie 的研究参与者的姓氏列表，而不包括其他人。

数据使用协议（data use agreement）：一种管理机构间临床数据共享的合同协议，包括要共享的信息和协议的目的。大多数机构都有可以使用的模板，以及指定谁可以签署此类协议的规则。例如，数据使用协议规定，除年龄、性别和种族/民族外，数据集中可包括不受保护的健康信息，这些数据将被用于一项名为"认知功能障碍成年人疗养院安置的相关因素"的合作研究的一部分。

数据输入系统（data entry system）：用于输入研究数据的电子屏幕表单，以及从电子健康记录（EHRs）和测量设备等来源导入数据的例行程序。例如，数据输入系统的一个组成部分可能是可以在平板电脑上完成的在线问卷。

数据字典（data dictionary）：变量名表格，包括对应的数据类型、格式、标签、允许的取值范围和描述。例如，研究人员查阅数据字典，因为他忘记了在名为"教育"的字段中的"4"表示"某所大学"。

数值变量（numeric variables）：可用数字量化的变量，例如，单位为 kg/m^2 的体重指数（BMI）是一个数字变量。

双侧假设（two-sided hypothesis）：这是一种备择假设，研究者评估在两个方向上犯第一类错误的可能性（例如，某种治疗导致某种结果的风险增加或减少）。例如，研究者检验了双侧假设，即使用抗焦虑药物是否与患痴呆的风险增加或减少相关。见词汇表单侧假设。

双队列研究（double-cohort study）：这是一种研究设计，参与者被纳入两个不同的队列之一，通常按行业内的职业划分，这些队列有不同的暴露水平。例如，一个双队列研究用来比较快餐行业中厨师（大部分时间都站立）和收银员（坐着）之间患足底筋膜炎的风险。

双金标准偏倚（double gold standard bias）： 见词汇表差异性验证偏倚。

似然比（likelihood ratio）： 用于描述诊断测试结果对患者患有被检测疾病（或结果）的可能性的定量影响的术语。它被定义为患有该疾病的患者中出现该测试结果的可能性除以没有该疾病的患者中出现该结果的可能性（助记符为 WOWO：with over without）。似然比为正增加了患有该疾病的可能性，为负则减少了可能性。具有分类（或连续结果）的测试对于每个可能的结果都有似然比。例如，对于诊断缺铁性贫血，当血清铁蛋白水平≤15 μg/L 时，似然比为 52，而当血清铁蛋白水平≥100 μg/L 时，似然比为 0.08。（Guyatt G，Oxman AD，Ali M，Willan A，McIlroy W，Patterson C. Laboratory diagnosis of iron deficiency anemia. J Gen Intern Med. 1992；7（2）：145-153.）

随机化（randomization）： 在随机试验中，将符合条件的参与者随机分配到其中一个研究组的过程。在随机化开始之前，确定治疗组的数量和分配给每个组的概率。尽管符合条件的参与者通常以相等（50%）的概率被分配到两个研究组，但也可以以任何预先确定的概率随机分配到任何数量的研究组。例如，在一项将两种治疗与安慰剂对照进行比较的研究中，随机化可以分为 3 组，其中 30% 分配给两个积极治疗组，40% 分配给安慰剂。

随机化质量改进试验（randomized quality improvement trial）： 一项研究，通过在某些环境中随机分配来实施质量改进干预，然后比较这些环境之间的流程和健康结果数据，以确保在全面实施干预之前，护理质量得到改善（没有意外后果）。例如，临床领导层可能认为，可以通过向患者发送一封由其医疗保健提供者签署的鼓励接种疫苗的信来提高疫苗接种率。他们进行了一项随机质量改进试验，将信件随机发送给一半符合条件的患者，并测量疫苗接种率是否提高。

随机盲法试验（randomized blinded trial）： 合格的研究参与者以预先确定好的概率被随机分配到各研究组，而且调查人员、研究参与者和其他研究团队工作人员都不知道研究组如何分配的一种研究设计。此外，在不了解分组的情况下确定结果。例如，为治疗腹泻的某种新药丸设计的随机盲法试验要求合格研究参与者被随机分配到新的药丸和外观相同的安慰剂药丸（通常分配到每个组的概率为 50%），并且研究人员、研究参与者和工作人员不知道研究参与者是阳性药物组还是安慰剂组。

随机注册试验（randomized registry trial）： 在正在进行的登记数据库中进行的随机试验。例如，考虑一个登记数据库，追踪接受特定医疗器械治疗的所有患者，以收集有关结果和并发症的数据，持续时间为 5 年。研究者可以通过在患者接受器械治疗时招募他们，并随机分配其接受新或旧的手术技术，然后利用登记收集结果数据来进行随机登记试验。

随机样本（random sample）： 通过列举每个单位的可获得人群，从中随机抽取一个子集而获得的样本。例如，在研究者的门诊对白内障患者进行随机抽样，需要研究者列出所有的白内障患者，并使用计算机生成的随机数来选择样本。参见概率抽样和抽样框架。

***t* 检验（学生 *t* 检验）：** 用于检验两组间连续变量的均数值是否有统计学差异的一种统计学检验。例如，在使用两种不同抗抑郁药的研究参与者中，用 *t* 检验比较两组治疗后的平均抑郁得分（非配对两样本 *t* 检验）或两组治疗后得分与基线得分相比的平均变化值（配对

两样本 t 检验）。见词汇表单样本 t 检验和两样本 t 检验。

探索性研究（exploratory study）： 在定性研究中，对一个鲜为人知或一无所知的主题的研究，如不寻常的临床发现或干预的意外失败。在这样的研究过程中，研究方案经常被大量修订。例如，研究人员进行了一项探索性研究，探讨为什么一项新的基于工作的体重管理计划的参与者人数不到预期人数的 10％。见词汇表比较研究和描述性研究。

特邀作者（guest authorship）： 那些被列为研究手稿、摘要或其他出版物的作者的人，尽管他们的贡献很小，也被称为荣誉作者。例如，该领域的一位知名专家被邀请成为特邀作者，因为研究人员认为期刊编辑更有可能将提交的手稿进行外部审查。

特异度（specificity）： 未患病受试者中诊断实验结果为阴性的比例（"阴性健康"或 NIH）。例如，与活检病理结果相比，血清前列腺特异性抗原检测结果＞4 ng/ml 对检测前列腺癌的特异度约为 90％；换句话说，90％的不患前列腺癌的男性的 PSA≤4 ng/ml。见词汇表似然比、阴性预测值、阳性预测值、灵敏度。

替代标志物（或替代结局）〔Surrogate marker（or surrogate outcome）〕： 一种测量值，与有意义的临床结局相关，有时可以代替临床结局，因为治疗相关的替代标志物的变化更快（或在更多参与者中出现）。替代标志物应该是治疗对结果影响的大部分中介因素。例如，HIV 感染患者中 CD4 淋巴细胞计数的增加通常被用作抗逆转录病毒药物有效的替代标志物，因为它们能够预测机会性感染的风险降低。然而，也有一些例子显示，潜在替代标志物的有益变化并没有改善临床结果。例如，尽管托塞曲普对血清低密度脂蛋白胆固醇和高密度脂蛋白胆固醇水平具有有益效果，这两者通常被视为动脉粥样硬化进展的替代标志物，但它却增加了死亡率和心血管疾病发病率。（Barter PJ，Caulfield M，Eriksson M，et al. Effects of torcetrapib in patients at high risk for coronary events. N Engl J Med. 2007；357：2109-2122.）另见中间标志物。

调整（adjustment）： 考虑一个或多个变量对其他两个变量之间的关联产生的影响时，所采用的各种统计学技术的统称。例如，调整母亲吸烟降低了母亲吸食大麻与出生体重之间的关联程度。参见词汇表限定。

通用数据模型（common data models）： 用于构造数据表的规范，具有统一表格和变量名称、定义以及连续变量的标准单位和分类变量的标准取值，以便组合和分析来自不同来源的数据。例如，从 OMRON 家庭监测器和 iHealth 家庭监测系统收集的收缩压（SBP）数据可能有不同的变量名（sbp vs. sysbp）和日期/时间格式（日期＝"12/3/21 03:05:44" vs. dt＝03 dec 2021）。这些格式可以标准化为用于血压的通用数据模型（例如，SBP，日期＝"12/03/2021"），以便进行跨来源计算，但一些信息可能会丢失（如一天中的时间）。

同行评审（peer review）： 由准备研究方案、标书或稿件的研究者同行对这些文件进行评审。例如，为获得美国国立卫生研究院（NIH）资助的标书需进行同行评审，由同领域的科学家用事先定义好的标准进行评阅打分。同样地，投到医学期刊的稿件由科学家进行同行评审，他们会提出改进意见，帮助期刊编辑决定是否将其发表。

同质性（homogeneity）： 指在不同研究间预测变量与结局变量间的关联是一致的。例如，有合理样本量的关于吸烟对肺癌影响的研究是同质的：所有研究都发现吸烟者的风险显著增加了。见词汇表异质性。

统计程序（statistical program）：一种用于分析和可视化数据的程序，如 Stata、SAS、SPSS 或 R。与电子表格程序不同，这些程序中的列有专门的变量名、标签、类型和格式，以及一种编程语言，允许用户交互式地输入命令或在程序中存储一系列命令以供以后执行。例如，调查人员决定使用 R 软件来分析研究的数据，因为 R 是开源的。

统计显著性水平（level of statistical significance）：见词汇表 α。

统计检验（statistical test）：一种评估数据的方法，提供定量证据来反驳（或不能反驳）一个特定的假设，通常是一个零假设。不同类型的数据（如连续变量、二分类变量）使用不同的统计学检验。例如，调查人员使用卡方检验，来比较相信 COVID-19 疫苗接种有效的男性和女性的比例。

统计学意义（statistical significance）：如果零假设（组间没有差异）成立，那么通过比较两个或多个的研究结果从而发现差异的结果就不太可能发生，这表明随机误差不太可能解释这些发现。这种说法几乎总是通过比较结果的 P 值（实际上是对结果的测试统计值）与 α 的预设阈值来得出的。例如，假设那些随机分配接受非酒精性脂肪性肝炎新治疗的人比安慰剂对照组的肝病进展更小（$P=0.02$），α 被设置为 0.05。调查人员可以据此得出结论，结果具有统计学意义，并推断出治疗是有效的。

推断（inference）：根据对样本的观察结果得出结论的过程。例如，在膀胱癌病例组中报告饮用井水的样本数是对照组的两倍（$P=0.02$），并且该研究已经分析调整其他已知的导致膀胱癌的诱因（如吸烟和接触染料），因此研究人员推断，引用井水导致膀胱癌的风险加倍。

外部真实性（external validity）：即研究结论可适用于研究之外的人群和事件的程度。例如，审稿人对某篇投稿得出的结论——50 岁以下的人死于出血性卒中的死亡率更高，提出了对其外部有效性的质疑，因为该样本来自一个专门治疗颅内动脉瘤的四级护理中心。与普便性同义。

外关键字（foreign key）：数据库表中的一个字段（列），它是不同表的主键，允许两个表链接在一起。例如，ParticipantID 将是链接回参与者表的 Exams 表中的外部索引键，ProviderID 可以是链接到提供者表的参与者表中的外部索引键。

外推性（generalizability）：见词汇表外部有效性。

问卷（questionnaire）：调查一种由一系列问题组成的测量工具，用于从研究参与者那里获取信息。问卷可以自填，也可以由研究人员填写。例如，2014 年的大宗食品频率问卷询问了 127 种食物的通常摄入量，以评估多种营养素和食物组的摄入量。

无差异性错分偏倚（nondifferential misclassification bias）：一种不受研究参与者为病例组是对照影响的偏倚（或偶尔，研究参与者是暴露还是未暴露）。无差异性错分偏倚往往使关联更难被发现，因为它减少了组间的明显差异。例如，让病例组和对照组回忆对抗生素的既往暴露是不完善的做法，但偏倚可能是无差异的。医疗记录的审查表明，这两组人群具有相似的不准确性。见词汇表差异性偏倚。

无应答偏倚（nonresponse bias）：由于受试者没有作出应答（如问卷调查）而影响研究结果的偏倚。例如，关于非法药物使用对肾衰竭风险影响的研究中，调查人员往往关注其研究中的无应答偏倚，因为许多问题未被回答。

析因试验（factorial trial）：包括两种或多种治疗的临床试验（如 A 和 B），有时具有两个无关的结果，在试验中受试者随机分配接受治疗 A 和安慰剂 B、治疗 B 和安慰剂 A，治疗 A 和 B 或安慰剂 A 和 B。例如，研究者进行析因试验以确定长期服用 β-胡萝卜素和阿司匹林是否影响胃肠道肿瘤风险。

洗脱期（washout period）：在交叉研究中，两种治疗之间（或治疗和对照）的时间间隔，用来使让第一次治疗的效果逐渐消失的效果，并使结果测量回归到基线水平。例如，在比较利尿药物和安慰剂治疗高血压的交叉试验中，研究者可以考虑 1 个月的洗脱期。

系统抽样（systematic sample）：通过指定抽样框架进行抽样，然后使用预先确定但非随机的方法选择子集的抽样方法。例如，研究者确定了过去 6 个月内在当地急诊室就诊过的所有 5～10 岁儿童，通过系统抽样，每隔一个选取一个儿童。与简单随机抽样相比，它没有优点，且有几个缺点。

系统误差（systematic error.）：见词汇表偏倚。

系统综述（systematic review）：一种医学文献的综述，采用系统的方法检索给定研究问题的所有研究，纳入综述的研究有明确的标准，并采用标准化的方法从纳入研究中提取数据。系统综述还可能包括对研究结果进行 meta 分析。例如，研究者对锌补充剂是否能降低患感冒进展风险的所有研究进行系统综述。

先验分布（prior distribution）：在研究结果已知之前估计不同水平治疗效果的可能性。例如，根据先前对其他血管紧张素受体阻滞剂的研究，一种新的血管紧张素受体阻滞剂效果的乐观先验分布是偏头痛发作频率可降低 $35\% \pm 15\%$（平均值±标准差）。见词汇表贝叶斯分析和后验分布。

先验概率（prior probability）：①某人在接受检测之前患有某种疾病（或其他特征）的可能性；有时被称为验前概率。例如，因发热和呕吐到急诊室就诊的成年人患细菌性肺炎的先验概率为 12%。见词汇表后验概率。②在研究结果已知之前估计的治疗效果的可能性。例如，调查人员估计，用于周围血管疾病的新型药物洗脱支架将使术后跛行的风险降低至少 25% 的先验概率约为 50%。见词汇表贝叶斯分析和先验分布。

先验假设（a priori hypothesis）：在分析数据之前（最好是在收集数据之前）指定的假设。例如，研究人员在他们的基金申请书中列出了两个先验假设：第一个是 45～64 岁的男性接触煤尘是前列腺癌的一个风险因素；第二个是在丈夫年龄为 45～64 岁的女性中，丈夫接触煤尘将是子宫内膜癌的一个风险因素。

限定（conditioning）：在一个"限定于"变量的固定水平上，研究两个或多个其他变量之间的关联的过程。（限定也可以指研究选择标准的选择过程，请见下一个条目。）规范、匹配、分层和多变量调整是对变量进行限定的最常见方法。例如，研究者发现在限定于过去 6 个月的性伴侣数量之后，可卡因使用与梅毒风险之间没有关联。

限定共享效应（conditioning on a shared effect）：在此种偏倚中，通过对共同导致结果的两个变量进行限定，引入了一个关联（通常是反向关联），这两个变量都会产生该效应（因此称为"共同效应"，也被称为碰撞变量）。此种偏倚可能是由于研究参与者的选择或数据分析方式所致。例如，由于限定共享效应（总体屏幕使用时间），在每天平均至少 6 小时屏幕使用时间的儿童中，看电视和玩游戏之间存在反向关联：花更多时间看电视的孩子花费较少时间玩电子游戏。但这并不意味着观看更多电视能减少游戏时间！

限制（specification）：设计阶段应对混杂因素的策略，通过指定一个值，将混杂因素作为研究的纳入标准。例如，在使用安抚奶嘴对婴儿猝死综合征风险影响的研究中，调查人员可能使用限制的方法，只纳入配方奶喂养的婴儿进入研究。如果发现奶嘴使用者猝死的风险降低，则不可能是因为他们更有可能是母乳喂养。

相对危险度（relative risk）：见词汇表风险比。

相关系数（correlation coefficient）：统计学术语，指两个连续型测量值线性相关的程度，即一个测量值随另一个测量值的改变而变化的程度。通常用缩写 r 表示。例如，在中年女性的一个样本中，身高和体重相关关系表示为 $r = 0.7$。

向均值回归（regression to the mean）：在重复测量中，离群值（极高或极低的值）更有可能接近总体均值的趋势。例如，在一组儿童中，因为其收缩压高于 95 百分位数而被选中参加研究，由于回归到均值的原因，在第一次随访时，大多数儿童的血压观察值会较低，尽管他们尚未接受任何治疗。

项目负责人（principal investigator，PI）：对研究的设计和执行研究负有最终责任，并对研究发现进行分析和报告的人。有些研究可能有共同的首席研究员，每个首席研究员都有特定的责任。例如，机构审查委员会因为有些成员对标书持有疑问，而要求和研究的项目负责人进行谈话。

效标效度（criterion-related validity）：用于描述某种测量与其他针对同一现象测量的相关程度的术语。例如，认为某个测量青少年抑郁的量表具有效标效度，因为其结果与贝克抑郁量表高度相关。见词汇表结构效度和内容效度。

效果（effectiveness）：虽然这个术语没有标准的定义，我们用它来衡量在实际实践中干预效果的好坏，而不是它在随机试验中效果的好坏。例如，因为临床试验发现，数个在城市环境下进行的实验中，组织型纤溶酶原激活物（tPA）可以减少脑卒中的发病率和死亡率，所以调查人员在 25 个农村急救室中研究了它的效果。见词汇表功效。

效能（power）：如果在人群中的实际影响等于指定的效应大小，可以正确地拒绝样本中零假设的概率。例如，假设运动导致整体人群中患糖尿病女性的空腹血糖水平平均降低 20 mg/dl。如果研究者设置效能为 90%，并在不同场合从总体中多次抽样，每次以相同的测量措施开展相同的研究，然后每 10 次研究中有 9 次将正确地拒绝零假设，并得出运动可以降低空腹血糖水平的结论。见词汇表 β 值。

效应修饰（effect modification）：预测变量和结局变量之间的关联强度被第三个变量所影响（通常被称为效应修正因子）。例如，研究者发现，收入对卒中风险的影响因种族而异，比起白人，在黑人中贫困与卒中有更强的关联。见词汇表混杂和交互。

效应值（effect size）：根据计划的样本量，用来衡量研究人员希望检测到的进行比较的组间差异的大小，或关联的强度。一般情况下，这种差异或关联的实际大小会在研究结束后得到。例如，研究者基于样本量估计两组间平均血糖水平效应值为两组相差 20 mg/dl。

协变量（covariate）：是指研究参与者的特征变量或因素与临床试验中的治疗，分析性研究中的主要预测变量或任何研究中的结局变量均不同。有时称为协变量。例如，在一项横断面研究中，研究了过度接触手机屏幕是否是自我报告失眠的预测因素，协变量包括年龄和使用咖啡因、乙醇和镇静药物。

协调中心（coordinating center）：具有组织、通信、数据管理和统计专业知识的研究人员和工作人员小组，以确保多中心研究中的所有地点都满足招募目标，使用相同的研究程序，并产生可在结果分析中结合的可比数据。例如，协调中心从 4 个研究地点收集数据，以准备分析。

心理测量充分性（psychometric adequacy）：自我报告的测量在人群中表现出强大的心理测量特征的程度。例如，研究人员通过确认问卷在目标人群中具有较高的重测信度和结构效度来确认问卷的心理测量充分性。见词汇表心理测量特征。

心理测量等效性（psychometric equivalence）：自我报告的测量在新的或不同的人群中显示出相似的心理测量特征的程度。例如，一个抑郁问卷在受过大学教育的受访者中具有良好的可靠性和有效性，但研究人员质疑其在识字水平较低的受访者中的心理测量等效性。

心理测量特征（psychometric characteristics）：指自我报告测量工具的性能特征，提供有关其充分性、相关性和实用性的信息。常见的心理测量特征类型包括变异性、可靠性、效度和定型等。例如，研究者没有在他对跨性别女性进行的研究中使用女性性功能问卷，因为尚未评估该测量工具在这一目标人群中的心理测量特征。

需伤害人数（number needed to harm）：为了使结果出现需要接受治疗的人的绝对数量。为风险差的倒数。例如，如果使用雌激素导致静脉血栓栓塞事件的风险差为 0.3%，则需伤害人数为 333 例。见词汇表需治疗人数。

需治疗人数（number needed to treat）：为防止结果发生需要接受治疗的人的绝对数量。为风险差的倒数。当评估"妇女、婴儿和儿童特殊辅助食品计划（WIC）"的获益时需治疗人数大约为 25 名孕妇，以预防一个低出生体重婴儿。

选择标准（selection criteria）：指参与研究的资格要求的属性列表，包括纳入和排除标准。如果参与者被分为不同的组，比如病例对照研究或双重队列研究，这些标准可能会有所不同。例如，一项关于痛风新药的研究的选择标准包括年龄在 20～75 岁，至少在过去 12 个月内有一次医生诊断的痛风发作，血清尿酸水平至少为 6 mg/dl，以及没有对类似药物的过敏史。

选择偏倚（selection bias）：一种系统误差，导致被选择的研究样本无法代表目标人群；有时被称为"抽样偏倚"。例如，如果一项影响硬皮病预后因素的研究的参与者都在学术医疗中心接受护理，就会存在选择偏倚，因为他们可能比典型的硬皮病患者有更严重的疾病，或更好的护理条件。

学术不端行为（scientific misconduct）：指科学界的故意诈骗，包括研究不端行为（编造和篡改数据、剽窃），使用代笔作者和幽灵作者，有未经披露或管理的利益冲突。例如，研究人员所在机构认为他犯有学术不端行为，因为他没有披露他持有正在研究的医疗器械所属公司的股权。

亚组分析（subgroup analysis）：研究参与者子集的不同组之间的比较。例如，在研究某种选择性雌激素受体调节剂（SERM）对乳腺癌复发的影响的随机试验中，研究人员采用亚组分析比较癌症不同分期的治疗效果，包括在一期、二期、三期癌症女性中，SERM 与安慰剂的效果。

延迟干预设计（wait-list design）：一项将参与者随机分配到立即干预组（试验开始时接受干预）或延迟干预对照组，延迟干预对照组参与者将在确定时期结束后接受干预的临床试验设计。例如，研究人员使用延迟干预设计来研究骨盆肌肉训练对尿失禁频率的影响。

延滞效应（carryover effect）：延滞效应是在停止干预后的一段时期内，干预的残留影响。例如，由于延滞效应，骨密度可能在接受一个双膦酸盐治疗的疗程后的数年内不会恢复到基线水平。

研究标书（research proposal）：见词汇表标书。

研究不端行为（research misconduct）：见词汇表学术不端行为。

参与者（participant）：参加到研究中的人。与受试者相比，研究者更倾向使用"参与者"这一术语，因为后者强调加入到研究的人是推动科学进步的积极参与者，而不仅是实验对象。例如，在治疗失眠的某种新药研究中，参与者是符合标准且自愿加入到研究中的（通常是睡眠不足的）人。

研究对象（subject）：见词汇表参与者。

研究方案（protocol）：详细撰写的研究计划。例如，在研究方案中指定可以理解八年级英语水平的研究参与者才可以被纳入。

研究基金申请主管（preaward manager）：根据机构和监管要求帮助研究人员准备和提交资助申请和预算的工作人员。例如，研究基金申请主管要求项目负责人在资助申请到期前至少 2 周分享预算草案理由，以便有足够的时间核查预算金额是否符合资助机构的要求。

研究计划（study plan）：对预期研究的描述，明确了其基本要素，包括假设、设计、样本、主要测量和干预，以确定其可行性、重要性和创新性，并确保研究是符合伦理的。例如，一个关于营养影响老年人肌肉功能的研究问题，可能发展成一个为期 4 周，每天 1 600 IU 的维生素 D 对 80 岁及以上的健康老年人股四头肌力量的影响的随机安慰剂对照试验。

研究假设（research hypothesis）：研究假设是研究者的陈述，总结了研究的主要要素，包括目标（或可访问）人群、预测变量和结果变量，以及预期的结果。从统计学的角度看，研究假设以一种形式陈述，建立了进行统计学显著性检验的基础，通常包括零假设和备择假设。例如，研究假设为与放射疗法相比，前列腺癌的摘除手术会导致尿失禁的风险至少增加 40%。

研究经费管理主管（postaward manager）：确保调查人员通过资助或合同获得的资金得到合理使用的工作人员。例如，研究经费管理主管准备了一份关于研究支出和剩余资金的月度报告。

研究启动 (study start-up)：在第一个参与者入组之前或第一个数据收集之前的阶段被称为研究启动。根据研究方案，这可能包括最终确定预算、制定和签署任何必要的合同、确定工作人员职位、聘用和培训工作人员、获得伦理审查委员会（IRB）批准、编写操作手册、开发和测试数据收集表单和数据库，并计划参与者招募策略和材料。例如，研究人员没有意识到在第一个参与者能够被招募之前需要多少研究启动工作，这导致招募延迟了超过 3 个月。

研究问题 (research question)：研究项目旨在回答的问题。好研究问题应该包括研究者感兴趣的预测变量和结局变量，以及欲研究人群。研究问题一般采取的形式为"是否 A 与 B 在 C 人群中相关联？"或（临床试验）"在 C 人群中是否 A 导致 B？"例如，"糖尿病患者定期使用牙线是否能减少冠心病事件的风险？"

演绎法 (deduction)：是一种根据预先确定的理论或假设，采用自上而下的方式来分析案例的分析方法。例如，研究者采用演绎法分析医疗保健中心领导如何实施一项新的医疗服务政策，并特别关注用于改变管理和员工培训的技术。参见归纳法。

阳性对照试验（疗果比较试验）[active control trial（comparative efficacy trial）]：一种临床试验，对照组接受已知或认为会影响研究结果的干预。例如，研究人员使用了一种阳性对照试验设计，比较了一种治疗关节疼痛的新药物和标准剂量的非甾体抗炎药物。

阳性预测值 (positive predictive value)：见词汇表预测值、阳性。

阳性预测值 (predictive value, positive)：具有阳性检测结果的人患有被检测疾病的可能性。例如，男性患前列腺癌患病率为 15％的人群中，前列腺特异抗原（PSA）>4.0 ng/ml 的阳性预测值为 30％。参见患病率，先验概率，灵敏度和特异度。

样本 (sample)：参与研究可获得人群的子集。例如，在一项哮喘新治疗的研究中，目标人群是所有患哮喘的儿童，可获得人群是研究者所在城市今年患哮喘的儿童，研究样本是被纳入研究的调查人员所在城市的患儿。

样本量 (sample size)：它可以指研究成功所需参与者的估计数量，或参加一项研究的参与者数量。例如，研究人员估计他需要的样本量为 54，以获得 90％的效能，从而获得如下结果：三年级男生暴露于暴力电子游戏使其发生攻击性行为的风险增加了一倍。实际研究的样本量为 58 名儿童。

药物临床试验治疗管理规范 (Good Clinical Practice)：为测试需要获得美国食品药品管理局（FDA）或其他监管机构批准的药物的临床试验开发的高质量研究准则；被定义为"一种国际伦理和科学质量标准，用于设计、执行、记录和报告涉及人类参与者的试验。"例如，研究者通过准备详尽的操作手册并经常检查他们的工作，确保研究人员遵循了良好临床实践的要求。

一对多 (one-to-many)：数据库中"一个"参与者（或属性）之间的关系，该数据库中也有与该参与者（或属性）相关的"多个"测量值。例如，考虑一项包括参与者体重系列测量数据的研究，每个参与者都有一个初级保健提供者和一个居住城市。参与者可以在"一"侧，体重在"多"侧；城市可能在"一"侧，参与者（和提供者）可能在"多"侧；提供者可以在"一"侧，参与者可以在"多"侧。见词汇表关系型数据库。

一致性（concordance）：两个（或以上）观察者观察到某一现象发生的一致程度的测量。例如，影像科医生 A 和 B 诊断大叶性肺炎的一致性为 96％，对心脏肥大的诊断一致性仅为 76％。见词汇表 kappa。

仪器变异性（instrument variability）：由于测量仪器的变异而导致重复测量结果的差异。例如，近端股骨的骨密度可能会因髋部的位置而有所不同，从而导致测量中的仪器变异性。

仪器偏倚（instrument bias）：由于仪器一贯地高估或低估其真实值而导致的测量偏差。例如，由于仪器偏差，由于气体泄漏，呼出空气的容积测量一贯被低估。

异质性（heterogeneity）：指在不同研究间或不同亚组间预测变量与结局变量间的关联不一致。例如，关于绝经后雌激素对情绪和认知影响的研究间有很大异质性，一些研究显示积极的影响，一些显示负面影响，一些显示没有影响。见词汇表同质性。

抑制（suppression）：由于混杂因素与预测变量相关且与结局变量的反方向相关而削弱了预测变量和结局变量之间显著关联的一种混杂。例如，如果研究中吸烟者很年轻，并且由年龄造成的混杂未被控制，那么吸烟与皮肤皱纹的关联会被忽略（"抑制"）。

意向性治疗分析（intention-to-treat analysis）：在一个随机试验中，即使研究参与者没有接受真正一样的治疗，也对被随机分组的研究参与者进行比较。这是最严格的分析形式。例如，研究者采用意向性治疗分析以确定比起随机分配到对照组使用减压小册子的研究参与者，是否分配到试验组接受 6 个月的心理治疗更好地改善了焦虑症状。见词汇表符合方案分析。

因变量（dependent variable）：见词汇表结局变量。

因果（cause-effect）：即预测变量导致结局的发生——或增加了结局事件出现的可能性。大多数观察性研究的目的是说明因果关系，然而除非"因"（如某种治疗）是随机分配的，否则很难证明。例如，研究者实施了一个病例对照研究（同时控制了可能的混杂因素）来说明饮酒（因）和胰腺癌（果）之间的因果关系。见词汇表混杂和因果倒置。

因果倒置（effect-cause）：结果是导致预测变量变化的原因，而不是相反的情况。例如，虽然一个病例对照研究观察到暴露于吸入支气管扩张剂与患间质性肺疾病的风险增加有关，其最可能的解释是因果倒置，即间质性肺疾病的患者更有可能已经（错误地）接受了吸入器治疗。见词汇表因果。

因果效应（causal effect）：对于个人水平上的二分类暴露和结局，是一种反事实比较，即与没有发生露路的人相比，有暴露的人是否会发生结局；使用随机盲法是这种情况的最佳估计。在总体水平上，它是所有个体因果效应的平均值。例如，研究人员通过随机分配一半的参与者服用阿司匹林和一半服用匹配的安慰剂，并在 20 年内定期进行皮肤检查，来估计阿司匹林对于提高患黑色素瘤风险的平均因果效应。如为分类变量和连续变量，因果效应也可以用类似的方式定义。

阴性预测值（negative predictive value）：见词汇表预测值、阴性。

阴性预测值（predictive value，negative）：检测为阴性的人中不患所检测疾病的概率。例如，在年龄 62～91 岁的男性中，前列腺特异抗原（PSA）≤4.0 ng/ml 的阴性预测值为 85%。（Thompson IM，Pauler DK，Goodman PJ，Tangen CM，Lucia MS，Parnes HL，et al. Prevalence of prostate cancer among men with a prostate-specific antigen level <or= 4.0 ng per milliliter. N Engl J Med. 2004；350（22）：2239-2246.）见患病率、先验概率、灵敏度和特异度。

引用完整性（referential integrity）：一种数据库属性，禁止创建所谓的"孤儿记录"，即在一对多关系的"多"边的记录，而在"一"边缺少相应的记录。它还可以防止删除"一"一侧的记录，除非"多"一侧的所有相应记录都已被删除。例如，当一个研究人员试图从参与者表中删除参与者♯243 时，他会收到一条错误消息，因为该参与者在其他表中也有数据。

应答率（response rate）：合格的参与者回答问卷或一个特定条目的比例。低应答率会降低研究的内部效度并使结果产生偏倚。例如，在一项对高中生的调查中，大麻使用问题的应答率仅为 20%，其结果可能不是在学生中真正的大麻使用率的有效估计值。见词汇表缺失数据。

永恒时间偏倚（immortal time bias）：当以一种不能准确反映风险人时的方式比较生存率（或其他事件发生的时间的数据）时产生的偏倚。之所以如此命名，是因为这些研究的设计（通常是暴露组和未暴露组，或治疗组和未治疗组的定义）使参与者不可能在一定时期内死亡而导致暴露组参与者获得了这一段时期的生存获益。例如，考虑一项研究，该研究比较了在 14 天内完成和未完成出院处方的老年患者出院后的死亡率。从出院到完成处方（如 10 天）的时间是"永恒的"，因为完成 10 天出院处方的人不可能在之前的 9 天内死亡。因此，如果不考虑永恒时间偏倚，完成处方看起来会比实际情况更有益。

有利（beneficence）：要求从研究中获得的科学知识相对于参与者所遭受的不便和风险是值得的，并且将风险最小化的基本准则。例如，要求参与者接受非常危险的干预措施，如在疫苗试验中接触 COVID-19 病毒，可能违反了有利原则。

有限的数据集（limited data set）：根据《健康保险疏通与责任法案》（HIPAA），除日期（如卫生系统提供服务的日期）、年龄和邮政编码外，HIPAA 中指定的所有标识符均已被解密或剥离的一种数据集。根据提议用户签署的数据使用协议中的规定，可以为特定的批准用途分发有限的数据集。例如，为了研究 COVID-19 大流行对医疗保健利用的影响，研究人员可能会从健康保险公司获得有限的数据集。

有向无环图〔directed acyclic graph（DAG）〕：研究人员展示研究中的变量彼此之间存在因果关系的示意图。例如，将风险行为、注射药物使用、人乳头瘤病毒（HPV）感染和宫颈癌关联的 DAG 可以是这样：

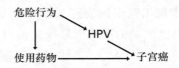

有效性（validity）：一种表示关注现象的测量程度。例如，睡眠中断问卷测量评分在一定程度上是有效的，因为它测量的是睡眠中断可能是从睡眠实验室的记录中确定的。

有序变量（ordinal variable）：一种有逻辑顺序的分类变量。例如，患者对整体护理满意度被描述为从非常差到非常好的 5 分制有序变量。见词汇表名义变量。

预测变量（predictor variable）：认为两变量的关系为预测变量先出现，或有可能基于生物学原因引起其他变量。例如，在一项为了确定肥胖是否与睡眠呼吸暂停的风险增加相关的研究中，肥胖将是预测变量。在通过意向性治疗进行分析的随机试验中，预测变量是组别的分配。

预测试（pretest）：对研究工作人员操作的具体问卷、测量或程序在研究开始前进行评估。目的为评估测量的功能、适用性和可行性。例如，预测试数据录入和数据库管理系统可能由处理缺失值、异常值和不符合逻辑数据的研究人员完成，以确保数据编辑系统可以识别出这些错误。

预测效度（predictive validity）：描述测量如何基于预测相关结局的能力，较好代表计划测量的潜在现象的术语。例如，如果抑郁症的测量作为预测变量与之后的自杀风险有关，那么它的预测效度应该被加强。

预期样本（intended sample）：研究者打算纳入研究的受试者群体，正如研究方案中所描述的。例如，研究的预期样本包括：Longview 医院在周一或周四开始治疗的乳腺癌女性患者（调查人员或研究人员工作的日子），以及在 2021 年 1 月 1 日至 2021 年 6 月 30 日，处于初诊后 6 个星期内的患者。见词汇表可获得人群和样本。

预实验（pilot study）：用来确定开展全面研究是否可行的小型研究，还可以优化全面研究的逻辑并最大化其有效性。例如，为预防伴有胰岛素抵抗患者患糖尿病的恢复性瑜伽预实验时可能目的为证明胰岛素抵抗测量的可行性、完善和标准化瑜伽的干预，以及说明招募和随机分配研究对象到瑜伽组和对照组的可能性。

扎根理论（grounded theory）：一套利用数据发展新理论的定性研究的归纳方法。通过编码发现主题，然后这些主题被分析并发展成新的理论命题。例如，基于研究人员在重症监护病房观察到的情况，扎根理论被用来发展对住院死亡经历的理论理解。

Z 检验（Z test）：通过比较比例大小来确定它们之间的差异是否有统计学意义的统计检验。和双侧的卡方检验不同，Z 检验通常为单侧假设。例如，单侧 Z 检验可以被用于确定犯人是否有文身的比例显著大于不在监狱生活的人有文身的比例。同理，双侧 Z 检验（或者卡方检验）可以被用于确定犯人有文身的比例是否明显不同于（例如，小于或大于）不在监狱生活的人有文身的比例。

沾染（contamination）：一部分或大部分干预的效果同样影响对照组的不良过程。例如，关于教孩子们倒着数数时候是否能提高他们的算术能力的研究受到沾染的困扰，因为干预组的儿童忍不住把这个技能教给他们在对照组的朋友们。在这种情况下，使用整群随机会更好。

招募（recruitment）。识别并纳入符合标准的研究参与者到研究中的过程。招募方法取决于研究的本质。例如，招募包括在专科诊所识别符合某些指定临床标准的患者，在传单和报纸上宣传，以及使用网络和社交媒体网站。

诊断试验研究（diagnostic test study）：观察某个医学测试的结果是否可以评估患者某个特

定诊断的可能性的一种研究设计。例如，采用诊断试验评价血清碳酸氢盐水平是否可以用于诊断发热的脓毒症患者。

整群抽样（cluster sampling）：一种以组（整群）为单位而不是个体为单位选择研究参与者的抽样技术。常为从大样本人群进行抽样时提供便利。例如，对用药率感兴趣的研究人员采用整群抽样纳入了 300 位患者。他通过从地区代码中选择 10 个三位数的前缀（如 285-、336-）来确定潜在的研究对象，然后从每个三位数整群中使用随机数找到 30 位愿意参与的参与者。

整群随机（cluster randomization）：将一组参与者（称为一个整群）随机分配到不同的治疗技术组，而不是将每一个参与者作为一个个体进行分配。例如，在噪声降低与心脏术后恢复的研究中，研究者使用整群随机将 40 所不同医院的重症监护室分配至干预组（术后安静）或对照组（常规护理）。

证实偏倚（verification bias）：见词汇表部分证实偏倚。

证伪检验（falsification tests）：对研究结果的稳健性测试，这些假设如果被推翻，那么会导致对主要研究结果偏倚的担心。例如，如果一项研究发现，使用非甾体抗炎药（NASIDs）会增加哮喘的风险（可能是由于对前列腺素的影响），证伪检验可以看出 NASIDs 是否也会增加与前列腺素无关的疾病（如尿路感染）的风险，或者 NASIDs 与哮喘的关联是否显示出（预期的）剂量-反应关系。

知情同意（informed consent）：告诉潜在的研究参与者关于研究的关键要素，他们的参与将涉及什么，研究的潜在风险和好处，参与研究的替代方案，以及获得他们参与研究的知情同意。例如，对于没有披露治疗的重要风险的知情同意书，机构审查委员会要求其重新修订。因为它具有迷惑性，并没有披露治疗的重要风险。

指导委员会（steering committee）：在一项多中心研究中，委员会全面管理整个研究。通常由每个分中心的项目负责人、协调中心的工作人员和研究者，以及项目发起人代表组成。例如，由研究的指导委员会决定是否进行辅助研究。

指示检验（index test）：该检验在诊断或预后试验的研究中进行评估。将指示检验的结果与诊断试验的金标准或预后试验研究参与者实际发生的情况进行比较。例如，将腹部超声检查的指示检验与诊断阑尾炎的病理表现的金标准进行比较。

指示混杂（confounding by indication）：混杂因素的一种特殊形式，其中某种治疗的指示是混杂因素；通常发生在一种治疗与一个结局关联的观察性研究中。例如，某个观察性研究的审稿人关注已报告的双相障碍的某种新治疗与自杀风险增加的关联，可能是由于更多的患有严重基础疾病的患者被选择性地使用新药治疗。

质量改进（quality improvement）：医疗保健服务提供者和管理人员为提高他们提供的护理质量所做的努力。这些活动，尤其是出于非搜索目的而开展的活动，可能不需要机构审查委员会的知情同意或批准。例如，医院可能会进行质量改进，通过为员工创建自动提醒，定期更换管线，来减少中心线路感染。

质量控制（quality control）：确保一项研究以最高质量进行的过程，包括入学、测量、实验室程序和数据管理分析。例如，研究者通过在操作手册中为所有的研究测量准备明确的书面程序来控制数据收集的质量，并不定期地监督研究人员以确保他们按要求进行。

治疗（treatment）：见词汇表干预。

置信区间（confidence interval）：一个经常被误解的概念，置信区间最好看作是对精确度的测量：置信区间越窄，估计的精确度越高。例如，对于相同的风险比 RR 值 3.2，2.9～3.5 的 95% 置信区间比 1.5～6.8 的 95% 置信区间给出了更精确的估计。置信区间与统计学意义息息相关：$(1-\alpha)$% 的置信区间（近似）包括没有统计学显著性差异（以 α 为显著性水平）观察值范围。例如，风险比为 3.2，95% 置信区间为 0.9～1，在 α 为 0.05 时不具有统计学意义，因为该区间包括了"无效应"（相对风险为 1.0）。

置信区间通常作为指示语句被错误地解释为后验概率（例如有真实值有 95% 的可能性包含在 95% 置信区间内）。这种错误是由于后验概率依赖于研究之外的其他信息。置信区间常被误解为条形（区间中的所有值可能性均等），但实际上它们是钟形（区间尾部附近值的可能性较小）。见词汇表 α 和 P 值。

中断时间序列设计（interrupted time series designs）：一种非连续（和扒会性）回归的研究设计，其中时间是运行变量，因此治疗或暴露的概率在某个时间点突然变化。例如，研究人员使用中断时间序列设计来研究北加州 Kaiser Permanente 医院胆红素检测仪器重新校准的结果，发现重新校准后新生儿黄疸的光疗使用量突然下降 60%。（Kuzniewicz MW，Greene DN，Walsh EM，McCulloch CE，Newman TB. Association between laboratory calibration of a serum bilirubin assay，neonatal bilirubin levels，and phototherapy use. JAMA Pediatr. 2016；170（6）：557－561.）

中间标志物（intermediate markers）：与临床结局相关的测量指标，但标志物的变化并没有（尚未）被证明会改变该结局。例如，一项研究发现，血清 S100B 水平是抑郁症的中间标志物，因为抑郁症女性的血清 S100B 水平高于对照组。见词汇表中介变量和替代指标。

中介（mediation）：一种治疗或暴露由于改变了另一个因素进而导致结局的过程，中间原因被称为中间环节。例如，调查人员希望研究摄入补充剂后出生体重的改善是否是由母亲营养的改善所介导的。

中介变量（mediator）：由关注的预测变量引起，也可影响结果；它至少可以部分地解释预测变量是如何导致结局变量发生的。例如，在研究肥胖对卒中风险的总的因果效应时，调查人员并没有控制糖尿病，因为他们认为，能导致卒中的肥胖是导致糖尿病的中介变量。

中位数（median）：将样本或总体分为（约）相等的两部分的变量值，相当于第 50 百分位数。常用于含有几个会严重影响平均值的极高（或极低）值的连续变量中。例如，54 名医生的年收入中位数为 225 000 美元。见词汇表平均值和标准差。

主关键字（primary key）：数据库表中的字段（列），用于标识表中的每个记录（行）。每个表都应该有一个主关键字。例如，Exam 表中的主关键字可称为 Exam ID。参词汇表外关键字。

主题编码（thematic coding）：用标签或编码来标记定性数据的各个部分——这些部分通常被编译在编码本中，以表明它们是如何与研究概念相关联的。例如，分析人员使用主题编码来识别受访者谈论健康素养的段落。

主题（或数据）饱和 [thematic (or data) saturation]：正在进行的数据收集和分析没有再产生新的概念或理论见解的情况。例如，研究人员得出结论，当来自最后 3 次访谈的编码数据没有产生任何新的主题时，该研究已经达到了主题饱和。

主要假设（primary hypothesis）：研究的主要假设，用于确定样本量和其他研究的细节。

主要结局（primary outcome）：反映了主要的研究问题，指导样本量的计算，并为研究的实施设定了优先级的测量结局。例如，一项 COVID-19 感染患者治疗随机试验的主要结局是入院或死亡。

专业利益冲突（professional conflicts of interest）：非财务性激励因素，如对某一想法的专业声誉和智力投入，可能会引入偏倚，倾向于先入为主的研究结果。例如，一位研究人员在其整个职业生涯中都在努力证明维生素 B_6 治疗可以降低冠心病的风险，如果他是一个为维生素 B_6 摄入量制定建议的小组成员，可能会产生利益冲突。

转化研究（translational research）：旨在将科学发现转化为改善健康的研究。转化研究是旨在检测来自临床实验室患者的基础科学（通常称为"实验室到临床研究"）或应用临床研究的结果改善人群健康（通常称为"临床到人群研究"）。例如，一项确定是否遗传缺陷导致小鼠先天性耳聋在人类也有类似效果的研究将是实验室到临床研究，一项以确定是否一个全国范围内的工作新生儿声音测试筛选来检测听力损失来改善学龄情况的研究将是临床到人群研究。

准确度（accuracy）：测量值能准确反映其真实值的程度。它受到（缺乏）偏倚和精度的影响。例如，与使用校准的电子秤测量的体重相比，自我报告体重更不准确。

自举法（bootstrapping）：一种通过从数据集中反复提取的随机样本（带有替换）来估计某个参数的方法。因为每个样本对参数都有略微不同的估计，所以自举法可以用来创建置信区间和估计值变化的其他指标。例如，通过向后逐步逻辑回归为临床预测模型筛选变量的研究者可以多次使用该程序，使用自助法来估计结果规则的灵敏度和特异度的 95% 置信区间。

自然实验（natural experiment）：一种机会性研究设计，其中暴露于治疗或危险因素可能是随机的，或者至少与结局的决定因素无关，从而有助于估计因果效应。例如，美国印第安人拥有的赌场的开设被用作一项自然实验，以研究额外收入对各种结局的影响。（效果一般都是有利的！）

自我报告的测量（self-reported measures）：一种测量方式，参与者对某些现象的直接报告，如问卷调查、结构化访谈、日记或日志。例如，研究人员不愿使用自我报告的参与者体重数，因为研究人员质疑一些参与者不知道或不报告他们的实际体重。

字段（field）：记录在数据库列中的属性。例如，在血压研究中，体重可能是一个字段。

纵向（longitudinally）：一个术语，用来描述随着时间的推移而进行的研究或测量——从这个意义上说，与横断面研究相反。例如，一项关于开始使用皮质类固醇治疗的人群中白内障年发病率的队列研究则是纵向的。

总体（population）：具有特定特征的人。例如，可以对美国十一年级学生人群总体抽样，以估计定期使用电子烟的流行情况。

组间设计（between-groups design）：用于比较两组（或多组）间研究参与者特征或结局的研究设计。例如，研究者使用组间设计比较在有 24 小时重症监护人员的重症监护病房治疗的患者院内死亡率，与在由中心护士站的重症监护人员对患者进行电子监控的病房治疗的患者的死亡率。见词汇表组内设计。

组内设计（within-group design）：最经常在两个（或更多）不同的时间段在一组参与者进行测量值的比较的研究设计。这种设计可以消除不随时间变化的因素造成的混杂，因为每个研究参与者作为其自身的对照。但是，组内设计容易受到学习效应、均数回归以及长期趋势的影响。例如，使用组内设计，在开始一项锻炼计划前和项目结束后对一组患有肺结节病的人群检测肺活量，来确定是否锻炼可以改善它们。见词汇表组间设计，单样本 t 检验，时间序列设计。

最高后验密度区间（highest posterior density interval）：总结治疗效果后验分布给定比例的最窄区间。（对于技术上倾斜的，对应于给定比例的后验分布曲线 X 轴上的最小距离，从而确定具有最高概率密度的区间。）例如，在减肥药物的研究中，如果最高 95% 后验密度区间为 −4.6～−1.5 kg，药物的效果介于这两个数字之间的概率为 0.95，并且没有其他 95% 可信区间会更窄。

最小必要数据（minimum necessary data）：根据《健康保险流通与责任法案》（HIPAA）的定义，完成一个经批准的特定研究项目所需的最少数据的数量。例如，机构审查委员会可以在未经患者同意的情况下批准使用以前收集的电子健康记录数据，但只应提取和使用最低限度的必要数据。

最小临床显著差异（minimal clinically important difference）：对于产生数值评分中有意义的最小的差异（或变化），基于它与临床结果或指标的对应程度；通常在研究前确定，用于估计样本量。例如，一项失眠治疗方案导致了睡眠质量评分的小幅增加，但低于最小临床显著差异的阈值。

尊重个体原则（respect for persons）：研究伦理的一项基本原则，承认所有人都有权就参加研究做出自己的决定。它要求调查人员获得参与者的自愿知情同意（或保护那些能力受损无法这样做的人），允许参与者随时停止参与，并保护他们的隐私。例如，Tuskegee 梅毒研究违反了尊重个体原则，因为研究参与者没有被告知他们正在进行研究，也没有给予知情同意。

索　引